U0273947

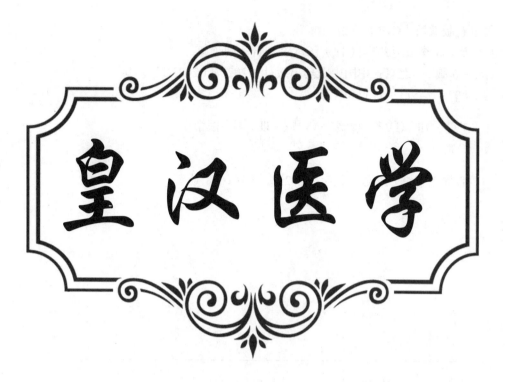

皇汉医学

（第三版）

（日）汤本求真　著　周子叙　译

张立军　刘观涛　李成卫
周　兴　柴立民　罗会斌　整理

全国百佳图书出版单位
中国中医药出版社
·北京·

图书在版编目（CIP）数据

皇汉医学 / 李成卫整理；（日）汤本求真著；周子叙

译 . —3 版 . —北京：中国中医药出版社，2022.4（2023.12 重印）

ISBN 978-7-5132-7137-0

Ⅰ . ①皇… Ⅱ . ①李… ②汤… ③周… Ⅲ . ①中医学

Ⅳ . ① R22

中国版本图书馆 CIP 数据核字（2021）第 161658 号

中国中医药出版社出版

北京经济技术开发区科创十三街 31 号院二区 8 号楼

邮政编码　100176

传真　010-64405721

东港股份有限公司印刷

各地新华书店经销

开本 787×1092　1/16　印张 34　字数 719 千字

2022 年 4 月第 3 版　2023 年 12 月第 2 次印刷

书号　ISBN 978-7-5132-7137-0

定价　158.00 元

网址　www.cptcm.com

服 务 热 线　010-64405510

购 书 热 线　010-89535836

维 权 打 假　010-64405753

微信服务号　zgzyycbs

微商城网址　https://kdt.im/LIdUGr

官 方 微 博　http://e.weibo.com/cptcm

天猫旗舰店网址　https://zgzyycbs.tmall.com

如有印装质量问题请与本社出版部联系（010-64405510）

内容简介

本书是2007年初版、2012年再版的简体横排《皇汉医学》的修订版。

《皇汉医学》是日本人汤本求真原著,成书于1927年,内容以中医理论为基础,阐述中医治疗的效用。

原著者在序中说他本来是一个西医,后来转而学习中医,所以全书很多是作者结合西医学说,来注释中医理论,故此书可作为西医学习中医的参考,中医参阅此书,亦可得到一定的提高。

全书基本上是以我国医圣张仲景所著的经典著作《伤寒论》与《金匮要略》两书为主,总论加以综合性的注释,如将两书的中心思想阴阳、虚实、表里予以分析,再分述中医治疗法则,又述及中医诊断学如脉学、腹诊等,使读者对中医理论系统先有一个概念。别论再以方剂为主,分述各方的主治证候,并于每方后注明该方所用药的效能,而更广泛地搜罗我国及日本对中医学说和治验病例为旁证,必要时作者还加上按语,阐述其原因。在分述方剂时,大都以《伤寒论》的六经(太阳、少阳、阳明、太阴、少阴、厥阴)体系为主。故此书可作为学习中医学的参考书,尤其是初学《伤寒论》者,参考此书则更易于了解和体会原书内容。

第三版前言

　　《皇汉医学》一书是我社经典的畅销书、长销书，在中医学界尤其是伤寒学界、日本汉方学界享有盛名。此次改版是在第二版的基础上，征求日本汉方研究学者及古籍专家的意见，对部分错别字、异体字及标点符号做了修订；并在书后附上全书重点讲解的中药、方剂索引，以便初学者查阅，尤其是初学《伤寒论》《金匮要略》者，参考此书则更易于了解和体会原书内容。因成书时代和翻译的限制，语言半文半白，虽有个别不甚符合现代语言和医学发展之表达，但为保存原著风貌，仍保留之。

　　广大读者对本书的关注与厚爱，对我们的信任与支持，为我们不断完善修订提出的宝贵意见和建议，是我们精益求精，有错必纠，打造精品图书的最大动力，在此表示衷心感谢！

中国中医药出版社

2022 年 3 月

整理说明

　　《皇汉医学》为日本古方派代表人物汤本求真的代表作，成书于1927年。汤本求真（1867—1941），日本医生，汉医学家，著有《皇汉医学》和《日医应用汉方释义》等。《皇汉医学》以中医理论为基础，阐述中医治疗的效用。其书语言明晰浅显，通俗易懂，虽然是20世纪初期的著作，今日读来却毫无落伍的感觉。该书对日本汉医和中国中医影响很大，近代文学家兼医学家章太炎曾说："仲景若在，则必曰：我道东矣。"

　　该书问世以来，国内分别有刘泗桥和周子叙的中译本，刘泗桥的中译本1930年7月由上海东洞学社出版社出版，周子叙的中译本1930年9月由上海中华书局出版，1956年人民卫生出版社又出版了周子叙译的竖排本繁体字版，迄今再无新本问世。今取人民卫生出版社1956年竖排繁体字版进行整理，具体整理方法如下：

　　一、全书文字原则上尽量使用简体规范字，横排，并将全书换成通行标点符号。对于底本中出现的讹误字、异体字、通假字，一律径改为正规简化字。

　　二、凡属书名、篇名者，一律加书名号；书中出现的引文，一般不加引号。

　　三、由于版式变更，原方位词"左""右"等，一律改为"上""下"，不出注文。

　　四、为尊重原书原貌，书中克、合、钱等古今剂量并存，未做统一。

　　在本书整理过程中，得到多方的支持和帮助，特别是中国中医科学院中医药信息研究所古籍研究室的李鸿涛同志帮我们查找资料，谨表示衷心的感谢。

　　本次整理，由于时间紧迫，加之学识所限，有不当之处，敬请读者批评指正。

整理者

2007年8月

《皇汉医学》自序

余少以亲命学医于金泽医学专门学校，明治三十四年卒业，旋供职医院，嗣复自设诊所，从事诊疗。

至明治四十三年，长女以疫痢殇，恨医之无术，中怀沮丧，涉月经时，精神几至溃乱。偶读先师和田启十郎所著之《医界之铁椎》，始发愤学中医。经十有八年，其间虽流转四方，穷困备至，未尝稍易其志。

用力既久，渐有悟入。乃知此学虽旧，苟能抉其蕴奥而活用之，胜于今日之新法多矣。无如举世之人，竞以欧美新医相矜炫。中医之传，不绝如缕。此余所为日夜悼叹者也。

既以稍明此学，不忍终默，窃欲振而起之。故不揣浅陋，撰为是书，以俟天下具眼之士。

昭和二年（1927年）六月上旬

汤本求真　谨识于田端之陋室

《皇汉医学》译者序

　　余以疾病人所时有而良医不常见，遂感愤而学医。孜孜矻矻，历十余年，未能有所发明也。每见西医诋中医无科学之研究、试验之证明，而中医亦诋西医不识气化之原、不知标本之治。二者交讧，各封故步，不能相通，心窃病之。

　　尝谓中西医术各有所长，亦互有所短。时欲比较同异、舍短取长、融会为一，以见殊途同归之用，然有志而未逮也。

　　近以弘一大师之介，获识马湛翁先生。先生以日人汤本求真所撰《皇汉医学》见贻，且以译事相勖。展而读之，实获我心。凡汤本之所言，皆余所欲言而不能言者也。中医垂绝之绪，庶几可以复振矣。

　　夫资科学之实验，则不偏尚悬解；明古方之妙用，则不徒重机械。是诚医林之准绳，民生之根本也。

　　因不揣谫陋，从事移译，仍其旧题《皇汉医学》以念同志。日文则多得韩陶斋先生校订违失，中文则多得叶伯敬先生商榷未允，皆余所当感谢者也。其犹有未能信达之处，望海内贤达加以是正，幸甚幸甚！

1928 年 10 月

黄岩周子叙序于杭州客次

绪　言

汉方中分为三派。一信医圣张仲景之遗训者为古方学派，一奉晋、唐、宋、元、明、清之医术者为后世学派，一为不分古方及后世者为折衷学派。余系深信古方派，故本书之内容亦大半以张仲景之《伤寒论》《金匮要略》为基础，而所引用各家之论说、治验，悉以演绎扩充仲景之所论为限。余所宗古方派中，尾台榕堂氏所著之《类聚方广义》题言中云张仲景为千古用方之鼻祖。然其方则咸出于三代圣贤之精制，张氏只集其大成而已。其方简明严正，条理井然，宽猛之治、和攻之法无不周悉赅备，若能精究其意，推广其义，则万病之治易如反掌矣。

尾台榕堂氏又云：如师之方法为中国古代文明之精华，始终一贯，条理俱备，故其排斥后世派曰世医动辄以古方稀少，难以应付众病。于是有掇拾《千金》《外台》及宋、明诸家之方者曰：非如是，则诸病不能悉愈。殊不知诸家异趣，技术不同，故其立论制方亦各不同，而摭拾杂乱则其方法不能统一，而治疗无规则矣。夫疾病之多，其变无穷。古来处方，莫善于张氏，实为万世典型，岂可与后世诸家私意杜撰之方同日而语哉。故研究张氏方者能自幼而壮而老，造次颠沛，必在于斯，犹如身在当时亲受训诲，则自然术精技熟，遇病开方，灵机活动，意之所向，无不如法，操纵自在，左右逢源，病虽万殊，又何难应之有。此即所谓以简御繁之法也。陈实功曰：方不在多，心契则灵；证不难认，意会则明。可谓至言矣。

又谓如后世学派者，不过漫然拾集诸家之方剂，其间能统一连络者颇少，且其方剂之组成多不务本而逐末，故方剂虽因是而增多，后学者反惑于取舍，不能触类旁通。虽然欲求得轻粉等之驱梅药，不得不俟于后世，但可暂置不问。必须先就古方医术研究有得，行有余力，然后及于后世诸方可也。

本书网罗诸家之论说治验，是以证明仲景之说为主以便读者研究，非漫然滥用者也。

揭诸家及余之治验理由者，非欲自表襮也，读者谅之。

本书立论多本余之经验事实为基础，益以理论说明之。理论中或不免谬误，而事实则断不虚伪。若以理论之错误而并没其事实，大不可也。

目 录 CONTENTS

总 论

别　论

总 论
ZONGLUN

　　若药不瞑眩，厥疾不瘳，是为前人未发之真理，而亦医者、病者所信服之金玉良言也。中医方剂服用后，往往其反应有不预期之不快症状出现，是即称为瞑眩者也。因呈此等症状时误认为中毒症状而疑惧者不乏其人，其实似是而非之甚者也。若为中毒症状，则理当随服药之后而益增恶。

中西医学之比较概论

不问何种学术，理论与事实，欲其相应而无毫厘之差如治数学者，只需专为理论之研究而已足，无所用其经验之知识。至于医学，则非单纯之理论所得而解决之，故不得不求于经验的结合。若理论脱离经验的事实，直可谓之非真正之理论。故当以人体经验的事实为先，而理论为后矣。然西医大半持科学万能主义者，遂以为试验管于人体相等，以动物试验为一定之律，以此所得之结果直试诸人体。故研究室内之理论似极精密，而行之临床往往失之不能相应。反之，中医数千年来就亿万人体研究所得之病理及其药能，历千锤百炼之后得出结论，立为方剂。初见之或疑为空漠，逮按其实则秩序井然、始终一贯，故于实际上每有奇效，此余实在之经验也。但此段议论于西医则揭其所短而遗其所长，于中医则揭其所长而遗其所短。然余非仅知中医而不知西医者，又非但重经验之知识而不知科学之知识者，故于拙著《汉方医学解说》自序中云：余之为此，乃欲释医圣张仲景所创之东洋古医学，以西洋医学之原理明其所长，并探现代治疗术之所短，以期二家之融合统一。但兹事体大，非愚塞所任，苟能通二家之志，于愿已足矣，读者诸君幸勿以余为一孔之见也。

如上所述，余实一中西医学之折衷主义者，欲助发西医所长而弃其所短，更益以中医之精粹而为综合新医术之导源，此余志也。然今独力扬中医者，因此学衰微，仅保余喘，行将废灭。故特发挥其独擅之长认为当务之急，而举西医所短，乃比较讨论上不得不尔者。余岂好诋西医以为快哉？

表里（半表半里）、内外、阴阳、虚实、主客、本末之界说

表里之表者，指皮肤而言也。病毒集中于此部，所发之病证即称表证。用发汗解热药，以病毒自汗腺排除为原则。若此发汗不彻则病毒转入呼吸、消化、泌尿等器，惹起种种之疾病。里者，指消化管言（按：消化管之一名词包括食道、胃、小肠、大肠等而言）。病毒积集于此部而呈现实证，则用泻下药以驱逐病毒。不然，则病毒遂侵入内部，往往诱发不治之难证。半表半里者，指胸腹二腔间，适当支气管、肺、心、肝、脾、胰、胃等之所在。故若病毒集于此部，使上列诸脏器之一部或数部发病，即称为半表半里证。此病毒用和剂以缓解之，同时以其一部由皮肤或呼吸、泌尿等器排泄为准绳。是以病毒之传入也，有自表转入于半表半里，或转入于里，或自里转入于内，或自表转入于内，自半表半里转入于内。然亦有正相反者，自内转出于里，或转出于半表半里，或转出于表，或于里转出于半表半里或转出于表，或自半表半里转出于表者。盖人体活动而至变，非单纯之理

论所得而解决之也。

内外者，相对之辞也。所谓内者，系指皮肤、呼吸器、消化管以外之脏器组织也。外者，系指内以外之脏器组织也。故云内时则里在外，云表时则里亦为内矣。而半表半里者位于表里之间，对里则为外，对表则为内也。仲景论治之所以分表里内外者，不外乎明示病毒之所在，并欲明其转变之状态，使医者不致有所误也。

阴阳之阴，即阴证之谓，是消极的或寒性之意，病势沉伏，难以显发，其脉多沉迟、沉弱、沉细、沉微而无力，其证多恶寒、厥冷等。阳即阳证之谓，是积极的或热性之义，病势发扬，无不开显。脉亦准之浮数、浮大、滑大、洪大而多发热也。是以阴阳二证正成反比，判若霄壤，故不得不严密分之。设同一病而阴阳不同，治法亦异也。例如当感冒在表时，若为阴证，发表药宜配以热性、发扬性之附子、细辛，如桂枝加附子汤、麻黄附子细辛汤等。若为阳证，发表药宜参以冷性、沉降性之石膏，如葛根汤加石膏、小青龙汤加石膏等。倘不准此法则，如阴证以不加附子、细辛之桂枝汤、麻黄汤等，处阳证以不增石膏之葛根汤、小青龙汤等，不独不能愈病，反致增剧。又若反此法则，如阴证以葛根汤加石膏、小青龙汤加石膏等，处阳证以桂枝加附子汤、麻黄附子细辛汤等，则阴证益陷于阴沉，阳证更增其发扬，势必病症增剧，甚至引起危险。然西医不辨此理，以检温器为唯一之标准，只认体温之升腾，不问其阴阳，一律处以解热剂，宜施温药之阴证，反投以阴冷之水药，且更加以冰囊。故虽极轻微之感冒反易造成难治之病，往往诱发为卡他性肺炎等，致使病者濒危。

虚实之虚，即虚证之谓，空虚之意也。病毒未去，精力已虚，其脉多细、小、微、弱，腹部软弱无力，按之如棉花。此证不宜吐下，即发汗亦当大戒，宜施和法。反之，实即实证之谓，充实之义也。病毒充实于体内，但体力犹能抵抗，常呈壮实之状，脉见实、长、大、滑等象，腹部紧满有力，或坚硬而抵抗强，则不得不行彻底的汗、吐、下等法。故有数十日便闭而严禁下剂之虚证，一日数十次下痢不得不投以下剂之实证也。如不解此义，专以体温之上升与大便之秘结决汗下，岂无误乎。

主客之主，是常为主人之意，即症状初发性始终不改之谓也。客，即来去无常之义，其症状后发的，或隐或现之谓也。例如桂枝汤证之主证为头痛，初病即见，其后持续；而干呕为后发之客证，非必常在者也。故桂枝汤以头痛为主，而干呕不可以为主，是乃主客之别也。

本末之本，即病之根本也；末，即其末节枝叶也。拔去病根，则枝叶之症状有不治而自去之妙。故诊病必须辨其本末。

腹证及诊腹法

中医之腹证及诊腹法，创造于东汉时长沙太守医圣张仲景所著《伤寒论》及《金匮要略》。晋唐以降，医道渐衰，神仙、阴阳五行等玄谈往往挽入，而诊腹之法几被遗亡。

何谓腹证及诊腹法？答曰：西医于解剖、组织、生理、病理等之基础医学及物理、化学、器械类进步之关系上，对于各脏器之病变的诊断法颇精细周密，亦知甲脏器有原发的病变能引起乙脏器或丙、丁等之续发的病变之事实与理由。然自原发的病变甲脏器及续发的病变乙及其他脏器所发之混淆病状中检出固定之他觉证于腹部，而以此为目标，施以适当之方剂，则此数脏器之病变不问其为原发或续发悉能治愈之理，则非彼等所能知也，故亦无对此目标之方剂。反之，中医以数千年之经验，不惟熟知此法，且有治疗此证之方剂故名此曰腹证，其诊此之法曰诊腹法。以之为诊治之基本，再参以脉应、舌证、外证，即可决定其治法而确定其方剂，则腹证与方剂恰如影之随形不能离矣。例如小柴胡汤、柴胡姜桂汤、大柴胡汤、四逆散等之柴胡剂之主治证为胸胁苦满之腹证，即为胃炎、肠炎及肝脏、胆囊、输胆管之炎证，疟疾、脚气、心脏病、胸膜炎、肺结核、肾炎、子宫疾患等尝见之腹证。若见此类病而有胸胁苦满证，更参脉、舌、外证等后，选用柴胡剂中之适当方剂则诸证皆能治愈。故假令肺炎误诊为胃炎，右侧胸膜炎误为肝脏病，然其腹证不误，只其病名之误诊，亦可用其疗法而治愈，与西医之误诊而误治者大相径庭矣。又同此理，以此诊断法诊察各病之初期，因症状不定，断诊困难。虽不能确定病名，但于治法始终无误，决不致造成迟延治期及难以挽回之祸害。又同此理，用此诊腹法时，虽有病而不自觉之外观健康者，能触知其潜伏的病根，即可消患于未然。仲景云：上工治未病。盖此之谓也。

病变并发于二脏器以上，即甲脏器为原发的病变，引起乙脏器续发的病变时。例如胃肠炎与子宫病并发之际，若见胸胁苦满证，则选用柴胡剂中之适当方剂，而胃肠炎与子宫病并能治愈。又如脚气病续发心脏病时，见有胸胁苦满证而亦选用柴胡剂中之适当方剂，则原发之脚气病治愈，续发之心脏病亦随之而自愈。此中医之所以微妙，非西医所得而企及也。

腹证及诊腹法之重要

腹者，生之本，故为百病之根，是以诊病必候其腹。中医腹证及诊腹法之大纲亦证之西医之理论，何则？腹腔者，身体中最大之空洞也，贮藏胃、肠、肝、胆囊、输胆管、脾、胰、肾、副肾、输尿管、膀胱、前列腺等，于女子则更有卵巢、输卵管、子宫等；他若头盖腔则仅藏脑髓及五官器；脊柱管腔则仅藏脊髓；即如胸腔，亦不过气管、支气管、肺、心、食管而已，都不能与腹部相比。故多脏器之腹部，其所发生之病亦比他部为多，且此部之病多为他部病之原因，亦必然之理也。不惟如是，此腔中之胃、肠主全身之营养，若此等脏器有障碍时则影响必及于全身，是以此部特别重要。

胃、肠者，摄取之机关也。虽与呼吸器无异，然呼吸器所吸入之空气则各人皆同，故无各人体质之差别，其为病亦单纯，此当然之理也。至胃、肠之摄收饮食物则有习惯、嗜好之异，人各不同，则其为病亦因人而殊、复杂多端，亦必然之理也。肠管为身中最大、最长之下水沟，为排泄饮食之渣滓及毒物之任务。若此种作用障碍，工作不能如常，则毒物不能排泄而反被吸收，即现自己中毒证。以余之实验，一般所谓原因不明之多数疾病，类由于自己中毒证。梅溪尼可夫氏云：人类之夭折，多由肠性自己中毒之故，实为予说之确证。中医方中下剂之多，宜也。

肾脏者，液状废物排泄之机关也。若此种作用障碍，则毒物蓄积，酿成自己中毒之一种，即现体表及体腔之水肿，或引起网膜炎、心脏病、尿毒证等。此种事实理由，西医虽亦能知悉。然此事实以外，由肾脏障碍续发之疾病甚多而彼不知者，盖彼等仅重于尿之镜检及定性、定量试验，检尿中不见肾上皮细胞、血球、圆柱、蛋白等，即否定肾脏障碍，此单纯依赖器械之故也。何则？此种障碍与尿变不但常不一致，反以不一致时为多也。以余之实验，如水泡性结膜炎、同性角膜炎、虹膜炎、视网膜炎、弱视等之眼病及头痛、头重、耳鸣、重听、眩晕、震战、搐搦、不眠、神经衰弱、癔病、神经痛、知觉及运动麻痹等之五官器、脑脊髓症状、咳嗽、呼吸迫促、心悸亢进等之心肺症状，胃内停水、恶心呕吐、水泻性下痢等之肠胃症状等，非无其他原因，大半系出于肾脏机能障碍的关系而引起之尿性自己中毒证（即水毒），此可知其毒害之大矣。

妇女由月经障碍致成经少、经闭及产后恶露停滞等证，男子由遗传及其他之关系而引起等证，均有瘀血留于腹内而致诱发身体各部之疾病。

要之，疾病之大半因于肠管之排泄障碍（即食毒）、肾脏之排泄障碍（即水毒）与夫瘀血之停滞（即血毒），或此二三因之并发。其他之所谓原因者，皆不过为诱因或近因而已。故此三因发源之脏器组织之腹部为百病之根本。是以诊病者，不可不候腹，良有以也。

脉应及诊脉法

西医之诊脉，虽偶遇微弱之脉状时施行樟脑（Camphor）注射，以诊脉定疗法，非全无之。然多以之供断病名、预后之参考而已，于诊脉与治法间不可分之关系，不知也，岂不生轻视之弊乎？反之，中医诊脉为仅次于诊腹之重要诊断法，且负有指示治法之任务。如东洞翁之言曰：多数之疾病，根源于腹部，则诊腹之重要不俟辩矣。然依病证之种类，有与腹部毫无关系而专现其征候于脉象者矣。又病虽根源于腹部而现腹证时，欲决其为虚、为实、为阴、为阳，仍必须参照脉应。例如脉浮为表病之征，必当处以发表剂。然浮而弱时则当用桂枝汤，浮而紧时则当用麻黄汤矣。此乃不依腹证，专凭脉应以决其治法者也。脉沉为里病之候，则宜随腹证而定其治法。然沉而实时则处以下剂；若沉而微、弱、细、小时则当处以人参、干姜、附子等之温热剂矣。此乃对照腹证与脉应，然后断其疗法也。故桂枝证者，属阳证而表虚也；麻黄证者，属阳证之表实也。下剂证者，属阳证之里实也；人参、干姜、附子等证者，属阴证之里虚也。如是，脉应及诊脉法与断证疗法极有密切关系。自古以来，名医辈出，极力研究，然后完成此脉学。然脉原富于敏感性，即于平常无病之时，精神若稍有感动则脉立呈变动矣，况于疾病之时，更加种种影响，其变化更复杂矣。故欲求诊脉之无误，须有多年熟练之经验，否则必不能达到以脉诊病之目的也。大凡不论何学问，总须由经验锻炼而成。若直觉力不发达，必不能深入研究技术。诊脉亦然，不能全由书中觅得，当就临床中研究而得之。然对于初学者，不得不示其定型，以为学习之端绪。故自《脉学辑要》中之最要者略加解说，以供参考。

总说

朱奉议曰：凡初下指之先，以中指端按关位。关者，适当掌后之高骨也。乃齐下前、后二指，谓之三部之脉。前指为寸口，后指为尺部。若人臂长，乃疏下指，臂短则密下之。

求真按 先以中指端按高骨，即桡骨结节部也，次下食指及无名指，为寸、关、尺三部之脉。适当中指端者为关位，常食指者为寸口，当无名指者为尺部也。

徐春甫曰：脉有三部，曰寸，曰关，曰尺。寸法乎天，关法乎人，尺法乎地也。寸部主上，以候胸、心、肺、咽喉、头目之疾；关部主中，以候胸膈以下至于小腹之疾，脾、胃、肝、胆皆在于中也；尺部主下，以候小腹以下至于腰，肾、膝、胕、足之疾、大肠、小肠、膀胱皆在于下也。

求真按 此为《十八难》三部上、中、下诊候之法也。（中略）今诊病者上部之病则见于寸口，中部之病则见于关上，下部之病则见于尺中，此为最明确之事实。春甫之言，信不诬也。

吴山甫曰：东垣所著之《此事难知》中云：脉贵有神、有力也，虽六数、七极、三迟、二败犹生，此可谓得诊家精一之旨矣。（中略）脉之来，以有力为阳证，沉微无力为阴证。（中略）浮而有力为风，无力为虚；沉而有力为积，无力为气；迟而有力为痛，无力为冷；数而有力为热，无力为疮，各于其部见之。（下略）

滑伯仁曰：察脉者须识上、下、来、去、至、止六字，此六字不明则不能别阴阳虚实。上者为阳，来者为阳，至者为阳；下者为阴，去者为阴，止者为阴。上者，自尺部上于寸口也；下者，自寸口下于尺部也；来者，自骨肉之间出于皮肤之际；去者，自皮肤之际还于骨肉之间。

陈远公曰：诊脉者当看其有神、无神，此诚秘诀也。然有神无神，何以别之？非论浮、沉、迟、数、涩、滑、大、小之各脉，若指下按之有条理秩然，先后不乱者，此为有神之至也；若指下按之充然有力者，有神之次也；其余指下按之微微鼓动者，亦为有神也。倘按之而散乱者，或有或无者，或来有力而去无力者，或轻按之则有而重按则绝者，或时续而时断者，或欲续而不能者，或欲接而不得者，或沉细之中倏有依稀之状者，或洪大之中忽有飘渺之形者，皆是无神之脉也。脉至无神即为可畏，宜用大补之剂以急救之。倘因循等待则变为死脉，而后救之，亦已晚矣。

汪石山曰:（上略）夫《脉经》一书，拳拳示人以诊法，而开卷入手，即言观形察色，彼此互参，可以决生死。望、闻、问、切，医者不可缺一，岂可偏废耶?

董西园曰：老者气血已衰，脉宜衰弱，过旺则病矣。若脉盛而不躁，健饭如常者，此为禀赋之厚，寿之征也；若强盛而躁疾则为孤阳。少壮者脉宜充实，弱则多病，当其气血日盈之时而得此脉，故谓之不足；若脉体细小而和缓，三部相等者，此禀之静而养之定也；惟细而劲急者则不吉。故执脉审证者，一成之矩也；随人变通者，圆机之义也。肥盛之人，气盛于外而肌肉丰厚，则其脉多洪而沉也；瘦小之人，气急于中而肌肉浅薄，则其脉多数而浮也。酒后之脉必数；食后之脉常洪；远行之脉必疾；久饥之脉必空也。孩提襁褓之脉，数者为常。

徐春甫曰：无脉之候，原因不一。久病无脉，气绝者死；暴病无脉，气郁者治。

求真按 久病无脉人事不省者，为体力脱尽，无论反复注射樟脑制剂亦无效；暴病之无脉人事不省者，病毒郁积之故也，以汗、吐驱逐病毒可治，非注射樟脑制剂所得而治也。

浮

《十八难》曰：浮者，脉在肉上行也。

张介宾曰：大都浮而有力、有神者，阳有余也，阳有余则火必随之。（中略）浮而无力空豁者，阴不足也。（中略）若以此为表证，则害莫大焉。

张路玉曰：浮脉下指则浮象显，按之稍减而不空，举之则泛泛而流利，不似虚脉按之而不振，芤脉寻之而中空，濡脉之绵软无力也。浮者，经络肌表之应也。（中略）故凡浮脉之主病，皆属于表也。

译者按 阎德润《脉辨》云：浮脉者，血压下降，心脏搏动犹有力时所现之脉也，与所谓平波脉相似矣。

芤

张三锡曰：芤为草名，其叶类葱而中空，指下浮大而无力者是也，为亡血、阴虚、阳气浮散之象也。（中略）多见于诸失血过多及产后。

张介宾曰：浮大中空，按之如葱管。芤为孤阳脱阴之候，为失血、脱血。

译者按 阎德润《脉辨》云：此脉当生于血压降至中等度以下，血量不足，然心犹有力搏动之时。当与小软虚脉（Pulsus suppressus）相似。

滑

孙思邈曰：按之如珠子之动，名曰滑。滑者，阳也。

滑伯仁曰：滑者，不涩也。往来流利，如盘走珠。

求真按 《伤寒论》以滑为实热之脉。脉反滑，当有去处，下之乃愈。脉滑而疾者，小承气汤主之。脉浮滑，此表有寒，里有热也。脉滑而厥者，里有热也。脉滑而数者，有宿食也。此皆阳盛实热之候。虽然亦有虚象反见滑脉者，乃是元气外泄之候，学者可不细心体认乎？

译者按 阎德润《脉辨》云：滑脉为涩之反，且与数相似而实多也。大概即今之频小脉，与血压无紧要之关系，而偏重于心脏一定时间内搏动之数而观察之也。

洪

吴山甫曰：洪犹洪水之洪，脉来大而鼓也。

张介宾曰：洪者，大而实也，举按皆有余。洪脉为阳。（中略）血气燔灼，大热之候也。浮洪则为表热；沉洪则为里热。（下略）

译者按 阎德润《脉辨》云：此脉与今之大脉相类。

数

吴山甫曰：数为医者之一呼一吸，病者脉来六至也，若七至、八至则更数矣，九至、十至、十一至、十二至则数之极矣。七至曰甚，八至为难治，九至以上皆为不治。若婴儿为纯阳之气体，则七至、八至又其常也，不在大人之例。

张介宾曰：五至、六至以上，凡急、紧、疾、促之属，皆其类也。为寒热，为虚劳，为外邪，为痈疡等。滑数、洪数为热多；涩数、细数为寒多；暴数多外邪；久数必为虚损。数脉有阴有阳也。

洪石山曰：大凡病见数脉时多属难治。病久而脉数，尤非所宜也。

萧万与曰：（上略）盖数本属热，而真阴亏损之脉亦急数也。然愈数则愈虚，而愈虚则愈数。一有差误，死生反掌。

疾

李士材曰：六至以上之脉有二种：或名曰疾，或名曰极，总是急数之形。而数之极也，惟伤寒热极及痨瘵虚惫之人方见此脉。是阴髓竭于下，阳光亢于上，有日无月也。以之决其死期，必至喘促声嘶，呼吸仅存于胸中数寸之间而不能达于根蒂。此真阴极于下，孤阳亢于上，而短气已极矣。

求真按 疾乃数之甚也。（中略）验之病者，脚气恶证之脉多数疾，而来去甚锐也。

促

高阳生曰：促者（速也，迫也，近也），阳也。指下寻之极数而并居于寸口曰促。渐加者死，渐减者生。

杨仁斋曰：促者阳也。贯珠而上，促于寸口，出于鱼际。寻之数急，时止而复来也。

方龙潭曰：夫促脉者，脉之疾促并居寸口之谓也。盖促者，数之胜，而数者，促之源也。先数后促，此至数之极也。

弦

李中梓曰：（上略）叔和云：如张弓弦；巢氏云：按之不移，绰绰如按琴瑟弦；同父云：从中直过，挺然指下。诸家之论弦脉可谓深切著明矣。

吴山甫曰：双弦者，脉来如引二线，为肝实痛也。若单弦则惟一线耳。

徐忠可曰：一手有两脉时，亦曰双弦。此乃元气不壮之人，往往多见此脉，亦属虚也。

求真按　弦脉大要有三：有邪在少阳（疟邪亦在少阳，故《金匮》云：疟脉自弦也）者；有血气收敛，筋脉拘急者（腹痛、胁痛、疝气、癥疝，故多兼见弦脉）；有胃气衰败，木邪乘土者（虚劳病多见弦细数脉是也）。

译者按　阎德润《脉辨》云：弦脉者，不重于血压之高低，乃重于压力降下之状况或急或缓之谓，即今之钝脉也。

紧

求真按　紧之一脉，古今方书不得其要领，皆谓与弦相似。予家君尝曰：《素问》、仲景所谓紧脉必不同诸家之所说。盖紧者，不散也，其广有界限而脉与肉划然分明之谓也。寒主收引，脉道为紧束而不敢开散涣漫也（下略）。

译者按　阎德润《脉辨》云：紧脉特重于脉之硬度。然此硬度之高，因血管壁之变性，或因心脏驱血之易而生者，不可得而确定。概言之，当近于强脉也。

沉

黎民寿曰：沉者，阴气厥逆，阳气不舒也，对浮而言。浮者，阳邪之所胜，以血气发越在外，故为阳主表；沉者，阴邪之所胜，以血气固滞不振，故为阴主里。

吴授曰：沉之诊法，重手按至筋骨之上而切之，以之察里证之虚实也。若沉微、沉细、沉迟、沉伏而无力则为无神，为阴盛阳微，急宜回阳生脉。若沉实、沉滑、沉疾而有力则为实热有神，为阳盛而阴微，急宜养阴以退阳。大抵诊沉之法最关紧要，以之决阴阳、冷热，用药之生死在于毫厘之间，故不可不谨慎从事也。凡脉有力为有神，为易治；

无力为无神，为难治。

何梦瑶曰：浮沉有得于禀赋者，趾高气扬之辈脉多浮，镇静沉潜之士脉多沉（又肥人之脉多沉，瘦人之脉多浮）。有变于时令者，春夏气升而脉浮，秋冬气降而脉沉也。有因其病而致者，即病在上（人身之上部也）、在表、在府者，其脉浮也；在下、在里、在脏者，其脉沉也。

译者按 阎德润《脉辨》云：脉之沉者，因脉跃之不足。

伏

戴同父云：伏脉，初下指轻按之不见，次寻之中部又不见，次重手极按又无其象，直待以指推其筋于外而诊乃见，盖脉行筋下也。若如常诊，不推筋而求时则无所见，昧者以为脉绝也。芤脉因按而知，伏脉因推而得。伏与沉相似，沉者重按乃得，伏者虽重按亦不得，必推筋乃见也。若重按不得，推筋着骨全无时，则脉绝而非伏矣。

张介宾曰：如有如无，附骨乃见，此阴阳潜伏，阻隔闭塞之候。或火闭而伏，或寒闭而伏，或气闭而伏，为痛极，为霍乱，为疝瘕，为闭结，为食滞，为忿怒，为厥逆、水气等。伏脉之体虽微细，亦必隐隐而有力。凡伏脉之见，虽与沉、微、细、脱者相类而实有不同也。盖脉之伏者，其本有而如无，一时惟隐蔽不见耳。（中略）虽然，此必暴病暴逆者乃有之，调其气而脉自复矣。

吴又可《瘟疫论》云：瘟疫得里证，神色不败，言动自如而别无怪证，忽然六脉如丝，微细而软，甚至于无，或两手俱无，或一手先伏。察其人不应有此脉，今有此脉，应当下而失下，由内结壅闭，营气逆于内，不能达于四末故也。此为脉厥。（下略）

求真按 有此脉厥之际，徒事注射樟脑制剂而不顾下剂之医家不少，当猛省之。

译者按 阎德润《脉辨》云：此为沉脉之甚者，即强脉之极者，亦即虚脉之兆也。

革

李时珍曰：诸家脉书，皆视为牢脉。故或有革无牢，有牢无革，混淆不辨。不知革者浮，牢者沉；革者虚，牢者实。形证皆异也。

求真按 仲景曰：脉弦而大，弦则为减，大则为芤。减则为寒，芤则为虚。虚寒相搏，此名为革。妇人则半产漏下，男子则失精亡血。由此观之，则时珍诸家之误得辨矣。

译者按 阎德润《脉辨》云：革脉当为平波脉而稍带迟脉之性质者也。

牢

孙思邈曰：牢脉按之实强，其脉有似沉伏，名之曰牢，牢者阳也。

求真按 革者，浮坚无根之极。牢者，沉坚有根之极也。当以此辨之。

译者按 阎德润《脉辨》云：牢脉为脉之复象，然偏重于硬度可知。欲分类之，似属于大甚硬脉。

实

滑伯仁曰：实者，不虚也。按举不绝，迢迢长动而有力，不疾不迟，为三焦气满之候。为呕，为痛，为气塞，为气聚，为食积，为下痢，为伏阳在内也。

张介宾曰：实脉有真假。真实者易知，假实者易误。故必问其所因而兼察形证，则必得其神，方是高手。

译者按　阎德润《脉辨》云：此乃今日实脉之候。

微

滑伯仁曰：微者，不显也。依稀轻细，若有若无，为气血俱虚之候也。

张路玉曰：微脉者，似有若无，欲绝非绝而按之稍有模糊之状，不似弱脉之小弱而分明，细脉之纤细而有力也。

译者按　阎德润《脉辨》云：此即其跳跃之低者。

涩

戴同父曰：脉来蹇涩细而迟，不能流利圆滑者。涩也，与滑相反。

译者按　阎德润《脉辨》云：涩脉乃今日之不整脉中之结代脉也。

细一云小

李中梓曰：细之为义，小也。微脉则模糊而难见，细脉则显明而易见。故细比于微，稍稍为大也。

译者按　阎德润《脉辨》云：细脉者，当以今日小脉当之。

软即濡，又作輭、耎

李时珍曰：如水上之浮沤，重手按之，则随手而没之象也。又曰：浮细如绵曰濡，沉细如绵曰弱，浮而极细不断曰细。

李士材曰：（上略）在久病及老年之人见之，亦不至于必绝，其脉与证相合也。若在平人及少壮或暴病见之，则名为无根之脉，去死不远矣。

译者按　阎德润《脉辨》云：濡脉者，即今日之软脉也。

弱

李时珍曰：弱乃濡之沉者。（中略）在病后及老人见之则顺，而平人少年见之则逆也。

译者按　阎德润《脉辨》云：弱脉较濡脉尤须沉取，当以弱脉视之也。

虚

周正伦曰：虚者，不实也。无力为虚，按至骨无脉者，谓之无力也。

译者按 阎德润《脉辨》云：虚脉者，概与今日之虚脉相类矣。

散

滑伯仁曰：散者，不聚也。有阳无阴，按之散满于指而不聚，来去不明，漫无根柢。主虚阳不敛，气血耗散，脏腑气绝也。

译者按 阎德润《脉辨》云：散脉是无紧张之脉，即逍遥自放，殆释蒲克来氏所谓之逍遥脉欤。

缓

吴山甫曰：缓之状，如琴弦之久失更张，纵而不整曰缓。与迟不同，迟以数言，缓以形言，其相别远矣。

迟

吴山甫曰：医者之一呼一吸，病者脉来三至曰迟。二至、一至则又迟矣。若二呼二吸一至者，迟之极也。阴脉也，为阳虚，为寒也。（下略）

程应旄曰：迟脉有由邪聚热结，腹满胃实，阻住经隧而成者，又不可不知也。今验癥、瘕、痃气壅遏隧道而有见迟脉者，此乃杂病亦有迟脉，不得概以为寒也。

求真按 师云：脉迟出汗之证，有时亦应用大承气汤为峻下剂者，则迟脉未必皆为阴证之征可得而知矣。不但如此，余尝实验现今有迟脉之病者，概属阳实证，无不为下剂之适应证。吴山甫之言，不可尽信也。

译者按 阎德润《脉辨》云：此则属于今日之稀脉，即一定时间内所来之数不及平常也。

结

张介宾曰：脉来忽止，止而复起，总谓之结。（中略）多由血气渐衰，精力不继，断而复续，续而复断。所以久病者常见之，虚劳者亦多有之。（中略）又无病而一生有结脉者，此其素禀之常，不足为怪也。

译者按 阎德润《脉辨》云：结脉确系今日之不整脉，又属其中之缺乏脉或缓延脉也。

代

张景岳曰：代者，更代之义。而于平脉之中忽见软弱，或乍数乍疏，或断而复起，均名曰代。

译者按　阎德润《脉辨》云：代脉者，即今日之更换脉或交互脉也。

动

何梦瑶曰：数而跳突名曰动，即跳动之意。大惊多见此脉，盖惊则心胸跳突，故脉亦应之而跳突矣。

译者按　阎德润《脉辨》云：其脉性当不外今日之所谓热脉是也。

长

李时珍曰：长脉者，不大不小，迢迢自若，如循长竿之末梢为平。如引绳，如循长竿为病。实、牢、弦、紧，皆兼长脉。

译者按　阎德润《脉辨》云：即今日之长脉也。

短

滑伯仁曰：短者，不长也。两头无，中间有，不及于本位。气不足以前导其血也，为阴中之伏阳，为三焦之气壅，为宿食不消也。

求真按　《千金方·论脚气》曰：心下急，气喘不停。或自汗数出，或乍寒乍热，其脉短促而数，呕吐不止者，死。盖短而数，验之病者，其脉来去如催促之短缩而数疾也。此毒气冲心，脉道窘迫所致，乃死证也。是短脉之最可怖者，故附于此。

译者按　阎德润《脉辨》云：短脉亦即今日所谓之短脉也。

妇人

张景岳曰：凡妇人怀孕者，其血留气聚，胞宫内实，故脉必滑数倍常，此当然也。然于中年受胎及血气赢弱之妇，则脉细小而不见数者亦有之。但于微弱之中亦必隐隐有滑数之象，（中略）是即有妊娠之脉，当辨也。又胎孕之脉数，劳损之脉亦数，大有相似者。然损脉之数多兼弦涩，胎孕之数必兼和滑。此当于微中辨其邪气与胃气之异，而再审之以证，则显然自见矣。

求真按　离经脉。（中略）戴父云：诊其尺脉转急如切绳转珠者，是将产也。是或有然者。今试孕妇每届生产之期、破浆之时，大抵其脉一息七八至；即将分娩之际反而徐迟，验于数十人皆然。

世传欲产之妇脉曰离经，然与《难经》所云"一呼一至曰离经"之义又似各别矣。余屡检将临产之妇，其脉状真似离经者于数千人中偶得一二人耳。凡产事之极易者，其破浆后之脉，或左右、或左、或右必沉细而滑也。其方娩子时，寸口皆离绝而入于指端，既毕则复于本位，疑此乃离经之谓欤（此条根据于贺川子玄氏之《产论》）？

小儿

张介宾曰：（上略）凡诊小儿，既不能通其言语，则主以脉为最当，而参以形色声音，则万无一失矣。然小儿之脉，非大人之多端可比，但当察其强、弱、缓、急四者之脉，是即小儿之肯綮也。盖强弱以见虚实，缓急以见邪正也。（下略）

怪脉

（1）弹石

黎民寿曰：弹石之状，坚而促，来迟而去数。指下寻之，搏至而绝，如以指弹石。此真肾脉也。

（2）解索

黎民寿曰：或聚，或散，如绳索之解，难以收约也。

（3）雀啄

黎民寿曰：若雀之啄食，来三而去一也。为脾元谷气已绝于内，肠胃虚乏而无禀赋，不能散于诸经，则诸经之气随而亡竭。

（4）屋漏

吴仲广曰：屋漏者，主胃经已绝，谷气空虚。其脉之来也，指下按之极慢，二息之间或来一至，若屋漏之水滴于地上，四畔溅起之貌也。

（5）虾游

吴仲广曰：其来指下，若虾之游于水面，泛泛然而不动，瞥然惊霎而去，欲以手趁之，则杳然不见，须臾又来指下，良久，不如前而去。如虾蟆入水之形，瞥然而上，倏然而去，此是神魂已去，行尸之候，立死也。

（6）鱼翔

王叔和曰：鱼翔者，似鱼之不行，但搏尾动头，摇身久住者是也。

（7）釜沸

王叔和曰：三部之脉如釜中之沸汤。朝得则暮死，夜半得则日中死，日中得则夜半死。

《橘窗书影》中有云：脉学者，先以浮沉二脉为经，缓、紧、迟、数、滑、涩、大脉为纬，以考究疾病之进退，血气之旺衰。则其余之脉义得渐渐进步。

论西医强心药之无谓

病者心脏渐衰，至于脉力减弱，多数西医以反复注射樟脑剂（comphor）为万全之策。若不效而死，归之天命，深不为怪。是乃至无谓之治法也，何则？因心脏脉力衰弱之原因颇为多端，决非单一者可比。盖有因食毒者，有因水毒者，有因血毒者，或有因二毒乃至三毒之合并者，又有因是等病毒上更添近因者，果能洞察其原因之所在而除去之，则不治心脏脉力之衰弱亦自能恢复矣。倘不究其原因而谋驱除之策，千篇一律，以注射樟脑剂为治心脏脉力衰弱之专法，恰如水源地之殖林，不施河流之修改，怠于堤防之工作，而欲制下流之泛滥，其可得乎？若樟脑制剂果有效，亦不过如线香火花式一霎时之效而已，断不能永续者也。若有永续的效果，则非樟脑制剂之力，乃并用他药之功。否则病者之体力尚未完全脱尽，无关于樟脑制剂之有无自能恢复，而樟脑制剂得成侥幸之名。反之中医有治病原之方剂，而无所谓樟脑制剂之强心药，反能全强心之作用，可谓无名而有实也。

论瘀血之毒害

研究中医特说之瘀血意义。瘀即污秽之谓，血是血液，则所谓瘀血者，即污秽之血液而非正常之血液也。以现代的新说解释之，所谓瘀血者，既变化而为非生理的血液，则不唯已失血液之用，反为有害人体之毒物，既为毒物，即须排除于体外，虽片刻亦不能容留之。今一转眼光，自他面观察之。妇人之有月经，以为妊娠之预备，乃造化之妙机。然月经血自不关此枢机，不过自此枢机之开始至完了期间发生之一现象而已。换言之，即月经血只为报告此枢机始终之信号旗而已，不唯与此枢机无关，实此枢机主人所辞退之不良工役。而有毒性者，与上论对照，则成月经血者即瘀血也之结论。故月经血若排泄阻碍，或全闭止时，其毒力不唯足以病人，且失抗菌性而等于血液培养基之瘀血，适宜于细菌之寄生繁殖，不唯容易诱致各种细菌，使成各种炎性病而已也。瘀血停滞过久，不唯沉着于生殖器及邻接之肠管、肠系膜、淋巴腺等之血管内，其一部并能与生理的血液循环于周身，沉着于脏器组织内而生血塞，于肺、肝、脾、肾则蕴成出血性梗塞，于脑、肺则发血栓凝着，于心脏及血管壁则起心脏瓣膜病、狭心证、动静脉瘤、血管变硬等，且由此等疾病使续发种种之病证。然病证虽如此复杂，要皆因月经之排泄障碍而起，是以若不失时机，处以适宜之通经剂，使经血疏通，即将续发之诸病亦得制止于未然。在缺乏此种方剂之西医，对于原病的月经排泄障碍应续发之诸病，除施姑息苟安的对证疗法外，无他法也。反之，中医之通经剂，即祛瘀血剂，对于瘀血之属阳性者，配以桃仁、牡丹皮之方；阴证者，配以当归、芎劳之方；陈久性者配以䗪虫、水蛭、虻虫、干漆之方剂。又对于续发的诸病则以此祛瘀血剂与对证方剂合用或兼用，故若非远到器质的变化之高度，如古之所谓病入膏肓者，则治之不难也。

读者自上说观之，于西医方中不能得之祛瘀血剂而具备于中医方中，则此方岂不至尊且贵乎？故列举往圣先贤之论说治验于下，以为确证。

仲景师曰：妇人（中略）经断未及三月而得漏下不止，胎动在脐上者，此为癥痼害。妊娠（中略）所以血不止者，其癥不去故也，当下其癥，桂枝茯苓丸主之。

所谓癥者，《玉编》云：癥为腹结病也。尾台氏谓腹中有凝结之毒，按之则应手可征知之。故癥者明为在腹内之小肿瘤状物也，而与月经闭止、子宫出血有因果关系。由是观之，可推知其为癥之血塞。师又云：所以血不止者，不去其癥故也。因之得知此出血为癥，即血塞，血流障碍，血压增高于侧枝血行之结果。师又云：当下其癥，桂枝茯苓丸主之。由此可知此方有治血塞及因此而出血之作用也。

又曰：产妇腹痛，法当以枳实芍药散。假令不愈者，此为腹中有干血著脐下，宜下瘀血汤主之。亦主经血不利。

下瘀血汤方

大黄二两，桃仁二十枚，䗪虫二十枚。

上三味，末之，炼蜜和为四丸。以酒一升，煎一丸，取八合。顿服之，新血下如豚肝。

【注】徐灵胎曰："新"字当作"瘀"字。尾台氏曰："新血"疑为"干血"之误。

求真按 前说不为无理，但以后说为优。何则？师既云干血着于脐下，故本方服后所下者为干血明矣。所谓干血者，系瘀血之陈久者也。

师云：主经水不利。又云：顿服之后，干血下如豚肝。由此观之，则此腹痛之原因，为月经排泄不充分，瘀血久滞于脐下部之血管内，即以形成血塞而压迫刺激邻接部之知觉神经。故服本方后能镇痛者，因刺激神经之原因的干血，即血塞变为豚肝状而被排除也。

《续建殊录》云：摄州船场某贾人之女，年十八，便秘而难通者有年。近日经闭及三月，其父母疑其有私，乃使医察之。医曰："怀孕也。"女不认，复使他医察之，不能断。乃就诊于先生，按其腹，于脐下有一小块，以手近之则痛。先生曰："是蓄血也，非重身也。"乃与大黄牡丹皮汤，服汤三剂而下利十数行，杂有黑血。尔后块减半，又兼用当归芍药散，不久经水来，大便如平日。

月经闭止三月，于脐下部生小块，自服大黄牡丹皮汤后，下黑血而减小块之半。由此观之，则其小块之为血塞无疑矣。

《类聚方广义》桂枝茯苓丸条中云：治经水不调，时时头痛，腹中拘挛，或手足麻痹者；或每至经期头重眩晕，腹中及腰脚疼痛者；（中略）经闭上冲，头痛，眼中生翳，赤脉纵横，疼痛羞明，腹中拘挛者。

头痛、头重、眩晕者，因瘀血上冲于头脑也。生翳与血管怒张、疼痛羞明者，瘀血波及眼球也。手足麻痹、腰脚疼痛，则传播于腰部或四肢，瘀血依袭于知觉神经也。

同书桃核承气汤条中曰：治经水不调，上冲颇甚，眼中生膜，或赤脉怒起，睑胞赤烂，或龋齿疼痛，小腹急结者；治经闭上逆发狂。

此眼患及龋齿疼痛亦瘀血上冲之结果。发狂，即发精神病，以其剧甚也。

同书抵当汤条中曰：妇人经水不利者，弃置不治，则其后必发胸腹烦满，或小腹硬满，善饥，健忘，悲忧，惊狂等证，或酿成偏枯，瘫痪，劳瘵，鼓胀等证，遂至不起。宜早用此方通畅血隧，以防后患。

【注】所谓胸腹烦满者，自觉胸腹部（心下部）膨满烦闷也。小腹硬满者，下腹部坚硬膨满也。善乃常常之意，善饥者，即多嗜证也。健忘、悲忧、惊狂者，系神经衰弱、癔病、心悸亢进等之神经证及精神病也。偏枯者，半身不遂也。瘫痪者，脊髓麻痹也。所谓鼓胀者，为腹部膨大病之总称，亦包含如子宫及卵巢之肿瘤也。噎膈者，为食管及胃狭窄证之泛称，食管癌、胃癌亦含蓄在内也。隧为隧道，血隧者即血管系之义也。

以上之论说治验，熟读而玩味之，则余说之不诬自可了然矣。

妇人之瘀血，不唯因月经障碍而起，由产后恶露排泄不净者亦属不少。因恶露不外为瘀血，则分娩后有自然排出之必要。然或因自然之良能作用不及，或由人工的抑止，使不能完全排泄则沉着于腹内，引致各种疾患，与月经障碍其理一也。

子玄子《产论》曰：大凡产后三日，不拘外证与虚实，必须先用折冲饮，因恶露未尽，百患立生，危毙可立待也，慎之慎之。

【注】此说就一般论固甚可，然云不拘外证与虚实则言之过尽，学者不可尽信。

《生生堂治验》曰：一妇人半产后，面色黧黑，上气头晕。先生诊之，脉紧而脐下结硬。曰：此有蓄血也。即与抵当汤，三日而觉腰以下宽舒，更与桃核承气汤。俄顷，果大寒战，发热汗出，谵语，四肢搐搦，从前阴下血块，其形如鸡卵者。六日约下二十余枚，仍用前方，约二旬，所患若失。

【注】黧黑者，无光泽而黄黑色也。头晕者，眩晕也。脐下结硬者，下腹部坚硬有凝块也，是即血塞。谵语，讠正语也。搐搦，间代性痉挛也。前阴，阴户也。

此证因流产时恶露排泄未净，于下腹部发生血塞，其余波及于头脑使至眩晕，而自服抵当汤及桃核承气汤后则瘀血完全排出，故获效也。

《产育论》曰：凡产后玉门不闭，与桂苓黄汤除瘀血，则清血流畅，其不闭自治矣。

【注】玉门者，阴户也。玉门不闭，即会阴破裂也。桂苓黄汤为桂枝茯苓丸加大黄之煎剂也，治会阴破裂以内服药，岂不微妙乎？

又同书曰：产后恶露不下，腹中胀痛者，宜桂苓黄汤。

又同书曰：产后恶露，日久不断，时时淋沥者，当审其血色之污浊、浅淡、臭秽，而后辨方药。浅淡者宜芎归胶艾汤；污浊臭秽者则宜桂苓黄汤。

【注】恶露之血色浅淡者，为脱血之候，则宜用芎归胶艾汤以止血；其污浊臭秽者，为瘀血之征，则当以本方祛除之也。

又同书曰：产后气喘者为危，在《危急便方》书中名曰败血上攻。其面必紫黑，宜桂苓黄汤及独龙散。

【注】气喘者，咯痰不能咯出，为喘鸣息迫之意，是由败血上攻所致。败血，即瘀血也。此证疑即肺栓塞。

《类聚方广义》桂枝茯苓丸条曰：若产后恶露不尽，则诸患错出，至于不救。故其治法以逐瘀血为至要。此方宜之。

同书桃核承气汤条曰：治产后恶露不下，小腹凝结，上冲急迫，心胸不安者。凡产后诸患，多因恶露不尽所致，早用此方为佳。

求真按 诸说皆可为余说之证。

妇人之多瘀血，且由此胚胎诸疾病既如前述。然此瘀血不独妇人专有之证，在男子患者亦颇多。余日常经验，其实例不遑枚举。今有一例，为自身之经验，试谈之。余素体健，虽有小病，恒不觉。唯因痔疾，时时感发胃部膨满、停滞便闭、上逆不眠等腹证，随用大柴胡汤、桂枝茯苓丸之合方，服药仅一回，即泻下黏血之便，不唯血压大降下而前证亦为之大减。然若单用大柴胡汤，则虽能泻下，必无黏血之便，且上逆等脑证及血压并无减轻。由此观之，则桂枝茯苓丸有祛瘀血作用益明矣，又藉此得知男子亦有瘀血证。更举吉益南涯氏之治验于下：

有人尝患腹痛，腹中有一小块，按之则痛剧，身体尪羸，面色青而大便难通，饮食如故。乃与大柴胡汤，岁余而少瘥，于是病者渐怠不服药。既经七八月，前证复发，块倍于前，颇似冬瓜，烦悸喜怒，剧则如狂。众医交治，不能稍瘥。复请治于先生，再与以前方而兼用当归芍药散，服之月余。一日大下弃物，形似海月灰白色之囊，其内空虚，可盛水浆。其余或圆、或长、或大、或小、或似纽、或如黄色之鱼馁、肉败等物，千形万状，不能枚举。如是者九日，宿疴顿除。

【注】鱼馁者，鱼肉腐烂之谓。如鱼馁、如败肉者，即不外为瘀血也。以是得知当归芍药散有祛瘀血之作用，又可知男子亦有瘀血也。

然无月经、妊娠等生理之男子而有瘀血者，何也？答曰：其原由恐多端，就余所知者有三。

其第一不得不举遗传。凡关遗传之学说，直接的虽不能论断之，由统计其他种种之材料间接的推理归纳为常，故余说亦援此例。以余之经验，诊其父有大黄牡丹皮汤之腹证者，其儿女中亦间有同汤之腹证。母有当归芍药散之腹证者，其儿女中亦间有同散之腹证。其父母有桃核承气汤或桂枝茯苓丸证者亦同然也。然此事实若仅得自少数之实验，则父母与儿女之腹证不得不谓之偶然一致解之。今经几次反复试验无不皆然，则不可谓偶然暗合矣。此余所以主张瘀血遗传说也。

其第二原因则为打扑等外伤而溢血也。凡打扑之轻微外伤，虽任何人亦每有之。若所伤稍重则发生溢血于皮下或肌肉之间。然此溢血既进出于血管之外，则失血液之性能，再不能复归于生理之状态而成为死血，即瘀血也。若放置之，则渐吸收于血管内与生理的血液循环于体内，遂至成各种疾患之源泉。

其第三原因则热性病之热溶血证也。如肠伤寒之高热持续性传染病，血球因细菌毒素与高热而崩坏，现出所谓热溶血证者。此溶血非生理的血液即不外于瘀血。若未失治期而不荡涤之，往往引起肠出血，使生命危险；即幸而得生，而此瘀血未去，将来必致续发诸般之病证。

瘀血之腹证

仲景曰：（上略）但少腹急结者，乃可攻之，宜桃核承气汤。

肠痈者，少腹肿痞，按之即痛，（中略）大黄牡丹皮汤主之。

（上略）此为有干血着脐下，下瘀血汤主之。

（上略）脉沉结，少腹硬，（中略）抵当汤主之。

有热伤寒，小腹满，（中略）宜抵当丸。

如上所论，仲景之治瘀血治剂，皆以少腹即下腹部为目的而处之。盖腹腔者，为身体中最大之腔洞，而受容最多量之血液。故若有瘀血，当较他部为尤多。且其一部又为骨盆腔，为身体中最下部位之腔洞，而因缺少运动，若有瘀血停聚，最易沉坠于此部，易成有形而成血塞。此有形之血塞至一定之容积，当诊腹时颇足为瘀血诊断之目标。此张氏瘀血治剂应用之目的，必在下腹部之第一理由也。

第二理由由门脉之存在而生者也。依解剖生理学所示，此静脉有司腹腔内诸脏器组织之静脉血与由肠管所吸收之乳糜输送于肝脏之任务。然此静脉无他静脉所有之瓣膜装置，因之不唯不能促使血液之前进，且不得阻止其逆流；又为此静脉下流之肝内静脉为通过无数分歧而充实之肝实质内，其抵抗面甚大。由此关系，此静脉之血压为极微弱，动辄于起始部有逆流之情势。故若一有瘀血，将使此血压绝无，或生阴压，即呈逆流为此静脉本源之内诸脏器组织血管内，瘀血沉着而将成血塞之理。就中与此静脉之经路殆成一直线，恰如其本流之下肠系膜静脉之起始部，即下腹部当发生最频繁且最强度之血塞也。故若此部之血塞而增大至某限度时，复能为瘀血治剂之应用目标。

第三理由不唯妇人有之。其理既述于前，兹从略。

如上说之理，若于下腹部触知抵抗物，按之而觉疼痛，且否定为宿便、结石、寄生虫、子宫妊娠等，则悉可指为瘀血。宜选用治瘀血剂，而以此抵抗物及压痛称为瘀血之腹证。

瘀血之脉应

仲景曰：肠痈者，少腹肿痞，按之即痛如淋，小便自调，时时发热，自汗出，复恶寒，其脉迟紧者，脓未成。可下之，当有血。脉洪数者，脓已成，不可下也。大黄牡丹皮汤主之。

此条文是说明阑尾炎之诊断疗法也，今且暂置之，单就脉候观察之。凡发热恶寒时，脉必浮数，今反迟紧者，一由于疼痛之反射作用，又其过半因少腹肿痞，即盲肠部之肿胀硬结的障碍物嵌于血流之间，可认为阻碍血流之结果。因阑尾炎之化脓时，即小腹肿痞减退时，由脉之变为洪数（此一因化脓热）而证得之也。

又曰：太阳病，六七日，表证仍在，脉微而沉，反不结胸，其人发狂者，以热在下焦也。少腹当硬满，（中略）抵当汤主之。

若曰表证仍在，有恶寒发热等证，则脉当浮数，所以反微而沉（此沉与阴证之沉异，沉而结也）者，因瘀血结聚成形而为小腹硬满，介在血液循环路中障阻血流故也。

又曰：太阳病，身黄，脉沉结，少腹硬，小便不利者，为无血也。小便自利，其人如狂者，血证谛也，抵当汤主之。

此条为论瘀血性黄疸与瘀血性精神病也，脉之所以沉结，与前条无异。

王肯堂氏曰：有瘀血则脉涩，宜桃仁承气汤下之。

归纳上述诸论，可得结论曰：瘀血增剧至一定程度时，阻碍血流，其脉呈血液不流行之现象。虽然，此乃限于阳实性而高度者之脉状，非尽如是也。又此脉状必见于左脉，不见于右脉，是余多年之经验也。

瘀血之外证

古语云：形于面，盎于背，畅于四肢。此盖吾人表情之显现于外者，必由先充于体内。虽欲勉强抑制之，亦必显现于言动之间，疾病何莫不然？若有病毒发于体内时，其应征必现于外表。扁鹊云：病之应，现于大表，亦此意也。瘀血为疾病之一，自不能外于此理。故于体内有瘀血时，必显其征候于外表如皮肤粘膜之类，现于此外部之症状即称为瘀血之外证。然此外证千态万状，殆无端绪。诊之不误，首在医师之心眼而非笔墨所能形容也。兹故揭古人之论说治验于下，以示其一端，而为初学之阶梯。其应变处，一任学者自己之研究。

仲景曰：病人胸满，唇痿，舌青，口燥，但欲漱水不欲咽，无寒热，脉微大来迟，腹不满，其人言我满者，为有瘀血。

【注】但欲漱水而不欲咽者，虽屡见于瘀血家，尚难为其确证。舌青者，于舌有淤血，则可为瘀血之佐证矣。又腹满或不满，而病者诉满时，亦其确证也。但此腹满，当知为下腹满耳。

《续药征》曰：（上略）仲景又别有诊察瘀血之外证法。曰其身甲错，曰胸中甲错（胸中者，盖心胸之上也），曰肌肤甲错。（下略）

【注】甲错者，皮肤如鱼鳞，如鳖甲之皱纹。是恐因有瘀血，缺乏生理的血液之灌溉，皮肤营养不良之故也。有此征候时，则确为有瘀血之存在。

《生生堂医谈》中曰：铍针。问曰：医者只与药石，而行铍针至稀也。然子独专行此术，传自何人？用于何证？有何效力乎？答曰：予无常师，皆以古人为师而学。则铍针云者，亦随古人之遗法而行之也。铍针之用，虽止于去毒血，而其所奏之功则不可预期，施于无量数之证，皆有奇效。《内经》亦以铍针取毒血，其事数见不罕。明龚廷贤《万病回春》云：青筋证，北人多患之，即痧病也。又清之郭右陶《痧胀玉衡》亦同。是自古已有之术也，然本朝因用心不专而不用，闻山胁东门曾行此术。又方今荻野台州亦著《刺络篇》，右陶始行此术，有大效，其名亦高，后成一家而著《玉衡》。然如前所述，因欲神其术而润色过实，则为吾人所不取也。吾辈以郭氏之论及方虽不可取，而以铍针去毒血，专行此术以取效者实多，是皆郭氏之所赐也。或谓患痧者，千中难遇一人，可谓不研究之至矣。予常见苦于痧者，十中必有一二，尤以卒倒者为多。于是郭氏始专行此术，予甚称叹焉。予以此术起废疾、愈沉疴者颇多，今举其最著之二三例于下。（中略）一妇人五十岁，两足冷如冰，拘挛而不能远行。众疗不验，请治于予。予见两脚紫筋纵横如网状，即以铍针放二三次，出血约二三合，作桂枝茯苓丸加大黄与之，二十日而复常。（中略）其他以此术取效者，不遑枚举。急痧者，夕发旦死，不知此证者，皆云卒中风也。虽灸百会、人中、神阙、涌泉等穴，另行延龄丹、苏合香丸、搐鼻散等而不效，终于束手待毙。又小儿之诸急证上窜搐搦等，刺两手之五里、地仓等穴，以口力吸之出血，则旋苏矣。至于急卒之处，铍针之效远胜于药石。扁鹊起虢太子，吾亦不让焉云者，以有此术了。然痧之见证，郭右陶虽大概以脉证不相合为痧病，是亦不可信也。吾辈当先看血色，次看委中、尺泽之细络而定之，少见于尺泽而多见于委中也。色以紫、黑、红之间者为多，古书虽谓之青筋，然青筋却少毒血。即有不见于皮肤，若见薄青者，痧也。又注视不见而见黑子状点者，痧也。刺之则血大出，功效甚速也。然而刺以三棱针，有浅深之规定，浅则出血不足，深则贯络，有大害也。又一针而有血出一二升，有数针亦不出血者，不拘血之多少，而有瞑眩，或卒倒、昏晕、搐搦、呕吐等事者，不可惊慌，但平卧之，与冷水一碗，须臾而正气复，心神忽健爽矣。其有瞑眩者，其效亦大也。若瞑眩愈强，则效愈大，是吉兆也，当知之。（中略）夫痧者，毒滞于络中，使气血不能流行也，故虽有千变万化之证，仍放其毒血，则气血循环即快矣。试先刺络，无毒之络不出血，是其证也。妇人之经血，月月当下，若一月停滞则病。病痔之人，强止其下血，则变为异证而为种种之患，毒血在身故也。痧亦等是，拔此毒血则非铍针不能。然施针者若误刺动脉，则一身之血尽出，立见其死矣，可不慎哉！

求真按 痧之病名，古来亦曾惯用，然其实不外误认潜伏瘀血之发动。中神氏亦不着眼于此，以为瘀血之外犹有所谓痧病，诚千虑之一失也。故氏之痧病论即为瘀血论，则痧病之外证即为瘀血之外证。以余之实验，凡瘀血家之面色，概暗紫黑色或暗赤色，而就中于口唇为甚。中神氏先观血色而定之，盖亦此意乎？

《生生堂治验》曰：一妇人周身发斑，大者如钱，小者如豆，色紫黑，日晡所必发痛痒，又牙龈常出血。先生诊之脐下拘急而及于腰，与桃核承气汤兼用坐药，自前阴出脓血，不数日乃愈。

求真按 此证为瘀血之一部，自内及里而转出于表也。紫癜、出血、疼痛、瘙痒者，其外证也。

《生生堂治验》曰：一妇人年三十，久患头疮，臭脓滴流不止，发黏结不可梳。医以为梅毒而攻之，不愈，痛痒不止。请诊于先生，其脉弦细，小腹急痛，引于腰腿。曰：瘀血也。投以桂枝茯苓丸加大黄汤，兼以坐药。不出月，全瘥。后一夜腹痛二三阵，大下蓄血云。

求真按 此证亦瘀血之一部，自内及里，转出于表者。而头部之湿疹疼痛、瘙痒者，其外证也。

又曰：有一妇人年约四十，以全身发黄，医者误为黄疸。先生按之，至脐下即疼痛不堪。与桃核承气汤，十余日而痊愈。

求真按 是血性黄疸也。余亦曾用大柴胡汤与桃核承气汤合方治此种黄疸者矣。

《方伎杂志》中云：（上略）余曾治七岁女儿之行经，服药十余日而愈。后此女至十四五岁时，始经行不滞。十七岁时，初产一子。又治二岁之女子经行者，初疑为小便下血，因检视阴户，经水也，诚稀有之事。二人均无特别之异证，因但见血妄行，故用桂枝茯苓丸煎汤，皆不日而愈。（下略）

求真按 此非真月经，因瘀血而子宫出血也，故出血亦可知为瘀血之外证。

《榕堂翁疗难指示前录》中曰：（上略）凡血热证，舌色必作殷红，宜辨之。

求真按 殷红者，深红色也。以余之经验，瘀血家不独舌色如是，口唇亦呈殷红也。

《橘窗书影》中曰：余数年潜心诊蓄血证。舌上无特别苔，而满舌有赤紫斑点者，在蓄血证为大患也。热候即轻，亦不可轻视。有吐血或下血而亡阳者，其人虽不现血证，亦可断为蓄血证，治之不限于外邪。即于杂证舌上亦有此候者，当思为蓄血证。又喘息、胸痛、肩背痛皆因于蓄血，而血若自他窍泄者愈。攻击胃中者而为上奔吐血，若蓄血不能上冲，下泄者死。当其时若大吐血者亦死，吐血死者脱气也，不吐血死者壅塞也。余闻长崎吉益耕作七十余岁，因中风手足不遂，后误倒石上，头破，出血数合，不遂旋愈。又长崎升齐之话中云：中风半身不遂，发为痈疽而愈者三人，是亦可云天幸矣。蓄血不发表而内郁之人必有发为种种之恶证者，此条之理不可不明。

求真按 浅田氏举瘀血之外证为舌之鲜红及紫斑点，固为确论，而眼球结膜有如上之斑点或紫青色者，亦为有瘀血之征。此条有附加之必要。又喘息、胸痛、肩背痛、吐血、脑出血等证，因瘀血者颇多。余亦有同感焉。

论传染病若不以自家中毒为前提则不能成立

现今医家之传染病观，重视细菌殊甚。以为苟有细菌存在则能以独力得成立传染病，极为恐怖。此因受罗贝古斯氏以来勃兴之细菌万能说之感化，随波逐流，是但知其一，不知其他之偏见也。夫疾病成立之要件，必须有内外二因之共存。外因虽有作用于身，若不与内因结合则不能成立，此千古不易之铁案也。虽为传染病，等是疾病，不能自此原则之外求之。更以具体的论之：细菌亦为生物之一，在理若无适于彼之营养物及水与温度等，则不能续保其命脉也。然此营养物及水与温度即自然的培养基。若无自家中毒证，则不能生存于抗菌力旺盛之健体。反对古斯氏霍乱菌侵入体内即霍乱病发生说，咽下此菌之纯粹培养而立证其不然者，征之巴登古发氏之献身的体验可明矣。又据猛毒之白喉菌，不拘放置于口腔或咽喉之内，亦有不使其发病之实例，及保有病原菌而与康健身体无异之所谓保菌者之存在之事实，亦得证明之。因细菌学者，虽以先天的或后天的免疫性说明此等事实，而其所谓先天的及后天的免疫性二者，均无适合于细菌之寄生繁殖之自然的培养基，即无自家中毒证之谓也。假令虽有许多细菌侵袭人身，而体力旺盛者无余地可乘。但若祖先或父母有瘀血遗传或起居饮食不节，酿成食、水、血三毒之停滞，即广义的自家中毒证，则对于细菌不唯抵抗力减弱，且具有适于寄生繁殖之培养基，使成立为传染病者也。

译者按　罗贝古斯，德人，生于西历 1843 年，工解剖术且长于显微镜之试验，遂发明肺病治疗法。巴登古发亦德人，生于 1880 年，专讲保持健康及疾病预防诸法，如室内换气法、饮食预防菌芽法皆为氏所发明。

《医余》曰：《吕氏春秋》曰，凡人之三百六十节、九窍、五脏、六腑、肌肤者，欲其比也。血脉，欲其通也。筋骨，欲其固也。心志，欲其和也。精气，欲其行也。若此则病无所居，而恶无由生。病留恶生者，精气之郁也。故水郁则污，树郁则蠹，草郁则黄，国亦有郁，则主德不通，民志不达，此国之郁也。国郁若久则百恶并起，万灾丛至矣。

【注】比，密也。宣，通也。固，坚也。和，犹安也。行，流也。恶，慝也。人苟精神流行，肢体坚固，则病毒无由而生。

又曰：《淮南子》曰，养生以经世，抱德以终年，则可谓体道。若然，血脉无郁滞，五脏无蔚气矣。

【注】血脉不郁滞，五脏无蔚气，则精神内守，肉腠外拒，虽有厉风苛毒，莫能侵之。虽为道家言，亦至论也。《家语》"蔚"作"郁"字通。苟血脉脏气不郁滞，即无自家中毒证。虽有厉风苛毒，即有千百之细菌，亦莫如之何也明矣。是亦可证余说之不谬。

论多数传染病不当一以其病原体为断宜随其发现证治之

《瘟疫论》曰：邪之着人，如饮酒然。凡人酒醉时，脉必洪数、气高身热、面目俱赤，乃其常也。及言其变，各有不同。有醉后妄言妄动而醒后全然不知者；有虽沉醉而神思不乱者；有醉后应面赤而反刮白者；有应萎弱而后刚强者；有应壮热而反恶寒战慄者；有易醉而易醒者；有难醉而难醒者；有发呵欠及喷嚏者；有头眩眼花及头痛者。因其气血虚实之不同，脏腑禀赋之各异，更兼多饮少饮之别，故考其情状各自不同。至于论酒醉一也，及其醒也，则一切诸态如失。

上述均为酒醉，而其醉态所以有千差万别者，由其禀赋体质之各异，则于施治时不应执单治其酒毒，而应随其所呈之症状以研究之。其原因为酒毒固不待说，而除去其原因，实为理想之疗法。但酒类既窜入体内，浸润于各脏器、组织之中，欲一举而去之，恐为不可能之事实。故当随醉者之状态及酒毒所在之不同，或用发汗剂自汗腺驱逐之；或以吐剂自口腔驱逐之；或以下剂自肛门驱逐之；或以利尿剂自尿道驱逐之，为不二法门也。传染病亦然。假令被侵入同一之病原体，亦随患者之体质及病毒所在之各异发现种种不同之病状。除二三病证外，欲无损于身体而使病原体杀灭，不留余孽者，为不可能也。故吴有性氏曰：诸窍者，乃人身之户牖也。邪自窍而入，未有不自窍而出者。《经》有曰：未入于府，汗之可已。已入于府，下之可已。麻征君复增汗、吐、下三法，总是引导其邪自门户而出，为治法之大纲也。舍此者皆为治标云尔。

如上所述，必当随其发现症状而选用汗、吐、下三法之理也，是即仲景所谓"当随其证而治之"之义。此所以不拘于病原、病名，专阐明病者之体质及病毒之所在，而创制应对之治剂也。

如是，则西医之所谓对证疗法与中医之随证治之似无分别，实似是而非。前者之对证疗法，系以病者之自觉不定症状为目的，而期其镇静，是中医之所谓治标也，与中医之随证治之完全不同。中医之治法，以自觉证与他觉证合为确固不动之症状为目的，然后对之而处以治法，则对于证之本体，得称原因疗法，亦得称特效。

中医之传染病疗法以驱逐细菌性毒素为主

传染病之种类颇多，兹就肠伤寒说明之。本病由伊倍忒·高夫克所发现之肠伤寒杆菌寄生繁殖于小肠黏膜，而此菌体所生产之毒素，其为害于人身反比其本体为大，此西医之所示也。然发病之初期，细菌之数犹少，毒素之产出不多，不过呈轻微之不定症状。若细菌增加至一定程度，则呈头痛、项痛、肢疲而痛、恶寒发热等证，并现浮大、浮紧之脉。发生此症状之理由，乃因对此毒素最敏感者为延髓中之体温生产中枢受毒素之刺激而兴奋，以致体温上升。故体温调节中枢如欲调节体温，则必须从无数汗腺中放散。因此中枢令其所属陆续输送满含毒素之血液于皮肤面，以努力放散其体温，亦自然之妙机也。如果不发汗则毒素无路输出，迫于筋骨而为头项强痛、肢疲而痛，为欲泄而不能泄，使恶寒发热。增量之血液以之呈浮脉于浮面动脉，是即中医所称为表证。而用葛根汤、麻黄汤、大青龙汤等之发汗解热剂以补助自然良能作用之不及处，使猬集于皮肤面之毒素驱逐于体外也。

虽然，以此发表而痊愈者甚稀，不过表证因此缓解，觉一时爽快，但不久体温渐次升腾，复发口苦而渴、恶心呕吐、食欲不振、舌苔等之消化器症状及咳嗽、胸痛等之呼吸器症状，脉浮减而变为弦细，此中医所称为表证不解而转入于少阳，此证即少阳证也。病状之所以如此变化者，因体温调节中枢疲劳，不能如前之输送多量血液于体表，此为必至之趋势，而血液乃充盈于体内部也。当于表证转入，舌尚白苔时，宜处以小柴胡汤或小柴胡加石膏汤；白苔少变黄色时，宜处以小柴胡加大黄汤或小柴胡加石膏大黄汤；白苔全变黄色，上腹部有紧满压痛时，宜处以大柴胡汤或大柴胡加石膏汤。今研究是等方剂，盖以此六方剂中之主药柴胡与麻黄、桂枝、葛根等为别义之发表药，有自皮肤、呼吸器排出毒素之可能性。又与柴胡同为六方剂中配用之半夏为一种利尿药，则有从泌尿器驱逐毒素之能力。又后四方剂中之大黄为泻下药，则能自肠管排除细菌毒素可无论矣。又大、小柴胡汤中加用之石膏本为止渴解热药，然因其他药物之配合，可作发汗、利尿或缓下药。又以化学成分来分析之，则为含水硫酸钙有碱性，则不得不云有酸类中和之作用。因此，不仅本病如是，多数细菌性热病者之血液，因毒素之猛袭，高热持久夺取固有之弱碱性，至终化为酸性而屡成酸毒证。此时于对证方中加用石膏，则可畏之酸毒证当立时消散。是据多数经验之所见，石膏不独学理上如是，即于临床上亦能发挥与酸毒中和之能力。由是观之，则在上之大剂中，其毒素或自皮肤、呼吸器、泌尿器而排泄，或并自消化器而排泄。又或用于此等作用之外，更有酸毒中和之能力明矣。

用以上方剂，就病势猛剧，难以制御时，其脉变为沉、实、迟等象，又现神昏、谵语、潮热、腹满、便秘或下利（如恶臭冲鼻之便毒也）、不欲食、舌上黑苔等症状，此于中医称为少阳证不解转属于阳明者。是因毒素不间断之刺激与持久之高热，体温调节机能极度搅乱而全失其机能，放散绝止之结果。毒素无从排出，反深集于体内消化管，若不从大便排出，无他策也。故中医以之为下剂之适应证，至为适当之见解。随毒素集积之程度与病者体质之差别而选用调胃承气汤、桃核承气汤、小承气汤、大承气汤等方，则集于消化管内之毒素与细菌全被扫荡，其疾苦则必烟消云散矣。

中医之所以分表里而用汗下之剂者，首以毒素集中之部位与程度及病者体质之如何，而用适应之方加以彻底驱逐也。与西医称为期待疗法，与以盐里母赤酒剂，旷日持久者，不可同日而论矣。

但此论是述本病始终属于阳证者之定型，而非谓本病概如是也。今所目击者，大都不至现小承气汤、大承气汤证，概以大柴胡汤、大柴胡加石膏汤证而已足。虽有偶呈阳明证者，亦不过调胃承气汤、桃核承气汤证而已。

论西医偏于局部的疗法

西医因解剖、组织、生理、病理等之基础医学及理化学等自然科学发达之关系，故长于局部的疗法及器械的疗法。其临床医学宜于全身的观察之下，讲究全身的疗法。然对于此项病证，犹颇偏倚于局部的疗法。至中医则原无基础医学，无器械，缺乏局部的知识，虽欲偏于局部的疗法亦不可能。故不得不专注力于综合的诊断疗法之研究，以之促进诊腹、诊脉法之进步，与药剂组织之发达。今举一二例于下以说明之。现今医家对于胃扩张证多施以胃洗涤，欲将胃内蓄水排除。此惑于胃内蓄水之局部的所见，即使反复行之，亦未必能愈。反之，中医对此证之胃内蓄水，知其一由于胃肌衰弱，收缩运动不全之故；一由于利尿机能障碍。在此见解之下，于衰弱之胃肠肌，用助以紧张力之药物而配以利尿药。故于一方渐次恢复胃肠肌之收缩力，同时对停滞之水毒可由泌尿器排泄之。两两相待，奏效颇速，不难根治矣。又如下痢证，中医不如西医之单用收敛药。若其原因不在肠管而在于其他脏器组织时，则或用发汗剂，或用利尿剂治之。例如仲景曰：太阳与阳明合病者，必自下利，葛根汤主之。是以发汗剂治下痢也。又（上略）曰：此利在下焦，赤石脂禹余粮汤主之。复利不止者，当利其小便。其后半为以利尿剂治下痢之机会也，此为中医综合的诊断疗法之佐证。与治下痢徒执肠管信赖流动物、收敛药之外，不知其他疗法者，大不相同也。

论中医之镇痛疗法为原因疗法

凡疼痛之自觉症状，由于某种病毒刺激知觉神经之末梢所发之现象也。病毒当然为本，即原因；而疼痛为末，即结果也。然观西医之镇痛疗法，概主用吗啡等之麻醉剂锐意镇压痛觉，有不问其病毒原因之倾向。而中医则以病毒之扑灭为主，而以镇痛疗法为客。苟除去原因之病毒，则仅为结果之疼痛自愈矣。例如对于急性、多发性关节风湿病之痛，所以用麻黄杏仁薏苡甘草汤者，方中之麻黄、杏仁发表水毒，薏苡仁由利尿以排除水毒，并以驱逐其血毒，甘草起缓和诸药之作用，故病毒消尽而自能镇痛也。又如以剧痛发病之急性阑尾炎，盲肠部有瘀血凝滞之远因，兼挟种种近因而发炎，可用大黄牡丹皮加薏苡仁汤。方中之桃仁、牡丹皮、冬瓜子、薏苡仁者，所以助大黄、芒硝以泻其瘀血；冬瓜子、薏苡仁之用意，由泌尿器以排除炎性渗出液，故病毒随之消灭，而其疼痛可不治而自然若失矣。是以知中医之镇痛疗法为原因疗法也。

论中医方剂为期待复合作用之发显

中医之方剂，非如西医处方之由于单味药以期奏效者也，皆配合二味以上之同效异质药物。故无一味药过用中毒之虞，而效力反倍蓰也。例如发表剂之葛根汤是由表解热药之葛根、麻黄、桂枝所组成；解热利尿剂之越婢加术汤是由解热药之麻黄、石膏与利尿药之石膏、术所组成；又如桃核承气汤、调胃承气汤、大承气汤等是由泻下药之大黄、芒硝所组成。是以中医之处方，多数由缓和无害之药物所组成，所以能奏奇伟之效也。

论中医方剂能于一方中发挥多数之能力

西医方中，不能于一剂内起多种之效果。故有兼用水剂、散剂或丸剂，有时更兼施顿服药、含漱药、涂布药、湿布药、皮下注射、静脉注射、吸入、灌肠等方法，以图各个症状之轻减。如此治法，不唯失之繁杂，且于各个之疗法间，不能联络统一，不能适当发挥自然良能之作用。反之，中医方剂于一方中有多种之治疗效能。若于病证较单纯者，以一方能治其各个症状，虽复杂者亦可合数方治之，若犹感不足则此合方兼用丸散剂以应之。此合方中之药物个数虽颇多，而在方剂却极简易，有统一，有联络，其效果实伟大也。例如葛根汤由葛根、麻黄、大枣、生姜、桂枝、芍药、甘草七味组成，其药物数虽不少，然决非乌合之众。以葛根为主，佐以他药，故起殊效。是乃以主药葛根证之项背筋的强直性痉挛为目的而用此方。凡感冒、肠伤寒、肠炎、破伤风、风湿病、喘息、热性下痢病、眼疾、耳疾、上颚窦蓄脓证、皮肤病等，悉能治之。又如小柴胡汤由柴胡、黄芩、人参、甘草、大枣、生姜、半夏七味组成，主药为柴胡，其证以胸胁苦满为目标。凡支气管炎、百日咳、肺结核、胸膜炎、肠伤寒、疟疾、胃肠炎、肝脏病、肾脏肾盂炎、妇人病等，悉能治之。又如桂枝茯苓丸由桂枝、茯苓、芍药、桃仁、牡丹皮五味组成，因脐下部之瘀血块，左腹直肌之挛急为用此方之目标。因此方对瘀血之血管、血液诸病，悉能治之。又如黄解丸由山栀子、黄芩、黄连、大黄四味组成，其主证为心烦、心下痞、上逆、便秘等，此方对因血管、血液之炎性机转诸病，悉能治之。如此以一方而能发挥多种之效能，若不复杂之病证，以上一方已足应用。又假令甚复杂者，例如有葛根汤、小柴胡汤、桂枝茯苓丸、黄解丸之诸证并发时，则合前三方之葛根、麻黄、大枣、生姜、桂枝、芍药、甘草、柴胡、黄芩、人参、半夏、茯苓、桃仁、牡丹皮等为一方，再兼用后面之一方以应之，亦毫无遗憾。而此合方，虽其包容药物颇多，非漫然聚集，虽似繁而实简。古语所谓"以简御繁，精神合致"者，此中医之独到处也。

论中医方剂之药物配合法极巧妙之能事

西医于药方，虽不无药物配合法，然除配合禁忌外，殆由医者之任意，各人各样，无规矩准绳之见。反之，中医处方有自数千年相传之经验归纳而成，故药物配合极其巧妙。例如中医自古以来所惯用，而西医近来亦常使用之半夏，若单味咀嚼之，则其辛烈酷辣，不易咽下。然配之以生姜或甘草、大枣、蜂蜜等，经过煎炙，则不唯辛辣之性自然消失，且得生姜时，其镇吐镇咳之作用更强；配以甘草、大枣、蜂蜜等之缓和药，其镇痛作用益增。是以用半夏者，必于此等诸药中，择其适当者配之也。又大建中汤由川椒、人参、干姜、饴糖五味组成之剂也。方中之川椒性味甚辛辣而有刺激、亢奋、杀虫之作用，刺激弛缓之胃肠肌，使恢复其紧张力之外，有驱逐蛔虫之作用。然其性已辛辣，而干姜亦类似之，更以人参之苦味，故饮服颇难也。是以加有甘味之饴糖而矫正其恶味，同时由其缓和作用缓解疼痛及其他之急迫症状，又以其滋养强壮性付与胃肠肌而促使其恢复紧张力也。大黄虽为泻下药，然对于大便燥结之结块难以奏效。故欲达此目的，不得不配用兼有泻下、溶解二作用之芒硝，所以桃核承气汤、大黄牡丹皮汤、大承气汤并用此二药也。虽然，仅用此二药时，泻下作用过于峻烈，不适于衰弱病者，则复加用甘草，此以减二药之锐气，使缓慢其作用之法也。例如肠伤寒之末期或如热病再发之衰弱者，用大黄、芒硝、甘草三味而成之调胃承气汤，颇能达其目的，且不至于影响身体，岂非因其配合之妙耶？

论中医方剂有适宜加减其温度之理

虽适证之发表剂，若不热服温覆之则难发汗；缓和剂不温服则其作用不透彻；对于阴证温热剂，若不温服则其效不显；镇吐剂不使其冰冷而微量频服之则不能达其目的。是余实验上的事实之证明也。然中医以煎剂为主，故服药之冷热，应病证之种类使其适宜。西医方是否因剂型之异，将此重要问题置之度外，甚且宜热服温覆之表证，不唯投以冷性之水药，更敷以冰囊而阻止其发汗之机，往往诱起卡他性肺炎。对于宜温服温覆之阴证之假相的体温升腾，亦每敷以冰囊，遂使病者陷于死地。非所当施而施之，岂非矛盾卤莽之甚矣？

论中医治疗中瞑眩症状之发起者为原因疗法之确证

《尚书》曰"若药不瞑眩，厥疾不瘳"，是为前人未发之真理，而亦医者、病者所信服之金玉良言也。中医方剂服用后，往往其反应有不预期之不快症状出现，是即称为瞑眩者也。因呈此等症状时误认为中毒症状而疑惧者，不乏其人，其实似是而非之甚者也。若为中毒症状，则理当随服药之后而益增恶。瞑眩者，不过为药剂之反应现象，其症状为一时性，片刻后此等症状固即消灭，而本病亦脱然痊愈矣。今举一二实例于下而详论之。余曾用半夏厚朴汤于重证之恶阻病者，服后反大呕吐，然须臾而吐止，绝食几于数十日之病者欣然进食矣。由此观之，则服药后之呕吐为此方祛水毒作用之反应症状明矣。又此病镇吐之后，随腹证与以桂枝茯苓丸加川芎、大黄，数日之后，腹痛大发并子宫出血，同时排出葡萄状块胎，不数日而如故。由此观之，则服药后之腹痛及子宫出血者，为此方之祛瘀作用之反应又了然矣。

不独此等之方剂如是，其他诸方，服用后往往发现种种瞑眩症状，是不外因病的细胞藉有力药剂之援助奋然蹶起，而欲驱逐病毒之作用之反照也。则此症状之发现，当为中医方剂治疗实为原因疗法之佐证。故此症状之出现，洵可庆贺者也。昧者不察，偶然发现，则周章狼狈，更易他医而深诋中医者，不乏其人，至可慨叹。东洞翁云："世人之畏瞑眩如斧铉，保疾病如赤子，真乃悲悯之言也。"

别　论

BIELUN _____

　　能了解伤寒之诊断疗法，悟其真髓，则万病之治如示诸掌。学者不可泥于章句之末，宜开眼透视以探其精神也。具体论之，则此书是阐明同一伤寒病侵入，因各人禀赋体质有差，病毒所在之异，发现症状不相等之理由。

《伤寒论》之大意

余所信奉，为医圣张仲景所著之《伤寒论》及《金匮要略》二书。前者所主为伤寒，即述肠伤寒之诊断疗法；后者为杂病，即说明《伤寒论》所未及之病证之证治者也。虽然，仲景作《伤寒论》之真意有如下说：

永富独啸庵氏曰：世医动谓《伤寒论》治外邪，天下无加。至于杂病，则未必然。呜呼，卑哉。夫伤寒中有万病，万病中有伤寒，相互参究，始可治伤寒，始可治万病。况于古医方中若能彻底了解其内容，则《千金》《外台》及宋、元、辽、明等众多之说亦皆为我使用矣。

吉益赢齐曰：（上略）《伤寒论》者，遗后世以治万病之法。引而申之，举莫能外，此作者立法之精也。

能了解伤寒之诊断疗法，悟其真髓，则万病之治如示诸掌。学者不可泥于章句之末，宜开眼透视以探其精神也。具体论之，则此书是阐明同一伤寒病侵入，因各人禀赋体质有差，病毒所在之异，发现症状不相等之理由。同时设适应之治法，不损及其体力，使可胜药而驱逐病毒之方术也。其法分太阳、少阳、阳明之三阳，太阴、少阴、厥阴之三阴。其曰阳、曰阴，与后世医家之空言阴阳五行不同。仲景曰：病有发热恶寒者，发于阳也。无热恶寒者，发于阴也。所谓阳证者，新陈代谢机能之病的亢进也；阴证者，此机能衰减之病的沉衰也。故阳证者概为实证而易治，阴证者多属虚证而难疗。而太阳者，谓此机能亢进发于体表；少阳者，发于胸腹间；阳明者，发于腹内也。三阴者，皆此机能衰减现于腹内之名称也。太阴为其最轻微者，厥阴为最严重者，而少阴则介乎二者之间也。

《伤寒论》依其病势、病位，大别为三阳、三阴之六编，而论列各种病型之肠伤寒。更于各编细论种种之证治，其用意极为周到，证之大小轻重与其治法网罗无遗。以下顺次讲述之。

太阳病篇

太阳病之注释

太阳之为病，脉浮，头项强痛而恶寒。(《伤寒论》)

【注】吉益南涯释曰：太者，大甚也。阳气盛于表位，谓之太阳，脉浮，头项强痛，此其候也。气盛而血不通畅，故致强痛，发表则不项强、不恶寒、发热、汗出矣。经过日时则传于内。盖表位，气之末也，末气常不足。今气盛甚于其末者，阳气大之状也，因名之曰太阳。

张璐曰：脉浮者，邪气并于肌表也。

程应旄曰：太阳经之见证以头痛、恶寒为最确，故首揭之。

成无己曰：恶寒者，啬啬然而憎恶也。虽不当风仍自然觉寒、恶风者，见风之至则恶。若得居于密室之内、帏帐之中，则坦然自舒也。

丹波元坚曰：太阳病者，表热证是也。盖邪之初感，必先犯表，则正气不畅并而为热矣。

由此等注释皆可得其一端。然一言蔽之，意谓不论何种病证，若脉浮、头项强痛而恶寒时，得以之为太阳病，而实示太阳病之大纲也。脉浮者，为血液充盈于浅在动脉之候；头项强痛者，头部、项部比于其他体部血液充盈之度强，而为凝滞之所致；恶寒者，将欲发热而不能发热之征也。是以太阳病者，为病毒集中于上半身之体表，则治之者，用发汗解热药而自汗腺排除之。然病者之体质，各不相同，则处方亦随之而各异也。大凡人之体质，千差万别。若穷极之则为二大别，其一皮肤粗疏而弛缓，有此禀赋之人，若患太阳病则为脉浮弱、自汗等之症状，以桂枝为主药之桂枝汤治之可也；其一为皮肤致密紧张者，有此体质，若患太阳病则现脉浮紧、无汗等之征候，故以麻黄为主药之麻黄汤疗之可也。太阳病既有此二大别，故今先就桂枝汤及其所从出之诸方讲述之，次及于麻黄汤及其所属诸剂。

桂枝汤之注释

太阳中风，阳浮而阴弱。阳浮者热自发；阴弱者汗自出。啬啬恶寒，淅淅恶风，翕翕发热，鼻鸣干呕者，桂枝汤主之。(《伤寒论》)

【注】太阳者，为太阳病之略称。中风者，中于风之意，即现今之感冒也。故所谓太

阳中风者，为脉浮、头项强痛而恶寒，感冒之谓也。阳浮而阴弱之阳为外之意，阴为内之意。阳浮而阴弱者，谓脉有浮于外而弱于内之状。"阳浮者热自发；阴弱者汗自出"二句，由脉状而预断热与汗出之词也。啬啬恶寒者，缩缩然怕冷也。淅淅恶风者，淅淅然如沃冷水而恶风之来袭也。翕翕发热者，翕翕然热出也。鼻鸣干呕者，鼻有声而呕恶也。

太阳病，头痛，发热，汗出，恶风者，桂枝汤主之。（《伤寒论》）

太阳病，下之后，其气上冲者，可与桂枝汤。若不上冲者，不可与之。（《伤寒论》）

【注】太阳病者，可专发表，不可下也。医误下之，因反动而致气上冲者，可与桂枝汤降其上冲之气，非其候者不可与之。气者，触于五官而无形，然有活动力，此所谓气，即神经作用之意。上冲者，《方机》中云：凡上冲者，非上逆之谓，气自少腹上冲胸者是也。如是，则气上冲者即发作的上走性神经证之谓，此是上冲之剧者。其有缓者，非必自少腹而上冲于胸，只为上冲之应而但现头痛耳。前条之头痛即是也。

太阳病三日，已发汗，若吐、若下、若温针，仍不解者，此为坏病，桂枝不中与也。观其脉证，知犯何逆，随证治之。（《伤寒论》）

【注】三日云者，自患太阳病经过三日许之意；发汗者，桂枝汤证而误以麻黄剂发汗也；吐者，太阳病不可吐，复误吐之也；下者，为不可下而下也；温针者，太阳病当汗解，古代民间疗法烧针加于体表而劫热也。以上诸疗法因均为误治，故病仍不解也。此为坏病，谓因上之误治而使病证颓废之意；所谓与桂枝不中者，如此病证，既然颓废，已无桂枝汤证之理，则不宜再与此方也；知犯何逆者，应研究是否汗剂之逆治、吐剂之逆治、下剂之逆治、抑温针之逆治，须审其误治之经过也。"随证治之"与"随证而治"二语似同而实异，不可不辨。随证而治者，以每一独立症状为目的而施治；随证治之者，以各证相关连者为目的而行治疗者也，二者不可不辨。例如脉浮弱、头痛、发热、汗出、恶风、鼻鸣、干呕之际，以脉浮弱，或头痛，或发热，或汗出，或恶风，或鼻鸣，或干呕，每一症状为目的而治之者，即为随证而治者也。以脉浮弱、头痛、发热、汗出、恶风、鼻鸣、干呕之所有症状为目的而施治者，即随证治之也。二者之间大相径庭。

桂枝本为解肌，若其人脉浮紧，发热，汗不出者，不可与也。当须识此，勿令误也。（《伤寒论》）

【注】解肌者，和解肌肤之意。桂枝本为解肌，谓桂枝汤为本来和解肌肤之方，暗示与麻黄汤纯为发汗之剂功效不完全相同也。故于次句脉浮紧，发热，汗不出，即当用麻黄剂而使发汗者，断言不可与此方。此为桂枝、麻黄应用上之重要鉴别点，故复申言，当须识此，勿令误也。大书特书，以示警告。尾台榕堂云：若其人脉浮紧，发热不汗出，则宜用麻黄汤。是证而烦躁或渴者，宜用大青龙汤。可谓有识矣。

太阳病，初服桂枝汤，反烦不解者，先刺风池、风府，却与桂枝汤则愈。（《伤寒论》）

【注】当太阳病之有桂枝汤证，与适方桂枝汤，其烦当即可解，而反不解者，先刺风池、风府，再与桂枝汤即可愈矣。所谓风池、风府者，《甲乙经》云：风池之两穴在颞颥

之后，发际之陷中。风府一穴在项之发际之上一寸，大筋宛宛中。故可知风池在颞颥后头缝合部，风府在左右僧帽肌停止部之中央。然何故必刺此三穴？乃因本条之病证为太阳病，则本为脉浮，头项强痛，恶寒之证，而头项所以强痛，既如前述，头项部比他部充血为甚。若其充血更达于高度时，虽与桂枝汤，因阻止药力而烦不解。故刺此三穴，使郁滞之血液流通，除却阻止药力之原因，然后药力可奏效也。

太阳病，外证未解，脉浮弱者，当以汗解，宜桂枝汤。(《伤寒论》)

【注】外证未解者，头项强痛、恶寒等症状未全去之谓也。

太阳病，外证未解者，不可下也，下之为逆，欲解外者，宜桂枝汤。(《伤寒论》)

【注】为逆者，为逆治之意，而明非正治也。欲解外者，欲治外证之义也。

太阳病，先发汗不解而复下之，脉浮者不愈。浮为在外而反下之，故令不愈。今脉浮，故知在外，当须解外则愈，宜桂枝汤。(《伤寒论》)

【注】"太阳病，先发汗不解"一句，意谓此太阳病宜用桂枝汤，误以麻黄剂发汗，故不愈。而复下之者，不宜泻下之太阳病而以泻下，一再误治，故特加"复"字也。脉浮者不愈云者，凡呈浮脉者，病在外，即在表之候，宜发表为正当，而反与以泻下，以致不愈之意也。脉浮，更经再三之误治，仍见脉浮，可知病尚在外，即在表，故当用发表剂治其外证，即可愈也。其发表剂宜用桂枝汤也。

病人脏无他病，时发热，自汗出不愈者，先其时发汗则愈，宜桂枝汤。(《伤寒论》)

【注】脏即内脏，诊病者内脏无病则其病必在表。有此表病而时时发热，自汗出，久不愈者，于其发热、自汗出以前发汗即愈，宜用桂枝汤。

伤寒不大便六七日，头痛有热，小便反赤者，与承气汤。其小便清者，知不在里，仍在表也，当须发汗。若头痛者，必衄，宜桂枝汤。(《伤寒论》)

【注】本条之前半，论桂枝汤证与大承气汤证之鉴别法，甚重要也。盖大承气汤证与桂枝证俱有头痛、有热，大相疑似也。大承气汤证者，里证，即于消化管有急性炎证影响于头脑而头痛，走于外表而发热，则其小便必为赤浊。反之，桂枝汤证者，表证，即病专在体表，主证为头痛、发热，内脏无变化则决不呈尿变，常澄清也。又后半云若头痛者，谓头痛有热，小便清，其头痛若剧者，必衄血。此证宜用桂枝汤也。今推究其理，既如前述，此头痛为太阳病本来之病势上于头项部，充血颇甚，血液难以畅流，若此充血达于极度时，血压亦随之亢进，突破抵抗力最薄弱之筛骨蜂窝部而外走则为衄血。故既衄血后，血压降低，血液比较的得以流畅，对于头痛与其他症状反有良好之影响。此际与桂枝汤，恰如刺风池、风府后除去阻止药力之原因，则桂枝汤能尽量发挥其能力，故头痛、衄血等皆得治之也。

伤寒，医下之，续得下利清谷不止，身疼痛者，急当救里；后身疼痛，清便自调者，急当救表。救里宜四逆汤，救表宜桂枝汤。(《伤寒论》)

【注】伤寒，医下之者，谓医误与下剂，续得下利者。下剂之药力虽尽，下利尚不止也。清谷，谓完谷下利之无粪臭者。当救里者，宜止泻之意也。清便自调者，谓便通如平

常。当救表者，当发表之意也。

伤寒大下后，复发汗，心下痞，恶寒者，表未解也，不可攻痞，当先解表，表解乃可攻痞。解表宜桂枝汤，攻痞宜大黄黄连泻心汤。（《伤寒论》）

【注】伤寒有桂枝汤证时，用大泻下或以麻黄剂发汗，均为误治。于此误治之后，成心下痞、头痛、发热、身疼痛、恶寒者，虽有心下痞，表证未去者，不可先攻其痞，须先发表去其表证，而后可攻痞。发表宜用桂枝汤，攻痞宜大黄黄连泻心汤也。

前条是述四逆汤证与桂枝汤证之合并，常法则宜先表而后里。然有下利清谷，里证亦不可忽视，故宜先用四逆汤而后用桂枝汤也。本条为桂枝汤证与大黄黄连泻心汤证之合并，而心下痞非如下利清谷之危急证，则循常法先用桂枝汤，而后用大黄黄连泻心汤也。

阳明病，脉迟，汗出多，微恶寒者，表未解也，可发汗，宜桂枝汤。（《伤寒论》）

【注】本条为阳明病与太阳病之合并证。脉迟为阳明病之脉证，汗出多者，为二者共有之证。然微恶寒者，非阳明证而为表证也。因此知表证尚存，所以用桂枝汤也。虽然，此病证本来为阳明病，而兼太阳病者则用桂枝汤者，为一时之处置。若表证全去，仍宜以大承气汤治阳明证也。

病人烦热，汗出则解。又如疟状，日晡所发热者，属阳明也。脉实者宜下之，脉浮虚者宜发汗。下之与大承气汤，发汗宜桂枝汤。（《伤寒论》）

【注】病者烦热即为热烦闷，因汗出一旦轻快，后又发作如疟，于日暮时发热者，自表证直转属于阳明也。若脉实者，可与大承气汤下之。脉虚浮者，宜以桂枝汤发其汗也。尾台氏曰：病人烦热云云。此证虽脉虚浮，恐用桂枝二麻黄 · 汤为佳。此见甚是，处方之际宜留意之。

太阴病，脉浮者，可发汗，宜桂枝汤。（《伤寒论》）

【注】仲景曰：太阴之为病，腹满而吐，食不下，自利益甚，时腹自痛。若下之，必胸下结硬。则太阴病者为呕吐、下利、腹痛病证之名称也。本条之意，谓以下利病而脉浮者，发汗则愈，其发汗宜用桂枝汤也。

下利腹胀满，身体疼痛者，先温其里，乃攻其表。温里宜四逆汤，攻表宜桂枝汤。（《伤寒论》）

【注】本条是述阴证之四逆汤证与阳证之桂枝汤证合并处，即下利腹胀满者，四逆汤证也；身体疼痛者，桂枝汤证也。而下利腹胀满者，重证，故先用四逆汤治之；身体疼痛者，轻证，故后以桂枝汤治之也。

吐利止，而身痛不休者，当消息和解其外，宜桂枝汤小和之。

下利后，身疼痛，清便自调者，急当救表，宜桂枝汤以发汗。（《伤寒论》）

【注】二条虽俱说以桂枝汤治下利后身疼痛，然不独限于下利后也。不拘任何之身疼痛，其证存在，悉以桂枝汤为主治可知矣。

产后中风，持续数十日不解。头微痛，恶寒，时时有热，心下闷，干呕，汗出，虽

久，阳旦证续在者。（《金匮要略》）

求真按　阳旦者，桂枝之别名也。

【注】产后患感冒，虽经过数十日未愈，头微痛，恶寒，时时发热，胃部苦闷，干呕者，虽感冒后经过颇久时日，桂枝汤证依然存在者，则宜仍用此方也。

桂枝汤方

桂枝、芍药、生姜、大枣各 9 克，甘草 6 克。

上锉细，以水二合五勺，煎成一合。去滓，一日分三回温服。

桂枝加桔梗汤方

于桂枝汤中加桔梗 6 ～ 9 克。

煎法用法同前。

【主治】桂枝汤证而有咽喉痛，或有黏痰，难以咯出者，或有化脓证者。

本方虽为吉益东洞翁之创方，实合仲景之桂枝汤、桔梗汤、排脓汤三方而成者也。

桂枝加半夏汤方

于桂枝汤中加半夏 6 克。

煎法用法同前。

【主治】治桂枝汤证中有咽喉痛或咳嗽者。

本方本于仲景之桂枝汤、半夏散及汤之方意，合此二方而成者也。

桂枝汤之腹证

由余之经验，芍药、大枣、甘草之证，必诊得肌肉之挛急，而就中成游离状态之腹直肌最能明确触知之。故若认为此肌肉挛急时，以之为三药应用之目标。以此肌之挛急称为三药之腹证。然含此三药之桂枝汤证亦有腹直肌挛急之现象，则此三药之腹证即不能不谓为此方之腹证也。但如桂枝汤证非瘀血性之腹直肌挛急必现于右侧，而左侧不全挛急，即或挛急，亦较右侧为轻。而于气上冲之际，亦必沿右侧而发而左侧不见矣。

上说纯属理论，于实际上本方似当遵仲景所论，以脉证、外证为依据而应用之，不问腹证亦可，然不可先有成见也。

先辈之论说治验

《方机》本方条曰：头痛、发热、汗出、恶风者，正证也。头痛一证，亦当投以此方。

若由咳嗽呕逆而头痛者，非此方所治也。恶寒、鼻鸣、干呕者，外邪之候也，此方主之。脉浮弱，或浮数而恶寒者，证虽不具，亦当用此方。浮数、浮弱者，盖桂枝汤之脉状也。

汗、吐、下之后更增一证，发热、汗出、身疼痛者，犹当用此方。若脉浮紧而疼痛者，则非此方所治也。

《成绩录》曰：一小儿外袭衄血，门人某与麻黄汤，衄益多。先生诊之，与以桂枝加桔梗汤，兼用黄连解毒散而愈。

求真按 用桂枝加桔梗汤，恐桂枝汤证之外尚有咽喉痛也。用黄连解毒散者，恐单用桂枝加桔梗汤之治衄血之作用犹感不足故也。

《方舆輗》曰：痢疾初起，脉浮而有表证者宜发汗。《论》曰：太阳与阳明合病者，必自下利，葛根汤主之。太阴病，脉浮者，当发汗，宜桂枝汤。当以此二条为治利之准则。（中略）吾国近来古医方流行，痢疾专用葛根汤，可谓医道阐明矣。虽然，此说一起，时医遇痢疾初起，辄不详察其脉证，概用葛根汤者，亦未必对也。盖此证初起，有当发汗者，有不当发汗者。其当发汗者，有桂枝证、葛根证，岂宜一律固定乎？当发汗者，宜从太阴病脉浮云云条。又当下者，本少阴病自利清水云云条而治之。

《生生堂治验》曰：一妇人患下利数年，不进食。形体羸瘦，肌肤甲错，不能起卧。医时以参、附、诃、罂之类治之。先生诊之曰：《百合篇》所谓见于阴者，以阳法拯之者也。乃与大剂之桂枝汤，使覆而取汗，下利止。更与百合知母汤，以谷食调理之，渐渐复原。

《类聚方广义》曰：桂枝汤者，盖经方之权舆也。《伤寒》论资始于桂枝汤，病论发端于瓜蒌桂枝汤，必非偶然也。此书亦列以桂枝汤，为众方之嚆矢。仲景之方凡二百余首，其用桂枝者，殆六十方，其中以桂枝为主药者垂三十方，可见是方亦比其他诸方变化为最多也。

桂枝之医治效用

《肘后百一方》曰：治卒心痛方。

桂末或干姜末，并二药，亦可独用。以温酒服方寸匕，须臾六七服则瘥。

心腹胀痛，短气欲死，或治已绝之方。

桂三两，水一升二合，合煎八合，顿服之。

《本草纲目》曰

桂

【气味】甘辛，大热，有小毒。

【主治】（上略）霍乱转筋，头痛，腰痛，出汗。止烦，止唾、咳嗽、鼻齆，堕胎，温中，坚筋骨，通血脉，疏理不足，宣导百药。（《别录》）

补下焦不足，治沉寒痼冷之病。（中略）表虚自汗。（中略）下部腹痛。（元素）

治寒疝，风喑，阴盛失血，泻痢，惊痫。（时珍）

桂心

【气味】苦辛，无毒。

【主治】治九种心痛，腹内冷气痛不可忍，结气壅痹，脚痹不仁。止下痢，（中略）鼻中息肉，破血，通利月闭、胞衣不下。（甄权）

治一切风气。（中略）通九窍，利关节，益精明目，暖腰膝，治风痹骨节挛缩。（中略）生肌肉，消瘀血，消疬癖、癥瘕，杀草木之毒。（大明）

风癖失音，喉痹，阳虚之失血，痈疽。内托痘疮，能引血而化汗化脓。（时珍）

牡桂

【气味】辛温，无毒。

【主治】上气，咳逆。（中略）利关节，补中益气。（《本经》）

心痛、胁痛、胁风。温筋通脉，止烦止汗。（《别录》）

去冷风疼痛。（甄权）

去伤风之头痛，开腠理，解表发汗，去皮肤之风湿。（元素）

泄奔豚，散下焦之蓄血，利肺气。（成无己）

治横行于手臂之痛风。（震亨）

《和兰药镜》曰

桂

【试效】融和温壮神经，活泼健运精气，收固脉管之纵缓。用于一切虚疲之证，能挽回精力，为壮神之要药。

患者有虚惫之神经热，腐败热性之热病，尤兼胃肠诸证者有效。热病之患者虚脱而兼呕吐者，用桂为泡剂，良，有健胃及祛风之良效。故胃肠虚衰而恶心呕吐，或下痢，或兼风气痞滞诸证，经久而不治者，（中略）多效。发泄表发之蒸气，利小便，治精力虚损之留饮、停水难以运输之水肿。

萎黄病、处女病之虚弱诸证，或妇人由抑郁、忧闷、困苦、穷厄等神思之劳伤而发为虚损之诸病。加几那、铁屑于桂中而为散剂，多有验。

治由子宫病及孕妇等之虚弱所发诸病，或临产妇人精力虚乏而发为痉挛、冲逆、眩晕、昏聩等，更能催生，下胞衣、死胎。

治妇人因血液不足，不能盈满于子宫动脉而发生之经闭（此证多为萎黄病之经闭），或自子宫动脉弛虚缓弱而失括约发生之月经过多。

属于诸失血虚弱证，于桂中加入铁剂等之收敛药为散剂，更易见效。

驱逐下利，或淋疾、白带经久不治者，于对证之散剂、丸药中用桂末加入，尤良。

桂水

【试效】以气味芳窜，爽活精气，温壮虚冷而强健头脑、神经、胃肠之衰弱，有破气祛风及镇痉之殊效，用于一切虚脱诸证，为挽回精力之良药。

子宫病，喘息，半身不遂，搐搦，痫痉等，用桂露加入适宜橙汁，有良验。

能使肺管凝着之黏液稀释疏解而咯出，开胸利肺。治痰喘壅盛，呼吸息迫等哮喘诸证。

以下方有殊效。

桂葱救喘饮。（下略）

《和汉药物考》曰

桂皮（中国产）

【成分】为挥发油（桂皮油）1% 乃至 1.5%，树脂、护谟质、糖质、单宁酸等。

《药物学》曰：挥发油之作用，挥发油除为一般刺激皮肤作用之外，有多少之防腐作用，且适量内服有健胃之效。对气管有防腐作用，兼能减少分泌，故适用于肺坏疽、化脓性支气管炎等。又能利尿，且对尿有防腐作用。又其二三物质应用于神经性诸病。

芳香苦味药、纯芳香药及辛辣药属于此类药物，皆含有挥发油，故多少具有防腐之作用，得窜入于皮肤、黏膜等组织内，故有局部刺激作用，外用则起灼热、充血之感觉。若长用此剧烈之物则诱起炎证，发为疼痛之水泡。故含有一定之挥发油之生药又为有效之皮肤刺激药，而内服之则刺激胃肠之黏膜，一部为反射，一部以充血之结果，使其机能亢进。且依其香味，亦易于自口鼻之反射，故为健胃药，其效力比苦味药更大，然颇剧烈，若大量内服，每易引起发炎。若经常用，则引起慢性胃病。挥发油对肠之作用，能亢进其机能，促进其蠕动。是以含有挥发油之药物可用为祛风药也。若用大量，则引起腹痛、吐泻，且充血及于腹膜，或波及其接近部之脏器。是以此种药物有时用为通经药，有时则为子宫出血、流产等之原因也。

挥发油于通常量虽不可谓有吸收作用。然其一部自肺排泄，容易咯痰，故应用于支气管疾患。又其一部与糖碳基酸结合而出于尿中，呈利尿作用，但用大量则刺激肾脏发为蛋白尿等。

由《肘后百一方》至《和兰药镜》所说，知桂枝有发汗、解热及止汗作用，镇静、镇痉、镇痛作用，兴奋、强心、强壮作用，祛痰作用，健胃、祛风作用，疏通瘀血，通经、催产及下胎盘、死胎之作用，利尿作用，矫味、矫臭作用。于《和汉药物考》则桂枝之主要成分因含有桂皮油及挥发油，故《药物学》所载挥发油之医治效用，可谓即桂枝之医治效用也。是则桂枝有防腐、刺激皮肤、镇静、镇痉，健胃、祛风、通经、祛痰、利尿诸作用也明矣。兹可谓以科学证明旧学说之少分，又仲景之所以多用桂枝，亦可谓略得阐明矣。

虽然，于临床上皮肤松粗而弛缓，且易自汗者之体质，与上冲证为主目的，上记诸说为副目的而应用桂枝可也。今更参照下说。

《药征》曰：桂枝主治上冲也，兼治奔豚，头痛、发热、恶风、汗出、身痛也。

《气血水药征》中桂枝条曰：（上略）是皆冲气之证也。在表则为头痛，为恶寒，为疼痛；在里则为悸，为上冲。（中略）若小便不利，则有桂枝；若自利，则无桂枝也。

芍药之医治效用

东洞翁历观仲景之芍药去加诸方而归纳之曰：芍药者，为主治结实而拘挛也，兼治腹痛、头痛、身体不仁、腹满、咳逆、下利、肿脓也。

此言信而有征，欲解说之，则用芍药之目的为肌肉之触诊上有凝结充实之感觉而挛急也。故腹痛、头痛、身体不仁、疼痛、咳逆、下利、肿脓，悉得治之。而诊其结实拘挛在于腹直肌，既述于上，是本药之应用原则尽于翁之所说矣。然关于其枝叶之知识，亦有时而需要之，今揭之于下。

《本草备要》曰：白芍，苦酸，微寒。（中略）安脾肺，固腠理，和血脉，收阴气，敛逆气。酸主收敛也。（中略）缓中止痛，敛汗安胎，补劳退热。治泻利后重，脾虚腹痛，心痞胁痛，肺胀喘逆。其收降之体又能入于血海，至于厥阴，治鼻衄、目涩、肝血不足、妇人胎产及一切血病。

《伤寒论正义》曰：逐水气之剂，未有如芍药者。

《和兰药镜》曰

芍药

【试效】用根。生根微有麻醉催眠质之臭气；干者，其臭消而为微甘苦，收敛也。

为镇痉止痛药之一。自神思感动而发之痉挛、搐搦诸证，神经诸肌之挛急，头旋，眩晕，痫证，睡魇，小儿痫瘲，子宫冲逆痛，痛风等，有良效。

《和汉药物考》曰：由朝比奈博士、奥野改造之报告，芍药中含有0.27%之安息香酸。

芍药应用上之注意

芍药为一种收敛药。如欲发汗、祛痰、泻下、利尿诸作用，以不用此药物为宜。故于一种止汗药之桂枝汤中有芍药，而为猛发汗剂之麻黄汤、大青龙汤中则无之；为镇咳剂之小青龙汤中有芍药，而祛痰剂之桔梗汤、排脓汤中则无之；止泻剂之桂枝汤、桂枝加芍药汤、黄芩汤中有芍药，而大泻下剂之小承气汤、大承气汤、大黄牡丹皮汤中则无之；利尿剂之越婢加术汤、五苓散、猪苓汤中亦无之也。夫以是项单纯之理由，固不足以规律全体，然用芍药为配合剂者，于此点不可不深加注意也。

大枣之医治效用

东洞翁曰：大枣主治挛引强急也，兼治咳嗽、奔豚、烦躁、身疼、胁痛、腹中痛。

此说颇有卓见，兹详解之且补其不备。大枣之主治挛引强急者虽同于芍药，但芍药适应于肌肉拘挛而为凝结充实之触觉，而大枣则适应于肌肉知觉过敏且牵引痛甚，故大枣兼有利水作用也。此所以有水毒而禁忌芍药时而反适用大枣也，即于十枣汤、葶苈大枣泻肺汤、越婢加术汤、麻黄连轺赤小豆汤等之祛水剂亦用之也。

《伤寒论正义》茯苓桂枝甘草大枣汤条曰：病人有水气，故以茯苓、大枣治水气也。

山田业广曰：用多量之大枣，如仲景之炙甘草汤、橘皮竹茹汤等用三十枚，当归四逆汤用二十五枚。年少之时，不能玩索其精义，漫觉此三方用多量之大枣，以后世方每于方后加姜、枣引为怪。迨年长，始能领会大枣之所长于本草养脾平胃气。成无己注中以甘缓之等义，虽任何人亦能知之。但补心气，与成氏之十枣汤注中云大枣之甘益土胜水云云，则心知其意者鲜。如甘麦大枣汤之大枣，即补心脾；苓桂甘枣汤之大枣，有逐水之功也。

以上二说可为我说之证。

甘草之医治效用

甘草与大枣俱为缓和药之代表，故有缓解组织之作用，尤以因肌肉之急剧紧缩所发疼痛及其他诸般急迫症状为宜。比之大枣，其缓和作用则胜之，然治牵引痛及利水之能力则不及也。于腹证上彼此大同小异。东洞翁曰：甘草主治急迫也，故治里急、急痛、挛急而兼治厥冷、烦躁、冲逆等诸般急迫之毒也。又曰：仲景之用甘草也，其急迫若剧则用甘草亦多，不剧则少。由此观之，则甘草之治急迫也明矣。古语曰：病者苦急，急食甘以缓之。洵当服膺之言也。然此语失于简约，初学者不易通晓，故以前辈所说扩充之。

《飨庭家秘说》曰：只知甘草有缓急迫之能者，此大谬也。以不仅甘草，但食之味甘者，其效能虽有多少厚薄之不同，然俱能缓急迫，如人参、阿胶、大枣等之类亦有缓急迫之功能也。甘草俗医有用梢末者，毕竟亦有缓急迫之效也。古方中炙甘草汤、芍药甘草汤、建中汤、甘草粉蜜汤、茯苓甘草汤、甘草泻心汤之类，若不倍加甘草则宜知其均为无效之方。其中甘草大黄汤等合大黄之下，甘草之缓，而其证早解。甘草粉蜜汤等之切痛，亦以甘草之以甘缓，故有效也。此外如建中汤有饴，亦以饴之甘缓其急痛，故亦有效也。由此等配剂，甘草有缓急迫之效能，当切心体会而用之也可。

一人患大便秘结，用一切之通下药不能治，因用大黄甘草汤以倍加甘草则大便畅通。此处亦以大黄通气，以甘草缓肛门之急迫，因而大便畅通也。其后考知此理，凡秘结之证，倍加甘草而得屡效。

调胃承气汤之有甘草，亦可知皆是缓急迫而取效之方也。方名虽有调胃之名，然其实则不然。

予治一小儿，其证足不舒，用芍药甘草汤五六帖而足舒。此因以甘草之甘而缓其筋急之故也。以上之经验可知皆由缓急迫之功能而著其效也。

于发积气之急用甘草，虫痛甚亦用甘草，肿物等痛甚用甘草，中风中气等之拘挛亦用甘草，皆因缓其病以取功也。善考其理，于诸病多经验之。

一医之医案云：一人常性急气甚，是皆积气也，胸下如有棒，与大柴胡汤倍加甘草。此证用甘草，可知以甘草缓其性急与积气也。又云：近世太平之人过于逸乐，而肝积之人多，宜用大柴胡加甘草汤等。此外甘草之药剂多源于此，是亦以柴胡治肝郁，甘草缓肝积之意也。又云：甘麦大枣汤以各等分而用甘草，亦以甘草缓肝积也。

求真按　大柴胡汤中加甘草，虽不得不谓为大柴胡汤、芍药甘草汤合方之意，然由余之经验，于此症状反用大柴胡汤、桃核承气汤合方之机会为多。

由此所说，东洞翁立言之一部，具体的解释之，即欲试转眼光于西洋学说而观察之也。据《药物学》，则甘草属于矫正药中之甘味药，而矫正药味之外，不仅对咽喉、气管之分泌亢进有效而使容易咯痰，且含有甘草糖酸之有甘味胶样糖质及糖、淀粉、黏液质，同时可知兼有黏滑药之作用也。然为黏药则其同书中云。

用作黏滑药，有伟大分子量、无晶形胶样之物质，取水分时渐渐膨大，遂有形成黏稠之假性溶液之性，用以敷于黏膜创面等，全无化学的与生理的之能力，唯机械的包摄之，但对于外表之相当刺激，有防御之功能耳。

即味觉、温觉、痛觉等皆由黏滑药而钝麻，例如砂糖之水溶液与同一之比例溶液之于树胶浆中则不同。其甘冷水比同一温度之乳汁，使大感低温。以苛辣刺激之味亦加入黏滑药时则成为微弱。

局部刺激药之作用亦由黏滑药而缓和。以加入一二滴芥子油之水注射于肠管之一部，结扎其上下，即时黏膜发赤肿胀，肠腔充满炎性渗出液。若用1%之阿拉伯胶浆溶液代水时，仅至充血而已。

黏滑药之消化溶解不迅速，以其吸收非常缓慢，且同时被水及其他易吸收物质所阻碍。故凡欲使药物作用于肠管，则宜择含有黏滑药之生药为便利。又如内服黏滑药之量大时，肠内容稠厚，发为泻下，恰等于硫酸钠等之盐类下剂。

黏滑药用于肠管之卡他症状时，则被包肠壁以防刺激，故有抑制疼痛、镇静反射的蠕动以促其治愈之效，尤于肠管内刺激性之分解产物发生之时为然。且又用于腐蚀性或刺激性物质之中毒，或为有刺激性味药物之调味等，或为防止泻下药、驱虫药之吸收而配入之。

又往往用为赋形药或结合药、黏滑药者，树胶、淀粉及含此等性质之生药是也。

如上说，则可移黏滑药之医治效用而为甘草之医治效用。此森岛氏之所论，以科学的立证说明东洞翁学说之一部，吾人得益不鲜。然甘草之应用仅止于皮肤、口腔、咽喉、支气管、肠疾病等，未及于他体部之病证，实不备也。

生姜之医治效用

生姜为矫味药则等于桂枝、大枣、甘草，至于其他之作用则大异其趣。主治由水毒之上逆而咳嗽、呃逆、恶心、呕吐等证，由本药之应用，水毒以之下降，以此药兼有利尿作用，得排除于体外。故胃内之停水自然消失，使食欲亢进。且本药之健胃作用不但此也，其主要成分之挥发油于胃黏膜刺激作用亦大有力焉。故本药有下降水毒、利尿、黏膜刺激之作用。如欲达镇咳、镇呕及其他之目的状况始可用之。若胃内不独毫无水气，反因高热持久，体内外俱甚干燥，而欲速使湿润时，则宜禁忌也。仲景于大热病之治剂，如白虎汤、白虎加人参汤、白虎加桂枝汤、调胃承气汤、大承气汤等不用之者，盖有故矣。

《本草备要》曰：生姜，辛温。（中略）祛寒，发表，宣肺气，解郁调中，畅胃口，开痰，下食。治伤寒之头痛，伤风之鼻塞、咳逆、呕哕、胸壅痰膈、寒痛湿泻，消水气，行血闭，（中略）救暴卒（凡中风、中气、中暑、中恶，一切暴卒之病，姜汁和童便饮，有效。姜汁开痰，童便降火也），疗狐臭（姜汁频涂），搭冻耳（熬膏涂），杀半夏、南星、厚朴、菌蕈、野禽之毒，早行时含一块辟雾露、山岚邪气，捣汁和黄明胶熬贴风湿痹痛。久食则积热患目，多食兼酒则发痔，疮痈之人多食则生恶肉。若要凉则留皮。皮者，辛凉，和脾行水，治皮肤水肿、腹胀、痞满也。

桂枝加桂汤之注释

烧针使汗，针处被寒，核起而赤者，必发奔豚。气从少腹上冲心者，灸其核上各一壮，与桂枝加桂汤，更加桂二两。（《伤寒论》）

【注】古代有烧针刺于人体使发汗之疗法。此原非正治，而仲景特举之者，因误治病证转变之际而立应之之方法也。本条之意以烧针所刺之部分被寒，（邪气）即受细菌之侵入，发赤肿胀者，必发奔豚。奔豚者，即气自下腹部上冲心脏也。于其发赤肿胀处施灸一壮，与以桂枝加桂汤，则奔豚即治云。所谓奔豚者，《类聚方广义》中藤田椿齐曰：奔豚者，言悸而冲逆甚之状也。《金匮要略》中曰：奔豚病，起自少腹上冲咽喉，发作欲死，复还止。"豚"与"遯""遁"古字通用。（中略）案吴昆之《素问阴阳别论息贲注》中曰："贲"同"奔"，息奔者，气息奔迫也。此亦可谓并发奔豚之义。

《古方便览》本方条云：所谓奔豚气者，块物自少腹急起，向心下冲，或如刺痛，或有积气者。有此证宜选用三黄丸或硝石大丸。一男子年六十，患积聚数年，发作有时。奔豚气上冲于心，不能息，气力全无，不得俯仰，不思饮食。以此方兼用三黄丸而愈，后不再发。

《证治摘要》曰：桂枝加桂汤治气自少腹上冲者。

上述即为发作的上冲性神经证之剧烈者也。

本方不过桂枝汤之桂枝增量，则为其主治虽无大差，然桂枝汤以桂枝之量少，故治上冲之轻证。本方以其量多，故疗剧证，有差别也。此东洞翁所以下本方定义为治桂枝汤证之上冲剧者，乃不易之言也。

桂枝加桂汤方

桂枝 12 克，芍药、大枣、生姜各 7 克，甘草 5 克。

煎法用法同前。

桂枝加芍药汤及桂枝加芍药大黄汤之注释

本太阳病，医反下之，因而腹满时痛者，属太阴也，桂枝加芍药汤主之。大实痛者，桂枝加大黄汤主之。(《伤寒论》)

【注】本为太阳病，则宜汗解。医反误下之，因而腹部膨满至于时时腹痛者，属于太阴病，为桂枝加芍药汤所主治也。然不唯腹满，更于腹内充实有毒而疼痛者，则以桂枝加大黄汤主治也。所谓太阴病者，即如前所述之呕吐、下利、腹痛等证。属者，附从之谓。盖本条之病证虽因误治变为太阴病，然有终未全变之意也。

桂枝加芍药汤方

桂枝、大枣、生姜各 7 克，芍药 14.5 克，甘草 5 克。

煎法用法同前。

桂枝加芍药大黄汤方

桂枝、大枣、生姜各 7 克，芍药 14.5 克，甘草 5 克，大黄 2.5 克。

煎法用法同前。

桂枝加芍药汤及桂枝加芍药大黄汤之腹证

桂枝加芍药汤证如东洞翁云：腹满时痛者，即拘急而痛也。故独以芍药为主，盖因腹直肌之挛急过甚，有自觉的疼痛且腹壁膨满者，则以芍药为主药之此方治之也。

桂枝加芍药大黄汤证虽与前者无大差异，然其所以大实痛者，不仅腹直肌之挛急而已，并为肠内有病毒，则以桂枝加芍药汤治腹直肌之挛痛，以大黄驱除肠内之病毒也。故于诊腹上桂枝加芍药汤证则恰如按鼓皮，仅腹肌挛急膨满而腹内空虚也。而桂枝加芍药大黄汤证者，则并其腹内亦触知多少之抵抗，以指压之而诉疼痛也。此二方证如前述，可谓渐渐移行于太阴病。而云本太阳病，则脉浮、头项强痛、恶寒等证尚依然存在，此不可忘也。是以东洞翁对前者谓桂枝汤证而以治腹拘挛剧者为定义，后者为桂枝加芍药汤证而以治有停滞者也。

先辈之论说治验

《方舆輗》曰

桂枝加芍药汤

此乃其人宿有癥瘕、痼癖，兼以痢疾而引起固有之毒，因之腹痛者主用之剂也。假令因宿食而腹痛，吐泻以后尚腹痛不止者，此由有固有之毒。盖桂枝加芍药汤者，用于痢毒不甚强，只痛甚，或痢毒既解而痛不止之类，皆因其有固有之毒也。有固有之毒之人，其腹拘挛，或有块者，又毒剧痛不止者，桂枝加芍药大黄汤主之。

桂枝加芍药大黄汤

既粗辨于前。曾有一人病痢，用桂枝加芍药大黄汤。其人于左横骨上约二寸处疼痛不堪，始终以手按之。用此方痢止，痛亦治，是痢毒也。

此方痢疾初起，有表证腹痛而里急后重不甚者用之。此表证比葛根汤等为轻。又有痢疾初起则用桂枝汤等而腹痛少强者用此方，亦有用于痢中之调理者，其痛剧时先用之以和痛而制之也。

求真按 此二方证者，与桂枝茯苓丸证、桂枝茯苓丸加大黄证易误也。然前二者主右腹直肌挛痛，后二者主左腹直肌挛痛，是则有分别矣。

《麻疹一哈》曰：予尝治一妇人，发热仅二三日，疹子已出，复骤隐。诊之腹满拘挛甚，脐边有结块，自言经信不利。因作桂枝加芍药汤使饮之，又杂以浮石丸（方中有芒硝）使服。其夜发热甚，疹子从汗出，经信利而诸证自安。

求真按 此证始由表转入于里及内，然以适治，乃由内及里转出于表也。大仓氏以桂枝加芍药汤兼用浮石丸，然予以为当处以桂枝加芍药汤、桂枝茯苓丸加大黄之合方。

一人年二十有五，发热如燃而无汗。经四五日，疹子不出，腹满拘痛，二便不利，时或腰甚痛。因作桂枝加芍药大黄汤使饮之，微利二三行，拘痛渐安。兼用紫丸下之，下水五六行，其夜熟眠，发汗如洗，疹子随汗出，疹子收，全复旧。

东洞、南涯二翁与其门人及其同派之医以此二方加用附子或术、附治梅毒性风湿病、脚气等证云。

桂枝去芍药汤之注释与腹证

太阳病，下之后，脉促胸满者，桂枝去芍药汤主之。(《伤寒论》)

【注】意即太阳病者当汗解，为医误而下之，致气上冲、脉促、胸满，即心下膨满者，以本方主治之。与"太阳病，下之后，气上冲者，宜与桂枝汤"之时相似，然其间自有差别。即桂枝汤证虽经误治，未至腹力脱弱，腹直肌尚挛急，故用有芍药之桂枝汤。然本方证由误治，腹力既脱弱，腹直肌不唯不挛急，且此腹力脱弱，使上冲证增剧，并使脉促胸满，故用桂枝汤去芍药之本方以应之也。此东洞翁所以下本方定义为治桂枝汤证之不拘挛者，以其不拘急，故去芍药也。

桂枝去芍药汤方

桂枝、大枣、生姜各 11 克，甘草 7 克。

煎法用法同前。

桂枝加葛根汤之注释

太阳病，项背强几几，反汗出恶风者，桂枝加葛根汤主之。(《伤寒论》)

【注】项背强几几者，为项背肌之强直性痉挛，处治以葛根为君药之本方也。"强几几"与"汗出"之间所以用"反"字者，为示以本方证与葛根汤证之鉴别法也。即葛根汤亦以葛根为君药与本方同，虽有项背几几证，然葛根汤证有臣药之麻黄，故有无汗之证；而本方中以无麻黄，不唯无无汗证，反如桂枝汤证之自汗出，故特用"反"字也。本方证与葛根汤证大相类似，然暗示其间有汗出与无汗之别之意也。东洞翁下本方之定义曰治桂枝汤证而项背强急者，可谓得其要矣。

桂枝加葛根汤方

桂枝、芍药、大枣、生姜各 7 克，甘草 4 克，葛根 9.5 克。

煎法用法同前。

瓜蒌桂枝汤之注释

太阳病，其证备，身体强，几几然，脉反沉迟，此为痉，瓜蒌桂枝汤主之。(《金匮要略》)

【注】太阳病，其证备者，谓脉浮、头项强痛、恶寒等证悉具也。身体强几几者，谓

身体全部起强直性痉挛也，加"然"字者，示强直之不剧也。又用"反"字者，因太阳病脉必浮，本方证反沉迟也。

瓜蒌桂枝汤方

桂枝、芍药、大枣、生姜各7克，甘草5克，瓜蒌根7克。

前药细锉，以水三合，煎一合。去滓，一日分三回温服。

瓜蒌根之医治效用

本药因虚热，脏器组织枯燥之结果，而于外表发轻微强直性痉挛，于里现口燥、口渴及其他之症状。故本药之解热止渴作用类平石膏。然石膏多用于实热，其渴极剧烈而有烦渴欲引饮、饮水数升之状；然本药主用于虚热，其渴大概不剧，虽嗜水而无烦渴引饮之情。又本药主治虚热止渴镇咳作用似乎麦门冬。然麦门冬之治虚热，以镇咳作用为主，止渴作用为客；本药之治虚热，以止渴作用为主，以镇咳作用为客也。又本药之治虚热止渴作用类似地黄。然地黄之治烦热，以治血作用为主，而以止渴作用为客也；本药但治虚热而不能治烦热，又不能治血证，而止渴作用为强。是以本药少与石膏为伍而多与麦门冬、地黄合用也。又石膏主用于肺结核之初期、中期，绝少用于末期者，而本药与麦门冬、地黄则少用于其初期，而多用于中期以后也。

《本草纲目》瓜蒌根条曰

根（修治）为天花粉

【气味】苦寒，无毒。

【主治】消渴身热，（中略）大热。补虚。（《本经》）

除肠胃中之痼热，（中略）唇干、口燥、短气。止小便，通月水。（《别录》）

治狂热时疾，（中略）消肿毒、乳痈、发背、痔瘘、疮疖。排脓，生肌，长肉，消扑损瘀血。（大明）

【发明】恭曰：用根作粉则洁白美好，食之则大宜于虚热。

杲曰：瓜蒌根（中略）解消渴，行津液。心中枯涸者，非此不能除。

成无己曰：津液不足则渴。瓜蒌根（中略）润枯燥，通津液，是以宜于治渴也。

时珍曰：瓜蒌根（中略）能止渴润枯，（中略）下火，（中略）不伤胃。

【附方】虚热咳嗽（天花粉一两，人参三钱为末，每服一钱，米汤下。《集简方》）

乳汁不下（烧瓜蒌根存性，研为末，饮服方寸匕，或以酒水煎服五钱。《杨氏产乳》）

《蕉窗杂话》中曰：乳汁不通者，无格别之子细，只欲通而不能通也。不拘虚实，以极上品之天花粉，附以砂糖等，作饼如葛糕，大抵食三斤许则必出也。

《橘窗书影》中曰：一妇人年四十，（中略）后时时发血热，肩背强急，发齿痛，与小柴胡汤加地黄、瓜蒌根而痊愈。余于小柴胡汤加瓜蒌根者，非去半夏加瓜蒌根之意也，是本瓜蒌桂枝汤之意也。凡热者之宗筋，为之干燥强急，故以清热剂加瓜蒌、地黄滋润之品时，奏效颇速。《千金》独活汤之地黄亦此意也。

《和汉药物学》曰

瓜蒌根（天花粉）

【形态】本品如甘薯，为长形之肥大根，成连珠状。外部黄褐色，内部呈白色，含有多量之淀粉。由此瓜蒌根所得之淀粉称为天花粉，为白色之粉末而质重，插入铜匙亦不黏着者。

药物之医治效用仅由其主要成分之性能不能判定

桂枝加葛根汤之君药为葛根，瓜蒌桂枝汤之主药为瓜蒌根，均以淀粉为其主要成分，而一以治项背强几几与脉浮，一以治身体强几几然与脉沉迟，其作用异者何也？此理虽属不明，然分析上因含有一主要成分之药物，亦当有同一之效果，诚为辩论家所执之一端耳。浅田氏曰：专以分析判药之效能者，如割木而求花，但知歌颂科学而不知有他之医家，以为何如？

桂枝加黄芪汤之注释

黄汗之病，两胫自冷，假令发热，此属历节。（《金匮要略》）

黄汗之病，由于表虚。两胫冷者，阳气不旺于下也。凡表虚者，气冲逆。气冲逆者，下部自冷，是内因病之常情也。假令虽发热，知非外因之邪气。此病以汗由历节出，属历节病（属者，附从之义，以示非主证也。名从主人，故谓属历节病。历节者，历节痛而黄汗出之病名）。

食已汗出，又身常暮盗汗出者，此劳气也。（《金匮要略》）

"又"者，非一次之谓。食事毕，出汗，又每于日暮时烦躁，于寐中盗汗出者，此为劳气使然也。盗汗者，睡寝间出汗之名。劳气者，（中略）正气卫于表，津液潜于内，今腠理不密者，因疲劳而失其守卫也，不可误认为心气之劳。暮出汗者，盖由热而出之汗。虚热者，其发多自午后。

若汗出已，反发热者，久久其身必甲错。发热不止者，必生恶疮。（《金匮要略》）

凡发热者，汗出已即解。今汗出已而发热者，是反常也，故加"反"字。然则此发热非表证，而由于气血之郁。气血之郁，乃正气之劳也。此汗此热久久不止则津液枯竭，而其身必甲错。甲错者，肌肤如鲛皮也。发热不止，气血之郁不散，故必知其将生恶疮、成痈脓也。

若身重，汗出已，辄轻者，久久必身瞤，瞤即胸中痛。(《金匮要略》)

若汗未出之前身重，汗出已，辄轻者，其身重，因肌表有瘀水也。此证久久不止，必身瞤动，此为水气入经而冲逆之候也。若身动即胸中痛，是其"瞤"由水气之冲逆，故同时胸中痛者，气上冲胸也。"瞤"下用"即"字者，当时即痛，不容有间之意。此段较前段，虚候尤重一等。

又从腰以上汗出，下无汗，腰髋弛痛，如有物在皮中状，剧者不能食，身疼重，烦躁，小便不利，此为黄汗，桂枝加黄芪汤主之。(《金匮要略》)

此一段承前四段，论又一等之剧证，故以"又"字接上也。"从腰以上必汗出，下无汗"之二句应前之"两胫自冷，下部冷而汗不出也"。及于腰以下者，比胫冷重一等也。弛者，松也。腰髋者，腰之畔处，如松缓而痛，是由瘀水与郁热也。如有物在皮中者，麻痹之状也，觉循肌隔一物在皮中，身外无样可觉也。此有瘀水在腰中，阳气不能达于下部也。剧者不能食者，因冲逆颇剧，胸中窒塞，虽欲食而不能食也。"不能"二字，非谓无食意，乃虽欲食不能食之意。例曰：身肿而冷，状如周痹，胸中窒，不能食，反而聚痛，暮躁不得眠，此为黄汗是也，乃应前之"胸中痛"之句而至于剧一等也。身疼重亦由瘀水与郁热，应前之"身重"也。烦躁者，应前之"暮盗汗出"，例所谓"烦躁不得眠"是也。小便不利者，由气不下降。加以上诸证而汗出者，名之真黄汗病。而其治法以调和营卫，使血气不郁滞，冲气自降矣。以桂枝汤为本方，更加托表而实肌肤之黄芪，使服之则阳气旺于肌肤，冲气自然低降，腠理自然固密而瘀水不能停留，小便自然清利，诸证悉退，信有征也。

诸病黄家，但利其小便。假令脉浮者，当以汗解，桂枝加黄芪汤主之。(《金匮要略》)

【注】诸种之黄疸病者，只用利尿剂使尿利则治矣。然若假定脉浮，则当以发汗剂治之，是即本方主治之意也。

桂枝加黄芪汤方

桂枝、芍药、大枣、生姜各5.5克，甘草3.5克，黄芪9克。

煎法用法同桂枝汤。

黄芪之医治效用

本药之作用，予虽未知悉，然涉猎群籍而揣摩之，则此药主治身体虚弱，皮肤营养不良而水毒停滞于皮肤及皮下组织内之一种强壮性止汗利尿药。

《本草纲目》曰

黄芪

【气味】甘微温，无毒。

【主治】排痈疽及久败疮之脓而止痛。(《本经》)

（上略）补丈夫之虚损，五劳，羸瘦。（《别录》）

助气，壮筋骨，长肉，补血，破癥痕、瘰疬、瘿赘。（日华）

治虚劳自汗，补肺，（中略）实皮毛，益胃气，去肌热及诸经之痛。（元素）

【发明】元素曰：黄芪（中略）其用有五：补诸虚不足，一也；益元气，二也；壮脾胃，三也；去肌热，四也；排脓止痛，活血生血，内托阴疽，为疮家之圣药，五也。

好古曰：黄芪治气虚之盗汗并自汗及肤病。

【附方】小便不通（绵黄芪二钱，水二盏，煎一盏，温服。《总微论》）

《药征》曰：黄芪主治肌表之水也，故能治黄汗、盗汗、皮水，兼治身体肿或不仁。

桂枝加芍药生姜人参汤之注释

发汗后，身疼痛，脉沉迟者，桂枝加芍药生姜各一两人参三两新加汤主之。（《伤寒论》）

【注】仲景附如是之方名者，因凡方剂，当随证加减，勿使死守，不能固执一方。本条脉沉迟者，里证即为胃虚衰之应征。然表证尚未去，则如例用桂枝汤新加人参，增加生姜以复胃之虚衰，增加芍药以治身体疼痛也。东洞翁称本方为桂枝加芍药生姜人参汤，以治桂枝汤证而心下痞硬、身疼痛及呕者为定义，又主心下痞硬，或有拘急，或有呕证者。良说也。然增量生姜者，不唯使此药独治呕证，亦以辅佐人参，促进健胃作用。故本方定义治桂枝加芍药汤证而有心下痞硬、时呕、身疼痛者。然所谓之心下痞硬，痞者，胸塞之意；硬者，坚固之义也，则心下痞者即自他觉的胃部停滞膨满之意。而心下痞硬者，即于此膨满部触知一种之抵抗之意也。然人参主治心下痞硬与大柴胡汤等之实证全异，属于虚证也。故不如实证之坚硬，恰如抚薄板，止于凝结物之程度而已。

又此心下痞硬者为一种虚证，与桂枝去芍药汤之胸满及苓桂术甘汤之心下逆满颇类似。然此二方之胸满、逆满者，不过为气上冲之余波，上冲剧时则呈现显著，上冲稍降时减弱，上冲全下降时则消失，为不定之症状，不同于人参主治恒存的心下痞硬、胸满、逆满。只于心下部膨满而止，无有抵抗，亦与人参主治之心下痞硬有别。

桂枝加芍药生姜人参汤方

桂枝、大枣、人参各6克，芍药、生姜各9.5克，甘草5克。

煎法用法同前。

先辈之治验

《续建殊录》曰：一老人大便不通，数日上逆头眩。医与以备急丸而自若，因倍加分量而投之，得利，于是身体麻痹，上逆益甚而大便复结。更医诊之，与以大剂承气汤。一服，不得下利，服三帖，下利如倾盆，身体冷痛不得卧，大便复结。又转医作地黄剂使服之，上逆尤剧，面色如醉，大便益不通。于是请治于先生。先生诊之，心下痞硬，少腹无力，即与桂枝加芍药生姜人参汤服之。三帖，冲气即降，大便通快。经过二三日，冷痛止，得卧，大便续通快。二旬之后，诸证去而复常。

求真按 不用下剂而使大便通快，此中药方之至妙处也。

《麻疹一哈》曰：一妇人年三十余，发热二三日，身热骤退，口鼻清冷，四肢微厥，诊脉难以摸索，头出冷汗，时或呕逆，按其腹状，心下痞硬，脐腹拘急颇甚，自言月经不来已两月，与桂枝加芍药生姜人参汤。明日蒸蒸发热，遍身出汗，疹子从汗出而拘急未安，兼与浮石丸（方中有芒硝）约三四日，月利而倍常，疹收而后复常。

求真按 本方兼用浮石丸，不如本方合用桂枝茯苓丸加大黄为佳。

人参之医治效用

人参以治胃衰弱痞硬，由于新陈代谢机能之减衰为主目的，与续发之食欲不振、恶心呕吐、消化不良、下利等之症状为副目的而用之。反之，则必有害而无效也。故假令虽有胃衰弱之征，然无心下痞硬者，则不宜用本药。虽有心下痞硬，若非此机能减衰之候，亦不宜用本药。例如柴胡桂枝干姜汤证，虽屡呈胃衰弱，胃内停水，然心下不痞硬，故不用本药。大柴胡汤证虽有心下痞硬，然此痞硬系实证，且是证之总因为新陈代谢机能之亢进，故亦不用本药也。又附子之证为此机能极度减衰，故颇类似于本药证，但无心下痞硬，故分别之不难。由此观之，人参者，为振起复兴新陈代谢机能之衰减，但不如附子之作用猛剧，故此药虽用于机能亢进之阳证，亦有利而无害也。此少阳之原方小柴胡汤中所以亦用本药也。以是可知二药之别矣。

《本草纲目》曰

人参

【气味】甘，微温而无毒。

【主治】安精神，定魂魄，止惊悸。（《本经》）

疗胃肠中冷，心腹鼓痛，胸胁逆满，霍乱吐逆。（中略）通血脉，破坚。（《别录》）

主五劳、七伤、虚损、瘦弱，止呕吐，（中略）消胸中之痰，治肺痿及痫疾之冷气逆上、伤寒之食不下凡因虚而多梦纷纭者加之。（甄权）

止烦躁，变酸水。（李珣）

消食，开胃。（大明）

治肺胃之阳气不足，肺气虚促，短气，少气。补中，缓中，（中略）止渴，生津液。（元素）

治男、妇一切之虚证发热，自汗，眩晕，头痛，反胃，吐食，痠疟，滑利，久利，小便频数，瘰疬，（中略）中风，中气，痿痹，吐血，嗽血，下血，血淋，血崩，胎前产后之诸病。（时珍）

求真按　云肠胃中冷，曰冷气逆上，云阳气不足者，即为新陈代谢机能衰减之候，治之以人参，理所当然也。安精神定魂魄，止惊悸者，为此药治胃性神经证之佐证也。又通血脉者，为此药鼓舞新陈代谢机能衰减之结果。而破坚者，即谓此药之治心下痞硬作用也。又此药之治吐血、嗽血、下血、血淋、血崩者，为前机能衰减过久，因而血管弛弛，不能制止血液之渗漏而以限制此类之出血，可知非为纯粹之止血药也。

《药征》曰：人参主治心下痞坚、痞硬、支结，兼治不食、呕吐、喜唾、心痛、腹痛、烦悸。

桂枝加厚朴杏子汤之注释

喘家作，桂枝汤加厚朴杏子佳。（《伤寒论》）

【注】喘家，谓本来有喘证病者。故本条之意指原有喘证人，若现桂枝汤证时，于此汤加厚朴、杏子则佳也。

太阳病，下之微喘者，表未解故也，桂枝加厚朴杏子汤主之。（《伤寒论》）

【注】太阳病，如法不汗解而误下时，多为气上冲，若微喘者，为表证未去之征。然桂枝汤不能独力治之，当加厚朴、杏子如本方，始可治之也。东洞翁下本方之定义云治桂枝汤证而胸满微喘者，至言也。所以追加"胸满"二字者，以本方中有主治胸腹满之厚朴，则其证当有胸腹满。然厚朴之用量少，故只表胸满而无腹满，比之桂枝去芍药汤之胸满，则本方证为比较的实证而恒存者也。又此胸满与人参主治之心下痞硬有异，盖彼为局限的痞硬，而此为普遍的膨满也。

桂枝加厚朴杏子汤方

桂枝、芍药、大枣、生姜各7克，甘草、厚朴、杏子各5克。
煎法用法同前。

先辈之论说

《类聚方广义》本方条曰：本有喘证，则谓之喘家。喘家见桂枝汤证者，以此方发汗则愈。若喘因邪而其势急，邪乘喘而其威盛者，非此方所得而治也。宜参考他方以施治，不宜拘拘也。

求真按　此说可信。

桂枝加附子汤之注释

太阳病，发汗，遂漏不止。其人恶风，小便难，四肢微急，难以屈伸者，桂枝加附子汤主之。(《伤寒论》)

【注】太阳病桂枝汤证，以麻黄剂误汗，其药力虽尽，而漏汗不止。病者恶触于风，小便难通，四肢稍挛急，难以屈伸者，以本方为主治也。所以汗漏不止，至于恶风者，由误治而皮肤虚衰，半年乃半移行于阴证故也。小便难通者，因汗漏出不止，失去多量液体之结果。四肢微急，难以屈伸者，亦由体液亡失，肌肉之营养失调也。以上之症状可谓因于误治，表证尚未全去，同时陷于阴虚证者，则用桂枝汤以解表证，以附子治阴虚证也。故本条之病证可知其为虚证而表里阴阳各相半也。

桂枝加附子汤方

桂枝、芍药、大枣、生姜各7克，甘草5克，附子2.5克。
煎法用法同前。

桂枝加术附汤方

前方中加术7克。
煎法用法同前。

桂枝加苓术附汤方

前方中加茯苓7克。
煎法用法同前。

求真按 此二方者，为东洞翁之创制。然余不用前方，唯用后方耳。

桂枝加苓术附汤之鄙见

桂枝加苓术附汤者，为吉益东洞翁之创方。然其实不出仲景之桂枝加附子汤及桂枝去芍药加茯苓术汤之合方，故于本方当然含此二方之精神。又不仅包含为此二方原方之桂枝汤方意，且本方中包含茯苓、桂枝、术、甘草，故寓苓桂术甘汤之精神。又以有茯苓、芍药、生姜、白术、附子，亦含蓄真武汤之方意。故本方者，宜参照关于桂枝汤、桂枝加附子汤、桂枝去芍药加茯苓术汤、真武汤之仲景论及诸说而活用之，概括的说明之，至难也。是以本方意复杂，而临床应用范围广大也。

先辈之论说治验

《类聚方》曰：桂枝加附子汤者，治桂枝汤证之恶寒或肢节微痛者。

求真按　此说作本方之定义，甚为不备。因桂枝汤证已有恶寒、身疼痛之证，不加阴证之二字，则不足为本方之定义也。

《方机》曰：湿家骨节疼痛者（兼用应钟七宝），或半身不遂、口眼㖞斜者（兼用南吕或紫圆），或头疼重者（兼用应钟），或身体麻痹者，或头痛剧者，桂枝加术附汤主之。湿家眼目不明者（兼用应钟或紫圆或七宝），或耳聋，或肉筋惕者，桂枝加苓术附汤主之。

求真按　东洞翁治术，往往过剧而有滥用峻下剂之癖。故关于所说之兼用方，不宜尽信也。

《建殊录》曰：老人病后肘骨突出，难以屈伸。先生诊之，腹皮挛急，四肢沉惰，时有上逆，作桂枝加附子汤及芎黄散使饮之，时以梅肉散攻之。数十日，肘骨复故，屈伸如意。

求真按　腹皮挛急者，即右腹直肌挛急之谓。时有上逆者，时有上冲发作之意也。

一病者卧病三年许，其病口眼㖞斜，四肢不遂，居常唾涎，语言难通。先生诊之，作桂枝汤加术、附各三两使饮之，时以平水丸杂进，出入半岁许，全复常。

《续建殊录》曰：一男子尝患头重而微痛，鼻中冷，清涕不止者有年。于是按其腹，自少腹至心下挛急，脉微细，饮食如平日。与桂枝加茯苓术附汤兼用应钟散而诸证得治。

求真按　自少腹至于心下挛急者，右腹直肌挛急之谓也。

一男子年五十余，手足麻痹，不觉痛痒，头重，小便不利，舌上有黑苔，饮食如平日。与以桂枝加苓术附汤兼用应钟散，服之月余，诸证悉愈。

求真按　阳证之黑苔，则于理舌必干燥，饮食当减。有黑苔而饮食如平日者，明为阴证，则当处以此方。

一旅客尝游学于浪华，出名片进谒曰："吾尝有湿疮，百方无效，荏苒至于今日。其始身疼，腰痛，四肢不仁，状类瘫痪，不能危坐，唯如跛趺僧，得以安息耳。今又加干咳一证，其咳不轻，因之昼夜不得安卧。医以为劳瘵，束手不能疗，故来请诊治。"先生诊之曰："此为血咳，非劳瘵也。"乃与桂枝加术附汤服之而得愈。

求真按　此病恐为肺梅毒。

《成绩录》曰：一男子周身疼痛，足痛颇甚，变为大热，手不可近，堪以浸于冷水中。先生诊之，腹中无实处，乃与桂枝加术附汤而愈。

求真按　于表虽有大热，然腹部虚软，故决为阴证发热，可与本方也。

一男子年三十许，尿毒淋沥，茎中疼痛，身体羸毁，时有蒸热。医曰：毒在骨髓，药所不及。其人颇惧，遂谋于先生。先生曰：此内疳疮也，与桂枝加术附汤，兼以七宝丸，痛止脓清，遂得全治。

求真按 若仅用水银剂，恐无此捷效。

《证治摘要》曰：按病人每患附子剂之证不多，其人患下疳时，则宜与葛根加术附汤，后与桂枝加术附汤，则不用他药而愈。此证若用轻粉丸则多死。

求真按 此下疳之硬软虽不明，然其无论属于何类，而水银剂概不适也。因有附子剂之病者，外观上虽如常人，然其虚弱已极，不堪峻药矣。

桂秀马之《外科总论》曰：（甲）直接冲动法，凡营养不良之老人或恶液家，特易患慢性炎有是等之病者，以全身营养旺盛而得驱除炎证物，且与以赤酒及其他之冲动药时，治疗最速也。旧时患梅毒，虽以水银剂、碘剂等不奏寸效，数发者，单由强壮食饵法及入浴法而往往有全治者，亦足以知冲动法之有奇效矣。

求真按 此说可与鄙见互证。

一男子三十五岁，尝患伤风，或头痛，或脑痛，或泄泻之证。每病不以附子剂则不愈，尔后患下疳。予与葛根加术附汤，家人疑余非专门，讬外科治之。与轻粉丸，下利数行，变证蜂起，不日而死。

一男子二十岁，患蜡烛疳，阴茎原长四寸，腐蚀而成二寸半。先父与桂枝加术附汤，二十日，不用他药而腐蚀止，龟头生如故，但阴茎比平素短一寸半耳。

求真按 外科疾病，仅以内服能易为治，可见古方之微妙也。

附子、乌头之医治效用

附子、乌头者，与双鸾菊同属，而主要成分为乌头碱之药物也。其作用依用量之多少，配合药之如何，而有种种之不同。然吾人最多使用为少量及中等量。此药物用于阴虚证，即新陈代谢机能之极度衰沉者，能使之兴奋，则以此机能衰沉之甚者为主要目的，以仲景论及诸说为副目的而用之可也。若更详论之，凡新陈代谢机能衰沉时，则体温之发生减少，故皮肤寒冷而恶寒粟起，至于呼气及粪便等之排泄物亦带冷气也；又以致心脏衰弱，脉变微细、沉弱、沉微、沉小、沉迟等；口唇、四肢之末端瘀血厥冷，且四肢之运动神经因营养不良而引起不全麻痹或全麻痹，知觉神经由停滞老废物之刺激而发异常感觉或疼痛；又肌肉亦为营养失调而弛纵。故在外表感四肢倦怠、脱力、腹壁软弱无力，于里致大便失禁或下利（完谷下利）；又以分解机转减弱而排泄物之臭气消失，尿变稀薄、透明等，招来其他脏器组织机能之衰沉。此时若用乌头、附子，若生机不至于完全绝灭，则能兴奋此等机能。非因此证而用之，则极有害矣。

《本草纲目》曰

乌头

【气味】辛温，有大毒。

【主治】（上略）除寒湿痹、咳逆上气，破积聚寒热。其汁名射罔，杀禽兽。（《本经》）

消胸上之痰冷、食不下、心腹冷痰、胸间痛不能俯仰、目中痛不能久视。又堕胎。（《别录》）

主恶风憎寒、寒冷痰包心、肠腹疠痛、痃癖、气块、齿痛，益阳事，强志。（甄权）

治头风、喉痹、痈肿，疔毒。（时珍）

乌喙（一名两头尖）

【气味】辛，微温，有大毒。

【主治】（上略）历节掣引，腰痛，不能行步，痈肿脓结。堕胎。（《别录》）

男子肾气衰弱，阴汗，㿉疬，岁月不消。（甄权）

射罔

【气味】苦，有大毒。

【主治】尸疰之癥坚及头中风痹。（《别录》）

瘘疮、疮根、结核、瘰疬、毒肿及蛇咬，先涂肉之四畔，渐渐及于疮口。（藏器）

白附子

【气味】辛甘，大温，有大毒。

【主治】心痛、血痹、面上百病。行药势。（《别录》）

中风之失音，一切之冷风气，面䵟，瘢疵。（大明）

诸风冷气，足弱无力，疥癣、风疮，阴下湿痒，头面之痕。（李珣）

天雄

【气味】辛温，有大毒。

【主治】大风，寒湿痹，历节痛，拘挛缓急。破积聚，（中略）强筋骨，轻身，健行。（《本经》）

疗头面风，去来疼痛、心腹积聚、关节重、不能行步，除骨间痛，长阴气，强志，令人武勇，力作不倦。（《别录》）

治风痰，冷痹，软脚，毒风。能止气喘促急，杀禽兽毒。（甄权）

治一切风、一切气。助阳道，暖水脏，补腰膝，益精明目，通九窍，利皮肤，调血脉、四肢不遂，下胸膈之水，破痃癖、痈结，排脓止痛，（中略）背脊伛偻，霍乱转筋，发汗，止阴汗，炮食治喉痹。（大明）

侧子

【气味】苦辛，有毒。

【主治】痈肿，风痹，历节，腰脚疼冷。（《别录》）

疗脚气、冷风、湿痹、大风之筋骨挛急。（甄权）

冷酒调服，治遍身风疹，有神效。（雷敩）

漏监子

【气味】苦辛，有毒。

【主治】恶痢，冷漏疮，恶疮，疠风。（时珍）

求真按 以上之药物，唯有老、稚、大、小之差，附子与乌头同效也。

《药征》曰：附子主逐水，故能治恶寒，身体四肢及骨节疼痛，或沉重，或不仁，或厥冷而效，治腹痛、失精、下利。

求真按 此说亦发本药作用之一面者也。

《证治摘要》曰：门人稻叶节以附子之用法问余。答曰：夫乌、附之性猛烈，用之有瞑眩而愈者，有不瞑眩而愈者，有徒中毒者。乌头桂枝汤条云：其知者，如醉状，得吐为中病。又桂枝附子去桂加术汤条云：如冒状，此为瞑眩而愈也。又用之其病须臾而增剧，发头痛，眩晕，或身体不仁，或发热，上逆，呕吐等证者，则为中毒也，当速止附子。复问：瞑眩吐者与中毒吐者，何以辨之？答曰：瞑眩吐者，其病愈后吐也。中毒吐者，其病增剧而吐也，是其别也。大凡用附子即愈，心气爽快者，为药证相应也。与疗外科之结毒为动其痼毒而用之者自有径庭。然则附子之症状如何？答曰：仲景云无热恶寒者，又真武汤证曰腹痛下利，附子汤证曰口中和，由是考之，无热恶寒，大便滑或溏，口中和者当以附子为准的。凡大便秘者用之不中，惟冷秘之证用附子而大便通快。此冬节薄衣之人或妇人月经之时，一身冰冷，少腹痛者多有此证，然惟百人中之一人耳。又痛风之一证用附子非数日不效者，若大便难则宜兼用大黄剂，又久服附子有患眼病者，宜速止附子，不然则致后有失明者，慎诸。

求真按 此说虽未备，然甚切当，学者宜熟读之。

桂枝去芍药加附子汤之注释

太阳病，下之后，脉促胸满者，桂枝去芍药汤主之。若微恶寒者，桂枝去芍药加附子汤主之。（《伤寒论》）

【注】本方为桂枝去芍药汤中加附子。如东洞翁之说，治桂枝去芍药汤证之微恶寒者。然此恶寒与表证之恶寒异，乃因误治而成阴证之恶寒，不可忽也。

桂枝去芍药加附子汤方

桂枝、大枣、生姜各9克，甘草6克，附子3克。

煎法用法同前。

桂枝附子汤之注释

伤寒八九日，风湿相搏，身体疼烦，不能自转侧，不呕，不渴，脉浮虚而涩者，桂枝附子汤主之。（《伤寒论》）

【注】伤寒八九日者，自患伤寒约经八九日许之意。风湿相搏者，由本来之水毒感外来之风邪，相互搏激也。身体疼烦者，为身体全部疼痛烦闷也。不能自转侧者，不能以自力卧而转动也。不呕不渴者，读之虽如字意，然有深意在焉。因伤寒经过八九日，为现少阳柴胡汤证及阳明白虎汤证之时期，故云不呕不渴，所以暗示无柴胡、白虎之证也。又脉浮者为表证之征，然虚而涩为阴虚证之候。故本条之病证，以虚证与表里、阴阳相半者也。

桂枝附子汤方

桂枝 9.5 克，附子、生姜各 7 克，甘草 5 克，大枣 7 克。

上药锉细，以水三合，煎一合。去滓，一日分三回，温服。

桂枝附子去桂加术汤之注释

伤寒八九日，风湿相搏，身体疼烦，不能自转侧，不呕，不渴，脉浮虚而涩者，桂枝附子汤主之。若其人大便硬，小便自利者，去桂加术汤主之。(《伤寒论》)

【注】本方与桂枝附子汤异。无桂枝，故无上冲之候。有术，以有小便自利证。小便自利，即为尿利过多，肠内枯竭以致大便难也。故东洞翁谓本方之定义治桂枝附子汤证而大便难，小便自利，无上冲证者。尾台氏曰：小便自利者，谓犹不禁也。术、附子、茯苓者，皆治小便之不利与自利，犹麻、桂之治无汗与自汗也。

桂枝附子去桂加术汤方

术 9.5 克，附子 7.5 克，甘草 5 克，大枣、生姜各 7 克。

煎法用法同前。初服，其人身觉痹，半日许复服之。三服尽，其人如冒状。勿怪，此以术、附并走皮中，逐水气，未得除，故使之尔。

求真按　东洞翁云附子主治逐水，本此。

甘草附子汤之注释

风湿相搏，骨节烦疼，掣痛不得屈伸，近之则痛剧，汗出，短气，小便不利，恶风不欲去衣，或身微肿者，甘草附子汤主之。(《金匮要略》)

【注】和久田氏曰：湿者，水也。不曰水而曰湿者，因水每成肿，按之不凹，但以皮肤无种种之固结，肌肤如湿者，故名湿也。俗呼胀大之类皆可谓为湿也，此亦由正气之弱，水气得以乘之，后世所谓气虚之候也。风湿相搏者，其人素有湿气，感冒风邪，以风邪与湿气相搏而名之也。骨节疼烦者，节节关节疼烦也。掣者，紧也，由后引之而痛也，

谓惊恐与疼痛也。不得屈伸之句，应骨节疼烦也。近之者，以手近于疼处也。汗出者，风湿相搏也。短气者，呼吸急迫也。小便不利者，气冲逆不能下降也。恶风欲示较重于寻常，故又以不欲去衣足之。凡此皆风湿相搏之证也。此证汗出、短气，以表证而冲逆急迫，有桂枝、甘草。又以恶风、骨节疼烦、小便不利等证，相伍以术、附，而附子之分量多者，以表证剧，有内寒也。凡有内寒者，右小腹结聚，腹皮软弱也。

求真按 此说虽是，然治骨节疼烦，不仅术、附之作用而已，桂枝、甘草亦与有力焉，不可不追加之。

东洞翁本方定义曰：治骨节烦疼，不得屈伸，上冲汗出，恶寒，小便不利者，此说亦佳。然本方与由桂枝附子汤、桂枝去芍药汤出发者异，是本于桂枝甘草汤者，故与彼较，有上冲短气之加证也。

甘草附子汤方

甘草、术各9克，附子6克，桂枝12克。

上细锉，以水二合，煎一合。去滓，一日分三回，温服。

桂枝去芍药加茯苓术汤之注释

服桂枝汤，或下之，仍头项强痛，翕翕发热，无汗，心下满，微痛，小便不利者，桂枝去桂加茯苓术汤主之。（《伤寒论》）

【注】《伤寒论》自著者落笔至于今日，二千余年，其中经多数医家之注释改窜，故或以注文混入于本文中，或依改窜本而传。故其何真何伪，往往难以判断，疑问处不一而足，本条亦同此例，"去桂"之二字即疑问之焦点也。

尾台氏曰：桂枝去桂加茯苓术汤之"去桂"二字可疑。太阳篇瓜蒂散条曰：病如桂枝证，头不痛，项不强。是头痛项强者，本桂枝汤证也。今虽已服桂枝汤，或下之，然仍头项强痛，翕翕发热不止者，是桂枝汤证依然存在也，故不应不用此证之主药桂枝。桂枝去芍药加附子汤、桂枝去芍药加皂荚汤、桂枝去芍药加蜀漆龙骨牡蛎汤、柴胡去半夏加瓜蒌汤、木防己去石膏加茯苓芒硝汤诸方，其所去加，皆不过臣佐药，可以证矣。后读徐灵胎之说，与余意如合符契，益信鄙见之不谬。成无己亦曰：头项强痛，翕翕发热，虽经汗下，邪气仍在表也。心下满微痛，小便自利者，则将成结胸。今外证未解而无汗，小便不利，则心下满微痛为停饮也，与桂枝汤以解。外加茯苓、术以利小便，行留饮也。由是观之，则成氏所注之本，必无"去桂"二字也。

吉益南涯以"去桂"为"去芍药"之误，举其理由曰：本"去桂"也，今从《医宗金鉴》作"去芍药"，历观此证无"去桂枝"之理。此因水气结滞而心下满微痛，致头项强痛，不逐心下之水则不得外发，故虽服桂枝汤，或下之，亦不解也。今加茯苓、术以逐水气，以桂枝散其满，去芍药而欲专其力也。试观逐水气之剂未尝有芍药，故知当去之。

前列二说，若依尾台氏说，则本方宜称桂枝加茯苓术汤，而"去"字全无意味。故余意准南涯氏说，认"去桂"二字为"去芍药"之误，应名本方为桂枝去芍药加茯苓术汤。

本方为桂枝汤之去加方，于理当汗出，今翕翕发热无汗者，此理自南涯氏说虽非不能推究。但太仓氏所著《麻疹一哈》云：发热之时，固无留饮凝结，腹气和畅，表气通透，则为疹子之候备，用药宜表汗之；若留饮凝结而腹气不和畅，则为疹子之候不备。盖因他证先见故也，宜详悉腹候以处之。留饮解散，腹气和畅，则表气通豁，疹子易从汗出矣。（下略）

就上说观之，本方证之无汗者为小便不利之结果，心下微满痛即为胃内停水明矣。

桂枝去芍药加茯苓术汤方

桂枝、大枣、生姜、茯苓、术各 7 克，甘草 5 克。

煎法用法同桂枝汤。

茯苓之医治效用

《本草纲目》曰

茯苓

【气味】甘平，无毒。

【主治】胸胁逆气，忧恚惊邪恐悸，心下结痛，寒热，烦满，咳逆，口焦，舌干。利小便，久服则安魂养神。（《本经》）

止消渴、好睡、（中略）膈中痰水、水肿淋结，开胸腑，调脏器，伐肾邪，长阴，益气力，保神气。（《别录》）

开胃，止呕逆，善安心神。主肺痿痰壅、心腹胀满、小儿惊痫、女人热淋。（甄权）

补五劳七伤，开心益志，止健忘，暖腰膝，安胎。（大明）

止渴，利小便，除湿，益燥，和中，益气，利腰脐间血。（元素）

逐水，缓脾，生津，导气，平火，止泄，除虚热，开腠理。（李杲）

泻膀胱，益脾胃，治肾积奔豚。（好古）

赤茯苓

【主治】破结气。（甄权）

泻心、小肠、膀胱之湿热，利窍行水。（时珍）

茯苓皮

【主治】水肿，肤胀。开水道，开腠理。（时珍）

【发明】宗奭曰：茯苓行水之功多，益心脾，不可缺也。

元素曰：茯苓，（中略）其用有五：利小便也，开腠理也，生津液也，除虚热也，止泻也。

杲曰：（上略）甘而淡，降也。其用有六：利窍而除湿，益气而和中，治惊悸，生津液，小便多者能止，小便结者能通，（中略）能益脾逐水，乃除湿之圣药也。

茯神

【气味】甘平，无毒。

【主治】（上略）疗风眩、风虚、五劳口干，能止惊悸、多恚怒、善忘，开心益志，安魂魄，养精神。（《别录》）

补劳乏，主心下急痛、坚满。（甄权）

神木

【主治】偏风，口面㖞斜，毒风，筋挛不语，心神惊掣，虚而健忘。（甄权）

治脚气痹痛，诸筋挛缩。（时珍）

《本草备要》曰

茯苓 甘温，益脾，助阳，淡渗，利窍，除湿。色白，入肺泻热而下通膀胱（能通心气于肾，使热自小便而出），宁心益气，调营理卫，定魄安魂。治忧恚惊悸、心下结痛、寒热烦满、口焦舌干、咳逆呕哕、膈中之废水（脾虚之所致）、水肿淋沥、泄泻遗精，小便结者能通，多者能止，生津止渴，退热安胎。为松根之灵气凝结而成，以大如斗、色白坚实者良。（中略）皮专行水，治水肿肤胀。

茯神 主治略同茯苓，但茯苓以入脾胃之用为多，茯神以入心之用为多。开心益智，安魂养神，疗风眩、心虚、多恚、健忘。即抱茯苓之根而生者，去皮及中木用之。茯苓之心木名黄松节，疗诸筋挛缩、中风㖞斜、心掣健忘。

求真按 茯苓、茯苓皮、茯神、神木，其效略同。

《药征》曰：茯苓，主治心悸及肉瞤筋惕也，兼治小便不利，头眩烦躁。（上略）曰心下悸，曰脐下悸，曰四肢聂聂而动，曰身瞤动，曰头眩，曰烦躁，一是皆悸之类也。小便不利而悸者用茯苓则治，其无悸证者用之亦未见其效。然则悸为茯苓所主治，而小便不利，其兼治也。头眩、烦躁亦然。

《观证辨宜》曰：里水外行而疼痛者，发热汗出，术、苓主之。吐水者，茯苓、泽泻主之。心下痞，（中略）曰头眩，曰小便不利者，水滞而气不行也，茯苓主之。心下悸，曰头眩，曰厥，曰癫眩，是水气上攻之证也，茯苓主之。心下满，曰上冲，曰头眩，曰小便不利，有气逆之证者，茯苓主之。咳，（中略）水在血分而致者，茯苓主之。

本药之作用，虽如前诸说。然由余之实验，本药以利尿之频数或减少，与胃内停水及心悸亢进，或肌肉之间代性痉挛为主目的，而仲景论及前诸说为副目的，其症状不问为神经性与心脏或肾脏原因性，皆佳也。

术之医治效用

《药征》曰：术，主利水，故能治小便不利及自利，兼治身体烦疼、痰饮、失精、眩冒、下利、喜唾。

此说虽非全属无稽，然利水非独本药之特能，他药亦多有此作用。故以利水为本药之主治，不唯不妥当，由此抽象的解释，临床上将如何处之乎？

术之为利尿药，毋待辩矣。然于临床上为肾机能障碍之征，此尿利之频数或减少与胃内停水为主目的，仲景论及下记诸说为副目的，乃可应用之也。故其作用颇类似于茯苓而实异。本药性温，含特殊之挥发油，故能刺激胃肠黏膜使之充血。此等脏器有急性炎证时，即中医所谓有里热之际，假令其适应证虽具备，亦宜忌之。先宜治疗急性炎证，然后可用此药也。

或以为尿量减少为肾脏机能障碍之征，是矣。然小便频数证亦为此机能障碍之候者，乃因小便次数增加而尿量反减少也，即肾脏机能发生病变之症状也。尿意频数之际，有苓、术、泽泻等对证利尿剂，或对证剂加用此等药物，而肾脏机能尚不至严重的衰弱时可得援助，以祛逐水毒则病自能痊愈。

凡胃内停水者，由于胃肌之衰弱，胃壁缓弛，若再因心脏或肾脏有障碍时，尿排泄量减少，以致尿毒蓄积在其他体部。在停水不十分严重时，每能容于组织内而肉眼不易察觉，然于缓弛之胃腔内之水毒，由打听触诊最易于确认。此胃内停水与尿利障碍均得以茯苓、术、泽泻等应用之。有此主要目的之时，若用本药，则此停滞之水毒通过肾脏而排除于体外。同时此药含有挥发油，能发挥健胃作用。若得他药之协力时，西医虽称为难治之胃扩张证亦不难治之。

今欲证鄙见之不误，揭许叔微之体验谈于下。

《本事方》曰：微患饮澼三十年，自左下有声，胁痛，食减，嘈杂，饮酒半杯即止。十数日，必呕酸水数升。暑月只右边有汗，左边绝无，自揣为澼囊。如有水科臼时，科不盈则不行，但清者得行而浊者停滞，以无可决之路。故积至五六日，则必呕去也。脾土恶湿而水则留湿，若不燥脾以去湿，宜崇其土以填科臼。乃悉屏诸药，只以苍术、麻油、大枣为丸，服三月而疾除。由此常服之，不呕不痛，胸膈宽利，饮食如故。

【注】意译此文，则许叔微自身患胃内停水证三十年，胃内有水鸣，左季肋部疼痛，食欲减退，吞酸嘈杂，故饮酒则轻快。然十数日后，必吐出酸败之胃内容物。夏季右半身常有汗，然于左半身则无，故自己想象为胃扩张，于其内有停水。揣摩其理，凡胃扩张而停水，恰如水在凹所，不充满则不流出。停水中之澄清者能流行之，然汗浊者则停滞无去路。故渐次增量，积至五六日，必呕吐以排出之。夫胃原忌水之停留，若不去此停留之水，以干燥胃，当无治愈之期也。因悉止从来所用诸药，只服苍术、麻油、大枣为丸，至

三月后，殆已痊愈。自此之后常服此方，无呕吐疼痛诸证，至于饮食亦如健时云。

许氏之说病理虽甚幼稚，然术之去胃内停水，有健胃之殊效也明矣。而关于此药物之利尿作用，虽无何等言及，然据不发汗、不呕吐、不下痢观之，则胃内停水由利尿排除，无疑义矣。

本药用于身体烦疼者，乃以由尿利障碍，水毒久于关节内停蓄，则引致身体烦疼。而其理则如下之浅田氏说。

骨节疼痛者，其痛及于最里者也。《说文》云：骨节者，骨肉之窍也。盖三百六十骨节，为神气游行出入之处，而即为邪气游行出入之处也。是以不惟风寒迫于此，如痰饮、梅毒久郁于内，则亦能为骨节疼痛。《论》曰：湿流关节，是也。

如是则尿利障碍与胃内停水为主目的，身体烦疼为副目的而用本药。则随胃内停水被祛逐，而关节内之水毒亦随之消失矣，故身体烦疼不治而自治也。

茯苓、术、泽泻，用于水泻之下痢者，乃因小便不畅，水毒停滞于消化管内，至一定程度时，肠管发生水泻的下痢，以代肾之机能。此时用茯苓、术、泽泻，则此三药能恢复肾机能，而消化管内之水毒由肾脏排出，故肠管水分减少则不致下痢，是中医以利尿剂治下痢之惯用疗法。因知肠管与肾脏有表里相互之关系也。

其他病证亦有用本药者，亦可由上理推究之，兹从略。今举诸说于下，以资参考。

《本草纲目》曰

术

【气味】甘温，无毒。

【主治】风、寒、湿痹，死肌。（中略）消食。（《本经》）

大风在身面，风眩、头痛、目泪出。消痰水，逐皮间风水结肿，除心下急满、霍乱吐下不止，利腰脐间血，益津液，暖胃，消谷嗜食。（《别录》）

治心腹胀满，腹中冷痛，胃虚下利，多年气利，（中略）止呕逆。（甄权）

反胃，利小便，（中略）补腰膝，长肌肉。治冷气痃癖、气块、妇人冷癥瘕。（大明）

除湿，益气，和中，补阳，消痰，逐水，生津，止渴，止泻痢，消足胫湿肿。得枳实消痞满，气分，佐黄芩，安胎清热。（元素）

理胃，益脾。（中略）主舌本强，食则呕，胃脘痛，身体重，心下急痛，心下水痞，（中略）脐腹痛。（好古）

苍术

【气味】苦温，无毒。

【主治】除恶气，弭灾疹。（弘景）

主大风痿痹，心腹胀满。（中略）止呕逆，下泄，冷痢。（甄权）

治筋骨软弱，痃癖，气块，妇人冷气癥瘕，山岚瘴气，温疾。（大明）

明目，暖水脏。（刘完素）

除湿，发汗，健胃，安脾，为治痿要药。(李杲)

散风，益气，总解诸郁。(震亨)

治湿痰留饮，或挟瘀血成窠囊，及脾湿下流，浊沥带下，滑泻，肠风。(时珍)

《本草备要》曰

白术　苦燥湿(《经曰》：脾苦湿，急食苦以燥之)，甘补脾，温和中。在血补血，在气补气(同血药则补血，同气药则补气)。无汗能发，有汗能止。燥湿则能利小便，生津液，止泄泻(泄泻者，水泻也，凡水泻者，湿也)，消痰水、肿满，黄疸、湿痹。补脾则能进饮食，去劳倦(脾主四肢，虚则四肢倦怠)，化癥癖(同枳实则消痞，一消一补，名枳术丸，因脾运而积化也)，和中则能已呕吐，定痛，安胎。血燥无湿者禁用。能生脓作痛，溃疡忌之。

苍术　甘温，辛烈。燥胃强脾，发汗除湿，能升发胃中阳气，止吐泻，逐痰水，消肿满，辟恶寒(辟一切岚瘴邪恶，暑湿月焚之为佳)，散风寒湿，为治痿要药(阳明虚则宗筋纵弛而带脉不引，故手足痿)。又能总解痰、火、气、血、湿、食六郁，燥结多汗者禁用。

求真按　由弭灾渗及辟恶气观之，则术如有杀菌性，其当否虽未明，然本药含特种之挥发油，则或然欤。此问题暂置之。若夏时以此薰室内，则蚊群悉死而坠落，由是观之，则此药有杀虫性之确实矣。

《千金》桂枝去芍药加皂荚汤之注释

《千金》桂枝去芍药加皂荚汤，治肺痿吐涎沫。(《金匮要略》)

【注】方名之上冠以"千金"二字者何？因仲景著《伤寒杂病论》十六卷，唯《伤寒论》十卷传于后世，余皆散逸。宋时有王洙者自蠹简中发现仲景之《金匮玉函要略方》三卷，然《玉函》者，说明伤寒之证治，故与《伤寒论》无大差异，仅于字句间有多少之相违耳。然《金匮》有《伤寒论》中所无之论说方剂，故为必要而不可缺。但因历时颇久，每有散缺，故其时高保衡、孙奇、林亿三氏协力引用仲景之方法，由《千金方》《外台秘要》等之古书中抄书之而成完本，命名为《金匮要略》。此际编者等因引用仲景之法方之书籍，或尊敬其编著者之精神，故于仲景之方名上冠以此书名或编著之名，此系《金匮要略》之由来。而以"千金"二字冠于本方者，意谓本方不存于《金匮》，而由《千金方》抄录之也，其他诸方亦同此例。

所谓肺痿者，《金匮》曰：热在上焦，因咳为肺痿。(中略)咳唾脓血，脉数虚者为肺痿。浅田氏云：热在上焦，肺气痿弱，咳有浊唾涎沫，脉数者，名曰肺痿。(中略)故以为虚证，后世所谓劳嗽是也。《尊生书》云：劳伤脾肺，甚者多吐脓血，渐成为肺痿，将成劳瘵与肺痿者，可视为劳嗽之一证也。

据上所云，肺痿即现今之肺结核。然丹波氏在所著《金匮要略述义》本方条有"按此方，（中略）盖亦属肺冷之痿"。由是观之，则肺痿有冷、热二种，而本方能治肺冷之痿，然不可用于发热不热的现时之肺结核矣。

桂枝去芍药加皂荚汤方

桂枝、生姜、大枣各9克，甘草、皂荚各6克。
煎法用法同前。

皂荚丸之注释

咳逆上气，时时唾浊，但坐不得眠，皂荚丸主之。（《金匮要略》）

【注】所谓咳逆上气者，为咳嗽频发之意。时时吐浊者，时时吐浊痰也。但坐不得眠者，坐则咳嗽少，呼吸稍舒，卧则咳嗽频发而不得眠也。

皂荚丸方

皂荚末、枣肉等分。
上药以蜂蜜为丸。一回4克许，一日三回服用。

皂荚之医治效用

《本草备要》曰：皂荚，辛温而性燥。（中略）吹之、导之则通上下关窍而涌吐痰涎；扑鼻立作喷嚏，治中风口噤，胸痹，喉痹；服之则除湿去垢，消痰破坚，杀虫下胎，治风湿风痹，痰喘肿满，坚癥囊结；涂之则散肿消毒，煎膏，贴一切痹痛；合苍术焚之，辟瘟疫湿气。一种小如猪牙，一种长而枯燥，一种肥厚多脂，多脂者良。

《方舆輗》曰：心嘈无可奈何，与皂荚如粟米者，仅五七丸。

据此二说观之，则本药为猛烈之刺激药，似不可轻轻内用。

桂枝加龙骨牡蛎汤之注释

夫失精家小腹弦急，阴头寒，目眩，发落，脉极虚芤迟，为清谷，亡血，失精。脉得诸芤动微紧，男子失精，女子梦交，桂枝加龙骨牡蛎汤主之。（《金匮要略》）

【注】和久田氏曰：失精者，梦交而失精也，别男女为互文，其实一也。小腹弦急者，强急如弓弦，其证在于小腹，为下虚之候，气血不和也，失精亦由是。阴头寒，目眩，发落，并为冲逆之候而无下降之气，阳气不旺于下部也。发落者，皆由于上实，瘀血

集于头部也。"脉极虚芤迟，为清谷，亡血，失精"之十二字应为脉例斜插之文，言凡脉有极虚芤迟之三象，为下利清谷，亡血，失精之三病中脉应之例也。虚者，有场所而无物之义，为浮大无根之脉。芤者，言中空之脉。迟者，不速脉。三脉属于气血之虚，为阳气衰之脉应也。得脉以下，为此方所取之脉证。就以上之脉例言时，其三脉中得之芤动而微紧，则为失精、梦交之脉；动者，惟关上有，而无上下首尾之脉，盖得与脐上之筑动应之。此方非虚寒之意，微紧而不迟故也。

桂枝加龙骨牡蛎汤方

桂枝、芍药、大枣、生姜、龙骨、牡蛎各 5.5 克。
煎法用法同前。

先辈之论说

东洞翁本方定义曰：治桂枝汤证之有胸腹动者。

《类聚方广义》本方条曰：禀性薄弱之人，因色欲过多则血精减耗，身体羸瘦，面无血色，身体常有微热，四肢倦怠，唇舌干燥，小腹弦急，胸腹动甚，及至于穷，不死何待？若以此方长服，严慎闺房，保啬调摄，则能肉生于骨，可望回生。

妇人心气郁结，胸腹动甚，寒热交作，经行常衍期，多梦惊惕，鬼交漏精，身体渐就羸瘦，其状恰似劳瘵。孀妇室女，情欲妄动而不遂者，多有此证，此方宜之。

此方及桂枝去芍药加蜀漆龙骨牡蛎汤、桂枝甘草龙骨牡蛎汤三方，所谓癫痫家上冲眩晕，耳鸣，胸腹动悸，梦寐惊起，精神恍惚，或无故悲愁者，随证选用，各有效也。若心下痞，大便难者，宜兼用泻心汤。又火伤汤泼，大热口渴，烦躁闷乱欲死者及灸后烦冤者，亦宜选用三方，或兼用泻心汤、黄连解毒汤等。

由余之实验，以上病证须此三方者反少，而小柴胡汤、柴胡桂枝干姜汤、苓桂术甘汤、桂枝茯苓丸、当归芍药散等之单用或二乃至三方之合用，或须兼用黄解丸等之场合极多。火伤者，概以泻心汤或黄连解毒汤等之单用，亦已足矣。

桂枝去芍药加蜀漆龙骨牡蛎汤之注释

伤寒脉浮，医以火迫劫之，亡阳，必惊狂，起卧不安者，桂枝去芍药加蜀漆龙骨牡蛎汤主之。(《伤寒论》)

【注】和久田氏曰：劫者，因威胁而出物也。夫表邪之轻证，其初不用汤药，以烧针于肌，威胁出汗，为当时医者之术，以此病名为伤寒，固非轻证。然医以火迫于肌，劫而出汗，因亡阳也。亡者，言不自卫其处也。出汗以劫，因而阳气不能卫于表，冲气剧而为

胸腹之动气，则必发惊狂之证也。起卧不安者，亦起亦卧而不能安，乃详惊狂之状之辞也。此证以亡阳而致冲逆，下之而致胸满，内外虽如异途，然其归趣一也。加龙骨牡蛎之意以镇动气，且加蜀漆去痰逐水也，亦由冲逆而逐逼痰气于心胸也。

火邪者，桂枝去芍药加蜀漆龙骨牡蛎救逆汤主之。（《金匮要略》）

【注】《勿误药室方函口诀》本方条曰：此方主火邪，故汤火伤之烦闷疼痛者及灸疮发热者有效。以牡蛎一味，麻油调涂汤火伤，则火毒忽去，其效可推想而知矣。

《方舆輗》本方条曰：不寐之人，彻夜虽一目亦不得暝，及于五六夜时，必发狂，可惧也。亟宜服此方，蜀漆去心腹之邪积也。

东洞翁于本方定义曰：治桂枝去芍药汤证而胸腹动剧者。

求真按 浅田氏由火邪之侧面说明本方，有持氏自惊狂之方面说明本方，东洞翁由腹证上说明本方，则本方宜用东洞翁说为主，二氏之言为副。

桂枝去芍药加蜀漆龙骨牡蛎汤方

桂枝、生姜、大枣、蜀漆各 5.5 克，甘草 3.5 克，牡蛎 9 克，龙骨 7 克。

上锉细，以水四合，煎成一合。去滓，一日分三回，温服。

桂枝甘草龙骨牡蛎汤之注释

火逆下之，因烧针烦躁者，桂枝甘草龙骨牡蛎汤主之。（《伤寒论》）

【注】和久田氏曰：按此证可作三逆二因观。火逆一，下之一，烧针一，三逆也。下之，因烧针，二因也。"烦躁"二字承上之二因。火逆例曰：脉浮宜以汗解，而以火灸之，则邪无从出，因火而盛也，病自腰以下必重而痹，名为火逆是也。火逆犹宜和表而救之，反下之而发为烦躁，烧针亦非发汗之正法，因是亦发为烦躁，故成二因，并成一烦躁证。以桂枝、甘草和表缓急，以龙骨、牡蛎镇惊狂之动气，烦躁自治之意也。

东洞翁对本方之定义，虽曰治胸腹有动而急迫者，然不若治桂枝甘草汤证而胸腹有动者之为当也。

桂枝甘草龙骨牡蛎汤方

桂枝 14.5 克，甘草、龙骨、牡蛎各 7 克。

上药锉细，以水二合，煎一合。去滓，一日分三回，温服。

蜀漆之医治效用

《本草备要》曰：常山，辛苦而寒，有毒。能引吐行水，去老痰积饮，专治诸疟。然悍暴，能损真气，弱者慎用。（中略）苗名蜀漆，效用略同。

《续药征》曰：蜀漆，主治胸腹及脐下动剧者，兼治惊狂、火逆、疟疾。

据上说观之，则本药主治胸腹脐下之悸动剧者，且兼治惊狂、火逆，有杀虫杀菌性。然以有毒不可轻用。

牡蛎之医治效用

本药含多量之碳酸钙，故有制酸作用。然中医多用于此目的以外，兹详说于下。

《药征》曰：牡蛎，主治胸腹之动，兼治惊狂、烦躁。

牡蛎、黄连、龙骨同为治烦躁之药，而各有所主治也。膻中者，黄连所主治也；脐下者，龙骨所主治也；而部位不定，胸腹烦躁者，牡蛎之所主治也。

《气血水药征》曰：外行之血下陷甚者则作惊作躁，其不甚者多寒而烦，不致惊躁耳，此血下陷之候也。下陷之血气自心胸作动者，牡蛎主之也。

《蕉窗杂话》曰：（上略）牡蛎能下水，使久蓄之寒水下达于水道，故其初得遍历胃中，而免吐水腹痛等证也。

蛇含石、铁粉、辰砂、禹余粮、牡蛎等皆有镇坠利水之效，各有其适用处，故有小差耳。至其细微，不能尽论，当以意会也。归纳之，均有镇坠其气之效，故有镇气及利水之能。

《餐英馆治疗杂话》曰：世医仅知牡蛎止汗、涩精，然不知除心下气痛，消疝瘕、积块者，皆不读《本草》之弊也。《丹溪心法》中有心脾气痛服牡蛎一味酒之方。又好古曰：牡蛎者，入足少阳，为软坚之剂。其他本草亦有疗疝瘕、积聚者，（中略）要之心胸嘈杂，心下气痛者，牡蛎妙也。

反胃之证，起居未至大衰者，亦以此方加牡蛎为佳，吞酸、嘈杂、呕吐为目的，有心胸刺痛者，则更佳也。牡蛎治气滞痛，详于《本草》；牡蛎治吞酸嘈杂，有《兰医》之说明，其说曰：白酒腐败，加以石灰则改味，人所饮之水饮，留滞于心胸之间，久则腐败，成为酸水。故用石灰类之牡蛎治吞酸嘈杂，是理之常也云云，非简短之说明耶？近世由气发之病人不少，以牡蛎加于顺气豁痰剂中，宜研究之。

《本草备要》曰：牡蛎，涩肠，补水，软坚。咸以软坚化痰，消瘰疬结核、老血痕疝；涩以收脱，治遗精崩带，止嗽，敛汗，固大、小肠；微寒以清热补水。

以上诸说，虽无不可，然或未备，或过偏，或涉于枝叶之议论，皆非完璧也。本药以胸腹之动为主目的，惊狂、烦躁为副目的。虽如东洞翁之所言，然有是等证而亦有不当用者。血下陷云云，即血液集于体之内部，不循于体表，故成惊狂及烦躁；或寒多而烦，未致惊躁，当用本药。虽如南涯氏之说，然亦难为此药应用上恒久不变之法则。其他诸说，不无参考之价值，然亦难为本药之主目的。由余之实验，当用牡蛎之病者，由于先天的或误治等之身体虚弱、腹部软弱而未陷于阴证者，用本药以此体质与胸腹动为主目的，惊狂、烦躁、幻觉、不眠等之神经症状及前诸家所说为副目的而用之也可。

本药之作用，大有类似于茯苓，然其间亦自有分别，即茯苓之悸虽应于手而小，而本药之动大也；茯苓有肌肉痉挛，本药无此证也；茯苓无渴症，本药有此证也。又本药之作用，疑似于黄连，然黄连用于实证，本药虚证也；黄连有热伏，有脑充血征之颜面潮红，本药则不然。

龙骨之医治效用

《本草备要》曰：龙骨，（上略）甘涩。（中略）能收敛浮越之正气，涩肠，益肾，安魂，镇惊。（中略）惊痫、疟利、吐衄、崩带、遗精、脱肛。利大小肠，固精，止汗，定喘，敛疮，皆涩以止脱之义。

《药征》曰：龙骨，主治脐下之动，兼治烦惊失精。

据此二说观之，则本药为收敛药之一种，其主目的为衰脱之征候与脐下之动；副目的为烦惊、失精等，亦可用之。

小建中汤之注释

伤寒，阳脉涩，阴脉弦，法当腹中急痛者，先与小建中汤；不差者，与小柴胡汤主之。（《伤寒论》）

【注】汪氏曰：此条乃少阳病，兼挟里虚之证也。伤寒之脉弦，弦者本为少阳之脉，宜与小柴胡汤，兹但阴脉弦而阳脉涩，此阴阳以浮沉言，脉浮取之则涩而不流利，沉取之则亦弦而不和缓。涩主气血之虚少，弦又主痛，法当腹中急痛，与建中汤者，温中补虚以缓其痛而兼散其邪，先以温补而弦脉不除，痛犹未止者，为不瘥。此为有邪留于少阳经，后与小柴胡汤去黄芩加芍药以和解之。盖腹中痛亦为柴胡证中之一候，余以先补后解，乃仲景之妙法也。

求真按 小柴胡汤去芩，为紊乱仲景法，加芍药，蛇足也。但知芍药证必在而加之，不责也。

锡氏曰：先与小建中汤，便有与柴胡之意，非因小建中无效而又与柴胡也。

柯氏曰：仲景有一证用两方者，如用麻黄以解汗，半日复烦，用桂枝以更汗者同法。然皆因设法以御病，非必然也。先麻黄继桂枝者，是由外而之内之法也；先建中继柴胡，是自内而之外之法也。

伤寒二三日，心中悸烦者，小建中汤主之。（《伤寒论》）

【注】《方舆𫐐》曰：伤寒里虚时为悸，邪扰时为烦。故初起二三日，即有此证候者，

不宜攻其邪，但与小建中汤温养中气，中气建，邪自解矣。虽不即解，然发表攻里之机亦自此出，是仲景御变之法也。

疝气、癥瘕等证，往往亦宜用此法治之。

虚劳里急，悸，衄，腹中痛，梦失精，四肢酸疼，手足烦热，咽干口燥，小建中汤主之。(《金匮要略》)

【注】和久田氏曰：虚劳，病名也。然古人命名，无一不取于证，虚者有场所而其内无物之谓。皮骨，场所也。实其内之物，血肉精液也。今精液肌肉不润，血亦有不能流动之势，肉瘦筋弱，颜面无血色而薄白，皮骨仅存，其内无实物，故名以虚。证曰：男子色薄者，主渴及亡血。卒喘悸脉浮者，是里虚也。亡有逃亡之意。劳者，疲也，血不荣肉，精不守骨，虚热入于骨髓而手足心热，四肢痛，梦遗精，手足瘦削，不能远行，所以名为劳也。里急之里，即表里之里，皮肤之内，筋脉之意也。悸者，乃心中悸也。衄者，鼻血也，由于冲逆之故。腹中痛，由于里急也。梦失精者，梦像也，精以静而守于内，今内虚而失守，因梦而失，下焦之虚也。手足烦热者，手足之心发热也。酸痛者，酸楚疼痛也。咽干口燥者，血气冲逆，虚热之候，与口舌干燥不同，口舌干燥由于胃中实热。故舍其舌而曰咽干口燥，总是虚劳之证也。

《类聚方广义》本方条下曰：虚劳里急云云，此证余每用黄芪建中汤，其效胜于小建中汤，学者试之。

求真按　此说较是。

男子黄，小便自利者，当与虚劳小建中汤。(《金匮要略》)

【注】黄者，为黄疸。然唯黄疸之小便自利宜与本方，恐不似仲景之口吻。或有本方证，而省略前提乎？

《类聚方广义》本方条曰：《金匮要略·黄疸病篇》曰：男子黄，小便自利者，当与虚劳小建中汤。按小便自利与不利，至失其常，则同于桂枝加黄芪汤。证曰黄汗云云，小便不利。由是观之，则疑虚劳小建中汤，或谓黄芪建中汤乎？又按仲景于黄芪建中汤证曰虚劳云云，小便多必效方之黄芪建中汤证曰小便数。曰多，曰数，是亦失常，更可为证，故余每用黄芪建中汤也。

求真按　此说较是。

妇人腹中痛，小建中汤主之。(《金匮要略》)

【注】本条亦与前条有同样之可疑，不宜有男子、妇人之拘定。

小建中汤方

桂枝、生姜、大枣各 5.5 克，甘草 3.5 克，芍药 11 克，胶饴一升。

上药锉细，以水二合五勺，煎一合。去渣，加胶饴溶之，一日分三回温服。

茯苓建中汤方

加茯苓 5.5 克于小建中汤中。

煎法用法同前。

先辈之论说治验

《医方集解》曰：昂按此汤以饴糖为君，故不名桂枝芍药，而名建中。今人用小建中者，绝不用饴糖，是失仲景之遗意也。

《苏沈良方》本方条曰：此药治腹痛如神，然腹痛按之便痛，重按之却不甚痛，此是气痛。重按则愈痛而坚者，当自有积也。气痛不可下，下之则愈甚，此虚寒证也。此药偏治腹中虚寒，补血，尤治腹痛。（下略）

求真按 然腹痛按之则便痛，重按却不甚痛者，此是气痛。重按则愈痛而坚者，当自有积也。"气痛不可下，下之则愈甚"之章句，是说本方证腹痛与实证腹痛之鉴别法，亦可为一般虚证与实证之判别法。而此说系基于《金匮》之"病者腹满，按之不痛者为虚，痛者为实"而扩充之也。

《证治准绳》本方条曰：治痢不分赤、白、新、久，但腹中大痛者，有神效。其脉弦急或浮大而涩，按之则空虚，或举、按皆无力者，是也。

《张氏医通》曰：形寒饮冷之咳嗽、腹痛而兼脉弦者，小建中汤加桔梗以提肺气之陷。

东洞翁本方定义曰：小建中汤治里急，腹皮拘急及急痛者。

按当有腹中拘急之证，其方类芍药甘草汤。

求真按 其方当作"类于桂枝加芍药汤"。

浅田氏曰：此方治中气虚而腹中引痛者。凡古方书云脾胃，云建中者，皆建立脾胃之义也。此方（中略）唯血干俄顷，腹皮拘急，或强按无底力，譬如按琴上之系，虽为积聚腹痛等证，宜建中以润血缓急迫之意用之。全体腹中无力，而有凝滞者，此汤有效。

《建殊录》曰：一患者四肢惓惰，有时心腹切痛，居常郁郁，志意不乐，诸治无效。某医以先生有异能，劝迎之。患者家人曰：固闻先生名，然古方家多用峻药，是以惧而未请。医更劝之，且保其无害，遂迎先生诊之。腹皮挛急，按之不弛，乃作建中汤使饮之。其夜胸腹烦闷，吐下如倾，家人大惊，急召某医责之。医曰：东洞所用，非峻剂也，因病适将发动耳。家人尚疑，又召先生，意欲不复服。先生曰：余所用非吐下之剂，而如是其甚者，盖彼之病毒之势已败而无所伏，因而自溃，宜益攻之。家人服其言，先生乃还。翌早，病者自来谒曰：吐下之后，诸证脱然如平日。

求真按 是药瞑眩，而即治也。

《生生堂治验》曰：一男子久患头痛，立则晕倒。医以为梅毒，与芎黄汤及轻粉、巴豆之类攻之数百日。先生诊之，自心下至小腹拘挛如绳索，乃以小建中汤百余帖愈之。

求真按　自心下至小腹拘挛如绳索者，即腹直肌挛急也。

《方机》曰：心悸或肉瞤筋惕，或头眩者（应钟），心悸甚者（解毒），茯苓建中汤主之。

求真按　此方揭载于《方机》，恐系东洞翁之创方。

《生生堂医谈》曰：一男子年三十许，患面色如土，息短而腹中有物，时时冲心。众医为奔豚，治无效。如是三年，农事废弛。请于予，予与茯苓建中汤，并放其痧，血出如溅，冲心遂止，诸证随退。

求真按　此证此方中，或可合用桂枝茯苓丸。

黄芪建中汤之注释

虚劳里急，诸不足，黄芪建中汤主之。(《金匮要略》)

【注】和久田氏曰：诸不足者，气血均不充足之谓也。案黄芪有伸张正气于肌表，而回复其津液之能。诸肌表之不足者，皮肤干而不润，卫气不固其腠理，津液由自汗或盗汗而消失。黄芪能伸正气，回津液，固密其腠理，则瘀水自回降，小便通利，滑肌肤而得润泽。抑黄芪虽云治自汗盗汗，然皆由正气之不足，故不可以此为主能也。余之用黄芪，不必汗之有无，但得肌表乏正气者，即不误矣。

《勿误药室方函口诀》本方条曰：此方主小建中汤之中气不足，腹里拘急，而带诸虚不足者，故加黄芪也。仲景之黄芪，大抵为托表、止汗、去水之用，此方可知亦以外体不足为目的也。此方虽用于虚劳之证，腹皮贴于背，无热而咳者，然或有微热者，或汗出者，无汗者，俱可用之。

黄芪建中汤方

小建中汤加黄芪 5.5 克。

煎法用法同前。

先辈之治验

《续建殊录》曰：一男子久患咳，尝吐血，尔后气力大衰，短气息迫，胸中悸而烦，腹肌挛急，不能左卧，寐则汗出，下利日一二行，目上、足跗微肿，咳不止，饮食减少，羸瘦尤甚。与黄芪建中汤，盗汗止，挛急渐缓，得以左卧而不下利，微肿散，咳依然。更兼用解毒散，逾日，诸证全退。

当归建中汤之注释

《千金》内补当归建中汤：治妇人产后虚赢不足。腹中刺痛不止，吸吸少气，或小腹中拘急，痛引腰背，不能饮食。产后一月，日得服，四五剂为善，令人强壮，宜。(《金匮要略》)

【注】吸吸者，吸气性呼吸困难。少气者，极度之浅表性呼吸也。

当归建中汤方

当归7克，桂枝、生姜、大枣各5.5克，芍药11克，甘草3.5克。

煎法用法同前。若大虚，则加饴糖六两，汤成纳之，暖于火上，令饴消。去血过多、崩伤、内衄不止，加地黄六两、阿胶二两，合八味，汤成，纳阿胶。若无当归，以芎劳代之，若无生姜，以干姜代之。

当归建中汤之腹证

本方于桂枝加芍药汤或小建中汤加以治贫血性之瘀血之当归，则于腹证上亦同为腹直肌挛急，然左侧殊甚，脐下部（殊于左肠骨窝部）有软弱瘀血块，呈一般贫血之虚状。

先辈之治验

《漫游杂记》曰：有一妇人，经水至五十余不断，其至也每月十四五日，血下三倍于常人，面目黧黑，肌肤甲错，晕眩日发四五次，数步不能，彻夜不眠，呻吟之声闻于四邻，其脉沉细，其腹空胀，心下暨肚腹各有一块坚如石，盖因败血凝结，震荡鲜血也。余一诊曰：腹力虚竭，不当攻积块，惟与滋润之方，观其动静。家有二子，恳请不罢，乃与当归建中汤，使日服二帖。经五十余日，无他异，唯觉晕眩稍减耳。又数日，其左足发肿毒，一日三五次暴热来去。家人惊，请他医，他医诊为气疾，与三黄汤，二日许，晕眩大发，卒厥欲死。于是遑遽，再请于予。余曰：病不可攻而攻，故有斯变，斯人斯疾，除当归建中汤不宜别进一方也。使服建中汤数百帖，觉身体滋润，徐徐以艾炷，于是再作建中汤与之。半岁，晕眩不发，日行数百步，血来减于前。于是灸于脊际，日三四穴，渐增至五六穴，共约三十七穴，每月轮次为之，终则与建中汤。如是一年许，血来减半，面目皮肤生津液。又经一年，徒步涉山河，诣筑后之善导寺。

《续建殊录》曰：一老妇腿足疼痛十余年，遂成挛急而痿躄，身体赢瘦，腹中拘挛，胸胀如龟背，仰卧不能转侧，唯饮食如常，故气力不衰。先生与当归建中汤及消块丸，逾月能步行矣。

《成绩录》曰：一男子二十余岁，腰脚挛急微痛，上冲耳鸣，经年不治。先生用当归建中汤兼以应钟散而愈。

归芪建中汤方

黄芪建中汤中加当归7克。

煎法用法同前。

本方虽为华冈青州之创方，其实为师之黄芪、当归二建中汤之合方，常用于外科的疾患。其法散见于所著诸书，但皆零星杂出，兹不集录。

先辈之论说

《类聚方广义》黄芪建中汤条曰：此方加当归名归芪建中汤，治诸疡脓溃之后，荏苒不愈，虚羸烦热，自汗盗汗，稀脓不止，新肉不长者。若恶寒下利，四肢厥冷者，更加附子。又治痘疮淡白而不灌脓之际，及灌脓之际平塌灰白，或内陷外剥，下利微冷，声哑脉微者，兼用伯州散。

《勿误药室方函口诀》本方条曰：此方为青州所意创，虽用于疮疡，亦宜用于虚劳之盗汗、自汗证。

黄芪及建中剂不可应用于肺结核

余往年误认关于桂枝加黄芪汤以下仲景之意及此等诸方之诸家学说，用黄芪及建中剂于肺结核而致失败。当时学尚浅陋，不知其故，后读《兰台轨范》等书，乃始得解。余恐后世或有蹈余之故辙者，故将此等诸说，特书大书于下，以为鉴戒。

《兰台轨范》曰：古人所云之虚劳，皆是纯虚无阳之证。近日之阴虚火旺，吐血咳嗽者，正与相反，若误治之，必毙。近日吐血咳嗽之病，乃系血证，而有似于虚劳，其实非虚劳也。

【注】所谓纯虚者，真虚证之意。无阳者，非无阳证，而有阴证之义。阴虚亦阴证，而非虚证之意。共为阳证，而为虚证之义也。火旺者，炎证剧烈之谓。全文之意，古虚劳为阳虚证，与现今之炎证炽盛吐血咳嗽者正相反。若以古虚劳治方与现今之吐血咳嗽病时，必死云。

又同书小建中汤条曰：此方治阴寒阳衰之虚劳，正与阴虚火旺之病相反。庸医误治，害人甚多。此处咽干口燥者，乃非由津液少而有火也。

《方舆輗》曰：小建中汤者，古圣治虚劳之大方也。然今试用之，病者辄有觉上逆、热闷、中满等证者，予尝疑此。近日广集名家书论，始似有所得。盖古之所谓虚劳，为虚寒之证，而后世所谓虚劳，火动之证也，虽名同而实异。余前辨病不明，且惑于药无寒热温凉之僻说，只据病名以求方药，所以不能得也。夫寒热温凉，药之性也，岂可谓无乎。试言一验。继淇曰：有麻黄之地，冬不积雪，其温热之性使然也。如建中汤虽非大温，然有桂枝，若投于火旺之证，如以汤沃沸。要之治疗以辨证为首务，然后以方随之，不然行之虽得偶中，然其失多矣。

《张氏医通》云：（中略）有十余岁之女子，因发热，咳嗽，喘急，小便少，成肿病，用利水药而得愈。然因虚羸过甚，遂用黄芪建中汤，日一服。三十余日，遂愈。夫人之禀受不同，虚劳小便白浊之阴脏之人，服橘皮煎、黄芪建中汤，获愈者多。至于阳脏之人，则不宜用暖药矣，建中汤虽不甚热，因有肉桂，若服之稍多，亦反为害。要之用药亦当量其所禀，审其冷热，不宜一概以建中汤治虚劳也。

求真按 有持与张二氏举建中汤不适宜于肺结核之理由，归罪于桂枝，可谓已甚之论，何则？小建中汤之君药为胶饴，其量最多；臣药为芍药，量次之。今二氏指摘其罪于桂枝，夫桂枝与生姜、大枣、甘草只为佐使药，其量甚少。故讨究本方之能力，当求于其君臣药之胶饴、芍药，不当及于佐使药之桂枝也。二氏之说，正反之，其议论之不当，理论上已极明矣。

然小建中汤之不适于肺结核，乃因此方之君药为胶饴，其性大温，有助长炎证之弊，而臣药芍药富收敛性，有抑遏皮肤、肺、肠、肾之排泄机能之作用。若误以主此二药之本方与此病者时，一面助长炎证，一面则阻止结核毒素之排泄，是以反使增恶耳。

《杂病辨要》曰：按古之所谓虚劳者，皆是里虚不足之证，与今劳嗽吐血相反，误治必毙。劳嗽吐血，是肺痿虽似虚劳，其实不然也。

胶饴之医治效用

《本草纲目》曰

【气味】甘，大温，无毒（宗奭曰：多食则动脾气。震亨曰：大发湿中之热。时珍曰：凡中满吐逆、牙齿䘌、赤目、疳病者，宜切忌之，生痰动火为最甚）。

【主治】补虚乏。（《别录》）

补虚冷，益气力，止肠鸣、咽痛，（中略）消痰，润肺，止咳。（思邈）

健脾胃，补中。（孟诜）

脾弱不思食人，若少用之，能和胃气。（宗奭）

解附子、乌头毒。（时珍）

【发明】（上略）成无己曰：脾欲缓，急食甘以缓之。胶饴之甘，以缓中也。

本药之作用酷似甘草治急迫作用，二者殆相伯仲。甘草性平，通用于表里、阴阳、虚实各证；本药性大温，虽可用于阳虚证，然阳实、阴虚及寒实证不可用之，有适于里证而不适于表证。又甘草无营养成分；而本药有丰富之滋养成分，亦是其别也。

《和汉药物考》曰

饴糖（或作胶饴）

【成分】主要成分为麦芽糖糊精，兼含蛋白质及少量之盐分。

【效能】饴糖以含水碳素之加溶物，故易消化，自古用为小儿及产妇之滋养物。又为配伍药物而制成饴剂。

黄芪桂枝五物汤之注释

血痹，阴阳俱微，寸口关上微，尺中小紧，外证身体不仁，如风痹状，黄芪桂枝五物汤主之。(《金匮要略》)

【注】阴阳俱微无定说，寸口关上微，尺中小紧，非师之正文，或系注文窜入云。

血痹者，和久田氏云：血脉涩滞，麻痹之名也；尾台氏云：身体痹而觉肌肤习习者；浅田氏云：邪入血分，形体麻痹，如被微风吹者，是可知矣。

风痹者，和久田氏曰：风痹者，为正气虚，邪气入犯，麻痹不仁之名也；尾台氏曰：身体痹而不仁者，谓之风痹。风痹者，肌肤顽麻而不知痛痒之谓也；浅田氏谓：风痹者，顽麻兼有疼痛也。

据上所说观之，则血痹者，为外证身体不仁；所谓如风痹状者，因血液之变调，身体虽麻痹，尚未甚也，且可知不疼痛矣。

黄芪桂枝五物汤方

黄芪、芍药、桂枝、大枣各 7 克，生姜 14.5 克。

上药细锉，以水三合，煎成一合。去滓，一日分三回温服。

先辈之论说

东洞翁本方定义曰：治桂枝汤证而呕，身体不仁，不甚急迫者。

和久田氏驳之曰：《方极》云，桂枝加黄芪汤证而不急迫作呕者。愚云，此但就去加言之，未思及本文之证。此证虽有桂枝，无冲逆之证，无痹而不仁之外证及发呕之候，非以呕而增加生姜也。

求真按　和久田氏所说较是。

浅田氏曰：又血痹证不止而气虚者，有因瘀血积滞者，治属桂枝茯苓丸，不可不知也。

求真按　此说虽是，余意当属于桂枝茯苓丸或当归芍药散之治，学者不可不知也。

知觉麻痹者，非因知觉神经之原发的病变，
因病毒而引起续发的知觉神经病变之结果也

多数西医以知觉麻痹即为知觉神经之炎证或变质，是谬见之甚也。凡知觉神经若不因外伤或特种毒物之作用，则不能自动成病。换言之，即知觉神经非原发性而是续发麻痹也。病毒使续发知觉神经病，故发生麻痹也。即病毒为原因，知觉神经病为结果，而麻痹亦其结果也。因有此理，故血痹用桂枝茯苓丸或当归芍药散，主祛逐麻痹真正病原的瘀血，或瘀血兼水毒，而不拘知觉神经病变之如何也。所以中医反比深知此理之西医能治麻痹也。

黄芪芍药桂枝苦酒汤之注释

问曰：黄汗之为病，身体肿，发热汗出而渴，状如风水，汗沾衣，色正黄如药汁，脉自沉，从何得之？师曰：以汗出入水中浴，水从汗孔入，得之，黄芪芍药桂枝苦酒汤主之。(《金匮要略》)

【注】尾台氏曰：《千金方》"沾"作"染"，"药"作"蘖"。

求真按 蘖汁为黄蘖汁，其色正黄，以之形容黄汗也。

和久田氏曰：身体肿者，肌表之瘀水多也。肌表之多瘀水，因为正气之虚弱，故黄芪分量为之特多也。发热者，由于血气之郁，故发热汗亦出也。因出汗致内渴，故曰发热汗出而渴。风水者，身肿、脉浮、汗出，其状相似，故曰状如风水。然风水之汗不黄，其脉不沉，故举汗色、脉状以辨其疑。又风水因感外邪，所以脉浮也。此证为阳气郁遏难宣，故虽发热而脉沉也。云自沉者，为本分之脉证，非受其他妨害之意也。

黄芪芍药桂枝苦酒汤方

黄芪 18 克，芍药、桂枝各 11 克。

上锉细，以水二合六勺，苦酒四勺，煎一合。去滓，一日分三回温服。若心烦，服至六七日乃解。若心烦不止者，以苦酒阻故也。

【注】尾台氏曰：本邦之醋气味酽烈，故如法煮之，间有不能服者。倘尔，宜以水煮用。又曰：阻者，格也，与病毒阻格，故发心烦也。

防己茯苓汤之注释

皮水为病，四肢肿，水气在皮肤中，四肢聂聂动者，防己茯苓汤主之。(《金匮要略》)

【注】和久田氏曰：聂聂者，微动貌，即为肉𥉲貌也。又曰：防己茯苓汤，治皮水病，四肢肿、冲逆、肉𥉲者，是亦正气不能达于皮肤而肿满也。加以水气冲逆，至于肉𥉲，故重用茯苓为主治，佐以防己、黄芪、桂枝、甘草，以宣正气而降冲气，可见是利水气之意。

尾台氏曰：聂聂而动与𥉲动略同，皆由水气所成，故以茯苓为主治也。《小补韵会》曰：聂，动貌。《素问·平人气象论》曰：厌厌聂聂，如榆荚之落。又《难经·十五难》曰：厌厌聂聂，如循榆叶。

防己茯苓汤方

防己、黄芪、桂枝各 7 克，茯苓 14.5 克，甘草 5 克。

上锉细，以水三合，煎一合。去滓，一日分三回温服。

先辈之论说治验

东洞翁本方定义曰：治四肢聂聂而动，水气在皮肤而上冲者。

《勿误药室方函口诀》本方条曰：此方主治皮水，然方意近于防己黄芪汤，但去术加桂、苓者，专行于皮肤也。一人身体肥胖，运动不利，手足振掉。前医投以桂苓术甘汤、真武汤之类，或以为痰之所为，使服导痰化痰之药，更无效者，服此方而愈。又下利久不治，服利水药不愈者，有用此方而收意外之治效。

防己黄芪汤之注释

风湿，脉浮，身重，汗出恶风者，防己黄芪汤主之。(《金匮要略》)

【注】和久田氏曰：脉浮，汗出恶风者，是风感之证也。身重者，肌表有湿气之候。此方非风邪发表之剂，是专实肌表而降水气，自小便利去之，则与湿气相感之风邪，不治而能自去矣。

《外台》防己黄芪汤，治风水脉浮，为在表，其人或头汗出，表无他病，病者但下重，从腰以上为和，腰以下当肿及阴，难以屈伸者。(《金匮要略》)

【注】风水，其脉自浮，外证为骨节疼痛恶风。但下重者，以水气集于腰以下，而下部觉重感也。为和者，无异于平常也。

防己黄芪汤方

防己 7 克，黄芪 9 克，甘草 3.5 克，术、生姜、大枣各 5.5 克。

煎法用法同前。

先辈之论说

东洞翁本方定义曰：治水病身重，汗出恶风，小便不利者。

《类聚方广义》本方条曰：防己茯苓汤，专主肌表有水气者。此方主有水在表里者，故防己、黄芪二味之分量，皆比防己茯苓汤多也。

治风毒肿、附骨疽、穿踝疽，稠脓已尽，稀脓不止，或痛，或不痛，身体瘦削，或见浮肿者。若恶寒或下利者，更加附子为佳，兼用伯州、应钟、七宝等。凡附骨疽久不治，或治而复发者，以毒之根蒂未除也，宜刮开疮口，以抉剔除病根，无不治矣。

《勿误药室方函口诀》本方条曰：此方治风湿表虚者，故自汗久不止，表分常有湿气者，用之有效。盖此方与麻黄杏仁薏苡甘草汤有虚实之分，彼汤用于脉浮、汗不出、恶风者，以发汗；此方用于脉浮、汗出、恶风者，解肌而愈。即如伤寒、中风有麻黄、桂枝之分。身重者，湿邪也。脉浮汗出者，表虚故也。故不以麻黄发表，而以防己驱之也。《金匮》治水、治痰之方用防己者，取运气于上而水能就下也。服后如虫行，及腰以下如水云云，皆可知为湿气下行之征。

桂枝甘草汤之注释

发汗过多，其人叉手自冒心，心下悸，欲得按者，桂枝甘草汤主之。（《伤寒论》）

【注】叉手者，即叉手以蔽心脏部之意。此证以心悸亢进甚，虽自叉手以蔽心脏部而制之，然尚不能镇静，故欲他人为按此部。

未持脉时，病人叉手自冒心。师因教试令咳而不咳者，此必两耳聋无闻也。所以然者，以重发汗，虚，故如此。（《伤寒论》）

【注】此耳聋，无用本方之明文。然本条与前条对照，则本方之主治明矣。

桂枝甘草汤方

桂枝 24 克，甘草 12 克。
煎法用法同前。

桂枝甘草汤之腹证

本方证因发汗过多，亡失体液，变为虚证，故腹部见软弱无力。然尚未陷于阴证。故有热状而无寒状，且上冲急迫，心悸亢进颇剧，脉促疾而心脏及心下部现悸动，腹部之大动脉搏动亦甚，较桂枝去芍药汤证之脉促胸满，其上冲急迫更为高度。然此心悸亢进异于实证，以不伴血压之升腾为常。

本方自身实用虽少，然由此变化而成之要方，如苓桂术甘汤、桃核承气汤等方意之解释上，甚紧要也。

半夏散及汤之注释

少阴病，咽中痛者，半夏散及汤主之。（《伤寒论》）

【注】《伤寒杂病辨证》曰：咽痛者，谓或左或右之一处痛也。咽中痛者，谓咽中皆痛也，甚则痰涎缠于咽中不得息，或咽中伤而生疮，滴水不得下，若不急治则必死，即俗所谓之急喉痹、走马喉风者，皆云其速也。其证属于少阴，盖少阴为里之本，咽喉为里之窍，其位深且急也，是故虽有一二表证，若见咽痛之一候，法当急救其里。若徒攻其表，则愈攻而愈剧，遂使咽喉紧闭腐烂，致谷气绝而毙。本论不载于太阳而举之于少阴者，亦有深义存焉。

甘草汤、桔梗汤曰咽痛，半夏散及汤曰咽中痛，半夏苦酒汤曰咽中伤而生疮，则皆咽痛为主者也。盖咽痛本有轻重之分，轻者未必肿，重者必大肿。以是咽痛不肿之轻者，为甘草汤；其大肿之重者，为桔梗汤；但不肿或涎缠咽中而不堪痛楚者，为半夏散及汤与苦酒汤也。

求真按　此说甚是，故以解本条之意，亦可为此方与类方之鉴别法。

半夏散及汤方

半夏、桂枝、甘草各4克。

煎法用法同前。

先辈之论说

东洞翁本方定义曰：治咽喉痛，上冲急迫者。

《勿误药室方函口诀》本方条曰：此方宜于冬时中寒，咽喉疼痛者，虽有发热恶寒可治。然此证冬时为多，又后世所谓阴火喉癣证，上焦有虚热而喉头糜烂，痛苦不堪，饮食不能下咽，用甘桔汤及其他诸治咽痛之药无寸效者用之，一旦而有效。古本草载有桂枝治咽痛之效，合半夏之荄辣，甘草之和缓，而其效尤捷，此古方之妙用也。

桂枝人参汤之注释

太阳病，外证未除，而数下之，遂协热而利，利下不止，心下痞硬，表里不解者，桂

枝人参汤主之。(《伤寒论》)

【注】尾台氏曰："协"同"挟"，《玉函》《脉经》《千金翼》皆作"挟"。宋本作"协"。协热下利者，此为表证未除而数下之，故素有之里寒挟表热而下利不止也。主以桂枝人参汤者，以桂枝解表，术与干姜蠲寒饮而止下利，人参解心下之痞硬，甘草缓其急，不得一味加减，古方之简约而其妙用有如此者。

求真按 本方证可谓为表里二证之合并，又可称为阴阳二证之混淆。然表虽有热，而里则真寒，若未确认之，则本方不可轻用也。

桂枝人参汤方

桂枝、甘草各 9.5 克，术、人参、干姜各 7 克。

煎法用法同前。

先辈之论说

东洞翁本方定义曰：治人参汤证上冲急迫颇剧者。

求真按 可作治桂枝甘草汤、人参汤二证之并发者。

《类聚方广义》本方条曰：头痛发热，汗出恶风，肢体倦怠，心下支撑，水泻如倾者，多于夏秋间有之，宜此方。按人参汤主吐利，此方主下利有表证者。

苓姜术甘汤之注释

肾著之病，其人身体重，腰中冷，如坐水中，形如水状，反不渴，小便自利，饮食如故，病属下焦，身劳汗出，衣里冷湿，久久得之，腰以下冷痛，如带五千钱，甘草干姜茯苓白术汤主之。(《金匮要略》)

【注】和久田氏曰：肾位夹脐左右，故腰以下病，名肾著，记其位也。水气病多渴，故云反不渴。凡水气病气上冲者，小便不利，此病无冲逆之证，而在下焦，故小便自利也。所谓自利者，不用药而自通，即小便比寻常较多之谓也。所谓饮食如故者，与未得病以前饮食无异也。此属下焦，以示胃中无变化也。下焦，脐以下也。身劳云云，病因也。然此但云下焦得湿气之由，不仅得诸衣里之冷湿也。余按下焦易虚，故寒湿必感自下焦，盖下焦感寒湿之所也。此方主以茯苓、干姜者，去寒利水也，其无心下悸、目眩等证者，以无气冲逆之候也。

苓姜术甘汤方

甘草、术各 6 克，干姜、茯苓各 12 克。

上锉细，以水二合，煎一合。去滓，一日分三回温服。

苓姜术甘汤之腹证

本方不但于苓桂术甘汤去桂枝加干姜，然二方之异处归结于一为有干姜而无桂枝，一为有桂枝而无干姜之点。即苓桂术甘汤无干姜而有桂枝，故其证必有上冲目眩之证，是水毒之上冲也。然此毒主集于上半身，前证之外且现胃内停水；至本方以无桂枝而有干姜，此水毒不上冲而下降，集中于下半身，故其证无上冲目眩之证，胃内停水完全不存，或虽存在亦不过些微而已。干姜与附子并称大热药，且有驱逐水毒之作用，故其证必有寒冷或厥冷与水毒之隐见，此仲景所以云身体重（总有重感，为组织中有水毒之征也）。又称腰中冷，如坐水中，形如水状（是浮肿状也）。又云腰以下冷痛肿重，如带五千钱也。如是，本方证因水毒聚集于下半身，为此毒浸润之结果。组织弛纵膨大，故腹部软弱无力也。往往类似八味丸证之脐下不仁，然无如彼之有口渴烦热之证，得以分之。又本方证之小便自利疑似猪苓汤证之小便淋沥，彼以阳证有口渴热状，本方证以阴证而无此等证，得以别之。

先辈之论说治验

《宣明论》曰：肾著汤治胞痹（膀胱麻痹），小便不利，鼻出清涕。

求真按　小便自利者，有膀胱括约肌之麻痹。小便不利者，为利尿肌之麻痹也。

《古方便览》本方条曰：友人某，患淋沥之证多年，腰脚冷而夜不能寐，心下悸，与此方，诸证痊愈。

一妇人平素上冲颇甚，且有心悸之证，先师令服苓桂术甘汤，尽夜大腹痛，苦楚不可言。师往复诊，见疼痛之状集于腰部，因与此方一剂，顿瘥。

一人年七十三，平生小便频数，腰冷如坐水中，厚衣盖坐，时精液自泄不禁，诸治无效，已十余年矣。余诊有心下悸，即用此方痊愈。

《生生堂医谈》曰：一老妇人来请治，腰脚冷，脚痿弱，一步不能行，如此已十年矣。予乃作苓姜术甘汤，并放痧使出血甚多。初来时，以肩舆，次以人扶，又次以杖倚，复次能自步不俟杖矣。

求真按　此病者为本方证兼有瘀血也。

《用方经权》本方条曰：吾子干先生，以此剂专治夏秋之月身体懈惰，手足酸疼，腰以下重或浮肿，或发热恶寒，泄泻腹痛，渴而引饮，或下利后重者，活泼自在，其效如神，盖是得心应手者。先生尝云：夏秋月，水冷大行。当此时，若人有固有之寒饮则内外相感，成上述之患，今备此剂，以为通治。

求真按 吾氏所述，有发热恶寒，渴欲引饮之证，正与师论矛盾。本方果有此等症状否？余未知之，兹记之以为后日之参考。

《麻疹一哈》曰：一妇女，年约三十，发疹时，身热甚，疹出不多，两颧色赤，如以帛裹朱，喘咳短气，烦躁不得眠，口渴欲饮水，因作大青龙汤使服之。五帖，前证稍安，遍身汗出如流，疹子从汗而出。疹收后，月经至期不来，右胁下凝结成块，腰以下至足跗皆浮肿，大便自利，小便不利，更作苓姜术甘汤使饮之。三十余日，月经倍常，或下黑块数枚，于是胁下凝结者消，浮肿亦退，经信不违矣。

《类聚方广义》本方条曰：此方加杏仁名肾著汤，治孕妇浮肿，小便自利，腰髀冷痛，喘咳者。又治老人平日小便失禁，腰腿沉重冷痛者。又男女遗尿，已十四五岁犹不已者，最为难治，此方加反鼻能奏效，并宜随证加以附子（**译者按** 反鼻详拾掇篇中）。

求真按 本方有治遗尿之效，虽如尾台氏说，然非特效药，不可漫用。以余之经验，则此病者反多石膏剂之证。

干姜之医治效用

本药与附子俱为大热药，兴奋新陈代谢之机能、驱逐水毒二者相等。然其异处在附子剂证有下利、厥冷等水毒下降之征，而少上迫之候；而本药证则水毒下降之征少，上迫而发呕吐、咳嗽、眩晕、烦躁等证者多。换言之，即附子治水毒之下降为主，而治上迫为客；本药治上迫为主，而治下降为客也，可知二药之别矣。

《药征》曰：干姜，主治水毒之结滞，兼治呕吐、咳嗽、下利、厥冷、烦躁、腹痛、腰痛等证。

《本草备要》曰：干姜，生用则辛温，逐寒邪而发表，炮则辛苦大热，除胃冷，守中，温经，止血，消痰，定呕，去脏腑之沉寒痼冷，能去恶生新，使阳生阴长，故吐衄下血之有阴无阳者宜之。

苓桂术甘汤之注释

伤寒，若吐、若下后，心下逆满，气上冲胸，起则头眩，脉沉紧，发汗则动经，身为振振摇者，茯苓桂枝白术甘草汤主之。（《伤寒论》）

【注】方氏曰：心下逆满者，伏饮上溢而搏实于膈也。气上冲胸者，寒邪上涌，挟饮为逆。动经者，振振奋动，动伤经脉也。盖人之经脉赖津液以滋养，饮物，津液之类也。静则为养，动则为病，宜制胜之。

尤氏曰：此伤寒之邪解而为饮发之证也。饮停于中则满，上逆则气冲头眩，入经则身振振而动摇。《金匮》云：膈间支饮，其人喘满，心下痞坚，其脉沉紧。又云：心有痰饮，胸胁支满，目眩。又云：其人振振而身瞤剧，必有伏饮也。是也。发汗则动经者，邪无可发而反动其经气也，故与茯苓、白术以蠲饮气；桂枝、甘草以生阳气。所谓痰饮病者，当以温药和之是也。

丹波元坚曰：此条脉止沉紧，即为此汤之所主治矣。若吐，若下，则胃虚饮动而致之，且更发汗伤其表阳，则变为动经。而身振振摇是与身瞤动振振欲擗地者相同，即为真武汤之所主也。（中略）又此方专取利水以健胃，与甘枣汤有小异也。

求真按　吐后或下后云者，示腹内无充实之毒。心下逆满，谓自下方向心下部而作满也。而所以致此者，与桂枝去芍药证所致之胸满无异。大概由于吐或泻下后，内毒脱尽，同时不外其反动而气上冲之结果也。然与桂枝去芍药汤之只为胸满气上冲不同，此心下逆满，乃气与水毒相伴而上冲之征，与前者胸满之内空虚异也。心下逆满，即停水于胃部膨满之内部。又气上而冲胸，起则头眩，亦均与发心下逆满之理同。然因水毒侵袭之部位不同，故所现之症状各异也。又脉之沉紧为里有水毒之征，故仲景举此脉侯，以示本方证水毒之由来也。

是以本条之病证因于水毒之上冲，故治之必须本方也。若误以发汗剂，则即为逆治矣。经，血管系也。气冲动经，使肌肉失调，身振振摇，即使身体至于振战动摇。然只有此症状而无余症，即成误治后之逆证，尚须本方为主治之意也。

心下有痰饮，胸胁支满，目眩，苓桂术甘汤主之。（《金匮要略》）

【注】痰饮者，《金匮·痰饮咳嗽篇》曰：问曰：夫饮有四，何谓耶？师曰：有痰饮，有悬饮，有溢饮，有支饮。问曰：四饮有何异？师曰：其人素盛今瘦，水走肠间，沥沥有声，谓之痰饮。（下略）

由是观之，心下有痰饮者，胃内有停水之谓也。支满者，徐彬谓：支，撑定不去，如痞状也（见《类聚方广义》）。据此则胸胁支满，即肋骨弓下部膨满之意，与心下逆满同，自下向上冲上而满也。目眩，与头眩同，即眩晕也。

夫短气有微饮，当从小便去之，苓桂术甘汤主之，肾气丸亦主之。（《金匮要略》）

【注】短气，呼吸促迫之意。《金匮要略》曰：凡食少饮多，水停心下，甚者悸，微有短气。如上之说，胃内若停水量多则侵凌心脏，使心悸亢进，若少量则呼吸促迫。此微饮即有少量之停水，用本方使利尿，则呼吸促迫自治。苓桂术甘汤主之，肾气丸亦主之云者，在短气与微饮，藉利尿而治之之作用上，示二方相若，而非主治悉同之意也。

伤寒，吐下后，发汗，虚烦，脉甚微。八九日，心下痞硬，胁下痛，气上冲咽喉，眩冒，经脉动惕者，久而成痿。（《伤寒论》）

【注】锡氏曰：痿者，肢体痿废，不为我用也。久而成痿者，经血不外行于四肢也。

方氏曰：此由述苓桂术甘汤证，而有不复治之失，故云成痿之意。彼条脉沉紧，以未发汗言；此条脉甚微，以已发汗言。经脉动者，即为动经之变文。惕，即振振摇也，大抵为两相更互发明之词。久者，言既经八九日，若犹不得解，而更有不治之失，则津液内亡，湿淫外渍，不致两足痿软而不能及也。

尤氏曰：心下痞硬，胁下痛，气上冲咽喉，眩冒者，邪气搏饮，内聚上逆也。内聚者，不能四布。上逆者，以不逮于下也。夫经脉资血液以为用者也，汗吐下后，血液所存几何，而复搏结为饮，不能散布于诸经。今经脉既失浸润于前，又不能长养于后，筋膜必将干急而为挛，枢折胫纵而不任地，如《内经》所云脉痿、经痿是也。故曰：久而成痿。

求真按 此二说虽与基础医学不大相符，然能以旧说解释本条，故揭之而供参考。

水在心，心下坚筑，短气，恶水不欲饮。（《金匮要略》）

【注】《金匮要略述义》曰：坚者，心下坚实也。筑者，筑筑然悸动貌也。

水在肾，心下悸。（《金匮要略》）

夫心下有留饮，其人背寒冷如掌大。（《金匮要略》）

【注】胃内有停水之人，与其胃一致之背部如手掌大之部分，觉寒冷之意也。

四肢历节痛，脉沉者，有留饮。（《金匮要略》）

【注】历节痛者，关节之风湿性神经痛也。关节之风湿性神经痛等证，呈沉脉者，为胃内有停水之征，则此沉脉与胃内停水为主目的，疼痛为副目的，选用适方则治矣。

胸中病痰，喘满咳吐，发则寒热，背痛腰疼，目泣自出，其人振振身𥆧动而剧者，必有伏饮。（《金匮要略》）

【注】伏饮者，即水毒之潜伏。虽不得诊为胃内停水，然有前证时，推断为水毒潜伏，用治胃内停水之剂，则此等症状不治而自治矣。

前数条之病证，虽无宜用本方之明文，然多以本方为主治，故列载之。如古人所谓"怪病治痰也"，实由水毒现为千变万化之怪证，殆莫得其端倪。善探仲景之论及前记诸说之真谛，以全本方之运用可也。

苓桂术甘汤方

茯苓14.5克，桂枝11克，术、甘草各7克。

煎法用法同前。

苓桂术甘汤之腹证

自前仲景之论以及本方祖方之桂枝甘草汤条综合而观察之，则本方之腹、脉、外证自明矣，似无重述之必要。然前说所漏而于临床上紧要之二三事项，不得不追加之。

凡当瘀血上冲，必发于左腹部，且沿同侧腹直肌，不凭右侧而现；气及水毒上冲之际，必发于右腹部，且随同侧之腹直肌而上，常不凭左侧而现。至于此差别之理由，虽属未明，然早为古人注意。余征之于实验，亦为不伪之事实，故于本方证亦不乖此原则。而气上冲胸，心下逆满，亦必沿右侧腹直肌而发。现胸胁支满亦在于右肋骨弓下，虽头痛时亦右侧痛，而左侧不痛，或右侧比左侧痛甚。《金匮》云：奔豚病，自少腹起，上冲咽喉，发作欲死，复还止。

又于茯桂五味甘草汤条云：（上略）手足厥逆，气自少腹上冲胸咽，手足痹，其面翕然如醉状，因复下流阴股，小便难，时复冒者。如上所云，以茯苓、桂枝为君臣药之方证，大概发作无定。故本方证亦有发作则增剧，休止则轻快或潜伏，而此发作由于心身之过劳及其他近因而诱起，是痫及惊悸等病证，即现今之神经衰弱等之神经证。所以本方多适应用于此类证也。此本方证之所以恒多不完症状，而其一定不变者，为尿利之减少或频数与胃内停水，故用本方者，须先认此二症之存在，次肯定其心悸亢进，且更参照其余之症状后，始可用之。

先辈之论说治验

《方机》于本方之主治曰：心下逆满，起则头眩者，眼痛生赤脉，不能开者。

求真按　由余之经验，则此眼患为水疱性结膜炎，或同性角膜炎也。

耳聋冲逆，甚而头眩者。

求真按　方祖出桂枝甘草汤，此其所以能治耳聋，不仅聋且能治耳鸣也。

《方舆輗》在痫、癫、狂、惊悸、不寐、健忘、奔豚等篇曰：痫之证候千端万绪，不遑枚举，今考其目录，略述其治因。

夫奔豚虽为古来一种特病，要之亦惟痫中之一证耳，是非余之管见，先贤已辨之矣。

又曰：苓桂术甘汤，治气上冲于咽喉，眩冒，经脉动惕，久而成痿。气上冲咽喉者，气上逆而冲至胸咽，俗云咽塞是也。眩，头目眩晕之谓。冒者何？自觉如蒙被状也。经脉动惕者，谓周身经脉时时跳动也。以上数证，经久不愈时，则足弱不能履地，遂致成痿。此四句在本论为说者所削，余采拾之，而以苓桂术甘汤为主治。动气甚者，可加铁屑、牡蛎。曾有一荡儿患前证，一时顿仆，不省人事，病者遽招数医，皆曰难治。余诊之，形证虽似危急，其脉尚平，痫之所为也。乃与苓桂术甘汤二帖而苏，使续服三四十日，痊愈。凡卒厥之病，其脉平者多属痫，此义初学须知。

同书眩晕篇曰：茯苓桂枝白术甘草汤治心下逆满，气起上冲于胸则头眩者。

此方治眩晕之圣剂也，仲景虽言"起则头眩"之一证，宜善为推用，不必拘于起卧也。

《类聚方广义》本方条曰：治饮家眼目生云翳，昏暗疼痛，上冲头眩，脸肿，眵泪多者，加苿茨尤有奇效，当以心胸动悸、胸胁支满、心下逆满等证为目的。（中略）雀目证，亦有奇验。

【注】饮家，系有水毒病者。苿茨，车前子也。

《勿误药室方函口诀》本方条曰：此方去支饮为目的，气上冲于咽喉，及目眩，手足振掉，皆由水饮所致也。不论起则头眩者，或卧时眩晕者，但有心下逆满者则用之。若不治者，泽泻汤也。彼方始终无眩，然以冒眩，颜面有紧张之候也。又此方以动悸为的候，易与柴胡姜桂汤混乱，然此方若颜面色明，第一脉不沉紧者，则无效也。又此方加没食子治喘息，又由水气而痿躄者有效。足或腰仍动剧者，卧时则脊骨边战动，或一身中经脉跳动，有耳鸣逆上之候者，凡本论所谓久而成痿之任何证候，此方皆可百发百中也。

《建殊录》曰：某僧请诊治曰：贫道眼目有外障而不碍明，然看物不能久视，或勉强时则无方圆大小，须臾即渐灭，最后辄如锥芒射目中，即痛不能忍，如是者凡三年矣。先生诊之，上气烦热，体肉瞤动，作苓桂术甘汤及芎黄散使服之。数十日，其视稍真，不复有锥芒矣。

求真按 此证为乱视而兼眼睛疲劳者也。

一女子，初患头疮，瘥后，两目生翳，卒以失明。召先生求诊治，先生诊之，上逆心烦，有时小便不利，作苓桂术甘汤及芎黄散而杂进之，或时以紫丸攻之，翳障稍退，左眼复明。于是其族或以为古方家多峻药，障翳虽退，恐有不测，其父亦以为然，大惧，乃谢罢。更召他医服缓补之剂，久复生翳，漠漠不能见。其父复来谒曰：我向赖先生之庇，一目复明，然惑于人之间阻，遂复失明，今甚悔焉，幸再治之，则先生之惠也。请甚恳，先生因复诊之，仍使服前方，数月，两目复明。

求真按 头疮为外治事，不行内治，往往变眼疾。皮肤科医者，不可不三省之。

一和尚年七十余，其耳聋者数年，尝闻先生之论，百疾生于一毒，深服其理，因来求诊治。心胸微烦，上气殊甚，作苓桂术甘汤及芎黄散使服之，数月未见其效，乃谢罢。居数日，复谒曰：自谢先生后，颇能通听，意者上焦之邪毒将尽耶？先生诊之，曰：未也，试再服汤液，当不能复听，然后再能听者，可信其毒尽矣。因服前方，数月，果如先生言。

求真按 东洞翁于前数证均兼用芎黄散，然余信以黄解丸为优。

一女子，患痿躄，诸治无效。先生诊之，体肉瞤动，上气殊甚，作苓桂术甘汤使饮之。须臾，坐尿二十四次，忽然起居如常。

求真按 此治验实本于"久而成痿"之论而奏伟效，以是可知仲景之论如何的确矣。

《东洞家配剂抄》曰：狂乱，苓桂术甘汤、紫圆一分许。

《成绩录》曰：某妇人郁冒上逆，平常善惊，闻足音跫然即惊悸、忧惕，故不欲见人，常独处深闺。其家富有，家人咸敷毡以步，使其不闻席音，摄养修治，无微不至，但不见寸效，在床已数年矣。于是请诊于先生，先生与以苓桂术甘汤，积年之病，以之渐愈。

求真按 此病者为重证之癔病也。

《生生堂治验》曰：一男子腰痛，大便时每下血合余，面色鲜明，立则昏眩。先生处以桂枝茯苓白术甘草加五灵脂汤而顿愈。

求真按 考五灵脂为寒号虫之矢，有祛瘀血性，则此病应与本方及桂枝茯苓丸之合方为正治乎。

《橘窗书影》曰：一人患脐下有动悸，时时迫于心下，眩冒欲卒倒，头中常如戴大石，上盛下虚，不得健步，医治无效，出都下乞治于予。余与苓桂术甘汤，兼用妙香散，服数旬，积年之病，脱然而愈。

苓桂甘枣汤之注释

发汗后，其人脐下悸者，欲作奔豚，茯苓桂枝甘草大枣汤主之。(《伤寒论》)

苓桂甘枣汤方

茯苓 14.5 克，桂枝 7 克，甘草 5.5 克，大枣 6.5 克。

上药锉细，以水三合，煎一合。去滓，一日分三回温服。

苓桂甘枣汤之腹证

本方但以苓桂术甘汤去术加大枣而已，故其主治亦与之大相类似。但本方独存茯苓，而不佐以白术，则于利尿作用相差甚远。然有大枣，则治挛急作用过之，此本方之所以治奔豚也。于腹证上前方为右腹直肌之挛急微弱，而本方有明显"按之则痛"之证。但与芍药之挛急浮于腹表而强硬者又异，此则沉于腹底，有软弱触觉而挛引也。故东洞翁下本方定义曰：治脐下悸而挛急上冲者。

先辈之论说治验

《生生堂治验》曰：一男子年三十，奔豚日发一次或二次，甚则牙关紧急，人事不省，百治不效。先生诊之，脐下悸，按之痛，使服苓桂甘枣加大黄汤，兼用反胃丸二十丸，每日一次，旬余愈。

求真按　余亦曾以黄解丸兼用本方治此证。

《证治摘要》曰：苓桂甘枣汤，脐下悸者，欲作奔豚（按腹痛冲胸者，有屡用屡验之效）。

求真按　余亦曾用本方以治此证。

《勿误药室方函口诀》本方条曰：此方主脐下之动悸，大枣能治脐下之动者也。(中略) 此方原治奔豚之属于水气者为主，然运用之而治澼饮亦有特效。

求真按　澼饮者，胃内停水之宿患也。

《橘窗书影》曰：一妇人年三十余，少腹有块，时时冲逆于心下，颜色青惨，身体微肿，前阴漏下污水，虽经医治疗，药汁入口则吐。余诊曰："病非难治，药力不达也，誓服药，必可治。"病者大悦，因与苓桂甘枣汤加红花，始得胃纳。乃连服数月，上冲止，肿气去，兼用龙硫丸，污水减，块大安。

一女子年二十余，脐下有动悸，任脉道拘急，时时冲逆于心下，发则角弓反张，人事不省，四肢厥冷，呼吸如绝。数医疗而不验。余诊曰："奔豚也。"与苓桂甘枣汤，使服数旬，病减十之七八。但腹中尚拘急，或手足牵掣拘挛，因兼用当归建中汤，数月痊愈。

苓桂五味甘草汤之注释

咳逆倚息不得卧，小青龙汤主之。

青龙汤下已，多唾，口燥，寸脉沉，尺脉微，手足厥逆，气从少腹上冲胸咽，手足痹，其面翕热如醉状，因复下流阴股，小便难，时复冒者，与茯苓桂枝五味甘草汤，治其气冲。（《金匮要略》）

【注】丹波元坚曰：按下已者，服毕也。唾多者，为青龙汤之效显著，饮豁之征。犹今患支饮者，及其欲愈，必吐稠痰。唾，亦稠痰也。口躁，亦为饮将去之征，与渴同机，续后三条（**求真曰**：所谓"续后三条"者，指苓甘姜味辛汤、苓甘姜味辛夏汤、苓甘姜味辛夏仁汤诸条也）俱举药验，此证亦然，而其中寓咳止息平之义。此下脉证非为青龙而发，盖其饮之所在，不仅上焦，即中下焦亦有所潴，而更于他处或有所挟，今服汤后支饮虽散，而他证续见者也。寸脉沉，尺脉微者，魏氏曰：寸脉沉，支饮有窠囊，欲去之而不能尽去也；尺脉微者，正阳虚于下，而阴寒之气，斯厥逆而上奔也，此解似佳。唯尺脉微者，或亦为血虚之现象，手足厥逆者，阳素不盛，今为饮遏住所致，与瓜蒂散之厥，其情相近。气自少腹上冲胸咽者，下焦之水上逆也。手足痹者，其人血虚故也。其面翕热如醉状，复下流于阴股，胃中有热，饮被迫动，或升或降也。小便难者，膀胱不输也。时复冒者，即此心下支饮之故，有时而失于升也。此证三焦俱有水，加以血虚胃热，然其所急者，特有气冲耳，故用桂苓五味甘草汤以抑逆散饮。此方比之苓桂术甘汤有五味而无术，彼以胃为主，此犹兼肺，故用五味以利肺气。比之苓桂甘枣汤，彼有饮在下，而此有饮在上也。

求真按 本方为苓桂术甘汤之去术加五味子，故颇与彼相类似。然本方有茯苓而无辅翼之术，利尿作用较彼稍弱。唯有五味子，故于镇咳作用则凌驾于彼之上矣。

苓桂五味甘草汤方

茯苓、桂枝各 9.5 克，甘草 7 克，五味子 12 克。

煎法用法同前。

先辈之论说治验

《类聚方广义》本方条曰：小青龙汤者，主治内饮外邪，感动触发而作喘咳者。以下五方主治无发热、恶风、头痛、干呕等之外候，但发内饮之咳嗽、呕逆、郁冒、浮肿等证者。若咳家有稠涎胶痰，血丝腐臭，蒸热口燥等证者，非五方所得而治也。

求真按 此说是也，当遵奉之。

《麻疹一哈》曰：有一男孩年十三，疹后咳嗽不已，声哑不出，数十日。虽用药而无效，更请诊于予。按其腹状，心下悸，上逆耳鸣，目眩，胸间痰鸣，因作苓桂五味甘草汤使服之。又使杂服滚痰丸，下利日二三行。半月许，前证全治而复旧。

苓甘五味姜辛汤之注释

冲气即低，而反更咳、胸满者，用苓桂五味甘草汤去桂加干姜、细辛以治其咳满。（《金匮要略》）

【注】冲气即低者，谓服苓桂五味甘草汤后上冲低降也。而反更咳云云者，虽上冲降下而反更咳嗽、胸满之意。此所以以下申述不得不用本方之理由也，即于此证，虽宜用苓桂五味甘草汤，因无上冲，故去桂枝，以有咳嗽、胸满，故加干姜、细辛以治之之意也。

苓甘五味姜辛汤方

茯苓 7 克，甘草、干姜、细辛各 5.5 克，五味子 8.5 克。

煎法用法同前。

苓甘五味姜辛夏汤之注释

咳满即止，而更复渴，冲气复发者，以细辛、干姜为热药也。服之当遂渴，而渴反止者，为支饮也。支饮者，法当冒，冒者必呕，呕者，复纳半夏以去其水。（《金匮要略》）

【注】丹波氏曰：按此节当以细辛、干姜为热药也，作一段看，咳满即止，是姜辛之效著也。然药势燥胃，故发渴，而下焦之水亦随而发动，此际更宜苓桂五味甘草汤者，意在言外矣。服之以下是承上节治其咳满之句，服之咳满即止，当发渴，而反不渴者，言心下为有支饮也。渴反止，宜从赵氏注（赵注 服汤后，咳满即止，三变而更渴，冲气复发者，以细辛、干姜为热药也，服之当遂渴，反不渴者，为支饮之水蓄积于胸中故也）读为反不渴，程氏亦然。此支饮与青龙汤证不同。所谓冒者，即前条时复冒之加重也。复纳半夏，所以祛水饮，止呕逆也。

苓甘五味姜辛夏汤方

茯苓 7 克，甘草、细辛、干姜各 3.5 克，五味子 8.5 克，半夏 11 克。
煎法用法同前。

先辈之治验

《续建殊录》曰：一男子郁郁不乐，咳嗽短气，动摇则胸悸甚，上气微呕，不欲饮食，小便不利，盗汗出，时时抢于心下，或胸中痛，与苓甘姜味辛夏汤加人参。服药后，诸证渐退，逾月痊愈。

求真按 苓甘姜味辛夏汤加人参者，为苓甘姜味辛夏汤与人参汤合方之意也。

苓甘五味姜辛夏仁汤之注释

水去呕止，其人形肿者，加杏仁主之。其证应纳麻黄，以其人遂痹，故不纳之。若逆而纳之，必厥，所以然者，以其人血虚，而麻黄发其阳故也。（《金匮要略》）

【注】丹波氏曰：按水去者，心下之水去也，故呕止，是半夏之效著也。然内水溢于外，以为形肿，故治犹遵前法。而表水非麻黄不能祛除，盖杏仁与麻黄，其性虽有紧慢之别，而其功用稍相类似，以其人血虚，故以此易彼。其人遂痹者，前段之手足痹也。厥者，亦即前段之手足厥逆。倘得麻黄亡其阳，则更甚矣。血虚者，尺脉微之应也。

苓甘五味姜辛夏仁汤方

茯苓 5 克，甘草、干姜、细辛各 3.5 克，五味子 6 克，半夏、杏仁各 7 克。
煎法用法同前。

先辈之论说

《类聚方广义》本方条曰：痰饮家，平日苦于咳嗽者，此方之半夏代以瓜蒌实，用白蜜为膏，则甚有效。

求真按 若无呕证，则以瓜蒌实代半夏亦无不可。但此证有时不可代用瓜蒌实，余每以本方用于老人之慢性支气管炎（尤以并发肺气肿者）得伟效。

苓甘姜味辛夏仁黄汤之注释

若面热如醉，此为胃热上冲熏其面，加大黄以利之。(《金匮要略》)

【注】丹波氏曰：按以上四条，谓治其气冲，而承以冲气即低之类，其文上下相应，特此条自为起端，故程氏、尤氏以为别证。然其治仍守上方，则知亦为自上接来。面热如醉者，即前段所谓面翕热也，其初胃热未长，故敢不以为意。今蓄饮未散，胃热增剧，故加大黄以利之也。徐氏所谓虽有姜辛之热，各自为效，而无妨者，实得其理矣。

又按以上六条，皆为设法备变者。盖病者证候错杂，或陆续变换，应就其所急，为之处疗，是以设此诸条，使人知圆机之妙。唯所叙诸证，未必一人兼备，亦未必不兼备于一人，且所处之药，皆其著效。如更发他证者，是必无药之所致。要之不过假此数端，述为治之次序也。其初则触时气而动，其次则下焦之水逆，次则肺饮复动，次则饮遏于中焦，次则水气溢于外，于是饮之情形，纤悉无遗。而加以兼虚挟热，可谓密矣。

苓甘姜味辛夏仁黄汤方

茯苓5克，甘草、干姜、细辛、大黄各3.5克，五味子6克，半夏、杏仁各7克。煎法用法同前。

先辈之治验

《橘窗书影》曰：一妇人年五十余，曾患下血过多，以后面色青惨，唇色淡白，四肢浮肿，胸中动悸，短气，不能步行，时复下血。余与六君子汤加香附、厚朴、木香，兼用铁砂丸，下血止，水气亦减，然血泽不能复常。秋冬之交，咳嗽胸满颇甚，遍身浮肿，倚息不得卧。一医以为水肿，与利水剂，无效。余诊曰：恐有支饮，先制其饮，则咳嗽浮肿自当随愈。因与苓甘姜味辛夏仁黄汤加葶苈子，服二三日，咳嗽胸满减，浮肿忽消散。余以此法复愈水肿数人，故记之以示后学。

五味子之医治效用

《本草备要》曰：五味子，性温，五味俱备（皮甘，肉酸，核中苦、辛，都有咸味），酸咸为多。故专收敛肺气，滋肾水，强阴涩精，补虚明目，退热敛汗，止呕住泻，宁嗽定喘，除烦渴，消水肿，解酒毒，收耗散之气。（中略）嗽初起，脉数有实火者，忌用（寇氏所谓食之而虚热多者，收补之骤也）。北产紫黑者良，入于滋补药中，蜜浸蒸。

《药征》曰：五味子，主治咳而冒。

五味子、泽泻皆主治冒病，而有其别。五味子治咳而冒者，泽泻治眩而冒者也。

据此二说观之，则五味子可谓为收敛性镇咳药，兼有治冒作用之温药矣。

细辛之医治效用

东洞翁云：细辛主治宿饮停水也，故治水气在心下而咳满，或上逆，或胁痛者。又（上略）其咳者，上逆者，胸满者，胁痛者，心下坚大者，皆为宿饮停水在胸胁心下所致也。用细辛则水饮去，其证可已，可以见其主治矣。然此说非惟辽阔难循，其结果且难与半夏茯苓等之治效区别，故仲景以干姜、细辛为热药也。《本草纲目》述细辛辛温无毒，故当作主治阴证之宿饮停水，始近定说。因本药为吐根（**译者按** 吐根为催吐药、祛痰药）之同属，用少量呈镇咳作用，若大量则变为吐剂，不可忘之。

《本草纲目》曰

细辛（根）

【气味】辛温，无毒。

【主治】咳逆上气，头痛，脑动，百节拘挛，风湿痹痛，死肌。（《本经》）

温中，下气，破痰，利水道，开胸中滞结，除喉痹、齆鼻香臭不闻，下乳结。（《别录》）

（上略）治嗽，去皮风湿痒、风眼泪下，除齿痛、血闭、妇人血沥腰痛。（甄权）

【发明】宗奭曰：治头风痛，不可缺之。

元素曰：细辛，（中略）治少阴之头痛如神。（中略）散水气，去内寒。

成无己曰：水停心下而不行。（中略）以细辛之辛，行水润燥。

承曰：细辛，（中略）若单用末，不可过一钱，多则气闷塞，不通者，死。

泽泻汤之注释

心下有支饮，其人苦冒眩，泽泻汤主之。（《金匮要略》）

【注】冒者，如蔽如帽之意。本条之冒，亦自觉如以物蔽头部之义。若更有眩晕，即为冒眩，临床上最易遭遇者也。而其剧者，如尾台氏所云：支饮、冒眩证，其剧者昏昏摇摇，如居暗室，如坐舟中，如步雾里，如升空中，居屋床蓐，旋转如走，虽瞑目敛神，仍复如是。非此方则不能治之。

然本条之病证，如仲景云：心下有支饮，其人苦冒眩。因胃内有停水，致成此冒眩也。又成此胃内停水者，如东洞翁之本方定义云：治苦冒眩，小便不利者，因肾脏机能障碍耳，故于本方证必有尿利减少，或频数之候也。

由余之经验，因临床上需要本方者虽少，然解释渊源于此方之五苓散、当归芍药散等之方意必不可缺，故不可轻视之。

泽泻汤方

泽泻 24 克，术 9.5 克。

上细锉，以水二合，煎成一合。去滓，一日分三回温服。

先辈之治验

《成绩录》曰：一妇人郁冒眩甚，起卧不安，无他证，不治约三年许。先生与泽泻汤，旬余痊愈。

泽泻之医治效用

本药亦为一种利尿药，以尿利之减少或频数与胃内停水为主目的方可用之，与茯苓、术无异。然茯苓适于此等症状之外，兼治心悸亢进、眩晕、肌肉之间代性痉挛等，而通用于表里阴阳虚实之各证；本药不能治心悸亢进及肌肉之间代性痉挛，有医冒眩之作用，多用于里虚证；术之用于虚证与本药无异，但其性温，故适于阴虚证，不适于阳虚证；本药性冷，故不适于阴虚证，而适于阳虚证，有去温热及治渴之效能。此三药之分别也，至于其他，概为大同小异耳。

《本草纲目》曰

泽泻　根

【气味】甘寒，无毒。

【主治】风寒湿痹，乳难。养五脏，益气力，肥健，消水，久服则聪明耳目。(《本经》)

补虚损、五脏痞满，起阴气，止泄精、消渴、淋沥，逐三焦膀胱之停水。(《别录》)

主肾虚精自出，治五淋，通宣水道。(甄权)

主头眩、耳虚鸣、筋骨挛缩，通小肠，止尿血，主难产，补女人之血海，令人有子。(大明)

入肾经，去旧水，养新水，利小便，消肿胀，(中略)止渴。(元素)

去脬中之留垢、心下水痞。(李杲)

渗湿热，行痰饮，止呕吐、泻痢、疝痛、脚气。(时珍)

茯苓泽泻汤之注释

胃反，吐而渴欲饮水者，茯苓泻泽汤主之。（《金匮要略》）

【注】胃反者，如《金匮》云：脾伤则不磨，朝食暮吐，暮食朝吐，宿食不化，名曰胃反。即胃弛缓扩张证等之总称。吐字以下，得由下说详解之。

藤田谦造曰：茯苓泽泻汤亦为治呕吐，于方中既云渴，又重言欲饮水，是明其渴为主证（**求真按** 重言明其渴为主证之意也）。又已成胃反，则当知有腹痛证。故不唯胃反本此意而有呕吐者，即无呕吐，若有停饮，心下痛，发渴者，亦可用之。是泛论运用于诸病，其效亦多，此古方之妙也。

茯苓泽泻汤方

茯苓14.5克，泽泻7克，甘草、桂枝各3.5克，术5.5克，生姜7克。

上细锉，以水三合，煎成一合。去滓，一日分三回或数回，温或冷服。

先辈之论说治验

《类聚方》本方条曰：治心下悸，小便不利，上冲及呕吐，渴欲饮水者。

《方机》本方主治曰：吐而渴欲饮水者，此正证也。渴（有水而渴为水满也）而小便不利，或心下悸，或腹胀满者（水满也）。

《续建殊录》曰：一禅师平日饮食停滞，胸腹有动悸，雷鸣呕吐，而腹中痛，志气郁郁不乐。一医与附子粳米汤及半夏泻心汤，不愈。一日呕吐甚，绝谷累日，而病益加，服小半夏汤、小半夏加茯苓汤，益增疲劳，烦闷欲死。予投茯苓泽泻汤而呕吐止，翌日啜糜粥，不过十日，而诸证痊愈。

《成绩录》曰：一人患胃反，其初颇吐水，间杂以食，吐已乃渴，诸医多方治疗，不得一效。一医教其断食，诸证果已。七日始饮，复吐如初。至今已五年，迄无宁日，请先生治之。先生乃诊其腹，自胸下至于脐旁均颇硬满。先生乃与茯苓泽泻汤，数日痊愈。

求真按 此病为胃扩张之重证，今治以健胃止渴利尿剂之本方，使不出数日而痊愈。

又一人患胃反，饮食停滞，肚腹膨胀，心胸不安，每隔三日或五日，必大吐宿水，吐已乃渴，如是者凡三年。虽慎食断饮，针灸百治，皆莫能奏效。先生与茯苓泽泻汤，使兼服南吕丸，月余痊愈。

藤田谦造曰：一寡妇年三十许，自初冬患腹满，渐膨大，经水不通，诸医多方治其腹满，均无效。至季冬，加以腹痛，乍休乍作，困苦殆极。至是乞治于同藩师崎省庵，其证腹部紧满，脉数，舌上有白苔，而腹中如癥瘕者，出没甚频，或乍横梗如臂，或乍磊砢如块，上下往来，时出时没，出则痛作，没则痛止，似大七气汤证。又常腹中雷鸣，痛作则歇，痛止又必雷鸣，其声如倾水，口舌干燥颇甚，二便秘极，又似于己椒苈黄丸证，但出没痛苦，心下最甚，频渴引饮，不论温冷，饮已则必愠愠欲吐。前医用气剂则渴益甚，用芒硝、大黄则痛增剧，服驱蛔药，无效亦无害。省庵诊之，谓宜先治心下之饮，因与茯苓泽泻汤。四五日，痛减渴缓，满稍宽。又连进十五六日，小便通利，病势减十之七八，惟小腹依然胀满。一夜忽暴泻如倾，翌朝又泻如前，两次约下水四五升，满气顿失如忘。未几，经水亦通利，尔后强健如前，亦奇验也。

求真按　本方非下剂，服后反大水泻者，是即药之瞑眩也。

又一患者年八十，极强健，唯耳聋，其他与壮人无异。性嗜酒，虽不多饮，然每日非二三次不可。某年当夏暑时患腹满，四肢羸瘦如水蛊，不能进食，大便秘结，小水不利、赤浊，脉滑数，舌上黄苔干燥，渴欲汤水，心下痛，恶闻酒香。余先泻其实，使服小承气汤，便下初硬而后溏，里急后重，数至圊而不通快，腹满反甚，食益不进。余知其误，乃更与茯苓泽泻汤，四五日诸证渐缓。三十日许，腹满如失，惟气力困倦，饮食未复，以香砂六君子汤调理而愈。

一妇年二十四五，患呕吐，三四日或五六日一发，发必心下痛，如此者二三月。后至每日二三发，甚者振寒昏塞，吐后发热。诸医治其呕吐，或与驱蛔药，不效。余诊之，渴好汤水，因与茯苓泽泻汤，使小量频服之，其夜病即稍缓。二十余日，诸证悉退，惟腰间有水气，使服牡蛎泽泻散料而愈。

茯苓甘草汤之注释

伤寒，汗出而渴者，五苓散主之；不渴者，茯苓甘草汤主之。(《伤寒论》)

【注】尾台氏曰：考伤寒汗出章，似脱"发热、脉浮数、小便不利"等证，方中多用生姜，则"不渴"之上又似脱"呕而"二字，特于汗出者，岂可用此方乎？其有脱逸明矣。

伤寒，厥而心下悸者，先宜治水，当服茯苓甘草汤，却治其厥。不尔，则水渍入胃，必作利也。(《伤寒论》)

【注】本条为阴证与本方证并发之证候，若阴证危急，则宜先治为通则，然今仅有厥，更无其他危急之证，则当以本方先去心下之水毒，然后可治其厥，不然，则水毒流入肠内，必作下痢也。而仲景此论，乃暗示本方不仅能制因肾脏机能障碍之水泻的下痢于未发，亦能治其既发之意也。

本方为苓桂术甘汤之去术加生姜，故其作用亦相类似。然有别者，彼方长于利尿作用，而本方有长于镇呕的健胃作用。故于呕吐诸病，尤于恶阻证有应用之宜也。

茯苓甘草汤方

茯苓 14.5 克，桂枝 9.5 克，生姜 14.5 克，甘草 5 克。

上药锉细，以水二合，煎成一合。去滓，一日三回或分数回，温或冷服。

先辈之论说治验

东洞翁本方定义曰：治心下悸，上冲而呕者。

《东洞家配剂抄》曰：一人年五十，七年前患俗所谓痫证，月四五发，发则颠仆不知人事，茯苓甘草汤，应钟及紫丸。

《方舆輗》本方条曰：心下悸，概属痫与饮，以此方加龙骨牡蛎绝妙。又此证有致不寐者，以酸枣汤及归脾汤不能治也，余用此方屡奏奇效。有一妇人，自心下至膈上动悸颇甚，势如城郭撼摇，遂眩晕不能起，夜悸烦而目不合，如是数年，屡易医不愈。余最后诊视，谓病家曰：群医之案不一，今我姑置其病因不论，止投以一神方，服之不怠，则可令能起。即与茯苓甘草汤加龙骨、梅花蛎，日渐有效，淹久之病，半年痊愈，病家欣忭不胜。此非奇药异术，而能起沉疴痼疾者，以为汉以上之方药也。

《杂病辨要》痘疮条曰：放点稀朗红润而心下悸者，急当治其悸，否则小便不利，水气满于皮肤，而结痂必迟，治悸宜茯苓甘草汤。

求真按 观此可见肾脏与心下悸（胃内停水）与痘疮之关系如何密切矣。

五苓散之注释

太阳病，发汗后，大汗出，胃中干，烦躁不得眠，欲得饮水者，少少与饮之，令胃气和则愈。若脉浮，小便不利，微热，消渴者，五苓散主之。（《伤寒论》）

【注】自首句迄于"则愈"，因发汗，太阳病解，唯因强发汗，失其体液，胃亦随而干燥，故烦躁而不眠，此时只欲得水，无处药剂之必要，故只与少量之水则体液复，胃亦得以滋润，而烦躁不眠不治而自愈之意也。"若脉浮"以下，谓若上之状态，有脉浮数，尿利减少，微热消渴（渴而饮水不止，尿利反小者）之证，与前不同，则以有解热、止渴、利尿作用之本方，为之主治之义也。和久田氏曰："大汗出"三字，斜插法也，非发汗后更出汗，欲言胃中干，故插此三字耳。此言有理。

发汗已，脉浮数，烦渴者，五苓散主之。（《伤寒论》）

【注】本条虽说唯脉浮数与烦渴二证可用本方，其实既于前条示以小便不利，故于本条省略之，非无此证之意也。尾台氏云于"发汗已，脉浮数"之下似脱"发热，小便不利"等证，盖发汗后烦渴者，概非本方证，而为石膏剂证。然石膏剂之烦渴必伴以脉浮

滑，或滑，或洪大等，决不浮数。今脉浮数与烦渴并举，则虽略去"发热，小便不利"，于本方亦无不可也。

伤寒汗出而渴者，五苓散主之；不渴者，茯苓甘草汤主之。（《伤寒论》）

【注】本条虽以茯苓甘草汤注中之尾台氏说可解之，然恐与前条同为省文乎。

中风发热，六七日不解而烦，有表里证，渴欲饮水，水入则吐者，名曰水逆，五苓散主之。（《伤寒论》）

【注】所谓有表里证者，有脉浮、发热、汗出而恶寒、头项强痛（桂枝证）之表证，又有胃内停水之里证之意。此胃内生停水者，由小便不利，即肾脏机能障碍之结果，排泄阻止，水毒充满于胃肠之内。而此水毒伴热毒，故渴欲饮水，然咽下之，则既为水毒充填之胃腔，再无容受之余地，势不得已而吐出之也，是师之所谓水逆也。此时若用本方，则方中之桂枝由汗腺排除水毒，同时发挥解热作用，且抑制水毒之上冲，以资他药之活动。泽泻为君，以治烦渴，又由猪苓、茯苓、白术之援助，则水毒与热毒由泌尿器驱逐之，故胃肠内之停水消失，而自能镇吐矣。此古方之神妙，真可叹服也。

病在阳，应以汗解之，反以冷水潠之，若灌之，其热被劫不得去，弥更益烦，肉上粟起，意欲饮水，反不渴者，服文蛤散；若不瘥者，与五苓散。（《伤寒论》）

译者按　原本水字之上无"冷"字，今从《伤寒论浅注补正本》增之。

【注】尾台氏曰：病在阳，应以汗解云云，是以噀劫激，致生变证。犹伤寒脉浮，自汗出，小便数，心烦，微恶寒，脚挛急者，误用桂枝汤，致成种种之转变也。今世无医药常识之辈，其身已有邪热，不以为意，或冒雷雨而上途，或入水游泳而贪凉，至成是证者，夏秋之间，间亦有之，病情正同，宜用文蛤汤连进，可发汗。若用本论文蛤散，则误矣。潠，同噀，《说文》云：含水喷也。灌，溉也。《玉函》"弥更"作"须臾"解。

和久田氏曰：古人有潠水、灌水之法。潠者，以水吹于面也。灌者，以水浇于身也。此二法用于阳郁证，自外以水气激之，令郁阳勃起，发散而解。无此阳郁者，若行潠水、灌水之法，则表热被劫，不得外出，弥更内逼而心烦，肉上却因正气虚而粟起也。粟起者，俗谓之鸡皮，是被水劫之故。热既被水劫而内攻，虽意欲饮水，然反渴而不引水浆。若不与则不久而又思水，是文蛤散之证也。若文蛤散不瘥，愈欲得水如渴状者，此烦热。有热，复有水气，则与五苓散以观其应否也。

求真按　此二说各有一理，于理论上难定其是非，学者宜就病者以验其正否。

本以下之，故心下痞，与泻心汤，痞不解。其人渴而口燥烦，小便不利者，五苓散主之。（《伤寒论》）

【注】太阳病因误下，则表热内陷，而致心下痞（胃部膨满）。

是即大黄黄连泻心汤之所主治也。然本条之心下痞，不仅由于表热之内陷，并由小便不利致胃内停水使然者，故虽与泻心汤，其痞不解也。有此痞而口燥烦，小便不利者，为本方主治之意也。是本方证与大黄黄连泻心汤之鉴别法也。

尾台氏曰："渴而口燥烦"当作"渴而烦躁"，以供参考。

霍乱，头痛发热，身疼痛，热多欲饮水者，五苓散主之；寒多不用水者，理中丸主之。（《伤寒论》）

【注】霍乱者，为吐泻而挥霍撩乱病之总称。尾台榕堂、今村了庵二氏，用葛根加术汤于其初期，颇能顿挫之。又用本方或茯苓泽泻汤，能治下痢发热，口舌干燥，烦渴，贪饮冷水，或有水逆之证者。由此观之，则仲景之方法，可谓八面玲珑，圆满无碍矣。

脉浮，小便不利，微热消渴者，五苓散主之。（《金匮要略》）

假令瘦人脐下有悸，吐涎沫而癫眩，此水也，五苓散主之。（《金匮要略》）

【注】尾台氏曰："癫眩"当从沈明宗作"颠眩"，余不知其是非。然本条明示本方可用于癫痫其他之发作的失神性痉挛病，而方中包含泽泻汤及茯苓、桂枝等，则由此可推知仲景之意。

五苓散方

泽泻 3.3 克，猪苓、茯苓、术各 2.5 克，桂枝 1.7 克。

上为细末，一日三回分服。又锉细，以水二合五勺，煎成一合。去滓，一日分三回，温或冷服。但水逆之际，宜作散服，其他宜增上用量之二倍以上而煎服之。

先辈之论说治验

《和剂局方》曰：辰砂五苓散，治伤寒表里不解，头痛发热，心胸郁闷，唇舌干焦，神思昏沉，狂言谵语，如见鬼神，及瘴疟烦闷不省者。如中暑发渴，小便赤涩，调以新汲水下。小儿五心烦热，焦躁多哭，咬牙上撺，欲成惊状，每服半钱，以温热水下。

《三因方》曰：己未之年，京师大疫，汗之则死，下之亦死，服五苓散则遂愈。此无他，瘟疫也。

五苓散治伏暑饮热，暑气流入经络，壅溢发衄，或胃气虚，血渗入胃，停饮不散，吐出一二升许者。

《伤寒百问·经络卷》曰：五苓散，治瘴气温疟，不服水土，及黄疸或泻者。又治中酒恶心，或呕吐痰水，水入便吐，心下痞闷者。又治黄疸如橘黄色，心中烦急，眼睛如金，小便赤涩，或大便自利者。若治黄疸，以山茵陈煎汤下，日三服。

《直指》曰：五苓散，治湿证，小便不利。《经》云：治湿之法，不利小便则非其治。又治伤寒烦渴，引饮过多，小便赤涩，心下有水气者。又欲使水饮流行，每服二钱，沸汤调下，若小便更不利，则加防己以佐之。又治尿血。（中略）又治便毒。（下略）

罗谦甫曰：春夏之交，人病如伤寒，其人汗自出，肢体重痛，难以转侧，小便不利，此名风湿，非伤寒也。阴雨之后，感受水湿，或引饮过多，则多成此证。若多服五苓散，使小便通利，湿去则愈。初虞世曰：医者不识，作伤风治之，发汗而死，下之亦死。己未之年，京师大疫，正因此也。罗得其说，救人甚多，大抵五苓散惟能利水去湿，胸中有停饮及小儿吐呪欲作痫者，五苓散最妙也。

《医方口诀集》曰：予尝治平野庄一人，伤风发热，口燥而渴，与水则吐，后服汤药亦吐，诸医袖手，请治于予。诊脉浮数，记得《伤寒论》中"中风六七日，不解而烦，有表里证，渴欲饮水，水入则吐者，名曰水逆，五苓散主之"之言，遂以五苓散末白饮和服，一七知，三七已。

又治一人，消渴经年，且胸胁支满而头晕，与五苓散加甘草，水煎使服之，不三剂，诸证悉治，此盖用《金匮》苓桂术甘汤及五苓散之二法也。

曾世荣曰：小儿惊风及泄泻，并宜用五苓散以泻丙火，渗湿土。因其内有桂枝，能抑肝风，助脾土也。传云：木得桂而枯是也。

伤寒三四日之间，往来寒热，自利者，邪入太阴，而犹在少阳之经也，宜本方合小柴胡汤，名柴苓汤。

求真按　往来寒热，自利者，系五苓散证与小柴胡汤证并发，非邪入于太阴也。

《续建殊录》曰：有一男子年五十有余，从未有疾，矍铄如常，饮食倍于少壮时，自以为昔时好角抵之戏，故血气能如是周流。自客岁食饵又三倍于少壮，至今年而添渴，饮水数升，未尝腹满，近颇自警，以数合为度，如是能饮能食，理当渐肥，而反日瘦，他亦无所苦。先生诊之，问及其他。答曰：唯腹皮麻痹，小便频数耳。乃与五苓散服之，不日而渴愈。

《成绩录》曰：男子患消渴，日饮水数斗，小便亦多，食倍于平日。先生与以五苓散，服月余，奏全效。

求真按　此二病可能是糖尿病或尿崩证。

《类聚方广义》本方条曰：霍乱吐下之后，厥冷烦躁，渴饮不止，而水药共吐者，宜严禁汤水果物。每欲饮水，与五苓散，但一帖分二三次服为佳，不过三帖，呕吐烦渴必止，吐渴若止，则必厥复而热发，身体惰痛，仍用五苓散，则必絷絷汗出，诸证脱然而愈。此五苓散与小半夏汤效用之分别也。

此方治眼患，与苓桂术甘汤略似，而彼以心下悸、心下逆满、胸胁支满、上冲等证为目的；此以发热、消渴、目多眵泪、小便不利为目的，二方俱以利小便而奏效也。

茵陈五苓散之注释

黄疸病，茵陈五苓散主之。（《金匮要略》）

【注】 此方证仅有"黄疸病"三字，颇漠然。故东洞翁下本方定义为治五苓散证而发黄者，此言有理，可从之。

《勿误药室方函口诀》本方条曰：此方主小便不利，用于发黄之轻证。故《圣济总录》云：此方治阴黄，身如橘色，小便不利。阴黄之证，详见于《巢氏病源》，非谓阴证也，谓无热状耳。若此证有热状者，宜选用栀子蘗皮汤及茵陈蒿汤。（中略）东垣治酒客病，以用此方为最宜，盖平日醉酒与烦闷不止者，以发汗利小便之方法为适宜也。

求真按 上说亦可补仲景所未备。

茵陈五苓散方

茵陈蒿 8 克，五苓散 4 克。

煎法用法同前。

先辈之治验

《医方口诀集》曰：有一人，五月间乘梅雨往返于大阪，自觉身体微热，四肢倦怠。一医作风湿用药，则恶食甚，一医作伤寒治，则发热甚。医治经月，前证愈甚，至寓求治。诊之脉沉，问曰：渴乎？曰：渴。小便利乎？曰：不利而色黄。予曰：《金匮》有曰：脉沉，渴欲饮水，小便不利者，当发黄。又曰：黄疸病，茵陈五苓散主之。因日晚不及为末，唯作汤药服之，一帖而食进，五帖而热退，十帖而病如失，后用调理而安。

求真按 如据此治验观之，则本方证必非无热者，则前记浅田氏之说，似不可尽信也。

猪苓汤之注释

阳明病，脉浮而紧，咽燥口苦，腹满而喘，发热汗出，不恶寒反恶热，身重，若发汗则躁，心愦愦，反谵语；若加烧针，必怵惕烦躁不得眠；若下之，则胃中空虚，客气动膈，心中懊憹，舌上苔者，栀子豉汤主之；若渴欲饮水，口干舌燥者，白虎加人参汤主之；若脉浮发热，渴欲饮水，小便不利者，猪苓汤主之。（《伤寒论》）

【注】本条虽论白虎汤及大承气汤、栀子豉汤、白虎加人参汤、猪苓汤等之五证及其鉴别法，兹止说白虎加人参汤证与猪苓汤证之区别于下。

本方证与白虎加人参汤证于渴欲饮水一点俱相等，然彼因热毒之故，体液消耗，内外俱枯，故必有口舌干燥，烦渴引饮之状，而无小便不利之候；而本方证以水毒蓄积为主证，热毒不过为客证，故无口舌干燥，虽渴欲饮水，然无烦渴引饮之状，小便必不利，以之不难分别之。且彼证之脉常洪大或滑大，本方证之脉必浮，以此又可得而区别之。

阳明病，汗出多而渴者，不可与猪苓汤，以汗多胃中燥，猪苓汤复利其小便故也。（《伤寒论》）

【注】阳明病，汗出多而渴者，为白虎加人参汤证。故本条亦如上条，所以示二方证之鉴别法也。即阳明病之烦渴，因高热持久，体液涸竭，故可与白虎加人参汤，以滋润枯燥之组织。若误以有夺取水分作用之本方，则体液益夺，反而增恶，故有不可与之之诫。

少阴病，下利六七日，咳而呕渴，心烦不得眠者，猪苓汤主之。(《伤寒论》)

【注】所谓少阴病者，脉微细，但欲寐，且下痢也。然本方证亦有下痢，且心烦不得眠，类似于阴病之但欲寐，故仲景假以本方证为少阴病，本方列于少阴篇。然其实本方证非阴病，而为阳病，则本方亦非热剂而为冷剂也。本条不举小便不利，是因已述于前，故略之。其下利与呕，俱由小便不利所致也。又渴者为有湿热，而心烦不眠亦由湿热侵入头脑也。

东洞翁本方定义云：治小便不利或淋沥，渴欲饮水者。又云：小便淋沥，便脓血者(便，小便也)。

求真按　上说能补仲景之不足，故余亦从，以本方用于膀胱尿道疾患，尤于淋病有奇效也。

猪苓汤方

猪苓、茯苓、阿胶、滑石、泽泻各 7 克。

上锉细，以水二合，煎成一合。去滓，一日分三回，温或冷服。

猪苓加甘草汤方

猪苓汤中加甘草 7 克。

煎法用法同前。

【主治】治猪苓汤证有剧痛者。

猪苓加大黄汤方

猪苓汤中加大黄 3 克。

煎法用法同前。

【主治】治猪苓汤证而宜下者。

此二方为和田东郭之创方也。

猪苓加薏苡仁汤方

猪苓汤中加薏苡仁 10 克。

【主治】治猪苓汤证而排脓不止者。

此方余所始创也。

先辈之论说治验

《古方便览》本方条曰：一男子患血淋二三年，一日血大出，痛不可忍，目眩不知人事。余即与此方，渐渐收效而不再发。

《尊水琐言》曰：满身洪肿，以手按其肿，颇有力，放手即复胀，然气息如平常者，是猪苓汤证也。又一种肿势如前，腰以下虽满肿，臂、肩、胸、背无恙，呼吸如平常者，是亦可用猪苓汤，不必问其渴之有无也。

《东郭医谈》曰：一男子下血，大、小便不通，腹满欲死，医与四物汤加山栀、黄柏之方，腹满仍甚。（中略）余以猪苓汤加大黄，小便渐次通快。

求真按 此下血未明言为肠出血，抑系血尿，恐为前者。

《青州治验录》曰：师曰：前有若山某患淋疾者乞治，诊得茎中有赘肉如纫，小便淋沥如丝，疼痛甚，故如图作具入尿道口，以取其赘肉。去毕，小便出如泷，而后入青蛇或后冲纫（青蛇、后冲者为膏药之名，青蛇纫、后冲纫者，涂膏药于纫也），并以猪苓加将主治之，不日痊愈。

求真按 大黄之别名为将军，故猪苓加将者，即猪苓加大黄汤也。

《类聚方广义》本方条曰：治淋病点滴不通，阴头肿痛，少腹膨胀而痛者。若茎中痛，出肿血者，兼用滑石矾甘散。

孕妇七八月后，有阴户焮热肿痛，不能起卧，小便淋沥者，以三棱针轻轻刺肿处，放出瘀水后，再用此方，则肿痛立消，小便快利。若一身悉肿，发前证者，宜越婢加术汤。

猪苓之医治效用

《本草纲目》曰

猪苓

【集解】猪苓（中略）弘景曰：是枫树苓，其皮黑色，肉白而实者佳。（中略）时珍曰：猪苓亦是木之余气所结，如松之余气结茯苓之义，他木皆有，枫树为多耳。

【气味】甘平，无毒。

【主治】解伤寒、瘟疫大热，发汗。主肿胀，满腹急痛。（甄权）

治渴除湿，心中懊恼。（元素）

泻膀胱。（好古）

开腠理，治淋肿、脚气、白浊、带下、妊娠子淋、胎肿、小便不利。（时珍）

【发明】（上略）元素曰：猪苓，淡渗大燥，亡津液。无湿证者勿服之。

时珍曰：猪苓淡渗，气升而又能降，故能开腠理，利小便，与茯苓同功，但入补药不如茯苓也。

《药征》曰：猪苓，主治渴而小便不利也。

如上诸说，猪苓亦为一种之利尿药，其作用类似于茯苓、泽泻。所异者，本药解热止渴作用虽强，然治心悸亢进、肌肉痉挛则不如茯苓，治冒眩则不如泽泻，但解热利尿作用则较强而有力，此本药所以用于一般之实证也。

阿胶之医治效用

阿胶之止血作用，毋俟西医之所教，已于二千年前周知矣。然此止血作用限于因血液之凝固性减弱与血管壁弛纵致血液之渗透亢进而出血者可知。又本药为一种黏滑药，自其缓和包摄作用，缓解组织之紧缩，或包摄糜烂面等。其滋润性能医组织之枯燥，故由此等原因而发为疼痛、出血、排脓、尿量减少或频数、咳嗽等，亦为本药之主治也。

滑石之医治效用

《本草纲目》曰

【气味】甘寒，无毒。

【主治】身热，泄澼，女子乳难，癃闭。利小便，疗胃中积聚寒热，益精气。（下略）（《本经》）

通九窍六腑津液，去留结，止渴，令人利中。（《别录》）

燥湿，分水道，实大肠，化食毒，行积滞，逐凝血，解燥渴，补脾胃，降心火，偏主石淋为要药。（震亨）

【发明】颂曰：古方治淋沥，多单使滑石。（中略）又主石淋。

权曰：疗五淋，主产难，（中略）使胎滑易生，除烦热、心躁。

好古曰：滑能利窍，以通水道，为至燥之剂。猪苓汤用滑石、阿胶，同为滑剂，以利水道。

《药征》曰：滑石，主治小便不利，兼治渴也。

据以上诸说观之，则本药于内用时亦与外用时同。其黏滑性能缓和包摄膀胱、尿道、肠管之炎性黏膜面，故能利尿或止泻，且其寒性同时有益于消炎的作用，故能助长此作用乎。颂、震亨二氏对滑石治结石说，以猪苓汤内有此药之能善治该证也。

牡蛎泽泻散之注释

大病差后，从腰以下有水气者，牡蛎泽泻散主之。（《伤寒论》）

【注】"差"同"瘥"，然与"愈"之全治异，是过半治尚未全治之义也。

牡蛎泽泻散方

牡蛎、泽泻、瓜蒌根、蜀漆、葶苈、商陆根、海藻各等分。

上研细末，一回4克许，一日三回服用。或将上药量增量二倍以上，以水二合，煎成一合服。

先辈之论说

东洞翁本方定义曰：治身体肿，腹中作动，渴而小便不利者。

《类聚方广义》本方条曰：后世称虚肿有宜用此方者，当审其证以与之。

《勿误药室方函口诀》本方条曰：此方治腰以下之水气，然用于腰以上之水气亦有效。但宜分其虚实，若实者，可加大黄。此刘教论蘆庭之经验也。

葶苈之医治效用

《本草纲目》曰

葶苈子

【气味】辛寒，无毒。

【主治】（上略）破坚逐邪，通利水道。（《本经》）

下膀胱水。（中略）皮间邪水上出，目浮肿。（中略）利小肠，久服令人虚。（《别录》）

疗肺壅上气咳嗽，止喘促，除痰饮。（甄权）

【发明】杲曰：葶苈大降气，与辛酸同用以导肿气。

《本草十剂》云：泄可去闭，葶苈、大黄之属也。

据以上各说观之，则葶苈为兼有缓下作用之利尿药也。

商陆之医治效用

《本草纲目》曰

商陆　根

【气味】辛平，有毒。

【主治】（上略）疗水肿，（中略）腹满洪肿，疏五脏，散水气。（《别录》）

泻十种之水病。（甄权）

通大小肠，泻蛊毒。（大明）

据以上各说观之，则商陆为兼有峻下作用之利尿药也。

海藻之医治效用

《本草纲目》曰

海藻

【气味】苦，咸寒，无毒。

【主治】瘿瘤结气，散颈下硬核痛，痈肿，癥瘕，坚气。（中略）下十二水肿。（《本经》）

疗皮间积聚，暴癀瘤气，结热，利小便。（《别录》）

（上略）治气急心下满，疝气下坠，疼痛，卵肿。（下略）（甄权）

治奔豚气，脚气，水气浮肿，宿食不消，五膈痰壅。（李珣）

据以上各说观之，则海藻可谓为解凝性利尿药也。

八味丸之注释

崔氏八味丸，治脚气上入，少腹不仁。（《金匮要略》）

【注】不仁者，本系知觉麻痹之义。然少腹不仁，非唯下腹部知觉麻痹之意，寓有该部软弱无力，恰如按棉花然之触觉之意也。由余之实验，则此脚气与普通一般者不同，多现于孕产妇，尤以产后之妇人为特种之病证，俗称血脚气者是也。

虚劳腰痛，小腹拘急，小便不利者，八味丸主之。（《金匮要略》）

【注】小腹拘急者，以指撮下腹内部，有紧张状的自觉之谓也。

夫短气有微饮，当从小便去之，苓桂术甘汤主之，肾气丸亦主之。（《金匮要略》）

【注】尾台氏曰：短气云云之二方，虽同为利小便，然其主治则不同。此方（余谓苓桂术甘汤也）主心下之水饮，故施于此证（余曰：指心下停饮，短气之证也）则有效；八味丸主少腹不仁，故用于心下停饮，短气之证，绝无其效。夫少腹不仁者，不特仅因水毒，血亦不循也，此所以用八味丸之有效也。

此说虽当，然说明犹未充分，故补足之。凡水毒原因性之短气，恒为浅在的力弱者，与热毒原因性短气（例如大承气汤证之短气是也）之深而有力者异。茯桂术甘汤证比八味丸证则较实，故其短气亦比之有力，是二方证可以判别矣。

《餐英馆治疗杂话》曰：呼气短者，水气也；吸气短者，肾虚也，为八味丸之适应证也。

求真按　此说可谓苓桂术甘汤之短气发于呼气时，而八味丸之短气生于吸气时也。果然与否，须俟他日之研究。

男子消渴，小便反多，以饮一斗，小便一斗，肾气丸主之。（《金匮要略》）

译者按 原本无"亦"字，兹从唐氏《金匮浅注补正本》增。

【注】消渴者，虽渴而饮水，然尿利少也，今反尿利多，故用"反"字。以饮一斗云云者，形容消渴，小便反多也。

古来医家，虽因本条文而用本方以治糖尿病及尿崩证。然由余之经验，现时该病之大半为石膏剂证也，不可眩惑于仲景所论之表面而轻忽误治之。

问曰：妇人病，饮食如故，烦热不得卧，而反倚息者，何也？师曰：此名转胞，不得溺也。以胞系了戾，故致此病，但利小便则愈，宜肾气丸主之。（《金匮要略》）

【注】饮食如故云者，饮食与平常无异，固为胃中无病，然是亦为阴证之征。所谓烦热者，于《观证辨疑》云：烦热，虚热也，为心中、手掌、足心之热也；烦者为无可奈何之状；（中略）血脱者，地黄主之。

又《伤寒杂病辨证》曰：烦热者，因热而苦烦也。其证心胸之间如蒸如燉，热气沸郁，烦扰不安，故名烦热。成无己曰：烦热者，与发热若同而实异也。发热者，怫怫然发于肌表，有时而休也；烦热者，因烦而热，无时或歇者也。二者均是表热，而烦热者，因热而烦，发热乃时发，无时或也，是得之矣。（中略）又有谓手掌、足心烦热者，盖取诸烦扰无可奈何之义也。

然此烦热，非本方证之特有，而同本方含大量地黄之三物黄芩汤、炙甘草汤、黄土汤、芎归胶艾汤、大黄䗪虫丸等证亦有发现者，又无地黄之栀子剂、小柴胡汤、小建中汤等证亦有发现者。仅手掌、足蹠之烦热，于祛瘀血剂之大黄牡丹皮汤、桃核承气汤、桂枝茯苓丸、当归芍药散等证亦有发现者。故凭此一证之存在，不可为本方证之特征也。倚息者，倚悬于物而呼吸之意，即伴短气以呼吸也。转胞之胞，即指膀胱，称转胞时，虽为膀胱转移之意，其实不然，是由以下之胞系了戾而来之病名也。溺者，排尿之意。胞系之系，系或紧之义。了戾者，为屈曲旋转之意。膀胱如系之紧者，非输尿管与尿道之外而发病，则此屈曲旋转者，即输尿管也。

故全文之意：有人问曰：妇人饮食如平常，然烦热而不得横卧，倚悬于物而呼吸者，何故？师答之曰：此病称转胞，因输尿管曲捻，不能排尿之结果也，故与本方以整复输尿管而使利尿之意也。

输尿管之屈曲捻转，因组织之紧张力减退，则由此原因之子宫下垂证，亦多以本方为主治也。

八味丸方

地黄3.5克，山茱萸、薯蓣各1.5克，泽泻、茯苓、牡丹皮各1.3克，桂枝、附子各0.9克。

上研细末，以蜂蜜为丸，一日分三回服。若作煎剂时，除附子外，诸药须增量至二倍以上，以水三合，煎成一合服。

八味丸之腹证

地黄治脐下不仁及烦热，具强心作用；地黄合泽泻、茯苓、附子为利尿作用；薯蓣、山茱萸有滋养强壮作用；牡丹皮佐地黄而治烦热，并可和血；桂枝抑制水毒之上冲；附子刺激新陈代谢机能，使脐下不仁等之组织弛纵者可以复旧，并治下体部之冷感，及知觉运动之不全或全麻痹等。故包含是等药品之本方以脐下不仁为主目的，尿利之减少或频数，及全身之烦热，或手掌、足蹠之更互的出没烦热与冷感为副目的，更参照上记及下列诸说而用之也可。

先辈之论说治验

《方机》于本方之主治曰：脚气疼痛，少腹不仁（薰宾），足冷或痛，少腹拘急，其便不利者（应钟）。

求真按　疼痛者，为附子、桂枝之治处。足冷者，附子之疗所也。

夜尿，或遗尿者。

《建殊录》曰：某僧一身肿胀，小便不利，心中烦闷，气息欲绝，脚尤濡弱。一医作越婢加术附汤饮之，数日无效。先生诊之，按至少腹，得其不仁之状，乃与八味丸。一服心中稍安，再服小便快利，未尽十剂而痊愈。

求真按　此病恐系慢性肾炎，余亦于此证而烦热不堪病者，与本方而得速效者矣。

《医方口诀集》本书方条曰：下焦虚惫，或小便不禁者，或癃闭者，痿痹者，皆可用之。

《古方便览》本方条曰：一人患热病后口渴，饮茶汤每日约三四升，小便昼夜五、六十次，其他无少苦，诸治不得奏效。余即作八味丸料使饮之，诸证顿除。

《成绩录》曰：一男子腰以下痹，冷痛，手足烦热，舌上黑苔如实状，先生与八味丸而痊愈。

求真按　此舌黑苔，必为湿润。

《类聚方广义》本方条曰：治产后水肿，腰脚冷痛，小腹不仁，小便不利者，以水煮服之。

淋家，小便昼夜数十行，便了微痛，常有便意，咽干口渴者，称气淋。老人多患斯证，宜此方。又治阴痿及白浊证，小腹不仁无力，腰脚酸软或痹痛，小便频数者，妇人白带甚者，亦宜此方。

求真按　余亦屡用本方治是等之病矣。

地黄之医治效用

《本草纲目》曰

地黄

【集解】《别录》曰：地黄生咸阳川泽黄土地者佳。二月、八月采根阴干。

弘景曰：咸阳，即长安也。（下略）

干地黄

【气味】甘寒，无毒。

【主治】伤中。逐血痹，填骨髓，长肌肉。作汤除寒热积聚，除痹。（《本经》）

主男子五劳七伤，女子伤中胞漏下血，破恶血溺血，利大小肠，去胃中宿食。（中略）补五脏内伤不足，通血脉，益气力，利耳目。（《别录》）

助心胆气，强筋骨，长志，安魂，定魄，治惊悸劳劣、心肺损、吐血、鼻衄、妇人崩中血运。（大明）

产后腹痛。（下略）（甄权）。

凉血，生血，补肾水真阴，除皮肤燥，去诸湿热。（元素）

主心病，掌中热痛，脾气痿蹶，嗜卧，足下热而痛，吐血。（好古）

生地黄

【主治】治妇人崩中血不止，及产后血上薄心，闷绝，伤身，胎动下血，胎不落。（中略）瘀血，留血，鼻衄，吐血。皆捣饮之。（《别录》）

解诸热，通月水，利水道。（甄权）

《本草备要》曰：干地黄，甘苦，寒。（中略）凉血，治血虚发热、劳伤咳嗽、痿痹、惊悸、血运、崩中。（中略）长肌肉，利大小便，调经、胎不安。又能杀虫，治心腹急痛。

由是观之，则地黄有止血，利尿，强壮，强心，解热，镇咳，镇静，镇痛等诸作用也明矣。然以之应用于临床上，当以血脱（南涯翁所说）、血虚（《本草备要》所说），即贫血虚弱与脐下不仁为主目的，烦热及其他症状为副目的。

薯蓣之医治效用

《本草备要》曰：山药，（上略）入脾肺二经，补其不足，清其虚热，固肠胃，润皮毛，化痰涎，止泻痢，（中略）益肾，强阴，治虚损劳伤，（中略）又能益心气，治遗精健忘。

据此说观之，则本药为滋养强壮性的止泻药矣。

山茱萸之医治效用

《本草纲目》曰

　山茱萸　实

【气味】酸平，无毒。

【主治】（上略）强阴益精，安五脏，通九窍，止小便利，久服明目强力。（《别录》）

治脑骨痛，疗耳鸣，补肾气与阳道，强阴茎，添精髓，止老人尿不节，治面上疮，（中略）止月水不定。（甄权）

暖腰膝，助水脏。（大明）

【发明】好古曰：滑则气脱，涩剂所以收之。山茱萸止小便利，秘精气，取其味酸涩以收滑也。

据以上各说观之，则本药为滋养强壮性的收敛药矣。

麻黄汤之注释

太阳病，头痛发热，身疼腰痛，骨节疼痛，恶风，无汗而喘者，麻黄汤主之。（《伤寒论》）

【注】本方虽与桂枝汤同为太阳病之治剂，然如既述之桂枝汤证，为皮肤弛纵而汗自出者，即水毒不郁滞于体表，身体非不疼痛，然身疼腰痛，骨节疼痛，不至剧烈。又此毒不迫于呼吸器，故不喘。而本方证因皮肤致密而紧张，汗不出，故排泄被阻止，于是水毒迫于肌肉或关节，致成身疼腰痛，骨节疼痛，侵入呼吸器而使作喘也。由此观之，仅由汗出与不出之差，即有霄壤之别，故诊断时务宜谨慎从事，不可有误。

太阳与阳明合病，喘而胸满者，不可下之，宜麻黄汤。（《伤寒论》）

【注】所谓太阳与阳明合病者，是指示太阳病不解而转属于阳明之机会与有阳明证时而兼发太阳证之时相似也。前者自表及于里，后者由里达于表也。然太阳、阳明二证，在共存时则相等，而前者为普通所见，故暂置之，今就后者说明之。大概阳明证以泻下可解，然有时病毒之一部欲由皮肤逃遁而现表证，同时有迫呼吸器而发喘证者。此际固有阳明证，而太阳证亦一时的存在也。故成氏所谓太阳与阳明之合病而胸满者，由喘而胸腔之内压增高，压下横膈膜，心下与肋骨弓下部膨满之谓，即喘为主证，而胸满为客证也。故以主证之喘为目的而用本方，则喘与胸满亦皆治愈之意也。

何以特记此无意味之客证之胸满，而犹云不可下之，是亦仲景之深意所在。此喘而胸满与大承气汤证之腹满而喘者颇相类似，而示其鉴别法也。详言之，大承气汤证之腹满而喘，由病毒充实于腹内而成腹满，因腹满而迫使横膈膜上升，致成喘证，是以腹满为主证，而喘为客证也。故以腹满为目的，而以大承气汤泻下病毒时，则腹满与喘皆愈矣，然不能治喘而胸满者。则麻黄汤证之喘而胸满者，暗示不可误为腹满而喘，以大承气汤下之之意也。决断病证之表里主客，为决汗下之重大关键，不可不深留意之。

太阳病，十日已去，脉浮细而嗜卧者，外已解也。设胸满胁痛者，与小柴胡汤。脉但浮者，与麻黄汤。（《伤寒论》）

【注】当患太阳病，经过十日以上尚不愈时，呈脉浮细而好横卧者，表证之谓外，即表证已解也。设有此状，而胸满骨痛者，可与小柴胡汤。脉但现浮，无他证者，为表证未全去，宜与本方之意也。本条所以称与，不称宜者，称宜为应一时病变之活用手段而权其机宜也；称与者，见目前之证，为一时的处方之谓，寓有依证变化或至于转方，亦未可知之意也；至病证完备，无丝毫疑者，则称主之，是三者之区别也。

太阳病，脉浮紧，无汗，发热，身疼痛，八九日不解，表证仍在，此当发其汗。服药已，须臾，其人发烦目瞑；剧者必衄，衄则解。所以然者，阳气重故也，麻黄汤主之。（《伤寒论》）

【注】"表证仍在"似非仲景之正文，故删之亦佳。又原文于"服药已"之下有"微除"二字，从尾台氏说认为"须臾"之误，已改之。"目瞑"与"目眩"同。衄血后治病之理与所述于桂枝汤条者无异。又于"阳气重故也"句，虽有诸说，何莫非捕风捉影之论，故不揭之，余亦不知其义。然于本方运用上无大关系，故暂不问亦佳。唯有一要言，"麻黄汤主之"之一句，以在本条之末，似非不作"衄血病瘥之后尚用本方"解。然此由不知仲景之文法之过，盖此句假定续于此，当"发其汗"句之下而解释之，较合于理。

脉浮者，病在表，可发汗，宜麻黄汤。（《伤寒论》）

脉浮而数者，可发汗，宜麻黄汤（《伤寒论》）

【注】以上二条，云"脉浮"，"脉浮而数"，恐省略"紧"字或"有力"等字。

伤寒脉浮紧，不发汗，因致衄者，麻黄汤主之。（《伤寒论》）

【注】可参照桂枝汤条，于理无异。

阳明病，脉浮，无汗而喘者，发汗则愈，麻黄汤主之。（《伤寒论》）

【注】已见首条及太阳与阳明合病条。

救卒死、客忤死，还魂汤主之。（《金匮要略》）

译者按　唐氏《金匮浅注补正本》无此一条。

【注】《千金方》本方主治曰：主卒忤、鬼击、飞尸及诸奄忽气绝而不复觉，或已无脉，口噤拗而不开则去齿下汤，入口不下者，分病人之发，以左右足踏肩引之则药下，复增一升则立苏。所谓卒忤者，急卒忤触生气之义。飞尸者，从《肘后方》则游走于皮肤，洞穿脏腑，发每刺痛，变作无常也。鬼击者，卒然着人如刀刺状，胸胁腹内切痛而不可抑按，或为吐血、鼻血、下血，一名称鬼排。然本条之所谓卒忤、飞尸、鬼击者，系体内

有病变，不然，唯因某种原因突然皮肤呼吸断绝，当由皮肤排泄之毒物急激袭击头脑之结果，陷于人事不省之谓。则用峻发汗剂之本方，一扫郁滞之病毒，则意识自恢复矣。

麻黄汤方

麻黄、杏仁各 11 克，桂枝 7 克，甘草 3.5 克。

上细锉，以水三合，煎成一合。去滓，一日三回温服。

麻黄加桔梗汤方

于前方中加桔梗 6 克。

煎法用法同前。

【主治】治麻黄汤证，支气管及肺泡内有凝痰，呼吸困难者，本方系余之创设也。

先辈之论说治验

东洞翁于本方定义曰：治喘而无汗，头痛，发热，恶寒，身体疼痛者。

《方舆䡊》还魂汤条曰：此方为起死回生之神剂，诚不愧还魂之名也。小儿发搐而死，二三日不醒，间有起之者。余通家一苃儿曾患此证，医生群集，投以惊药数方，且施针灸，治法殆尽，未见一效，病势已发极点，皆曰不治。余后诸医师至，初诊其脉，则可谓沉绝，暂对之，则时见而生机仿佛。因向病家曰：此子虽病势已危，以余观之，全是热邪郁闭之极，若一得发泄，庶几可以回春。即作还魂汤与之，使其母抱而被覆之，须臾汗出，即醒。盖还魂汤原无发汗之说，今用之使覆被，出于余之理想，先觉者请证之。余尝值小儿之发热昏沉者，则务发其汗，十不误一。此证遽用金石脑麝，不唯不醒，反引邪深入于内，祸在反掌之间。喻嘉言曰：若小儿病发热昏沉，务择伤寒名家，循经救疗，则百不失一矣。真确论也。

求真按　现今医家对于此证，除注射樟脑精外，殆无他策，是非其治也明矣，当猛省。

《生生堂治验》曰：一女子年甫八岁，患狂痫，休作有时，发则心气恍惚，妄言不已，诸治无验。延至十八年春，愈甚，剧则每夜三四发，医皆束手。父母甚忧之，谒师请治。师挈其女入浴室，以冷水灌之，食顷，乃与麻黄汤，使覆以取汗，二三次，遂不复发。

求真按　此治验之证候记载不充分，故用本方之理由亦不明。然恐中神氏谛认此狂痫之原因为皮肤呼吸障碍，所以灌注冷水冲动皮肤，以期药力之透彻乎。

《方伎杂志》曰：余十三岁时，病家来请诊，适长兄萝荠他出，王父紫峰君曰：汝往诊之。因诊视归，王父问其病证，答曰：以伤寒头痛如破，恶寒发热，脉浮数而有力。又问：以何法治之？答：以麻黄汤。王父笑颔之，乃告使者调合三帖，使温服，可大发汗。

翌日诊之，大汗而苦患脱然矣。惟尚有余热，转与小柴胡汤，不日复故，此余之初阵也。

《类聚方广义》本方条曰：卒中风，痰涎壅盛，人事不省，心下坚，身大热，脉浮大者，以白散或瓜蒂取吐下后，有可用本方者，宜参考之。

初生儿，时发热，鼻塞不通，哺乳不能者，用此方即愈。治痘疮见点之时，身热如灼，表郁难发，及大热烦躁而喘，起胀不能者；治哮喘痰潮，声音不出，抬肩滚肚而不得卧，恶寒发热，冷汗如油者，合生姜半夏汤用之，则立效。

按哮喘证大抵一年一二发，或五六发，亦有每月一二发者，其发也，必由外感或过食。由外感来者宜麻黄汤、麻杏甘石汤、大青龙汤等；因饮食或大便不利而发者，先以陷胸丸、紫圆等以吐下，疏荡宿滞后，再用对证方为佳。

求真按 由余之实验，因饮食或大便不利而发者，可用大柴胡汤、桃仁承气汤、大黄牡丹皮汤之一方乃至三方者甚多，需陷胸丸及紫圆者，极稀也。

《橘窗书影》曰：一妇人临产破浆后，振寒，腰痛如折，不能分娩。前医与破血剂，余诊曰：脉浮数而肌热，恐系外感，与麻黄汤加附子，温覆使发汗。须臾，腰痛稍宽而发阵缩。余谓产期将至，使坐草，俄产一女。

《舒氏女科要诀》曰：偶医一产妇，发动六日，儿已出胞，头已向下，而竟不产。医用催生诸方，又用催生之灵符，又求灵神炉丹，俱无效。延予视之，其身壮热，无汗，头、项、腰、背强痛，此寒伤太阳之营也，法主麻黄汤。作一大剂投之，使温覆，少顷，得汗，热退身安，乃索食，食迄，豁然而生。此治其病而产自顺，上工之法也。

求真按 可见用内服药而使催生之妙。

麻黄之医治效用

东洞翁曰：麻黄主治喘咳水气，兼治恶风，恶寒，无汗，身疼，骨节疼痛，一身黄肿。此说虽不无理，然以本药无应用上之定则为难耳。喘咳水气，原因颇多，则随其异以主治之，故药物亦不得不异也，因而本药不宜泛称主治喘咳水气也。然麻黄主治喘咳水气，在《本草纲目》麻黄发明条下，李时珍曰：（上略）然风寒之邪皆由皮毛而入。皮毛者，肺之合也。肺主卫气，包罗一身，天之象也。是证虽属乎太阳，而肺实受邪气，其证时兼面赤、怫郁、咳嗽、有痰喘而胸满诸证，非肺病乎？盖皮毛外闭则邪热内攻，而肺气膹郁，故用麻黄甘草（下略）云。

又按丹波氏所著《金匮要略述义》之肺痿肺痈咳嗽上气病篇，于本篇中用麻黄者四方，宜作二义观。注家皆谓其证为内饮挟外邪，故用麻黄发其表，是一义也；今验肺胀证多是因宿饮时令而触发者，不必具表候则用麻黄，适取发泄肺中之郁饮，亦犹麻杏甘石汤之意，是一义也。故不可拘泥于一说之下也。

如上所述，本药之效用不问外因或内因等，苟因表闭，即皮肤排泄机能障碍所成之

喘咳水气，即能奏效也。若由其他原因者则无关系矣。今补足二氏之说，以现代之解析
如下。

凡皮肤与肺脏，俱为气体毒及水毒之排泄机关。不论何种疾病，若皮肤机能被障碍，
或被停止时，则肺脏不得不代偿此机能，必要上使气体及水毒之排泄旺盛。然此代偿作用
自有限度，故其结果为肺部蓄积此等毒物，其征候发为呼吸困难及喘咳，于此时能用本
药，则其峻烈之发表作用使气体及水毒自汗腺排出，则皮肤机能复旧而肺脏之代偿作用之
任务解除，则喘咳水气而自消失矣。故麻黄者，因表闭，即皮肤排泄障碍或停止，发为喘
咳水气为主目的，其他症状为副目的而用之，否则徒有害而无效也。

然则本药有用于无喘咳水气之候之头痛、身疼、腰痛、骨节疼痛者，又何也？盖因此
等证用本药之理亦与喘咳水气无异。此时之气体及水毒，如其情形不过不迫于呼吸器而有
侵入头部，或腰部，或关节等之差耳。

由余之经验，假今虽不闻喘咳水气之音响，然听诊胸部认为干性啰音，则即为本药证
而无误。何也？是不外为喘咳水气之轻微或潜伏者耳。

《本草备要》曰：麻黄，辛苦而温，（中略）为肺家之专药。发汗解肌，去营中之寒
邪、卫中之风热，调血脉，通九窍，开毛孔，治中风，伤寒，头痛，咳逆上气（风寒郁于
肺经。《经》曰：诸气膹郁，皆属于肺），痰哮气喘，赤黑斑毒，毒风疹痹，皮肉不仁，目
赤肿痛，水肿风肿。若过剂则有汗多亡阳之患。

杏仁之医治效用

《本草备要》曰：杏仁，辛苦甘温而利，泻肺，解肌（能发汗），除风，散寒，降气，
行痰，润燥，消积，利胸膈之气滞，通大肠之气秘。治时行头痛，上焦风燥，咳逆上气，
烦热喘息。有小毒，能杀虫，治疮，制狗毒、锡毒。肺虚而咳者禁用。

《药征》曰：杏仁，主治胸间之停水，故治喘咳而兼治短气、结胸、心痛及形体浮肿。

杏仁与麻黄同为治喘而有其别。胸满不用麻黄，身疼不用杏仁。其二物同用者，以有
胸满、身疼二证也。

《气血水药征》曰：（上略）以上诸证为水滞气不畅之候，而杏仁终不得逐水。故表有
水者，合麻黄以逐之；水在里则合茯苓，或葶苈，或巴豆以逐之。

《观证辨疑》曰：喘者，水在咽中而气不行之证也。

麻黄汤　麻黄杏仁甘草石膏汤　桂枝加厚朴杏子汤

上为表水逆于咽中所致，以杏仁主之。曰身疼，曰恶风无汗，曰发汗，曰太阳病下之
后等证，是皆表水逆于咽中之证也。

小青龙汤　小青龙加石膏汤　越婢加半夏汤

上为里水迫于咽中所致，以半夏主之。曰心下有水气，曰干呕，曰或渴或不渴，曰

目如脱状，是皆里水之证也。半夏之所治者，咳而喘；杏仁之所治者，喘而不咳，此其别也。

《和汉药物学》曰

杏仁

【成分】主成分为脂肪油，即杏仁油，含百分之五十以上。

【应用】为镇咳祛痰药，应用于支气管炎及喘息等。

《药物学》曰：青酸（藏化水素）为极有毒之气体也，植物界中多作糖原质而存在。例如由苦扁桃中之糖原质由同时存在之果乳加水分解，发生青酸、葡萄糖及挥发苦扁桃油。

杏、桃、樱实之核中亦含有同一或类似之糖原质及果乳，故加水捣碎时，亦发生青酸。

青酸为原形质毒，夺一切动植物之生活机。于高等动物抑遏细胞之酸化作用，故内呼吸及新陈代谢作用缓慢或被制止，因而血液虽流通组织之毛细管，而不被静脉血化，仍作鲜红色，是细胞内发酵素麻痹故也。不仅细胞内发酵素有胶样金属等，触媒作用亦由青酸而麻痹，即一般有制腐制酵作用，于局所麻痹，于知觉神经末端、皮肤，亦引起钝麻。

总观以上诸说，则杏仁无独力治水毒之能。水毒在表时，须藉麻黄之协力；在里时，须俟茯苓、葶苈、甘逐、巴豆等之力，始有治喘咳或逐水作用，而以治喘作用为主，镇咳作用为客也。又本药有缓下作用，则宜于实证而不宜于虚证，为其含有脂肪油故也。又此药有镇痛作用，因有麻痹知觉神经末端之性，又含有制腐制酵作用，故有治下等动物性及细菌性疾病之可能性可知。

麻黄加术汤之注释

湿家身烦疼，可与麻黄加术汤发其汗为宜，慎不可以火攻之。（《金匮要略》）

【注】《杂病辨要》曰：所谓湿者，乃雨湿气、雾露气、卑湿气及山岚瘴气之郁蒸而为淫邪者也。盖六淫之气中于人躯，惟此气濡滞，故渐侵入关节，为痛，为痹，于是有风湿、湿痹之别。关节疼痛而烦者，名曰湿痹。其病在表，宜发汗，此麻黄加术汤之所宜也。由此说可解本条。

由余之经验，本方证颇少，而葛根加术、薏苡仁汤证反多也。

麻黄加术汤方

麻黄、杏仁各9克，桂枝6克，甘草3克，术21克。

煎法用法同前。

先辈之论说

东洞翁本方定义曰：治麻黄汤证之小便不利者。

《类聚方广义》本方条曰：治麻黄汤证一身浮肿，小便不利者，随证加附子。

妇人禀性薄弱，妊娠每因水肿坠胎者，其人用越婢加术汤及木防己汤等即有坠胎者，宜此方，又合葵子茯苓散亦良。

山行冒瘴雾，或入窟穴中，或于居室浴所，诸湿气、热气郁闷之处晕倒气绝者，俱使连服大剂即苏。

求真按　本方可知于碳酸气中毒有吸入酸素以上之妙效。

《勿误药室方函口诀》本方条曰：此方为风湿初期发表之药也，历节初期亦可以此方发之。此证脉虽浮缓，然以身体烦疼为目的。若最重者，宜越婢加术汤。

甘草麻黄汤之注释

里水，越婢加术汤主之，甘草麻黄汤亦主之。(《金匮要略》)

【注】南涯氏曰：麻黄汤治表水，不治里水；柴胡汤治里水，不治表水。

《类聚方广义》本方条曰：按"里水"疑"皮水"之误。《外台》作"皮水，一身面目悉肿"。

据此二说观之，则里水即皮水之误也明矣。而仲景云越婢加术汤主之，甘草麻黄汤亦主之者，二方非治同证之意也。但治皮水一点，为二方同一之义耳。本方宜随下说而运用之。

东洞翁曰：甘草麻黄汤治喘急息迫，或自汗，或无汗者。

求真按　治水病而肿胀，或喘，或自汗出，或无汗者。

南涯氏注《金匮要略》防己茯苓汤条曰：此证（中略）故四肢先肿而身不肿，与麻黄证异。麻黄证者，身肿而于四肢也。

又防己黄芪汤条曰:（上略）凡防己所治者为虚肿，而自下起也；麻黄所治者为实肿，而自上起也。

《类聚方广义》本方条曰:《千金方》云：有人患气急，积久不瘥，遂成水肿，如此者众。诸皮中之浮水，攻面目身体，自腰以上肿者，皆可以此汤发汗之。

《金匮·水气病篇》云：中皮水，其脉浮，外证浮肿，按之没指，不恶风，其腹如鼓，不渴，当发其汗。

按此证亦宜甘草麻黄汤。

求真按　麻黄本以无汗为目的，而诸家兹云有自汗者，乃因此自汗与桂枝汤证之自然自汗者不同。因汗不出，病毒无由发泄，郁积之极，幸开一条血路，而现自汗也。如桂枝汤证其量不多，且不稀薄也。

甘草麻黄汤方

甘草 12 克，麻黄 24 克。

上锉细，以水二合，煎一合。去滓，一日分三回温服。

先辈之论说治验

《方舆𬨎》曰：按《金匮·水气病篇》中有甘草麻黄汤一方，此虽亦用于里水，然亦属可疑。《金鉴》云："里"字当是"皮"字，岂有里水而用麻黄之理乎。

一男子六十余岁，患上证。余诊之，即与甘草麻黄汤服之，一夜汗出，烦闷而死。后阅《济生方》有云：人有患气促，积久不瘥，遂成水肿者，服之有效。但此药发表，于老人、虚人不可轻用。余当弱冠，方脉未妥，逮读《济生》而大悔前非。

《橘窗书影》曰：一人患久年哮喘，感触风寒，则必发作，不能动摇。余谕之曰：积年沉疴，非一朝药石所能除，但可先驱其风寒，以桂枝加厚朴杏子汤及小青龙汤发表之，表证解，则与麻黄甘草汤。服二三帖，喘息忽平，行动复常，得以出事。其人大喜，每自效此法而调药有效，经年后，外感稍触，喘息亦大减云。余多年苦思治哮喘，得二法：触筋风寒者主发汗，如森村氏法，为第一法；由寒冷澼饮者，与《外台》柴胡鳖甲汤及延年半夏汤等，驱除其澼饮后，以苓桂术甘汤加没食子（《华冈经验方》），使散服，则喘气大收，是第二法也。

求真按 仲景之治法，万病俱随证处方，故喘息之治法亦无一定。浅田氏处方之适宜处，虽不能谓为全无。然由余之经验，诱发于感冒者，以葛根汤、大柴胡汤、桃核承气汤之合方证为最多；葛根汤、桂枝茯苓丸合方或葛根汤、桂枝茯苓丸、大黄牡丹皮汤合方之证次之；麻黄汤、甘草麻黄汤、小青龙汤证等则较少也。又不关于感冒而发者，大概为大柴胡汤、桃核承气汤之合方，或大柴胡汤、桃核承气汤、大黄牡丹皮汤之合方，殆有百发百中之效，似觉无柴胡鳖甲汤、延年半夏汤之必要。浅田氏为学识渊博、经验丰富之名医也，余亦多从其所学。然从来古方后世折衷家，每有对于古方活用上往往有不彻底之短，此氏所以用如柴胡鳖甲汤、延年半夏汤之愚方乎？

麻黄附子甘草汤之注释

少阴病，得之二三日，以麻黄附子甘草汤微发汗，以二三日无里证，故微发汗也。（《伤寒论》）

【注】少阴病者，谓脉微细，但欲寐，且有恶寒、蜷卧、小便清利等证。里证者，与阳证之里证，即阳明证全异。阴证之里证，谓有吐利清谷等之候。本条与次条之麻黄附子细辛汤条均论阴证兼表证之治法。即禀赋薄弱或后天有缺陷者，若患中风或伤寒时不如强壮者之呈太阳、少阳、阳明证，而直发为少阴之症状。初期二三日间，无阴证之里证，即吐利清谷之症状，而现阴证之表证，即微发热、恶寒等之证候。故于发表药之麻黄中加入治阴证药之附子或附子、细辛，如本方或麻黄附子细辛汤，用之以微发汗而治其表证也。所谓微发其汗者，因阴证宜禁汗吐下，然今有表证，故不得已而发表，是发汗不宜令其过度之意也。

　　水之为病，其脉沉小，属少阴；浮者为风，无水；虚胀者，为气。水，发其汗即已。脉沉者，宜麻黄附子甘草汤；浮者，宜杏子汤。(《金匮要略》)

【注】《类聚方广义》本方条曰：《金鉴》云："气水"之"气"字，当为"风"字。若无水虚胀者，为风水，发其汗即已。按风水脉沉者，宜此方汗之，当参看防己黄芪汤条。又按《金匮小注》未见杏子汤，恐是麻黄杏仁甘草石膏汤。子炳以为未妥，谓为麻黄杏仁薏苡甘草汤，试于事实，子炳为优。

　　东洞翁本方定义曰：治甘草麻黄汤证之恶寒或身微痛者。

　　由此二说，可知本条之意矣。

麻黄附子甘草汤方

　　麻黄、甘草各 14.5 克，附子 7 克。

　　上细锉，以水二合五勺，煎成一合。去滓，一日分三回温服。

麻黄附子细辛汤之注释

　　少阴病，始得之，反发热脉沉者，麻黄附子细辛汤主之。(《伤寒论》)

【注】少阴病始得之者，初病脉微细而有欲寐之情况，开始即病阴证之谓也。少阴病普通不发热，今反发热。又阳证之发热，脉必浮，今亦反之发热而脉沉。是证与脉反于常规，故云反也。

麻黄附子细辛汤方

　　麻黄、细辛各 14.5 克，附子 7 克。

　　上细锉，以水三合，煎成一合。去滓，一日分三回温服。

先辈之论说治验

《医经会解》本方条曰：若少阴证，脉沉，但欲寐，始得之，发热肢厥，无汗者，为表病里和，当用此方以缓汗之。

《张氏医通》曰：暴哑声不出，咽痛异常，卒然而起。或欲咳而不能咳，或有痰，或清痰上溢，脉多弦紧，或数疾无伦，是大寒犯肾也，以麻黄附子细辛汤温之。

东洞翁本方定义曰：治麻黄附子甘草汤证之不急迫而有痰饮之变者。

《方舆輗》曰：余壮年时治一患者，年甫五岁，病痘初发，与葛根加大黄汤，自第三日放点，至第四日而痘皆没，但欲寐，绝饮食，脉沉，热除，宛然少阴之病状也。因劝转就他医，病家不听，强请治之。再潜心细诊，沉脉之中犹觉神存，乃与麻黄附子细辛汤。翌日，痘再透发，脉复，气力稍增，由是起胀贯脓，顺候也，结痂而愈。惟此儿无热毒，为寻常之痘耳，因多用葛根加大黄汤，使发汗过多，大便微溏，故有此变。此是余初年未熟之咎也，然幸儿未夭折，得免其父母之讥谴，亦大幸矣。

《勿误药室方函口诀》本方条曰：此方解少阴之表热。一老人咳嗽吐痰，午后背脊洒淅恶寒后，微似发汗不止。一医以为阳虚之恶寒，与医王汤，无效，服此方五帖而愈。（下略）

求真按 余亦曾治老人之支气管炎，用本方即得效矣。

麻黄杏仁甘草石膏汤之注释

发汗后，不可更行桂枝汤。汗出而喘，无大热者，可与麻黄杏仁甘草石膏汤。（《伤寒论》）

【注】麻黄本以无汗为目的，今用于汗出而喘者，乃因《气血水药征》中以麻黄合杏仁则治疼痛而喘，合桂枝则治恶寒无汗，合石膏则治汗出也云。由是观之，本方有麻黄、杏仁、石膏，无桂枝，此所以本方治汗出而喘也。然麻黄与石膏之本方及越婢汤等证之汗与桂枝汤证之自汗全然异趣，乃因伏热而榨出，富黏稠性，臭气强。又无大热云者，《观证辨疑》中以为当有大热而无大热者也云云。《伤寒杂病辨证》中以为有无大热者，大即大表之大，非大小之大，故谓大表无显热，非全无热之谓也云云。故虽有发大热之资格，但现在于体表无大热之谓也。

麻黄杏仁甘草石膏汤方

麻黄 9.5 克，杏仁、甘草各 5 克，石膏 20～100 克。

上细锉，以水二合五勺，煎成一合。去滓，一日分三回温服。

先辈之论说

东洞翁本方定义曰：治甘草麻黄汤证之咳而烦渴者。

《方舆輗》本方条曰：虽用小青龙汤以解表，然喘犹甚者，水热结也。此时以麻杏甘石为必效之主方也。

《类聚方广义》本方条曰：治喘咳不止，面目浮肿，咽干口渴，或胸痛者。兼用南吕丸、姑洗丸。

哮喘，胸中如火，气逆涎潮，大息呻吟，声如拽锯，鼻流清涕，心下硬塞，巨里动如奔马者，宜此方。待痰融声出之后，以陷胸丸、紫圆之类疏导之。

肺痈，发热喘咳，脉浮数，臭痰脓血，渴欲饮水者，宜加桔梗，有时以白散攻之。

求真按　尾台氏为东洞翁间接之门人，亦有滥用峻下剂之癖。是以氏关于兼用方所说，不可悉信。

《勿误药室方函口诀》本方条曰：此方为麻黄汤里面之药，谓汗出而喘为目的也，其热沉沦于肉里而熏蒸于上肺部者，以麻、石之力解之，故此方与越婢汤有"下无大热"之句也。

麻黄杏仁薏苡甘草汤之注释

病者一身尽疼，发热，日晡所剧者，此名风湿。此病伤于汗出当风，或久伤取冷所致也。可与麻黄杏仁薏苡甘草汤。（《金匮要略》）

译者按　原文无尾句，今从唐氏《金匮浅注补正本》加之。

【注】一身尽疼者，一身之关节尽痛也。日晡所者，黄昏时也。"发热"二字在"日晡所"之上者，谓常发热，然至日暮时更增剧之意也。此下是说明病名与病因。

东洞翁本方定义云：治麻黄杏仁甘草石膏汤证之不烦渴有水气者，然茫然之议论，难以为确据。又当有喘满之证，然是亦非必有之证，故难为定则也。由余之实验，本条明述急性、多发性关节炎之证治。苟存其证，于他病亦可活用之，无待言矣。

麻黄杏仁薏苡甘草汤方

麻黄 9.5 克，甘草 5 克，薏苡仁 19 克，杏仁 5 克。
煎法用法同前。

先辈之论说治验

《方舆輗》本方条曰：此汤之证，较麻黄加术汤则湿邪腻滞稍深，故用薏苡等品软。夫薏苡，《本经》云治湿痹，《别录》云除筋骨中之邪气，余曾运用于梅毒及痛痹等。

《类聚方广义》本方条曰：治孕妇浮肿，喘咳息迫，或身体麻痹或疼痛者。治肺痈初起，恶寒息迫，咳嗽不止，面目浮肿，浊唾臭痰及胸痛者。当其精气未脱，兼用白散，荡涤邪秽，则可平复矣。风湿、痛风，发热剧痛，关节肿起者，加术、附有奇效。

求真按 有术、附之证，方可加之，否则不宜加也。

《勿误药室方函口诀》本方条曰：此方治风湿之流注而痛不解者。盖风湿尚在皮肤，未至关节，故只发热身疼痛，此方能强烈发汗。（中略）又一男子，周身生疣子数百走痛者，与此方而即治。

求真按 浅田氏谓本方不治关节痛，非也，不可从之。又此方之治疣，不外薏苡仁之作用，故单用之亦可有效，但其陈久硬固者效少。

薏苡仁之医治效用

肠痈之为病，其身甲错，腹皮急，按之濡，如肿状，腹无积聚，身无热，脉数，此为肠内有痈脓，薏苡附子败酱散主之。（《金匮要略》）

方后云，小便当下。

求真按 甲错者，皮肤如鱼鳞之谓。痈脓者，化脓之意。由薏苡附子败酱散之治等证观之，则为此方君药之薏苡仁，其治甲错及化脓也明矣。又此方服后尿量增加，则主药之薏苡仁有利尿作用亦明矣。

《方机》同方主治曰：疮家身甲错者。

求真按 疮家者，谓有痈肿、疖肿等之皮肤病人也。

所谓鹅掌风者。

求真按 鹅掌风者，手掌或足蹠甲错者之病名也。

《方舆輗》同方条曰：治白带不止，脉沉紧者。此本肠痈药也，余活用于带下，间有效验。

求真按 据此说，则薏苡仁能治白带也明矣。

《千金》苇茎汤，治咳有微热，烦满，胸中甲错者，是为肺痈。（《金匮要略》）

【注】《类聚方广义》本方条曰：当以吐脓血臭痰为目的。

求真按 薏苡仁为本方之臣药，则其治脓血臭痰也明矣。

《证治摘要·肺痿肺痈篇》曰：桔梗汤加薏苡仁则尤有效。一男儿六岁，患肺痈，吐脓血。与桔梗汤加薏苡及犀角，每日使食薏苡粥及鲤鱼脍、干柿等。十余日，脓血日减，月余痊愈。

肺痈，用薏苡根捣汁，温热服之，其效验最捷，已溃未溃，皆可挽回，诸方所不及也。又云薏苡为肺痈之专药，根汁最有效。（明《韩悉医通》）

《松荫医误》曰：疣类多出，与薏苡子则有验。肩臂痛如吹出物然，用之亦有验云。

《本草纲目》曰

薏苡仁

【气味】甘，微寒，无毒。

【主治】筋急拘挛，不可屈伸，久风湿痹。（《本经》）

除筋骨中之邪气不仁，利肠胃，消水肿，令人能食。（中略）止消渴，杀虫。（藏器）

治肺痿、肺气积之脓血，咳嗽涕唾，上气。煎服则破毒肿。（甄权）

去干、湿脚气，大验。（孟诜）

健脾益胃，补肺清热，去风胜湿，（中略）利小便、热淋。（时珍）

归纳上说，本药有治甲错，治脓汁、脓血、白带，利尿，治疣赘发疹，镇痛，镇痉，消炎，解凝诸作用也明矣。余以之加于葛根汤，治项背筋之痉挛（肩凝）；又与术加于同方，治急、慢之关节痛；同桔梗配用于柴胡剂，疗腐败性支气管炎及肺坏疽；配用于大黄牡丹皮汤及大黄牡丹皮汤去芒硝、大黄牡丹皮汤去大黄、芒硝以医鱼鳞癣、阑尾炎及淋病；此药加于猪苓汤及猪苓汤加甘草、猪苓汤加甘草大黄，治淋病；加于桃核承气汤、大黄牡丹皮汤及其类方桂枝茯苓丸及当归芍药散等，治白带；又单用或配用于诸方，治疣赘，悉收卓效。唯须注意者，薏苡仁之性寒，为利尿药，又为缓下药，则于如石膏剂证之组织枯燥者，及属于下痢阴虚证者，宜禁忌之。

牡蛎汤之注释

牡蛎汤，治牡疟。（《金匮要略》）

【注】尾台氏曰："牡"为"牝"之误，《外台》作"牝疟"，谓疟之寒多者。

牡蛎汤方

牡蛎、麻黄各4克，甘草2克，蜀漆4克。

上细锉，以水二合，煎成五勺。去滓，顿服。

先辈之论说

东洞翁本方定义曰：治甘草麻黄汤证之胸腹有动者。

尾台氏曰：此方亦须先于其发时用之，以取大汗则愈。唯蜀漆气臭，间有吐者，吐亦效也。

桂枝二麻黄一汤之注释

服桂枝汤，大汗出，脉洪大者，与桂枝汤如前法。若形如疟，日再发者，汗出必解，宜桂枝二麻黄一汤。（《伤寒论》）

【注】尾台氏曰："服桂枝汤"以下十八字为白虎加人参汤之条文，错乱混入也。此说是也，因脉洪大者，未曾有与桂枝汤之理故也。"若"以下虽为本方证，然"宜桂枝二麻黄一汤"之句当接续于"日再发者"之下解，非"汗出解后与本方"之谓。东洞翁本方定义谓治桂枝汤证多，麻黄汤证少者，此说宜从之。

桂枝二麻黄一汤方

桂枝 10 克，芍药、生姜、大枣各 7 克，麻黄、杏仁各 4 克，甘草 6.5 克。
上细锉，以水二合五勺，煎一合。去滓，一日分三回温服。

先辈之论说

《类聚方广义》论本方条曰：中风伤寒，弃置多日，或发汗后邪气犹缠绕不去，发热恶寒，咳嗽，或渴者，宜选用以下三方。

求真按 以下三方，谓桂枝二麻黄一汤、桂枝麻黄各半汤、桂枝二越婢一汤也。

疟疾，热多寒少，肢体惰痛者，五七发之后，择桂枝二麻黄一汤或桂枝麻黄各半汤，先发时温覆发大汗，则一汗即愈。若渴者，宜桂枝二越婢一汤，三方皆截疟之良剂也。

桂枝麻黄各半汤之注释

太阳病，得之八九日，如疟状，发热恶寒，热多寒少，其人不呕，清便续自可，一日二三度发。脉微缓者，为欲愈也；脉微而恶寒者，此阴阳俱虚，不可更发汗、更下、更吐也；面色反有热色者，未欲解也，以不能得小汗出，其身必痒，宜桂枝麻黄各半汤。（《伤寒论》）

【注】自"太阳病"至"热多寒少"句，自"面色反有热色者"至"其身必痒"句，使接续之即为本方证，其他皆示类证鉴别法。即如其人所以不呕者，因患太阳病，经过八九日顷，当发呕吐与寒热往来而现小柴胡汤证（少阳证）之时期。今反有如疟状（此证为类似于小柴胡汤证之寒热往来也）之外证而疑似于小柴胡汤证，故特云不呕，以示其非

小柴胡汤证也。清便续自可者，为普通便通顺之意，然特举之者，以明自里证（阳明证）也。又一日二三度发，脉微缓者，为欲愈也者。虽如疟状，日二三发，然脉微缓者，为将愈之征，则不可用本方也。所谓脉微恶寒者，虽如疟状，日二三发，但脉微恶寒者，为体力虚衰，已陷于阴证也，是则禁汗、吐、下之义也。余虽不必解，唯"面色反有热色者"之"热色"二字，为颜面泛赤之意也。

桂枝麻黄各半汤方

桂枝8克，芍药、生姜、甘草、麻黄、大枣各5克，杏仁6克。
煎法用法同前。

先辈之论说治验

东洞翁本方定义曰：治桂枝汤、麻黄汤二方之证相半者。

《类聚方广义》本方条曰：痘疮热气如灼，表郁难以见点，或见点稠密，风疹交出，或痘不起胀，喘咳咽痛者，宜服此汤。

《勿误药室方函口诀》本方条曰：此方可活用于外邪之坏证者或类疟者不必论，并宜于其他发风疹而痒痛者。一男子患风邪后，腰痛不止，医作疝疗，其痛益剧，一夕使服此方，发汗，脱然而愈。

桂枝去芍药加麻黄附子细辛汤之注释

气分，心下坚大如盘，边如旋盘，水饮所作，桂枝去芍药加麻黄附子细辛汤主之。（《金匮要略》）

【注】本条诸说纷纭，余亦无定见，故列载下说以代注释。

东洞翁本方定义曰：治桂枝去芍药汤、麻黄附子细辛汤二方之证相合者。

又曰：枳术汤、桂姜枣草黄辛附汤之二方，《金匮要略》中所载，其因与证同而不可别。今审其方剂，桂姜枣草黄辛附汤为桂枝去芍药汤及麻黄附子细辛汤之合方也，而桂枝去芍药汤以头痛、发热、恶风、有汗等为主证，而腹中无结实者也。麻黄附子细辛汤证曰少阴病发热云云。按所谓少阴病者，恶寒甚者也，故用附子，附子主恶寒也。依二汤之证推之，心下坚大而恶寒发热上逆者，桂姜枣草黄辛附汤主之。术主利水，是以心下坚大、小便不利者，枳术汤主之。

《方机》本方之主治曰：恶寒，或身体不仁，或手足逆冷，而心下坚者，及有痰饮之变者，四肢惰痛，恶寒甚。世俗所谓劳咳（脊骨之灸）骨蒸，恶热恶寒，心中郁郁，（此处文字不明）心下痞坚者（南吕），无痞坚者（以解毒散及紫圆时时攻之）。

《类聚方广义》本方条曰："气分以下"十六字，此枳术汤证，《医宗金鉴》以为衍文是也。且"气分"二字不似仲景之口气，今据他例推之。上冲头痛，发热喘咳，身体疼痛，恶寒甚者主之。（中略）老人秋冬之交，每有痰饮咳嗽、胸背胁腹挛痛而恶寒者，宜此方，兼用南吕丸。

尚有其他诸说，因涉冗长，故略之。

桂枝去芍药加麻黄附子细辛汤方

桂枝、生姜、大枣各 7 克，甘草、麻黄、细辛各 5 克，附子 2.5 克。

上细锉，以水二合五勺，煎成一合。去滓，一日分三回温服。当汗出如虫行皮中，则愈。

桂枝芍药知母汤之注释

诸肢节疼痛，身体尪羸，脚肿如脱，头眩短气，温温欲吐，桂枝芍药知母汤主之。（《金匮要略》）

【注】《类聚方广义》本方条曰：按"尪"，谓瘠病之人也。

《金匮要略述义》曰：诸肢节疼痛，身体尪羸（《脉经》作"魁瘰"，《类聚》同，《辑义》讹"魁"为"瘣"，赵原刻作"魁"）。按"尪羸"，恐以"魁瘰"为是。（中略）据此，则"魁瘰"者，盖以《尔雅》之"魁瘣"，谓疼痛之处如盘结魂磊也。

《勿误药室方函口诀》本方条曰：此方谓以身体瘣瘰为目的。治历节经数日，骨节如木之疣而肿起，两脚有微肿而疼痛，因而逆上为头眩、干呕等证者，又用于腰痛、鹤膝风等，又俗称脚气者，此方有效。脚肿如脱者，谓足肿如脱，不能行步也。

求真按 余之实验则以前说为非，后二说为是也。即本条是述慢性关节炎，犹如畸形性关节炎之证治。

桂枝芍药知母汤方

桂枝、知母、防风各 5 克，芍药 3.5 克，甘草、麻黄、附子各 2.5 克，生姜、白术各 5 克。

煎法用法同前。

先辈之论说

《类聚方广义》本方条曰：治风毒肿痛，憎寒壮热，渴而脉数，痘疮将欲成脓者。而不能十分灌脓，或过期不结痂，憎寒身热，一处疼痛，脉数者，此为余毒，将成脓也，宜此方。若脓已成者，宜早以铍针割开，兼用伯州散。

防风之医治效用

《本草纲目》曰

防风

【集解】《别录》曰：防风生沙苑、川泽及邯郸、琅琊、上蔡。二月、十月，采根曝干。

【气味】甘温，无毒。

【主治】大风头眩痛，恶风风邪，目盲无所见，风行周身，骨节疼痛。（《本经》）

烦满，胁风痛，（中略）四肢挛急。（《别录》）

治上焦风邪，泻肺实，散头目中之滞气、经络中之留湿，主上部见血。（元素）

【发明】元素曰：防风，（中略）治风去湿之仙药也。

杲曰：防风治一身尽痛，乃卒伍卑贱之职，随所引而至。（中略）凡脊痛项强，不可回顾，腰似折，项似拔者，（中略）当用防风。凡疮在胸膈以上，虽无手足太阳证，亦当用之。为能散结，去上部风病。人身体拘倦者，风也。诸疮见此证，亦须用之。

由以上诸说观之，则本药似葛根之作用而缓弱者也。

续命汤之注释

《古今录验》续命汤，治中风痱，身体不能自收持，口不能言，冒昧不知痛处，或拘急不得转侧。姚云：与大续命同，治妇人产后去血者及老人、小儿。（《金匮要略》）

【注】中风，脑溢血也。痱，与中风同意，但今为身体一部不能自由之义。冒者，茫然自失之意。昧者，愚之义也。本方虽为麻黄剂，然其中含治阳虚药之人参与干姜，治贫血性瘀血药之当归与川芎。故麻黄汤或大青龙汤或越婢汤证而有虚候，带贫血者，可用之。

续命汤方

麻黄、桂枝、当归、人参、石膏、干姜、甘草、杏仁各4克，川芎3克。

上细锉，以水二合五勺，煎成一合。去滓，一日分三回温服。当小汗，薄覆，脊凭几坐，汗出则愈。不汗，更服，无所禁，勿当风。并治但伏不得卧，咳逆上气，面目浮肿。

先辈之论说治验

《方舆輗》本方条曰：（上略）此病虽非风，然热盛脉浮者先用表法，无不可。此时续命汤非为全废之方。今脉不浮，热不盛，犹有用此方者，果何意耶？

《金匮要略述义》本方条曰：按此方即为大青龙汤之变方，惟尤氏所谓攻补兼施者，中风之邪气本轻，但以血气衰弱殊甚，故受侵袭。大抵表候为内证所掩，往往使人难以辨认。盖续命汤为发表补虚对待之方，实为中风正始之剂。推其立方之旨，则亦足以明中风所因之理，学者岂可不深味之乎。

求真按　本方不过治脑出血之贫血衰弱而带表证者，故不得为中风正治之剂。丹波氏之言，不可悉信。

《类聚方广义》本方条曰：妇人有于草蓐得风，头痛，发热，恶寒，身体痹痛，腹部拘急，心下痞硬，干呕微利，咽干口燥，咳嗽颇甚者。若不速治，必成蓐劳，宜此方。

《勿误药室方函口诀》本方条曰：此方用于偏枯之初期有效。其他产后中风，身体疼痛者；或风湿涉于血分，疼痛不止者；又可用于后世五积散证之热势剧烈者。

《橘窗书影》曰：一妇人得外感，表证解后，右脚拘急，肿痛不能起步，而脉浮数。余诊曰：热虽解，而脉浮数。此为邪气下注，筋脉不能流通也。与《金匮》续命汤，四五日愈。

求真按　余每以续命汤治前证及历节风，越婢汤证而带血虚者。又用于后世五积散之所主治，有速效。此古方之妙，不可轻侮也。

一男子年七十余，平日肩背强急，时觉臂痛。一日右肩强急甚，使按摩生疗之，时言语謇涩，右身不遂，惊而迎医。服药四五日，自若。余诊之，候腹和快，饮食如故，他无所苦，但右脉洪盛耳。与《金匮》续命汤，四五日，言语滑利，偏枯少瘥，脉无偏胜，得以扶杖起步。（下略）

麻黄连轺赤小豆汤之注释

伤寒瘀热在里，身必发黄，麻黄连轺赤小豆汤主之。（《伤寒论》）

【注】钱氏曰：瘀者，言留蓄壅滞也。伤寒之郁热与胃中之湿气互结，湿蒸如淖淖中之淤泥，水土黏汙而不分。《经》云：湿热相交，民多病瘅。盖以湿热胶着，壅积于胃，故云瘀热在里，必发黄也。麻黄连轺赤小豆汤能治表，利小便，解郁热，故以此主之。

澜氏曰：此证虽曰在里，必因邪气在表之时有失解散，故今虽发黄，犹宜兼汗解以治之。

求真按　澜氏说为是。

麻黄连轺赤小豆汤方

麻黄、连翘、生姜、杏仁各 2.5 克，赤小豆 24 克，甘草 1.2 克，生梓白皮今以桑白皮代之 6 克。

上细锉，以水二合，煎一合。去滓，一日分三回温服。

先辈之论说

《类聚方广义》本方条曰：疥癣内陷，一身瘙痒，发热喘咳，肿满者，加反鼻（详拾掇篇中）有奇效。生梓白皮采用不易，今权以干梓叶或桑白皮代之。

求真按　余曾以本方兼用伯州散治湿疹内攻性肾炎。

连翘之医治效用

《本草纲目》曰

连翘

【气味】（上略）元素曰：性凉，味苦。（下略）

【主治】寒热，鼠瘘，瘰疬，痈肿，恶疮，瘿瘤，结热。（《本经》）

通利五淋，小便不利，除心家客热。（甄权）

（上略）排脓治疮疖，止痛通月经。（大明）

散诸经血结气聚，消肿。（李杲）

泻心火，除脾胃湿热。（震亨）

【发明】元素曰：连翘之用有三：泻心经客热，一也；去上焦诸热，二也；为疮家圣药，三也。

好古曰：为手足少阳之药，治疮疡、瘤瘿、结核有神效。与柴胡同功，但分气、血之异耳。

《牛山治套》曰：大人、小儿呕吐不止，可用连翘加入任何药方之内。此家传之大秘密也，口授心传，非其人则勿传。

《生生堂治验》曰：某氏儿二岁，患惊风瘈后，犹吐乳连绵不止，众医为之技穷。及先生诊之，无热，而腹亦和，即作连翘汤使服，一服有奇效。

连翘汤方　连翘三钱。

上一味，以水一合，煎取半合，温服。

据诸说观之，则本药为解凝消炎性利尿药，有时得为镇吐药者，抑亦可谓具消炎利尿之作用也。

赤小豆之医治效用

《本草纲目》曰

赤小豆

【气味】甘酸平，无毒。

【主治】下水肿，排痈肿脓血。（《本经》）

（上略）和鲤鱼煮食，善治脚气。（孟诜）

（上略）和鲤鱼、蠡鱼、鲫鱼、黄雌鸡煮食，并能利水消肿。（时珍）

【发明】弘景曰：赤小豆，逐津液，利小便。

好古曰：赤小豆，消水通气而健脾胃。

藏器曰：赤小豆和桑白皮煮食，去湿气脾肿。

由上诸说及余之实验，则本药除其滋养性外，有消炎、利尿、缓下作用也明矣。

桑白皮之医治效用

《本草备要》曰：桑白皮，甘辛而寒，泻肺火，利二便，散瘀血，下气，行水，清痰，止嗽。治肺热喘满，唾血热渴，水肿胪胀。然性非纯良，肺气虚及风寒作嗽者慎用。作线可缝金疮，刮去薄皮，取白皮。

由此说观之，则本药为消炎性利尿兼缓下药，有时可作镇咳药者，抑可谓具消炎利尿之作用也。

射干麻黄汤之注释

咳而上气，喉中水鸡声，射干麻黄汤主之。（《金匮要略》）

【注】《类聚方广义》本方条曰：水鸡声者，为痰与气相触之声，在喉中连连不绝也。苏颂曰：蛙即今水鸡是也。陶弘景曰：蛙与虾蟆一类，小形而善鸣者为蛙。余按水鸡非今之水鸡（秧鸡），蛙即今之青蛙。喉中水鸡声者，当呼吸时，咽喉之内发出如蛙鸣之谓也。

射干麻黄汤方

射干 3.5 克，麻黄、生姜各 5 克，细辛、紫菀、款冬花各 3.5 克，五味子 6 克，大枣 3 克，半夏 7 克。

上细锉，以水三合，煎一合。去滓，一日分三回温服。

先辈之论说

《类聚方广义》本方条曰：治久咳不止，或产后喘咳，颈项生痰疬，累累如贯珠者，去细辛、五味子，倍射干，加皂角子，有效，兼用南吕丸。

《勿误药室方函口诀》本方条曰：此方用于后世之哮喘。水鸡声者，形容哮喘之呼吸也。射干、紫菀、款冬花利肺气，合麻黄、细辛、生姜之发散，与半夏之降逆，五味子之收敛，大枣之安中而成一方之妙用。比西洋合炼之制药较胜多多矣。

故恩师和田先生曰：本方用于急性肺炎大势解后，有妙效。

求真按　先师治急性肺炎，先以桔梗白散，经吐下后，用本方。然本方含细辛、紫菀、款冬花之温药，故发热时不可轻用。

射干之医治效用

《本草备要》曰：射干，苦寒有毒，能泻实火，火降则血散肿消，痰结自解。能消老血，行太阴、厥阴之积痰，为治喉痹、咽痛之要药。消结核、癥疝、疟母，通经闭，利大肠，镇肝，明目。

由此说观之，则本药当为有力之消炎解凝药，有祛瘀血及缓下作用。

紫菀之医治效用

《本草备要》曰：紫菀，辛温润肺，苦温下气。补虚调中，消痰止渴，治寒热结气，咳逆上气，喘嗽脓血（专治血痰，为血劳之圣药），肺经虚热，小儿惊痫。能开喉痹，取恶涎。然辛散而性滑，故不宜多用、独用。

由此说观之，则本药当为温性之镇咳祛痰药，兼有和血作用。

款冬花之医治效用

《本草备要》曰：款冬花，辛温纯阳，泻热润肺，消痰除烦，定惊明目。治咳逆上气、气喘喉痹、肺痿、肺痈、咳吐脓血，为治嗽之要药。（下略）

由此观之，则本药当为温性之镇咳祛痰药。

厚朴麻黄汤之注释

咳而脉浮者，厚朴麻黄汤主之。（《金匮要略》）

【注】浅田氏曰：此方之药有似小青龙加石膏汤，然降气之力为优，故用于喘息上气有效。主溢饮者，宜小青龙加石膏，又与射干麻黄汤互用。然此方宜于热强脉浮者，与彼方之用于无热有异也。又富贵安佚之人过于膏粱，腹满而咳者，此方加大黄有效。麻黄与大黄为伍，势如表里，与《千金》黑散同意，有奇效也。

求真按 此说甚佳，以之解本条，并可作类方之鉴别法。

厚朴麻黄汤方

厚朴5克，麻黄4克，石膏20～100克，杏仁、半夏、五味子各7克，干姜、细辛各2.5克，小麦30克。

上细锉，以水三合，煎一合。去滓，一日分三回温服。

小青龙汤之注释

伤寒表不解，心下有水气，干呕发热而咳，或渴，或利，或噎，小便不利，少腹满，或喘者，小青龙汤主之。（《伤寒论》）

【注】平素胃内有停水之人，若患感冒或肠伤寒时，表证与胃内停水因相互错综之关系引起诸般之症状，即干呕者，因胃内停水被表热冲动而上逆；发热者，因有表证；咳者，因表热与停水迫于呼吸器；渴与利，即下痢，因停水之下行；噎者，由咽下之饮食物与上迫之停水冲突也；小便不利者，由于停水上行而不下降；少腹满者，因停水集于下腹部；喘者，表热与停水内迫于呼吸器也。故以麻黄、桂枝解表证，用桂枝抑压水毒之上迫，以细辛、干姜、半夏去胃内停水，用芍药、五味子收固咳嗽及其他，以甘草调和诸药，且缓和组织之紧缩，则宿疴之胃内停水与新病之表证俱可脱然消散，故师断定以小青龙汤主之也。

小青龙汤与大青龙汤之名称，因此二方中麻黄之色青，以拟往古四神，即青龙、白虎、玄武、朱雀之一青龙神之意而命名之也。白虎汤之称呼，因君药之石膏色白，拟白虎神；玄武汤（又名真武汤）之名，因所配之附子色黑，以象玄武神也；朱雀汤（亦名十枣汤）之称，因大枣之色赤，象朱雀神也。

伤寒表不解，心下有水气，咳而微喘，发热不渴。服汤已渴者，此寒去欲解也，小青龙汤主之。（《伤寒论》）

【注】"小青龙汤主之"一句，当假定接续"发热不渴"句解之。又"服汤已"以下，

"汤"即本方，是叙服后起治愈转机，可知始不渴者。因胃内有停水，服药后渴者，药力能驱逐停水，使胃内干燥（比较的），故曰：寒去欲解也。

咳逆倚息不得卧，小青龙汤主之。（下略）（《金匮要略》）

【注】倚息者，凭依于物而呼吸之意，即呼吸困难也。

妇人吐涎沫，医反下之，心下即痞，当先治其吐涎沫，小青龙汤主之。涎沫止，乃治痞，泻心汤主之。（《金匮要略》）

【注】本条是示先表后里之法则，即先宜解表而后可攻里也。涎沫者，如《类聚方广义》云：程林曰：连绵不断者曰涎，轻浮而白者曰沫。涎为津液所化，沫为水饮所作。《百方口诀外传》云：凡治咳痰以小青龙汤者，其涎沫与咳嗽宜注意，其所吐之痰如淡茶，是名痰沫，此痰沫而喘急者，是小青龙汤之咳嗽也。

小青龙汤方

麻黄、芍药、干姜、甘草、桂枝、细辛各3.5克，五味子6克，半夏7克。

煎法用法同前。

先辈之论说治验

《千金方》曰：小青龙汤，治妇人霍乱呕吐。

《御药院方》：细辛五味子汤（即本方）治肺气不利，咳嗽喘满，胸膈烦闷，痰沫多，喉中有声，鼻塞清涕，头痛目眩，四肢倦怠，咽嗌不利，恶逆恶心。

《医学六要》曰：脚气上气喘息，初起有表邪者，小青龙汤加槟榔。

《医宗金鉴》曰：小青龙汤，用于杂病之肤胀水肿证，以发汗而利水。

《建殊录》曰：一女子患病，众医以为劳瘵也，而处方皆无效，羸瘦日甚，旦夕且死。其父素惧古方，逾月，其女死。后二年，其妹病，其父谒曰：仆初有五子，四人已亡，其病皆劳瘵也。盖年及十七，则其春正月瘵必发，至秋八月则必死。今季子年十七，又病此，仆固非不知古方有奇效，但惧其多用峻药耳，然顾以缓补之剂救之，未见一效，愿先生治之，虽死亦无悔焉。先生诊之，气力沉弱，四肢惫惰，寒热往来，咳嗽殊甚，作小青龙汤及滚痰丸杂进，其年未至八月，痊愈复常。

求真按　此证虽称痨瘵，其实恐似是而非也，何则？余诊多数之肺结核，未曾见有麻黄剂证也，读者不可轻信之。

《方舆輗》本方条曰：初学小青龙为治咳之主方，然小青龙之专效在于逐水发邪，盖此咳由于水与邪相激而发，故用此汤以发邪，则咳自止矣。《金鉴》沈明宗注此方，乃为寒风挟饮而成咳嗽之主方也，可谓能得方意矣。余又读吉益氏《建殊录》有曰：长门泷鹤台贻书于吉益东洞曰：凡中风寒邪，有水迎之，则其候有头痛、恶寒、汗出、痰涌、目泪、鼻涕、一身走痛等类，逐水则邪除，故汗出而愈。于是桂枝、麻黄、细辛、半夏、干生姜辈之才能可得而知矣。夫医虽小道，然以之事亲与养身，泷氏亦深知此道，原以有力之大儒先生，其所见固与庸医之眼目不同也。

《勿误药室方函口诀》本方条曰：此方治表不解而心下有水气喘咳者，又可用于溢饮之咳嗽。其人咳嗽喘急，至于寒暑则必发，吐痰沫而不得卧，喉中如结，心下有水饮也，宜此方。若上气烦躁，宜加石膏。又于胸痛、头疼、恶寒、汗出，与发汗剂，虽为禁法，然于喘而有汗证仍用小青龙汤，与麻杏甘石之用于汗出者同意。一老医传中云：此证之汗，必臭气颇甚，可为一征。此方用于诸病之目的，主痰沫、咳嗽，无里热之证。

求真按 上二说甚佳，宜玩味之。

小青龙汤加石膏之注释

肺胀，咳而上气，烦躁而喘，脉浮者，心下有水，小青龙汤加石膏主之。(《金匮要略》)

【注】肺胀云者，《杂病辨要》曰：风寒客肺，上气喘躁者，名曰肺胀。

由肺胀之字义考之，肺胀者，恐为急性支气管炎或同性支气管肺炎兼急性肺气肿也。上气与上逆略同，因咳嗽剧烈之所致，故云咳而上气也。烦躁者，混乱忧闷之义，与上气均为石膏证，故新加之。

小青龙汤加石膏方

小青龙汤中加石膏 20～100 克。
煎法用法同前。

先辈之论说

《方舆輗》本方条曰：大青龙、小青龙加石膏二汤，虽俱有烦躁，然在大青龙系不汗出，在小青龙加石膏系偏于心下有水气，此二方之所以分也。(下略)

又按小青龙本条，其证缓，而《金匮》咳逆倚息不得卧，则颇急矣。此条之烦躁而至于喘，是尤急也，故证立肺胀之名，于方加石膏也。

发热咳嗽，多吐白沫者，以平剂缓图，则不日成劳矣。予乘其初起，用小青龙加石膏而全生保命者，数十人。

大青龙汤之注释

太阳中风，脉浮紧，发热恶寒，身疼痛，不汗出而烦躁者，大青龙汤主之。若脉微弱，汗出恶风者，不可服。服之则厥逆，筋惕肉𥆧，此为逆也。(《伤寒论》)

【注】和久田氏曰：此章大概以"不汗出"三字(**求真按**　因原文云不汗出，故和久田指之)为主眼。按论中之不汗出，文有异同，其旨趣当各有别，如曰汗不出，曰不汗出，曰无汗，曰不发汗是也。汗不出者，可读虽发汗亦不出，即促使其出汗而仍不出也；不汗出者，可读以汗不出，表有水气，当成汗而出，但不成汗而出也，故以"而烦躁"三字接之，谓汗不出而烦躁也；无，为"有"之反对，宜有汗处，其汗无也，是因表有瘀水之隔，故曰无汗，葛根汤证及麻黄汤证是也；不发汗者，用发汗剂而不发汗也。然则此大青龙汤证，首句冠以太阳中风，是示素无重病，肌表之水，不汗可愈，但今其水不自汗出，故腠理闭塞。脉中有势，而现浮紧，及发热恶寒，身疼痛而烦躁也。

《活人书》曰：治大青龙汤之病，与麻黄汤相似，但病最重又加烦躁者，为用此汤之指南，宜复无异议矣。

柯氏曰：盖仲景凭脉辨证，只审其虚实。故中风伤寒，不论脉之缓紧，但于指下有力者为实，脉弱无力者为虚；汗不出而烦躁者为实，汗出多而烦躁者为虚；证在太阳而烦躁者为实，证在少阴而烦躁者为虚。实者宜服大青龙汤，虚者不宜服也，此最易知也。

求真按　互参以上三说，则本方之用途自然了解。然服之则厥逆云云，是因误用本方也。至于此变证之治法，古说纷纭，未能一致。《尚论·编后条辨及缵论》均云宜用真武汤，东洞亦赞之，殆有定论之观。独吉益南涯反对之曰：若误服之，即致此逆，筋惕肉𥆧，故云逆也。《尚论·编后条辨及缵论》中"为逆也"之下有"以真武汤救之"六字，非也。此条是举逆证以戒其误治，非为处方也，诸家之载处方，非作者之本意。若论处方，则为茯苓四逆汤证，非真武汤证也。误治厥逆，未尝见真武汤证也，以甘草之有无可考之。其是非虽难判定，然余往年偶然遭遇此证，茯苓四逆汤仅一服而愈。由此观之，则南涯氏说似优。

伤寒，脉浮缓，身不疼，但重，乍有轻时，无少阴证者，大青龙汤发之。(《伤寒论》)

【注】和久田氏曰：此条可疑为少阴真武汤之证，就前之中风不剧，而反深也。然此"但身重"一证可疑，故名曰伤寒而用大青龙汤也。少阴真武汤证者，四肢沉重疼痛，然此证身不疼，但重，乍有轻时，则非有里水所致之重可知，是邪隐伏于肌表之间而未发，大青龙汤为发肌表之水邪及邪气之主方。既辨如前，今若详审无少阴真武证，故以大青龙汤发隐伏之邪气，可自汗出之，不曰主之，而曰发之，可知此方为发汗之主剂矣。余曾治一病妇有如此证者，数日不愈，然使服大青龙汤一帖，一炊时，汗出如流，不日复常。可知古方之妙用矣。

求真按 本方为桂枝去芍药汤之加味方，则其腹证亦相类似。中有石膏，则其证常如舌有白苔（或带微黄白色），否则其舌与口唇均干燥无津，宜注意之。

病溢饮者，当发其汗，大青龙汤主之，小青龙汤亦主之。（《金匮要略》）

【注】溢饮者，《金匮》云：饮水流行，归于四肢，当汗出而不汗出，身体疼重，谓之溢饮。

由此观之，则为一种水肿或水气性疼痛证也明矣。然此一证，何以有大、小二青龙汤之异？古来议论纷纷，如尾台氏断此证当以大青龙汤发汗，无关于小青龙汤也，是知其一，不知其二之僻说也。因大青龙汤为治外表之水气，不能治心下之水气；小青龙汤治心下之水气，不主外表之水气，则大青龙汤可用于溢饮者较为明显，无可议论也。然于小青龙汤证，若任久不治，则心下之水气不泄，遂泛滥于外表，致成溢饮也。是仲景所以称大青龙汤主之，小青龙汤亦主之，而断为不误也。

大青龙汤方

麻黄 11 克，桂枝、甘草、杏仁各 3.5 克，生姜、大枣各 5.5 克，石膏 20～100 克。

煎法用法同前。

先辈之论说治验

东洞翁本方定义曰：治喘及咳嗽，渴欲饮水，上冲，或身痛恶风寒者。

《医事惑问》曰：一男子患肿满，乞诊于余。诊之喘鸣迫息，烦渴，小便不通，因与大青龙汤，经过四十日，无药效，其时疑其药方之当否。余曰：药效之迟速不可论，当论方诚的中否也。然犹有疑色，除此外无的中之方也，故犹用大剂。再经二十日，以有急变来告，往观之，前证益剧，恶寒战栗，漉漉汗出，举家骚然，以为命将终矣。余曰：无关生死事，此所谓"若药不瞑眩，厥疾不瘳也"，犹用前剂，则终夜大汗出，换衣六七次。至翌日，肿满减半，喘鸣亦平，小便快利。再过十日而复常。

求真按 余亦曾以本方速愈剧性肾脏炎。

《生生堂治验》曰：一妇人产后浮肿，腹部胀满，大小便不利，饮食不进。其夫医也，躬亲疗之，不效。年许，病愈进，短气微喘，时与桃花加芒硝汤，无效。于是请救于师，师往诊之，脉浮滑，按其腹，水声漉漉然。谓其主人曰：子之术当也，然病犹未知时，则当更求他法。夫当下而不下，即当更吐之，和之。不当，即当发之，所谓开南窗而北窗自通。又张机所谓与大承气汤不愈者，瓜蒂散主之之类也。主人曰善，因与大青龙汤，温覆之，其夜大发热，汗出如流。翌日，又与之如初。三四日后，小便通利，日数行。五六日间，腹满如忘，与前方凡百余帖，复原。

《方舆輗》本方条曰：溢饮为四饮之一，此由水气溢于表也，其变或肿如风水者有之，或痛类痛风者有之，比类取大青龙汤微似汗，即愈。

求真按　大、小青龙汤方意相似。大青龙者，以大发之剂伍以石膏；小青龙者，虽无石膏，品味八也。其缓急以此亦可知矣。

喻嘉言曰：大青龙者，升天而行云雨也；小青龙者，鼓波而奔沧海也。治饮证者，以小青龙为第一义也。

又吉益氏亦为医中之杰，大叹此论之美为千载之卓见，可谓能知仲景之方矣。

《类聚方广义》本方条曰：治麻疹，脉浮紧，寒热头眩，身体疼痛，喘咳咽痛，不汗出而烦躁者。

治眼目疼痛，流泪不止，赤脉怒张，云翳四围，或眉棱骨疼痛，或头疼耳痛者；又治烂睑风，涕泪稠黏，痒痛甚者，俱加苄苡佳，兼以黄连解毒汤加枯矾，频频熏洗，每夜临卧服应钟散，每隔五日或十日可与紫圆五分或一钱以下之；治雷头风，发热恶寒，头脑剧痛如裂，每夜不能眠者；若心下痞，胸膈烦热者，兼服泻心汤、黄连解毒汤；若胸膈有饮，心中满，肩背强急者，当以瓜蒂散吐之。

风眼证，暴发剧痛者，若不早行救治，则眼球破裂迸出，最为险急之证。急用紫圆一钱至一钱五分取峻泻数行，大势已解，而后宜用此方。随其腹证情形，兼用大承气汤或大黄硝石汤、泻心汤、桃核承气汤等。

治小儿赤游丹毒，大热烦渴，惊惕；或痰喘壅盛者，兼用紫圆或龙葵丸；急惊风，痰涎沸涌，直视口噤者，当先选熊胆、紫圆、走马汤等取吐下后，大热烦躁，喘鸣搐搦不止者，宜以此方发汗之。

《勿误药室方函口诀》本方条曰：此方为发汗之峻发剂，无待论矣。即其他之溢饮或肺胀，其脉紧大，表证盛者，用之有效。又天行赤眼或风眼初起，此方加车前子以大发汗时，有奇效。盖风眼为目之疫热，故非峻发无效也，此方为麻黄汤之重要者。

文蛤汤之注释

吐后渴欲得水而贪饮者，文蛤汤主之；兼主微风，脉紧头痛。（《金匮要略》）

【注】尾台氏曰：文蛤汤，其证明有错误，验之事实，则自了了。夫此方与大青龙汤较，相差仅一味，惟分量有小异耳。

此方本为发散之剂，观方后之"汗出则愈"一语可知。"兼主云云"八字，虽似注语，亦足以见其方意。今特举渴饮一证，是与渴欲饮水不止之文蛤散证同。因是以观，则"吐后"以下之十字，其错简断然明矣。按五苓散条所别举之证，正是文蛤汤之证也。本论作文蛤散者，误也。

然本方若随东洞翁之定义，以烦躁而渴，恶寒喘咳急迫者为目的，则可用矣。

文蛤汤方

文蛤 9 克，石膏 20～100 克，麻黄、甘草、生姜、大枣各 5.5 克，杏仁 4 克。

煎法用法同前，汗出即愈。

文蛤散之注释

渴欲饮水不止者，文蛤散主之。（《金匮要略》）

文蛤散方

文蛤。

上为细末，一回以 4 克入热汤中，搅拌而顿服之。

文蛤之医治效用

文蛤为有斑纹之蛤壳。《本草备要》云：止消渴，解酒毒，与牡蛎同效。可知其作用矣。

越婢汤之注释

风水恶风，一身悉肿，脉浮不渴，续自汗出，无大热者，越婢汤主之。（《金匮要略》）

【注】《类聚方广义》本方条曰：为则按大青龙汤证，无咳嗽冲逆，而有脚挛急之证者主之。"不渴"当作"渴"；"自汗出"之下，当有"或无汗"之字。又越婢汤治一身悉肿，喘而渴，自汗出，恶风者，俱可从之。

越婢汤方

麻黄 11 克，石膏 20～100 克，生姜 5 克，大枣 7 克，甘草 3.5 克。

上细锉，以水二合，煎一合。去滓，一日分三回温服。恶风者加附子一枚，风水加术四两。

先辈之论说

《方舆輗》本方条曰：上体、下体或一身悉肿，脉浮而渴，自汗出，恶风，小便不利，或喘咳者，越婢汤主之。脚气、痛风、疮毒内攻等多此证。又犯风邪久咳等，沐浴而变此证者，往往见之。

《青州医谈》曰：伤寒有多汗憎寒，若近衣被，则汗漏不止，去之则憎寒不可忍，数日不止。世医试与柴胡汤、柴胡桂枝汤或桂枝加黄芪汤等，不愈，有变谵语，饮食不进，终至危殆者。逢此证而内热如此其甚者，宜越婢汤。

求真按　余曾治类似此证之感冒，如恶寒发热，自汗，口舌干燥，舌有白苔者，与本方得速效。

《勿误药室方函口诀》本方条曰：此方之本义云发越脾气，虽同为麻黄剂，而与麻黄汤、大青龙汤异趣，以无大热，自汗出为目的也。故用于肺胀、皮水等，而不用于伤寒溢饮也。又论中之麻黄甘石汤，亦与此方同类。

求真按　越婢汤之名称，有云因此方有发越脾气之作用而名者，亦云以仲景得自越国之婢，故有此名者，皆想象之说也。

越婢加术汤之注释

里水者，一身面目黄肿，其脉沉，小便不利，故令病水。假令小便自利，此亡津液，故令渴，越婢加术汤主之。(《金匮要略》)

【注】"里水"为"风水"之误，既如前述。黄肿之黄，非黄疸色意，谓微带黄色也。脉沉为水肿病之脉证。故令病水者，即因脉沉，小便不利，故发水肿病之义也。假令云云者，假令小便频多，则致体液亡失，故令渴之意。然此为行文上必要上作如是记，非小便不利时不渴，唯自利时有渴之义，则其在任何症状皆有渴证可知矣。

里水，越婢加术汤主之；甘草麻黄汤亦主之。(《金匮要略》)

【注】见甘草麻黄汤条下。

肉热极，则身体津脱，腠理开，汗大泄，厉风气，下焦脚弱。越婢加术汤主之。(《金匮要略》)

【注】尾台氏曰：按《外台》引《删繁肉极论》曰：肉极云者，肉变色，多汗，体重怠惰，四肢不欲举，不欲饮食，食则咳，咳则右胁下痛，阴阴引肩背，不得移动，名曰厉风。

则本条之义，似无遗憾。然本方可用于脚气，是根据于"下焦脚弱"之四字，不可不附详也。

越婢加术汤方

麻黄 7 克，石膏 20 ～ 100 克，大枣 5 克，甘草 2.5 克，生姜 3.5 克，术 5 克。
煎法用法同前。

越婢加苓术汤方

越婢加术汤中加茯苓7克。

煎法用法同前。

【主治】治越婢加术汤证之有茯苓证者。

越婢加术附汤方

越婢加术汤中加附子0.5克以上。

煎法用法同前。

【主治】治越婢加术汤证之有附子证者。

越婢加苓术附汤方

越婢加术附汤中加茯苓7克。

煎法用法同前。

【主治】治越婢加术附汤证之有茯苓证者。

先辈之论说治验

东洞翁越婢加术汤定义曰：治越婢汤证之小便不利者。

《生生堂治验》曰：一男子年弱冠，身体满肿，延及阴囊，其大如球，茎几没于其中。师诊之曰：观汝腹之肿色，似尝有疥癣瘾疹之患。曰：然。昔时请治于一医，敷药顿愈。曰：此仅攻内。与越婢加术汤，兼用龙门丸。每服三十丸，三日一次，数旬而愈。

求真按 此系误治皮肤病，使变为肾炎，宜速治之也。

《类聚方广义》本方条曰：治眼珠膨胀、热痛，睑胞肿起，或烂睑风痒痛羞明，眵泪多者。兼用应钟散，时以梅肉散或以紫圆攻之。

《勿误药室方函口诀》本方条曰：此方虽有云治里水者，然越婢汤方后有风水加术四两，则可知为风水之误。加术者，与湿邪以麻黄加术汤同法。《千金》加附子治脚弱，亦因风湿之邪成脚弱者，即今之脚气痿弱也。

《导水琐言》曰：脚气不拘干、湿二证，小水短涩而气急，手足甚麻痹，或膝骨弛缓者，可用越婢加苓术汤。

求真按 以余之经验，脚气用此方之证，不若用大柴胡汤之证为多，须注意。

尼僧年二十八，小疮内陷，成为肿胀，医二三下之，肿益甚，投发表剂，亦无效，困苦极矣。延予诊之，通身浮肿，其肿如鼓，咳逆短气，喘鸣如拽锯。余乃投越婢加苓术汤，各料重十钱，使兼服三圣丸。自初昏至平旦，服汤药凡五剂，丸药凡四钱。平旦之后，腹中鸣动，小便利一升许，喘鸣减半，尔后小水日益快利。不过十日，满身无水矣。然后所陷之疮，勃然复发，乃以药尽其毒，并制汤药使浴之，三十日而全安。

求真按 此是由误治而成皮肤病内攻性肾炎，今正治之，并原病亦治。和田东郭之手腕，诚可赞赏，然以紫圆或兼用南吕丸等足矣，无特用三圣丸之必要。又皮肤病再发之际，以兼用伯州散为正。

《建殊录》曰：一人左足发疔，疡医治之之后，更生肉茎，其状如蛭，用刀截去，不知所痛，随截随长。至明年，别发一疔，始则如初，尔后每岁以为常。生肉茎者凡五条，上下参差，垂于胫上，众医莫知其故，进药亦无效。先生曰：我亦不知其因，然治之岂无能乎？因诊之，心胸微烦，有时欲饮水，脉殊濡弱。作越婢加术附汤及伯州散，使饮之，时以梅肉散攻之，数日，茎皆脱落而愈。

一患者病后左足屈缩，不能行步，乃以越婢加术附汤使饮之，时以紫圆攻之。每攻后，其足伸寸许，出入三月许，行步复常而指头尚无力，不能跂立，益下之不止。一日遽起，欲取架上之物，已而自念，其架稍高，若非跂立，则不能及。因复试之，则已如意矣。

《青州医谈》曰：一妇人患乳癌，初视核大如梅核，腋下亦有块。服蒙药后，一时许，割出核重六钱五分。过八日，发热，且疮口大肿痛，因转为越术附，是破伤湿也。六七帖，有效。又乳之周围及腋下成赤色，左手则生肿色，是流注之证，而越术附之证也。凡金疮及诸疮疡有如此证，全由外伤者，皆主之。凡破伤湿用越术附，为古人所未发，当研究之。

求真按 所谓破伤湿、流注，用越婢加术附汤者，虽为华冈氏之伟效，然此方非对于一切种类之破伤湿及流注皆奏效也，有此方证者始治耳。仲景之方剂，万病俱随其证以处之，不当随其病名而处之也。余近来治八岁儿之右肘淋巴腺炎，其证寒热往来（体温39℃），烦渴，口舌干燥，舌有白苔，口苦，食欲不振，恶心，右肘腺部发赤肿痛，不能屈伸，因与小柴胡汤二分之一，加石膏30克服之，三日脱然，可知预定方剂之非。

一人腋下漫肿，以手按之，有少痛。塾生诊之，以为痞癖，投大黄牡丹皮汤。后先生云：是流注也。视其左手果有疵，因与越术附，兼用紫丸。只水血凝滞，肿痛不得动摇者，越婢汤可也。

葛根加术附汤，治血闭不回致血弥凝者，有行血凝滞之效，故对于强痛挛急等症颇佳。

桂术附汤，治毒闭不迴，有迴气不循之效，故对于痹、瘫、结毒，颇佳。

越术附汤解水肿之留滞，故风湿、痛风、热痛，治之颇佳，可作参考。

《类聚方广义》越婢加术汤条曰：此方加附子，名越婢加术附汤。治水肿身热，恶寒，骨节疼痛或麻痹，渴而小便不利者，兼用蕤宾丸、仲吕丸等。心下硬满，或腹满，或有块，大便不通者，兼用陷胸丸、大承气汤等。又治诸疡，经久而成流注状者，及称破伤湿者。又治疥癣内攻，一身浮肿，短气喘鸣，咽干口渴，二便不通，巨里动如怒涛者，当兼用仲吕丸、紫圆、走马汤等以下之。又治风湿、痛风，身热恶寒，走注肿起，或热痛，或冷痛，小便不利而渴者，兼用蕤宾丸。治痿躄证，腰脚麻痹而有水气，或热痛，或冷痛者。

《方伎杂志》曰：一男子十八九岁时，善患蛔虫。平素胸膈高张，心下痞硬，腹中实满，便秘。先人疗之，患蛔虫痛时，以鹧鸪菜汤逐除其蛔；胸腹烦满，大便燥结时则用调胃承气汤、大承气汤等。是古方信仰之人，故药多服之，自少年之痼毒，得以脱然成健全之人。四十岁时，患痔与淋，甚为难涩，其时余用大黄牡丹皮汤及七宝丸、伯州散等而复原。越年五十，种种劳心之事起，但以饮酒而解愁，故饮量渐加，终日手不脱杯，做事自然怠懒矣。于是渐转薄弱，家族忧其酿成痱痛，事无大小，不经其手。年至六十，发卒中风，昏倒不省人事，半身不遂，双眼闭合，状如死人。邻近之医相议，总之神气不复。时病者离余居远，故至晚使价来乞方，余适不在，故至早晨速赴诊之。与初起无少异云，因与泻心汤，虽自尺泽、委中泻血，然精神亦不少复，因辞归。翌晨，余诣诊之，仍如昨日，别无下手之法。因其身热烦闷，手足不遂，喘鸣，脉浮大，故以越婢加术附汤，兼用泻心汤法，告明家属难治而归。翌朝，使人来告云：至于今朝，两便三四行，烦闷喘鸣亦少安。余又往诊毕，约坐病人枕一时许，则熟视其状，旋开眼如认物状，半身虽不动，似稍有伸缩之机，因又与前二方而归，自是诸证渐退。约一月，能扶之而立，能登厕，家人甚欢。服药一年许，停药休养，一年而愈。

《橘窗书影》曰：一人年四十许，客居东京数月，腰以下大肿，筋骨疼痛，不能起居，脉浮大，小便不利。余谓不服水土，湿邪侵入下部所致，与越婢加苓术附汤，小便快利，水气大减。但腰脚挛急，不得步行，与芍甘黄辛附汤，痊愈。

越婢加半夏汤之注释

咳而上气，此为肺胀。其人喘，目如脱状，脉大者，越婢加半夏汤主之。（《伤寒论》）

【注】《尤怡心典》曰：外邪内饮，填塞肺中，为胀，为喘，为咳而上气，以越婢汤散邪之力多，蠲饮之力少，故加半夏以辅其不逮。不用小青龙者，以脉浮且大，属于阳热证，故利辛寒，不利辛热也。

尾台氏曰：目如脱状者，因冲逆而眼目痛甚也。《素问·至真要大论》曰：病冲头而痛，目如脱，项如拔。《灵枢·经脉》中亦同。

由此二说，可知本条之意矣。

越婢加半夏汤方

麻黄6克，石膏20～100克，生姜3.5克，甘草2.5克，大枣5克，半夏7克。

煎法用法同前。

先辈之论说治验

《医宗必读》曰：社友孙芳其之女，久嗽而喘。凡顺气化痰、清金降火之剂，几乎无不遍尝，绝不取效。一日喘甚，烦躁，余视其目胀出，鼻则鼓扇，脉浮且大，肺胀无疑，遂投以此汤。一剂减，再剂愈。

东洞翁本方定义曰：治越婢汤证之呕逆者。

按当有烦渴呕逆之证。

求真按　半夏不独治呕逆，此定义未妥。

《方舆輗》本方条曰：哮喘经日不治，痰气益盛时，则有目胀出或鼻鼓扇之见证。若脉浮大，是阳热之候，所谓肺胀之证也，以越婢加半夏汤二三剂，可取效。

《勿误药室方函口诀》本方条曰：此方主肺胀。其证咳而上气，有喘而气急甚，似支饮。然支饮之喘，初起胸痛或手足厥冷，而气急不得侧卧；肺胀之上气，热势强而卒发，有目如脱状，然非难以侧卧。半夏与石膏为伍时，有破饮镇坠之效，与小青龙汤加石膏、厚朴麻黄汤等同功。又心下有水气，或胁下痛引缺盆者，宜小青龙汤加石膏也。

桂枝二越婢一汤之注释

太阳病，发热恶寒，热多寒少，脉微弱者，此无阳也，不可发汗。宜桂枝二越婢一汤。（《伤寒论》）

【注】本条之"宜桂枝二越婢一汤"句当接于"热多寒少"句解。脉微弱者云云，谓假令有发热恶寒，热多寒少之证，而脉微弱者，则不宜以本方发汗。是暗示本方之脉证，必当浮而有力也。

桂枝二越婢一汤方

桂枝、芍药、甘草各5.5克，生姜8.5克，大枣7克，麻黄5.5克，石膏20～100克。煎法用法同前。

先辈之论说

《类聚方广义》本方条曰：风湿、痛风之初起，寒热间作，肢体疼重或牵痛，或走注肿起者，此方发汗之后，可与加术附汤，兼用应钟散、蕺宾丸等。

求真按　以本方发汗后不必定与加术附汤，若确知有术附证，然后可处之。

葛根汤之注释

太阳病，项背强几几，无汗恶风者，葛根汤主之。(《伤寒论》)

【注】和久田氏曰：几几者，以项背强，形容不便反顾伸舒之辞也。因其强极甚，故以此状之。

尾台氏曰：成无己云：音几，引颈貌。几者，短羽之鸟也，短羽之鸟不能飞腾，欲动时则先唯伸其颈，项背强者，欲动时亦如之。程应旄曰：几几者，俯仰不自如之貌。按《素问·刺腰痛论》曰：腰痛侠脊而至于头，几几然。几几之义，可见矣。

浅田氏曰：(上略)盖邪气屯于太阳，则项背几几然而强，不特项强，腰背亦然。《素问》云：伤寒一日，巨阳受之，故颈项痛，腰背强是也。

求真按 项背强几几之意，依上三说解之，未免有隔靴搔痒之弊。余由多年之研究，知项背强几几者，乃自腰部沿脊柱两侧向后头结节处上走之肌肉群强直性痉挛之意。故病者若自云肩凝或腰背挛痛，可照余说问诊。尚有疑义时，则于右肌肉群，以指头沿其横径强力按压，而触知有凝结挛急，同时病者诉疼痛，则断为项背强几几，百不一失矣。然不拘此证之存否，有不自觉此证者，有虽自觉而触诊上难以确知者亦不少。此则非期问、触诊之周密，与参照外证及脉证而决之不可。而所以无汗恶风者，虽与一般麻黄剂无异，然此恶风寒，除大青龙汤证外，较其他麻黄剂证为剧可知矣。

太阳与阳明合病者，必自下利，葛根汤主之。(《伤寒论》)

【注】太阳为表证，阳明为里证，常例病表者不病里。今有脉浮头项强痛而恶寒之表证，且有自下利之里证，因设二阳合病之名目。但其真意，此自下利非真正之里证，乃示因无汗，当自表排泄之水毒迫于里之所致也。换言之，乃暗示此下利之原因不在肠而在表，故不问其自下利而以本方解其表证，则自下利可不治而愈矣之意也。本方之止泻作用，因由诸药之协力，使水毒由皮肤排除之结果。然其主动者，但为葛根、芍药。因葛根与麻黄、桂枝，虽俱属发汗解热药，但与此二药异趣，含多量之淀粉，则由其缓和被护作用，于表缓解肌肉痉挛，于里抑制肠蠕动之亢进及缓和被护肠黏膜，故能发挥止泻作用。而芍药之治挛急及止泻作用，尤为已明之事实。

本条所以不说项背强几几者，由余考之，因本条之病证初起即有自下利，故项背之水毒蓄积不甚剧，恰如开放安全瓣之蒸汽罐破裂之关系，故不至现项背强几几证。又麻疹及其他之发疹病不现项背强几几者，亦同此理。因毒物既发出于体表，内毒减少之结果，故不呈此证。又其他病证亦无项背强几几者，水毒之蓄积尚不甚，未达现此证之程度耳。

然则无项背强几几之际，以何种症状为目的而处方？此问题当俟于多年之经验的自得，非笔舌所能形容也。但今为初学者示其一端：第一，当采用间接的诊断法，即诊有表证病者，非桂枝汤证，非麻黄汤证，非小、大青龙汤证，如此表证汤方各证悉否定后，乃可断为本方证也；第二，本方治恶寒作用有力，则有恶寒之证时，先决其非阴证，更否定其为大青龙汤证，然后可肯定为本方证也；第三，如本方之君药葛根，治发疹及小疮有特种之作用，故有此等病证之际，若见有发热恶寒，或恶瘙痒等之表证，则亦可决定为本方证也。其他方法由此类推。

太阳病无汗，小便反少，气上冲胸，口噤不得语，欲作刚痉，葛根汤主之。(《金匮要略》)

【注】口噤者，牙关紧急也。刚痉者，《金匮》云：太阳病，发热无汗，反恶寒者，名曰刚痉；太阳病，发热汗出，不恶寒者，名曰柔痉。又曰：病者身热足寒，颈项强急，恶寒，时头热，面赤，目赤，独头动摇，卒口噤，背反张者，痉病也。

如上所述，则刚痉者，即现今之破伤风也，本条即说其证治。且本条虽以破伤风为题目而立论，然仲景之真意，非仅为破伤风之证治而述，其实表示项背强几几达于高度时则遂呈破伤风类似之状态。且现此状态者，不问病证如何，悉以本方为主治也。盖凡呈此状态之诸病，即各种之脑膜炎、尿毒证及子痫等，若用本方，每奏奇效，此可得而证之也。

葛根汤方

葛根 8.5 克，麻黄、生姜、大枣各 6.5 克，桂枝、芍药、甘草各 4.5 克。

上锉细，以水三合，煎一合。去滓，一日分三回温服。

葛根加半夏汤之注释

太阳与阳明合病，不下利，但呕者，葛根加半夏汤主之。(《伤寒论》)

【注】不下利，但呕者，可用本方。虽如仲景所论，然下痢且呕吐者，亦可用之。

《勿误药室方函口诀》本方条曰：此方不仅治合病之呕，平素有停饮（**求真按**　停饮者，胃内停水也），难服本方（**求真按**　此指葛根汤也），或酒客外感等（**求真按**　酒客往往有恶心呕吐），此方以加半夏反能得效。

盖葛根汤动则害胃，往往食欲不振，致恶心呕吐等。故若胃不健全，有恶心、呕吐之倾向，或认为有胃内停水，则不用葛根汤，而用葛根汤与小半夏汤合方之本方，可预防服用葛根汤之弊。

葛根加半夏汤方

葛根汤中加半夏 11 克。

煎法用法同前。

葛根加桔梗汤方

葛根汤中加桔梗 6 克乃至 9 克。

煎法用法同前。

【主治】本方为葛根汤、桔梗汤、排脓汤之合方。治葛根汤证之咽喉痛者，或黏痰难以咯出，或有化脓机转诸病。

葛根加枳实桔梗汤方

前方中加枳实 5 克。

煎法用法同前。

【主治】本方为葛根汤、排脓散及汤、桔梗汤之合方，故治前方类似诸病。

葛根加石膏汤方

葛根汤中加石膏 20 克乃至 100 克。

煎法用法同前。

【主治】本方可作葛根汤与白虎汤合方，故治葛根汤证之有身热、头痛、咽喉痛、烦渴等证。

葛根加桔梗石膏汤方

为葛根加桔梗汤、葛根加石膏汤之合方。

煎法用法同前。

【主治】治葛根加桔梗、葛根加石膏汤二方证相合者。

葛根加术汤方

葛根汤中加术 7 克。

煎法用法同前。

【主治】治葛根汤证之有术证者，而此方可用于霍乱，已述于前矣。

葛根加薏苡仁汤方

葛根汤中加薏苡仁 10 克乃至 19 克。

煎法用法同前。

【主治】治葛根汤证之项背强急剧甚者，或关节肿痛者，或排脓者，或有赘疣者。

葛根加术薏苡仁汤方

为上二方之合方也。

【主治】治上二方证相合者，以上二方为余所创制。

葛根加大黄汤方

葛根汤中加大黄 2.5 克以上。

煎法用法同前。

【主治】治葛根汤证之可下者。

葛根加桔梗大黄汤方

为葛根加桔梗汤、葛根加大黄汤二方之合方。

煎法用法同前。

【主治】治葛根加桔梗汤、葛根加大黄汤之二方证相合者。

葛根加桔梗薏苡仁汤方

为葛根加桔梗汤、葛根加薏苡仁汤二方之合方。

煎法用法同前。

【主治】治葛根加桔梗汤、葛根加薏苡仁汤之二方证相合者。

葛根加苓术汤方

葛根加术汤中加茯苓 7 克。

煎法用法同前。

【主治】治葛根加术汤证之有茯苓证者。

葛根加术附汤方

葛根加术汤中加附子 0.5 克以上。

煎法用法同前。

【主治】治葛根加术汤证之有附子证者。

葛根加苓术附汤方

葛根加苓术汤中加附子 0.5 克以上。

煎法用法同前。

【主治】治葛根加苓术汤证之有附子证者。余用本方于脊髓炎或髓痨，俱效。

先辈之论说治验

东洞翁葛根汤定义曰：治项背强急，发热恶风，或喘，或身疼痛者。

《方机》葛根汤条曰：自痘疮初起至于见点（投以本方兼用紫圆）；自起胀至于灌脓，葛根加桔梗汤主之（于本方内加桔梗五分）；自落痂以后，葛根加大黄汤主之（本方内加大黄五分）；若恶寒剧，起胀甚，一身肿胀，或疼痛者，葛根加术附汤主之（本方内加术、附子各四分）；若肿胀甚者（桃花散），寒战咬牙而下利者，俱加术附汤（兼用紫圆）。

头疮，加大黄汤主之。

小疮，葛根加梓叶汤（以桃花散、蓖麻子擦之。毒剧者，以梅肉散攻之）主之（本方内加梓叶五分）。

诸顽肿恶肿，加术附汤主之。

瘰疬（日投七宝，梅肉亦可）、便毒、痔、疔之类（以梅肉攻之，或伯州散朝五分，夕五分，用酒送下）、疳疮（选用七宝或梅肉之类），凡诸有脓时则加桔梗；若疼剧时则加术附。

世俗所谓赤游丹毒之类，皆加术附汤主之。

《漫游杂记》曰：有儿约五六岁，病天行痢，二日而发惊痫，直视挛急，身冷脉绝。医将用三黄汤，余止之曰：痫发于痢之初起，其腹气坚实，虽危不至于死。今外证未散而用三黄汤，则痢毒郁结，将延数十日而不愈。数十日后腹气虚竭，若痫再发，则不能救矣。今日之治，唯有发散一法耳，乃以葛根发之，兼少用熊胆，经过五日，痢愈，痫不再发。

痉病有太阳证，其手足类于拘挛瘫痪者，以葛根汤发汗，表证既去，拘挛瘫痪不休者，与大柴胡汤，四五十日则愈。

有一僧三十余岁，来宿于浪速之寓居，卒然感外邪，寒热往来，头痛如割，腰背疼痛，四肢困倦，脉洪数，饮食不进，全与伤寒相类。急作大剂之葛根汤，一日夜进五帖，袭被褥以取汗。如是三日，恶寒稍减，余证如前。余呼塾生曰：此疫后当为大患，慎勿轻视。当夜五更起诊，其脉如转索，来去不自由。余意以为受邪不浅，恐陷不起，进葛根汤而增其分量。既而经五日，塾生来告：红痘点点满面。余抵掌曰：有是乎？无他故矣。翌日，热去，食进，脉如平日，再经二十日而复原。可知年迈患痘者难以透达，而以葛根、桂枝拯其误死也。

吉益先生《险症百问》曰：（上略）世称淋证、梅毒之发于尿道者多，实属淋证者甚稀也。出脓或血而疼痛，小水难通，若得通则快利者，梅毒也，葛根加大黄汤甚效。若难治，则与梅肉散或七宝丸亦可。

求真按 若无其证，不可妄用葛根加大黄汤。

问曰：梅毒家身体如松树皮者何？师曰：梅毒家云云，有与葛根加大黄汤者，若有喘证者，与麻黄杏仁薏苡甘草汤，时以梅肉散攻之，有效。

求真按　用葛根加薏苡仁大黄汤，比葛根加大黄汤佳。

问曰：脐腐烂，有出脓不已者，有臭者，有无臭者，有痛者，有不痛者，有绵延数年，寒热羸瘦，类于劳证者，何治乎？

师曰：脐腐烂出脓汁者，以葛根加大黄汤则治。

求真按　二方俱宜加薏苡仁。

妇人有阴处乍起胀而痒不可言，一身各处瞤动，发热者，有此证发作时，或时发疹，或时口舌咽喉痛。诊其腹，自心下至少腹右方拘急而大硬，经数十岁不已，针灸诸药，无所不至者如何？师曰：妇人阴处乍起胀云云而有痒者，以蛇床子汤洗之可也；用葛根加术附汤、应钟散，可也。

求真按　自心下至少腹之右方拘急而大硬者，即右腹直肌之挛急也。有此腹证，加以阴处起胀瘙痒、寒热、发疹等之外证，处以葛根汤可也，然至于用加术附汤则难首肯。盖用之者必不得不确认有术附证之存在，今无之，虽又用应钟散亦无效，余意代之以起废丸可也。如蛇床子汤之洗涤，不过为对证疗法之优者耳。

梅毒腐烂，焮痛甚者何也？师曰：梅毒腐烂焮痛甚云云，处以葛根加术附汤、梅肉散可也。

求真按　南涯氏为东洞翁之长子，虽比父治术稍缓，然尚未脱其习癖。故氏之兼用方说，亦不可悉信。

《古方便览》葛根汤条曰：一男子面部发肿毒，渐渐及于两目，或破流脓汁，状加癞疮，臭秽难近，余以此方兼用梅肉散即愈。

求真按　此证恐用葛根加桔梗薏苡汤兼用黄解丸为佳。六角氏为东洞翁之门人，亦不免有翁之习气，其说不可不慎也。

《生生堂治验》曰：老妇人年六十余，一朝无故觉项背强痛，延及全身，四肢挛倦，不能转侧，及昏，迎师。师诊之，脉紧急也。即举其手指头，皆扎住刺取黑血，即有效。又有一条青筋结于喉旁，即刺之，血大进，由是四肢得以屈伸。因与葛根加大黄汤，三日复原。

求真按　就刺络无发言之资格，然其处方于葛根加大黄汤中宜合桂枝茯苓丸或桃核承气汤也。

《丛桂亭医事小言》曰：一商妇一至秋间，则常大苦喘息，动作不自由，犹如废人。求治于余，往诊之。支臂于炉架而坐，已数十日不动，亦不能睡。若将此坐形稍倚侧之，则立即喘悸，食仅碗许。问其发时，自脊至颈如板状，回顾亦痛，以一医之劝，用八味丸数百两，喘少减云。与葛根汤五帖许，得以起步，再服痊愈。

求真按　余于喘息用葛根汤，本此治验。

翳者，星也。星者，眼中生肿物，故脓生也。眼中无他疾，故多用葛根汤。惟上逆，故宜斟酌用三黄汤或桂枝汤。

求真按 此说虽有卓见，但云桂枝汤者，非也。因桂枝汤虽能主治上冲，然不能医眼疾。故治上逆者，当以三黄汤、苓桂术甘汤、桂枝茯苓丸、桃核承气汤等，斟酌其宜，此当订正者也。

脑漏者，非鼻病也，是作脓于头脑中，由鼻漏下，此人头痛隐隐，泪脓交出。若鼻渊亦与是病同因，然患鼻渊之人，有他病时，可愈。鼻渊与脑漏，证同而轻重异，病由风寒者为多。酒客患者名轻证，仅有恶臭，无脓气也，感冒时则发，风邪去则其证退矣。劳心之人受其障大也，方用葛根汤、五物解毒汤等，加辛夷有效。

求真按 此说虽庞杂，然上颚窦蓄脓证用葛根汤，卓见也。原氏云加辛夷，然余以为加桔梗、石膏，或加桔梗、薏苡仁为优。

凡人身发疮疥、痤痱则发热，此时医之投药，以发散败毒剂发表之为宜，此为古今同法。此法亦可为痘疮初起之治疗，催脓功效第一，因逐毒出外则无死证矣。（下略）

（上略）夫达表戴毒温散，以桂枝为上，非桂枝则不能达于四肢以解肌，桂枝合于温补之药，主四肢厥冷等云者，未读古书之误也。一旦欲达肌表，当以葛根汤为佳。不辨桂枝之味，则恐有实实之弊，不易用之。近时发惊，亦单服葛根汤。又于下利最妙，从速逐毒为第一，解毒为第二。（中略）见毒痘，不可用定法，毒气内壅，则表气难达，行将焦枯黑陷，当用黄连解毒汤，或三黄汤，或一角、紫圆之类，内壅通畅速，则痘势快活亦速矣。善治者，此时仍用葛根汤频服，多味相合之方，钝且不值，当以单用为贵。

求真按 此说颇能说明天花、麻疹及其他发疹病不得不用葛根汤之故，学者须熟读玩味之。

《类聚方广义》本方条曰：此方主治项背强急也。故善治惊痫、破伤风、产后感冒、卒痉、痘初起等之角弓反张、上窜搐搦、身体强直者，宜随证兼用熊胆、紫圆、参连汤、泻心汤等。

治麻疹初起，恶寒发热，头项强痛，无汗，脉浮数，或干呕下利者。若热炽，咽喉刺激，心胸烦闷者，兼用黄连解毒汤。

痘疮序热，惊搐腹痛，或呕吐下利者，先用紫圆得快利二三行后，可用此方。若呕吐不止，直视惊搐不安者，更用紫圆或熊胆；有蛔者，可用鹧鸪菜汤；若见点不齐及起胀不灌脓者，选用桔梗、黄芪等，兼用伯州散炼蜜为膏，或本方加鹿角等亦佳；若发痘疔者，当速以铍针挑破，去其恶血，否则危险竞起，遂难救治矣；若收靥以后，余热不退，脉数恶寒，一处疼痛者，将成痘痈也，宜加大黄以驱逐残毒。

小儿遗毒烂斑及赤游风，兼用紫圆、龙葵丸、梅肉丸等。

疫痢初起，发热恶寒，脉数者，当先用本方温覆发汗。若呕者，加半夏汤以取汗后，将大柴胡汤、厚朴三七物汤、大小承气汤、调胃承气汤、桃核承气汤、大黄牡丹皮汤、大黄附子汤等，随各证处之，以疏荡里热宿毒；咽喉肿痛、时毒痄腮、疫眼燉热肿痛，项背强急，发热恶寒，脉浮数者，择加桔梗、大黄、石膏，或兼用应钟散、再造散、泻心汤、黄连解毒汤等。

本方加术、附，名葛根加术附汤，治发斑证。每发恶寒发热、腹痛者及风疹瘙痒甚者，兼用再造散。

求真按　东洞、南涯、尾台三氏之时，疑术附证多，故频用加术附汤。但现在此证甚稀，则不可轻用之。又尾台氏尝用再造散，但能活用伯州散，亦已足矣。

头疮、疥癣、下疳、杨梅疮等，及一切疮疡，不论未成脓、已成脓，凝𤺄肿痛者，皆当加术附汤以排毒，兼用应钟散、伯州散、梅肉丸、七宝丸等，或本方中选加川芎、大黄等，使毒速酿脓为佳，宜加术附汤。当候脓成，以铍针割开后，选用排脓散及汤，或大黄牡丹皮汤兼用伯州散，随毒之轻重，于五日、十日间，以梅肉散攻之。

鼻渊、脑漏、鼻齆、鼻中息肉等之臭脓滴漉，或浊涕不止，不闻香臭者，皆由头中郁毒淤液之所致，脑漏尤为恶证。若不早制之，则或至不起。俱宜加术附汤，兼用再造散。如息肉者，缚以硇砂散或瓜蒂一字吹鼻中，则清涕多漏而息肉旋消矣。

求真按　息肉者，鼻茸也。硇砂散、瓜蒂末，夺取组织水分之性强，故若以此药吹入鼻腔内，能使鼻茸缩小，但有刺激鼻黏膜及鼻泪管之弊。

痈疽初起，壮热憎寒，脉数者，以葛根汤发汗后，转以加术附汤而促其酿脓，脓成者，速可入针。若心胸烦闷，郁热便秘者，宜兼用泻心汤、大柴胡汤等。

凡诸疡肿、流注、附骨疽、瘭疽、臀痈等之漫肿，皮色不变，其毒深潜而远隔肌肉者，若脓已成，则脓处必皮毛微作枯槁色；若可割开者，认定此处入针，则百不失一。但其候法至微，若非面前指授，则不能悉其蕴奥。

凡陈瘤结毒，凝闭不动，沉滞难发者，以葛根加术附汤、桂枝加术附汤、乌头汤等鼓动之，振发之，兼以七宝丸、十干丸等驱逐之，更以梅肉散荡涤之。若有不治者，盖亦稀矣。

求真按　此乃转化慢性炎证，使成急性炎证之治法也。

《方伎杂志》曰：一男子右眼瞳子处，年年生星翳。三年，目之星翳胞肿溃，其痕白色如痘痕，视物不见云。余睨之，眵泪不出，不痛痒，亦无赤脉，但溃破之迹如新月形覆瞳子。问其经过之详细情形，云三岁时曾患痘疮。余思其毒未净尽，潜伏瘤滞，而为星翳胞肿之祸胎。告以难治，以葛根汤加桔梗，兼用紫圆，使日日通利二三行。（中略）与前方一月许，白色次第淡薄，凹处亦少浅。仍尚前方，稍能见物。（中略）用前方，又廿日许，能见《论语》之本文。又用前方廿日许，已能读注文。其时白色已极薄，凹处亦高矣。（中略）再用前方一月许，眼睛复常。（中略）今已三十年，眼无少许之患，因始终不转方，驱毒务尽，故不再患也。

一人携四五岁之小儿相遇于途，云小儿有眼病，故视之，为胎毒眼，两目为厚翳顽膜所敷掩。谓之曰：非容易之证也。乃乞治，使服葛根加桔梗汤，兼用龙葵丸。每十天许，入梅肉丸二分，大下之，另用生生乳（详拾掇篇中）以新汲水调极薄，顽膜渐渐消却，其顽膜四五十日而快复。以生生乳、紫圆等浸眼，若无定见，不能妄用，以甚难也，非师传决不可用。

逸仙曾疗山梨某者，其人感触瘴毒，病颇甚，经数医，麻痹诸证虽渐渐治愈，继发浮肿而不能治。适因鲁西亚船来，托治于鄂医。鄂医使水药涂于全身，并服其丸药，次次水泻。一月许，水气虽治，又发为周身疼痛如历节风状，鄂医虽用种种方法不能愈。因起病已久，辞归江户，又经西医数人医治而不瘥。后乞诊于余，视之面色如土，一身肉脱，粗糙如干蛙，脉微数。病者云身痛有作辍，近来更少力，故居宅少出。遇天气晴和，则游步于近边，然于途中，每因疼痛忽发，一步亦不能行，其时则坐于路旁，不拘身体手足，其痛处命从仆以指头按之，则暂时痛止。其痛之发也，如霹雳之骤起，疼痛之状，难以言语形容，此后气分渐渐爽快，得以行动矣。余思之，此由瘴毒未尽故也。于是每日以葛根加术附汤，兼用通天再造散一钱，两便快利，痛之作辍日减。服一月许平愈，再服前方一旬许，残毒如洗。

葛根之医治效用

本药治效概述于前。兹再举二三学说于下以补足之。

《本草纲目》曰

葛　葛根

【气味】甘，辛平。无毒。

【主治】消渴，身大热，（中略）诸痹。（中略）解诸毒。（《本经》）

疗伤寒、中风头痛，解肌发表，出汗开腠理，疗金疮，治胁风痛。（《别录》）

治胸膈烦热、发狂，止血痢，通小肠，排脓破血。（下略）（大明）

作粉止渴，利大小便，解酒，去烦热。（开宝）

【发明】弘景曰：解温病之发热，疗金疮断血之要药也。

杲曰：解肌热，治脾胃虚弱泄泻之圣药也。

徐用诚曰：其用有四：止渴，一也；解酒，二也；发散表邪，三也；发痘疹难出，四也。

《和汉药物考》曰

葛根

【基本】属豆科植物，药用其根部，冬月采掘曝干。

【附录】葛根中含有多量之淀粉，称葛粉，供药用，与天花粉同。

葛根黄连黄芩汤之注释

太阳病，桂枝证，医反下之，利遂不止。脉促者，表未解也。喘而汗出者，葛根黄连黄芩汤主之。(《伤寒论》)

【注】和久田氏曰：此由误治，致热内攻而下利者。泻内攻之热，则下利与喘自治矣，故用芩、连以解胸中之热。促者，来数而时一止之脉也。其促者，由于误治，然犹数者，表未解也。其喘而汗出者，由内攻之热与下且合气逆而发，因喘而汗出也。中间插"而"字，示喘为主之意，故泻胸中之热，与和解其表，则喘自愈而汗随止矣。然以表不解，故用葛根以解表也。按葛根虽无解表之明文，其项背强几几者，乃表证也。考《外台》有以独味葛根治表邪，则亦可知其主治表证，解项背强也，此方有甘草以缓内外之急也。要之，遇项背强，胸中烦悸而有热者，不问其下利及喘而自汗之证之有无，可用此方也。因而可知酒客病、火证、热疮、汤火伤、小儿丹毒等，俱可以此方活用也。

求真按　此说虽可解析本条，然谓促脉为来数而时一止者，非也，宜参照脉应及诊脉法。

葛根黄连黄芩汤方

葛根 19 克，甘草 5 克，黄连、黄芩各 7 克。
煎法用法同前。

先辈之论说

东洞翁本方定义曰：治项背强急，心下痞，心悸，下利者。

求真按　不必须项背强急。

《方舆輗》本方条曰：下利初发，用桂枝汤、葛根汤之类以解表证，但脉益促、热尚盛者，可用此汤。小儿之痢疾热炽，难用下剂之证，多效。

求真按　此用于表证半解后，非谓全解后用之也。

《类聚方广义》本条曰：治平日项背强急，心胸痞塞，神思悒郁而不舒畅者，或加大黄。

求真按　本方加大黄，即本方与泻心汤合方。然依余之经验，此方加味，不如用葛根汤与泻心汤合方，或葛根汤兼用三黄丸（泻心汤之丸方）之处反多。项背强急，心下痞塞，胸中冤热，眼目、牙齿疼痛，或口舌肿痛腐烂者，若加大黄，其效尤速。

《橘窗书影》曰：凡大热下利挟惊者，葛芩连也。昏睡不醒者为重证，下利剧者亦葛芩连也；缓者，葛根加黄连。（下略）

《勿误药室方函口诀》本方条曰：此方治表邪下陷之下利有效。尾洲医师用于小儿疫痢之下利，屡有效云。余亦于小儿之下利多经验之。此方之喘，为热势内壅之处，非主证也。古人用于酒客之表证者，活用也。加红花、石膏治口疮，亦同。

发汗剂之禁忌

咽喉干燥者，不可发汗。(《伤寒论》)

【注】咽喉干燥者，为当部体液缺乏之结果，不宜更夺取之，此发汗疗法在所禁忌。如肺结核、喉头结核者，准此例。

淋家不可发汗，发汗必便血。(《伤寒论》)

【注】淋家，为膀胱尿道有疾患者。便血，尿血也。

疮家，虽身疼痛，不可发汗，汗出则痉。(《伤寒论》)

【注】疮家有二说。有谓因割而成贫血者，有谓患腐骨疽、骨疡、溃疡等久排脓血者，未有定论，然减少血液、组织液则一也。又曰虽身疼痛，此证类似麻黄汤证之身疼痛，恐医有失误之虞，故特加不可发汗也。本条之痉，与葛根汤条之刚痉异，由发汗益失其既虚乏之体液，肌肉之营养失调所致。

衄家不可发汗，汗出必额上陷，脉紧急，直视不能眴，不得眠。(《伤寒论》)

【注】额上陷者，体液亡失，前额部组织退缩也。直视者，谓眼球不能回转，而注视一点也。不得眴者，不能视也。

亡血家不可发汗，发汗则寒栗而振。(《伤寒论》)

【注】寒栗者，寒怖振身也。

汗家不可发汗，发汗必恍惚心乱，小便已，阴疼，宜禹余粮丸。(《伤寒论》)

【注】阴，谓阴部。小便已而疼者，则适当尿道口也。禹余粮丸方，后世不传。

应用发汗剂之科学的根据

仲景用发汗剂处颇多，且其种类亦繁。然仲景之法与方，为自古以来经验之结晶品。若非经科学的研究，则发汗由如何的机转而发生，又因之排除如何物质，不能洞悉其理由。森岛博士之所说，为阐明仲景理论之一半，揭之于下，以供活用仲景方之参考。

《药物学》有曰：汗者，为汗腺之分泌物，其反应为酸性、中性或亚尔加里性也。新鲜之汗，虽为亚尔加里性，然由分泌后之分解，又因由皮脂腺分泌之脂酸，当成中性或酸性。故多量发汗时，有亚尔加里性反应者为常。

汗中含有1%～2%之固形分，其中主要者为食盐、尿素及其他少量之磷酸盐、硫酸盐、尿酸类之肌酸酐、芳香体之粪臭质等种种代谢产物。

据阿卢罗阿之检验，汗有毒性。试于体重一基瓦之犬，注射十至十五立方仙迷于血管中，则发肠胃之症状，于十五乃至八十四小时内可致死云。

汗量之多寡，由于摄收水量、气温、运动之如何而不一定。在普通之安静状态，体重一基瓦之人，于二十四小时中约十立方仙迷。汗中固形分之量，随汗量之增加，而减其相对量，然其绝对量，则显著增加。由过剧之劳动等流汗时，其窒素量往往一昼夜有达一瓦者，即人体之全窒素量排泄约 12% 也，此时之食盐量，亦约达 1%。如以霍乱及尿毒证等尿分泌阻滞时，其量愈增大，而至于皮肤上形成尿素及食盐之结晶。

异常成分，如碘水银之毒物，在糖尿病患者之糖，安息香酸摄后之安息香酸，及马尿酸，及食葱蒜等之后，有特殊臭气之挥发分，得以证明于汗中。

汗量普通虽与皮肤血行之速度成比例。（下略）汗在常态，以体温调节为其主要任务，然于异常时，汗能排泄多量之水、食盐、尿素等，在一定度中，有代偿肾脏机能之力。往昔医师每以疾病之原因，概为由有害物蓄积于体内，多主发汗、利尿、泻下等方法，欲速排泄之，故发汗药似有滥用之弊。惟欲排除代谢产物或蓄积于体中之异常物质而用发汗药者，固极合理也。现今普通，则只用于下列诸证：

一、有浮肿渗出液混浊等时，发汗可使血液浓厚，有促进此等吸收之效。此时利尿药亦非无效，然尿分泌，因不由神经系兴奋，故血液达一定之浓度，即使不用利尿之剂，而用兴奋神经之发汗药物，亦能有作用也。

二、肾脏之急性或慢性机能不全时，发汗可由皮肤排泄尿中应排之水分及代谢产物，以减轻肾脏之负担，且有预防尿毒证之效。

在一定之尿闭证，发汗后，因血液之渗透压下降，或腹腔蓄水减退，有呈现尿利者。

三、水银或铝等中毒之际，可发汗以促其排泄。

四、热性传染病及气道之急性卡他、感冒等之初期，可使用发汗药。

此说论旨致密正确，余亦得力颇多，然不能首肯处亦不少。因其谓往昔医师每以疾病之原因，概属有害物蓄积于体内，多主发汗、利尿、泻下等之方法，欲速排除之，有诘其不当之口吻。然疾病之原因，古今不变，概因有害物蓄积于体内，而其他之原因，实不过其诱因也。故主发汗、利尿、泻下等方法，欲速排除之，乃至当之见解，无可议也；又谓有滥用发汗剂之弊，今按西洋古代之医师，暂置不论，仲景则未尝滥用之，又奉仲景说之医家，亦唯期其不误用而已；又云现今普通使用于下列诸证，分四项目，仅举十余病证，发汗剂用途如是其狭，恐非医术进步之征，实其退步之象矣。此余所以对于此说，不能全信也。

少阳病篇

少阳病之注释

少阳之为病，口苦，咽干，目眩也。（《伤寒论》）

【注】《金鉴》曰：口苦者，热蒸胆气上溢也；咽干者，热耗其津液也；目眩者，热薰眼发黑也。此揭中风伤寒邪传少阳之总纲，凡篇中称少阳中风伤寒者，即具此证之谓也。

柯氏曰：太阳主表，头项强痛为提纲；阳明主里，胃家实为提纲；少阳位于半表半里，故仲景特揭口苦、咽干、目眩为提纲。盖口、咽、目之三者，不可谓之表，又不可谓之里，是由表入于里，里出于表之处，故谓之半表半里也。苦、干、眩者，他人所不知，惟病者独知之，所以诊家不可无问法也。

南涯氏曰：少者，微少也。阳气盛于里位者，谓之少阳。口苦、咽干、目眩者，此其候也。曰口、曰咽、曰目，皆里位也。曰苦、曰干、曰眩，皆热气上进所致。气稍盛于里，不能畅达于表者，此阳气微少之状也，因名曰少阳。

求真按 归纳以上诸说，则本条之意义自明。概括言之，不问为伤寒，为中风，及其他诸病，总有口苦、咽干、目眩之自觉证者，皆可准少阳病治之，实亦少阳病诊断法之大纲也。然咽干、目眩二证，非少阳病亦有之，难为准据。唯口苦一证，无所疑似，可为确征。以之为主目标，他二证为副目标，后可肯定为少阳病也。苦、干、眩三证于半表半里炎证之余波，上达于口腔、咽头、眼球，可知矣。

少阳中风，两耳无所闻，目赤，胸中满而烦者，不可吐下，吐下则悸而惊。（《伤寒论》）

【注】少阳中风，是口苦、咽干、目眩之候。以中风而两耳无所闻、目赤者，与口苦、咽干、目眩同，乃胸腹间炎证之余波，迫于头脑使然也（可知柴胡剂所以治重听、耳聋、眼疾矣）。胸中满者，说详后，为胸胁苦满之略文。胸中满而烦者，即因胸胁苦满而烦闷也。下谓少阳病在半表半里，而非在里者，故可和之，而不宜吐下也。若误用吐下，必至于心悸而惊躁。唯其不可吐下，故宜主以小柴胡汤也。

伤寒，脉弦细，头痛发热者，属少阳。少阳不可发汗，发汗则谵语，此属胃。胃和则愈，胃不和，则烦而悸。（《伤寒论》）

【注】《金鉴》曰：脉弦细，少阳之脉也。上条不言脉，此言脉者，补言之也。头痛、发热、无汗，伤寒之证也，又兼见口苦、咽干、目眩少阳之证，故曰属少阳也。盖少阳之

病，已属半里，故不可发汗。若发汗，则益伤其津，而助其热，必发谵语。既发谵语，则是转属胃矣，若其人津液素充，胃能自和，则或可愈，否则津干热结，胃不能和，不但谵语，且更烦而悸矣。

求真按　注语"若其人"以下，非是，不可从。

王氏曰：凡头痛发热，俱为在表，惟此头痛发热为少阳，何也？以其脉弦细，故知邪入于少阳之界也。

求真按　本条之前半，说少阳病与太阳病之鉴别法，而后半论少阳病误为太阳病，因误治而生变证也。即头痛发热虽似太阳病，然太阳病脉必浮，今脉弦细，则非太阳病而为少阳病明矣。又少阳不可发汗者，因少阳病脉弦细而不浮，非由发汗可解之机，故不可以桂枝、麻黄、葛根剂。发汗则谵语者，若误以桂、麻、葛剂发汗，徒竭其津液，使胃肠枯燥，至成阳明病，而发谵语，此处暗示为调胃承气汤证也。此属胃者，因误汗而谵语，转属于阳明之谓也。"胃和则愈"以下，盖谓因误汗而谵语者，以调胃承气汤除热毒，调和胃肠，则治愈矣。若不然，至成烦闷而心悸动矣云云。

总括上列三条解释之：凡所谓少阳病者，不问其由太阳病转入，或由自然发生，均在胸腹二腔之限界部的脏器组织发生炎证，其余波迫于上部，成为定则的口苦、咽干、目眩，且有时使两耳聋、目赤、头痛，波及于外表而使发热。因非表病，故脉不浮；非里病，故脉不沉。因位此二者之间，故脉亦准之而在浮沉之中位，呈为弦细之象，故当严禁汗吐下也。此乃述少阳病之大纲，至于细目，揭载于下，与诸条不相矛盾。例如严禁汗吐下，并柴胡桂枝汤之发汗，大柴胡汤之泻下是也。

小柴胡汤之注释

太阳病，十日以去，脉浮细而嗜卧者，外已解也。设胸满胁痛者，与小柴胡汤。脉但浮者，与麻黄汤。(《伤寒论》)

【注】本条大意已粗辨于前卷麻黄汤条下，兹欲详论之。脉浮细者，浮脉兼细脉也。嗜卧者，横卧多眠之意，然与无病安眠不同。因自患太阳病，十日以上不治，故有多少之疲劳，因病毒侵及内脏，故使身神倦怠，横卧嗜眠也。胸满者，胸胁苦满也。胁痛者，侧胸痛也。设者，假设之辞，承上文而言。全文之意，谓脉浮细嗜卧者，若有胸胁苦满、侧胸痛之见证则可与小柴胡汤也。云与，不云主者，因本条不如次条为小柴胡汤之正证也。

由仲景此论观之，则胸膜炎、风湿性胸肌炎、肋间神经痛等，可为本方之适应证。

伤寒五六日，中风，往来寒热，胸胁苦满，默默不欲饮食，心烦喜呕，或胸中烦而不呕，或渴，或腹中痛，或胁下痞硬，或心下悸、小便不利，或不渴、身有微热，或咳者，小柴胡汤主之。(《伤寒论》)

【注】伤寒云五六日，中风所以不举日数者，因前者太阳病不解，而转入于少阳，率自发病经过五六日为常，故揭既略之日数。欲示后者不必有如是之经过，随时得以转入之意，故不记日数也。

往来寒热者，寒热往来之意，即恶寒去则发热现，发热去则恶寒现，常为恶寒与发热交代的出没之热状，与恶寒发热同时存在之表证的恶寒发热大异。此为太阳病与少阳病之重要鉴别点，故学者当切记之。

胸胁苦满有二义：一谓他觉的证候，触诊时觉肋骨弓里面有抵抗物，一谓自觉的证候。《伤寒论集成》云："满"与"懑"通，闷也。闷而加苦字，更甚之词也，犹苦病、苦痛、苦患、苦劳之苦。又考《小补》注曰：苦者，《集韵》作困。苦满者，便是苦闷也。《伤寒杂病辨证》云：胸胁满者，胸胁之间气塞满闷之谓，非心下满也。胁满者，谓胁肋之下气胀填满，非腹满也。如是之胸胁苦满，云肋骨弓下部有填满之自觉而困闷也。

默默不欲饮食之默默，《伤寒论集成》云：嘿嘿，又作默默。《汉书·匡衡传》云：默默而自不安。柳宗元诗云：嘿嘿含悲辛。喻昌云：默默即昏昏之意，非静默也。又《伤寒论正义》云：默默不欲饮食（默默者，不好语言也。不欲饮食者，郁滞故也）。默默不欲饮食者，因病毒郁滞于肋骨弓下部，是以精神郁郁，言语饮食无气力也。

心烦之心，亦有二义：一指精神，一指心脏。然此处并称二者谓之烦，《伤寒杂病辨证》云：烦者，《增韵》训为闷，按烦本热闷之义，故三阳皆有烦。成无己曰：烦，热也。《三因方》云：外热曰躁，内热曰烦。柯琴曰：热郁于心胸者，谓之烦；发于皮肉者，谓之热是也。又为假苦恼难忍之貌，如烦痛、疼烦、烦渴、烦逆、烦悸、烦满、烦躁、躁烦之烦是也。凡此等证三阴亦有之，而互为寒热，则不可但以热视之。故此处之心烦，即谓因内热，而精神及心脏有苦闷之情也。

喜呕者，《伤寒论集成》云：喜与熹通。喜呕者，谓数呕吐也。按喜、善、好三字互训，并有"数"义。《左传·襄公二十八年》云：庆氏之马善惊。《正义》云：善惊，谓数惊也。古有此语，今人谓数惊为好惊，亦犹此意。《汉书·沟洫志》云：岸善崩。师古注云：言喜崩也。《字典》之喜字注云：（中略）喜与熹同，好也。又熹字注云：好也，又省作喜。合考之，则喜、善、好三字，皆宜训"数"也，即屡作呕吐之意也。

胸中烦而不呕，言胸中烦者，与心烦之局限于心脏者异。盖是胸中全部悉烦，然未至侵入心脏，故比心烦则热毒较轻耳。善呕者，因水毒被热毒激动，故热毒炽盛者，呕吐亦强剧。然轻微者，不呕吐为常也。是以热毒剧烈，心烦喜呕，其缓弱者，仅为胸中烦而不呕吐也。渴者，因水毒下降而不上迫。腹中痛者，水热二毒侵及胃肠神经也。胁下痞硬者，即胸胁苦满，谓肋骨弓里面抵抗物增大，达于肋骨弓下也。心下悸，小便不利者，热毒迫于心脏，或肾脏也。不渴者，因水毒上攻。身有微热，而不往来寒热者，因本来热毒缓弱也。咳者，热水二毒，迫于呼吸器也。种种各证，皆以本方为主治之义也。但自"往来寒热"至于"心烦喜呕"止，为本方之正证。"或"字以下，《伤寒论集成》云：其

"或"字以下之数证，即是所兼之客证，不问其兼与不兼，皆得以小柴胡汤主之也。盖人体有虚、有实、有老、有少、有有宿疾者、有无宿疾者，故邪气所留之处虽同，而所兼各证不一，其种种不同有若此者。

如上所说，不过为其客证耳。故本方之正证，当以胸胁苦满为主目的，以此诸客证为副目的而用之可知也。

本仲景此论，可知本方能适应于肠伤寒、感冒、往来寒热诸病（例如疟疾等）及脑、心脏、呼吸器、胃肠、肾脏等诸疾患矣。

服柴胡汤已，渴者，属阳明也，以法治之。（《伤寒论》）

【注】郑氏曰：少阳、阳明之病机，分于呕渴之中。若渴则为转属阳明，呕则仍在少阳。如呕多则虽有阳明证，不可攻之，因病未离少阳也，服柴胡汤，则渴当止。若服柴胡汤已，加渴者，是为热入胃府，耗津消水，此属阳明胃病矣。

钱氏曰：但云以法治之，而不言其法者，盖法非定法也。假令无形之热邪在胃，烁其津液，则以白虎汤法解之；若津竭胃虚，则又以白虎加人参汤法救之；若为有形之实邪，则有小承气及调胃承气汤和胃之法；若大满实，而潮热谵语，大便硬者，则有大承气攻下之法；若胃既实，身热未除者，则有大柴胡汤两解之法等。若此一类，当随时应变，因证随宜耳。

求真按　本条之意，上二说虽详，然以余之经验，遇此宜用小柴胡加石膏汤，或大柴胡加石膏汤者颇多。后世医派虽常用小柴胡汤与白虎汤合方之柴白汤，不如用小柴胡加石膏汤为简捷也。

伤寒四五日，身热恶风，颈项强，胁下满，手足温而渴者，小柴胡汤主之。（《伤寒论》）

【注】伤寒四五日者，患伤寒经过四五日顷，为自表转入少阳之时期，因欲显此候，故举概略之日数。身热者，《伤寒杂病辨证》云：身热者，大热也。以"太阳上篇曰身大热，干姜附子汤曰身无大热"等可征，其位属于阳明，与微热相反。盖微热者，潜在里也；身热者，显发在表也。大抵"身"字以"表"言，如身黄、身疼、身凉之类可见。注家或以为表热或以为里热，纷然词费。《中西深齐》曰：身热者，胸腹常热也，而其热在肌肤，得之使人身重微烦也（中略）如小柴胡汤曰：身热恶风，则是治三阳合病者取于少阳者也，非谓往来寒热之变态也。（上略）总以上诸证观之，皆邪热传里，未成实证，而表里俱热者，但较纯在里者为轻耳。他若称表热，称外热者，亦均系身热，总当以不可下为法。

如上说，即热之根源在于半表半里，或在于里，而现热于皮肤，然仅自他觉的得以知之，非如表证之翕翕恶寒发热，又非如前条之寒热往来也。所谓颈项强者，《伤寒论正义》云：（上略）颈项强（此证亦非表证。葛根汤条云项背强，此条云颈项强也。背属表，颈属里，以是可知葛根、柴胡之别矣），意义尚未明显。《腹证奇览》云：（上略）如柴胡汤，非项背强也。所谓颈项强，胁下满者，乃胁下满之应也，是因缺盆强及耳后也。

此说虽近是，然尚未的确。由余之实验，颈项强者，乃自肩胛关节部，沿锁骨上窝之上缘，向颞颥骨乳突起部挛急之谓也。故与葛根汤证之项背强大有区别，此临床上重要之点，不可忽也。又胁下满者，是胸胁苦满之略，与前颈项强上下相应者也。手足温者，如陆氏曰：手足温者，手足热也，乃病人自觉其热，按之不可得也。病者自觉手掌、足蹠热者，为下条四肢烦热之轻微证。渴者，为有热，故云手足温而渴也。要之本条，是说本方之证治，并可知暗示此证与表证，尤其与葛根汤证之鉴别法。

伤寒，阳脉涩，阴脉弦，法当腹中急痛，先与小建中汤；不差者，与小柴胡汤。（《伤寒论》）

【注】见太阳病篇小建中汤条。

伤寒中风，有柴胡证，但见一证便是，不必悉具。（《伤寒论》）

【注】不论伤寒或中风，若现柴胡汤证之一确证，即据之处以柴胡汤，不必诸证悉具也。所谓一确证者，分述如下：刘栋曰：凡柴胡汤正证中之往来寒热一证，胸胁苦满一证，默默不欲饮食一证，心烦喜呕一证之四证中，但见一证，即当服柴胡汤。其他各证，不必悉具也。

此谓四证中之一证，仅就伤寒五六日条云尔。若下条之呕而发热者，及诸黄腹痛而呕者，亦得为其确证，不可不知。但诸确证中之尤确者，胸胁苦满也。

凡柴胡汤病证而下之，若柴胡证不罢者，复与柴胡汤，必蒸蒸而振，却发热汗出而解。（《伤寒论》）

【注】钱氏曰：蒸蒸者，热气自内达于外，如蒸炊之状也。邪在半里，不易达表，必得气蒸肤润，振战鼓栗，而后发热汗出而解也。

《顾氏溯源集》曰：翕翕者，热在表也。蒸蒸者，热在里也。绎"蒸"字之义，虽不言有汗，而义在其中矣。

《伤寒论集成》曰：蒸蒸者，内热貌。蒸蒸而振者，热欲出而遏于外，则为振寒也。凡病人已经数日之后，药能中于膏肓，则间有振寒发热而解者，岂唯下后为然哉？亦岂唯柴胡汤为然哉？

尾台氏曰：凡用大、小柴胡汤，蒸蒸而振，却发热汗出者，所谓战汗也。伤寒累日，虽已经汗、下之后，柴胡证仍在者，当复用柴胡汤，必蒸蒸而战栗，大汗淋漓，所患脱然而解矣。宜预告病家，若发振寒，则以重衾温覆而取汗，当使勿失其候。

求真按 本条是述本方之瞑眩转机，诸解无遗憾矣。今更欲进一步解释，爰揭一适例于下。

《建殊录》曰：某僧请诊治，（中略）因复诊之，前证皆除，但觉胸胁苦满，乃书小柴胡汤方与之。僧归后，信而服之，虽有别证，亦不复改他药。一日，俄大恶寒，四肢战栗，心中烦闷，不能呼吸。弟子惊愕，欲更延他医。病者掩心徐言曰：宁死不更服他药。

复连服小柴胡汤数剂，少顷，蒸振烦热，汗溢腹背，至是旧患诸证，一旦顿除，四体清快，大异往昔。僧乃作书，遣价走谢先生云。

太阳病，过经十余日，反二三下之，后四五日，柴胡证仍在者，先与小柴胡汤；呕不止，心下急，郁郁微烦者，为未解也，与大柴胡汤下之则愈。(《伤寒论》)

【注】过经者，分述如下。

《续医断》曰：过为经过之过，(中略)经为经络之经，经脉血道是也。其病过经脉而迄于内，故带表里之证。及于内者，谓之过经，所以分病状也。

《伤寒论集成》释：过经者，邪气既过经脉之表，转入于少阳或阳明之辞也。故每称少阳或阳明者，盖表解之意也。过者，《字典》云：越也，超也，又曰：经过之过。(中略)。经者，经脉之经。

即太阳病者，介乎血液淋巴，而转入于少阳或阳明之意。本条之过经者，谓太阳病转入于少阳也。故全文之意，太阳病过经于少阳，即自转入经过十余日，医误以二三次泻下之，其后再经四五日，仍为柴胡证，即胸胁苦满依然者，可先与小柴胡汤之谓也。

伤寒十三日不解，胁胸满而呕，发潮热，已而微利。此本柴胡证，下之而不得利，今反利者，知医以丸药下之，非其治也。潮热者，实也。先宜小柴胡汤以解外，后以柴胡加芒硝汤主之。(《伤寒论》)

【注】潮热者，《观证辨疑》云：潮热者，实热也。旧释潮热曰：以热如潮信之时来也。然则日晡所发热，亦以时来，何以别之？古之命名也密，若以时命之，则何不曰夕热，此非潮信之义可知矣。又按潮热者，取其充实之义。海水若潮，则海隅、江曲、空穴、岩间之水，无所不充；潮热若发则身体、手足、胸腹各处之热，无不充满。故曰：潮热者，实也。有潮热者，水不能走于外，为身重，为腹满，为短气，而发热，则遂成潮热。故汗出时，则其热不潮，水未实也。其水未实时，则必发热，调胃承气汤证是也。其所举潮热者，以小柴胡汤、大陷胸汤、大承气汤等方中，有逐水之药也，学者宜注意之。知医以丸药下之，非其治也者。凡热性病，以汤剂下之为法，医以丸药攻下之，故仲景责其失治法也，何则？凡热性病用下剂者，非为得以通便，系驱逐热毒为主目的，故用寒药，配有消炎性之大黄、芒硝成汤剂，为合理；若用富于刺激性且热性之巴豆及其他配合之丸药，极不适宜也。又发潮热者，实也者。凡发潮热之病证，概为实证，先宜小柴胡汤以解外之"外"字，非外证(表证)之义。本来柴胡加芒硝汤证，为少阳阳明之合病，比小柴胡汤证则为内位，对于其内则云外，以示病位之深浅也。故所谓解外者，以小柴胡汤解少阳证之意也。

全文之意云：伤寒经十二三日不治，胸胁苦满而呕吐，至日没时发潮热，不间断的微下利者，此本柴胡汤证，故虽与普通之下剂，亦不下痢。今自反对之下痢观之，则明为医者与以峻烈之丸药而失其治法，姑置不论，然自尚有潮热观之则为实证也明矣。故先与小柴胡汤治其少阳证(尤其是呕证)，后宜以柴胡加芒硝汤为主治也。

尾台氏曰："先宜"以下十一字，为后人之注文，宜删去。其所以潮热微利者，所谓内实证，有燥屎，或有臭秽之毒，故加芒硝也。医者宜就病人体验之。

此说似是而实非也。盖潮热微利者，宜柴胡加芒硝汤。虽如尾台氏说，然本条之病证，加有胸胁满而呕，有呕证者芒硝不适，故仲景不拘于潮热微利，先与小柴胡汤以治呕吐，呕止后，用柴胡加芒硝汤以治潮热微利。换言之，以小柴胡汤主治呕证，为一时权宜之手段，此证去，即当转方，故不云主之，而云与之也。柴胡加芒硝汤，治潮热微利，可持长用之，故不言与之，而云主之也。其理甚明，无可异议，何得以为注文而删去之？《伤寒论·阳明篇》曰：伤寒呕多，虽有阳明证，不可攻之。伤寒呕吐甚时，假令有阳明证，不可以下剂攻下之，是暗示先以小柴胡汤镇呕后，然后可下之意。故尾台氏之说之错误益明矣。

妇人中风，七八日续得寒热，发作有时，经水适断者，此为热入血室，其血必结，故使如疟状，发作有时，小柴胡汤主之。（《伤寒论》）

【注】妇人中风者，妇人之感冒也。七八日续得寒热者，自患感冒经过七八日许，得往来寒热也。经水适断者，由月经适来，得往来寒热时，月经偶然闭止之谓。然亦有因往来寒热而不闭止，或因闭止而为往来寒热也。此为热入血室者，感冒之热陷入子宫之意。其血必结者，闭止之经血凝结于生殖器及胃肠等处之义也。故使如疟状，发作有时者，解如字义。然仲景特加此一句者，是示因此而得寒热，因寒热而月经闭止、凝结也。总而言之，复言其寒热如疟状，发作的往来寒热也。

治热入血室，宜用本方，虽如仲景此论。然《瘟疫论》于此证云：经水适断，血室空虚，其邪乘虚传入，邪胜正亏，经气不振，不能鼓散其邪为难治，且血结而不泄，邪气何由即解乎？与适来者，有血虚、血实之分。由是观之，热入血室有血虚（贫血）、血实（多血）之别。若本方不与治贫血的祛瘀血药，或治多血的祛瘀血剂合用，则难达完全所期之目的。以余之经验，前者宜本方加地黄，或本方与当归芍药散合用，或与当归芍药散加地黄合用；后者宜本方加石膏与桂枝茯苓丸合用，或与桂枝茯苓丸加大黄合用。此皆鄙见取舍于许叔微、马印麟、刘完素、浅田宗伯四氏之说，兹列四氏之所论于下而批评之。

许叔微著《本事方》曰：小柴胡地黄汤，治妇人、室女之伤寒发热，或发寒热，经水适来，或适断，昼明了，夜则谵语，如见鬼状者。亦治产后恶露方来，忽尔断绝者。

求真按 此方治小柴胡汤证，有贫血之候而成烦热者，但不能治热入血室。

马印麟有言曰：经水适断时，瘟邪内搏，血结不散，邪无出路，昼则轻，夜则热重，谵语发渴，此热结瘀血也。用小柴胡汤，去半夏，加花粉、桃仁、红花、牡丹皮、生犀角等味，以破血逐邪。如腹满而痛，不大便者，前方中酌加熟大黄而微利之。

求真按 马氏之用小柴胡去半夏加花粉者，即柴胡去半夏加瓜蒌汤之意，其故不出主治其渴为目的。以余之经验，则本病之渴，是石膏之渴，非瓜蒌根之渴，故当用小柴胡加石膏汤者，不当处以小柴胡去半夏加瓜蒌汤也。又小柴胡汤加桃仁、牡丹皮等，不外祛瘀血之意，然颇庞杂，故不如小柴胡汤合用桂枝茯苓丸之正当也。又加用大黄者，宜以腹满、腹痛、便秘之有无（有参照此等证候之必要），与脉应之沉实（谓比小柴胡汤之脉应也），舌之黄苔为目的。

刘完素著《保命集》曰：治产后感于经水适断之异证，手足牵搐、咬牙、昏冒，宜增损柴胡汤（**求真按**　增损柴胡汤方，即小柴胡加石膏、知母、黄芪也）。

求真按　小柴胡汤加石膏、知母，为小柴胡汤白虎汤合方之意，然不如小柴胡汤加石膏之简捷也。

浅田氏《勿误药室方函口诀》小柴胡加地黄汤条曰：此方许叔微为热入血室之主剂，不拘经水适断，血热之甚者有效。凡治血热，有三等之别：头疼面赤，耳鸣齿痛者，宜小柴胡加石膏；血气刺痛，心下冲逆呕吐者，宜小柴胡加红花；五心烦热，日晡发寒热如疟者，宜小柴胡加鲜苄。

求真按　浅田氏喋喋于小柴胡加红花者，盖由不知小柴胡与桂枝茯苓丸之合方证也。

妇人中风，发热恶寒，经水适来，得之七八日，热除，而脉迟，身凉，胸胁下满，如结胸状，谵语者，此为热入血室也。当刺期门，随其实而取之。（《伤寒论》）

【注】山田正珍曰："经水适来"四字，当在"得之七八日"之下。又原文有"随其实而取之"者，《成本》《玉函》《脉经》是"随其实而泻之"，二说俱当，兹随解之。妇人中风，发热恶寒，得之七八日，经水适来者，谓妇人患感冒，发热恶寒，将及七八日时，适逢月经来潮也。热除，脉迟，身凉者，因表热内陷于子宫，是以外表之热去身凉，浮数之脉，变为迟脉，而此迟脉，即胸胁下满，如结胸状之应征。胸胁下满，如结胸状者，自左肋骨弓下沿同侧腹直肌，至下腹部紧满挛急之意（所谓其血必结是也）。如结胸状者，大陷胸汤条云：太阳病，重发汗，而复下之，不大便，五六日，舌上燥而渴，日晡所少有潮热，自心下至少腹硬满而痛不可近者，大陷胸汤主之。此云如结胸状，谓其状态酷似彼证也。又谵语者，为血热侵及头脑，当刺期门。期门者，《甲乙经》云：期门者，肝募也。在第二肋端，不容旁一寸五分，直上于两乳。不容者，《德本遗稿》云：不容者，鸠尾（胸骨剑状突起尖端之直下部也）下一寸，点墨，横量于胁一寸处也。由此观之，则不容即在自两乳头所引之垂直线与胸骨剑突之尖端下一寸处所引水平线之交叉点处，左右各一，谓俱存于腹直肌内也。刺之，谓刺其络也，即示可施于左期门也。随其实而泻之者，期门为瘀血充实之所，谓可于其充实处泻血之意也。

本条之病证，刺络有效，虽如仲景所论。然余实验此证，选用小柴胡汤与桂枝茯苓丸合方，或小柴胡汤、桂枝茯苓丸加大黄合方，小柴胡加石膏汤、桂枝茯苓丸合方，小柴胡加石膏汤、桂枝茯苓丸加大黄合方之一，虽不兼刺络，犹能奏效也。鄙见系发源于吴、钱二氏之说，兹列于下。

吴氏《瘟疫论》曰：妇人之伤寒时疫，与男子无二。惟经水适断、适来，及崩漏、产后等，与男子稍有不同耳。夫经水之来，乃血满于诸经，归注于血室，下泄为月水。血室一名血海，即冲任之脉也，为诸经之总任。经水适来，则疫邪不入于胃，乘势而入血室，故夜发热谵语。盖卫气昼行于阳，与阴不争，故昼明了也；夜行于阴，与邪相搏，故夜则发热谵语，至夜只发热而不谵语者，亦为热入血室，因有轻重之分，不必拘于谵语也。《经》曰：无犯胃气及上二焦，必自愈。胸膈并胃无邪，勿以谵语为胃实而妄攻之，但热随血下时，则自愈矣。若如结胸状者，血因邪而结也，当刺期门，以通其结。《活人书》治以柴胡汤，然不若刺期门之效捷也。

求真按 说明月经来潮之由来，及昼日明了，至夜发热谵语之理，虽不免附会，其他则甚佳也。然云小柴胡汤效果，不若刺期门之效捷，是仅知单用柴胡汤之法而不知前举合用法之故，不可从之。

钱乙曰：小柴胡汤中应量加如牛膝、桃仁、丹皮类之血药。其脉迟身凉者，或少加姜、桂、及酒制大黄少许，则取效尤速，所谓随其实而泻之也。若用补不应者，人参亦当去取，尤不可执方以为治也。

求真按 小柴胡汤加牛膝、桃仁、牡丹皮之类，不如小柴胡汤合用桂枝茯苓丸之正当。脉迟身凉者，加姜、桂、及酒制大黄，又小柴胡汤中去取人参等说俱误，不可从之。

妇人伤寒发热，经水适来，昼日明了，暮则谵语，如见鬼状者，此为热入血室。无犯胃气及上二焦，必自愈。（《伤寒论》）

【注】自"妇人伤寒发热"至"此为热入血室"云云者，谓妇人当患伤寒而发热，适遇月经来潮，日中精神虽明了，至日没时则谵语，且现奇怪之状态，恰如见妖怪者，此为热内陷于子宫也。无犯胃气及上二焦，必自愈者，如下说。

方氏曰：无，禁止辞。犯胃气者，言下也。必自愈者，伺其经行之血下，则邪热得以随血而俱出，犹如鼻衄之红汗，故言自愈也。盖警人勿以妄攻而致变乱之意。

方氏、程氏、汪氏俱曰：胃气及上二焦者，谓汗吐也。

山田正珍曰：无犯胃气者，以似谵语如见鬼状之承气证，宜辨之。

若不施汗、吐，又不以大承气汤而误下，一任自然，则热毒伴经血被排出于体外，故必自然而愈。然此以月经通顺为前提，若不然者，当准前条施治。

阳明病，下血谵语者，此为热入血室。当刺期门，随其实而泻之，濈然汗出者愈。（《伤寒论》）

【注】下血，谓子宫出血也。濈然，汗出貌。本条之病证，亦宜准前条之治法。

伤寒五六日，呕而发热者，柴胡汤证具，而以他药下之，柴胡证仍在者，复与柴胡汤。此虽已下之，不为逆，必蒸蒸而振，却发热汗出而解。若心下满而硬痛者，此为结胸也，大陷胸汤主之。但满而不痛者，此为痞，柴胡不中与之，宜半夏泻心汤。（《伤寒论》）

【注】自"伤寒"至"汗出而解"止，谓伤寒经过五六日顷，为病毒转入于少阳之时期。此时当呕吐与发热，以不在小柴胡汤证之外，指此呕吐发热发于同时，是以谓柴胡证悉具也。然医不知此，用下剂误下后，尚依然有柴胡证（胸胁苦满证也）者，虽经误治，

未成逆证，故再与柴胡汤时，必瞑眩而治愈也。"若"字以下，示柴胡剂（胸胁苦满证）、大陷胸汤（结胸）、半夏泻心汤（痞）三证之鉴别法，即心下部膨满而硬，有自他觉的疼痛者，名结胸，主治以大陷胸汤；但心下部膨满，无他觉的疼痛，称为痞者，则不以胸胁苦满为主治，而以心下满为主治，是以柴胡汤非适中之方，宜用半夏泻心汤也。上之鉴别法，临床时甚关紧要，将更详论之：柴胡剂主胸胁苦满，而不主心下急，且必有胸胁苦满，当知肋骨弓下毫厘之关系，为结胸与痞之区别）；结胸证者，心下部必膨满而硬，有自觉、他觉的疼痛；痞证者，虽心下部膨满，而有自发痛，然不坚硬，且无压痛，是三证之区别也。

阳明病，发潮热，大便溏，小便自可，胸胁满不去者，小柴胡汤主之。（《伤寒论》）

【注】 仲景虽称此为阳明病，然胸胁苦满未去者，是少阳阳明合病也。溏者，《伤寒杂病辨证》云：溏者，即鹜溏也。《灵枢》云：多热则溏而出糜。马蒔注云：溏者，秽不坚而杂水者也。楼英曰：鹜溏者，寒泄也。鹜，鸭也。大便如水，其中小有结粪者也。总观以上诸说，则溏义尽矣。盖其证比下利为稍轻，但旧时微溏者，为虚寒，故即为下痢之稍缓弱者。所谓小便自可者，与小便自调同，尿量度数，与平常无异。由是观之，则本条为说明本方治肠伤寒性之下痢作用。然以余之实验，则本方不特限于此病。凡一般之急性、亚急性、慢性胃肠炎，尤以小儿之疫痢、消化不良证等最有奇效。若效力微弱时，宜加芍药；有不消化之便，或黏液、黏血便时，宜加大黄；有口舌干燥、发热、烦渴等证时当更加石膏。盖余根据本条及下条之"呕而发热者，小柴胡汤主之"及黄芩汤、黄芩加半夏生姜汤、白虎汤诸条，潜心精思，综合玩索而得之者也。

阳明病，胁下硬满，不大便而呕，舌上白苔者，可与小柴胡汤。上焦得通，津液得下，胃气因和，身濈然而汗出解也。（《伤寒论》）

【注】 钱氏有曰：不大便为阳明里热，然呕则又为少阳证矣。若邪实于胃，则舌苔不黄即黑，或干硬，或芒刺。舌上白苔，为舌苔之初现，若夫邪初在表，舌尚无苔，既有白苔，虽邪未必全在于表，然犹未入于里也，故仍为半表半里证。

锡氏曰：不大便者，下焦不通，津液不得下也。呕者，中焦不治，胃气不和也。舌上白苔者，上焦不通，火郁于上也。与小柴胡汤，可调和三焦之气，而白苔去，津液得下，而大便利，胃气因和，而呕止，三焦通畅，气机旋转，身濈然而汗出解也。

尾台氏曰：阳明胃实证，舌色多黑。若未至黑，必煤黄色也。此条虽称阳明病，实阳明、少阳之并病，所以白苔也。苔本以黑为义，故加以白字。《素问·五脏生成篇》云：黑如炲者死。此虽非论舌色，亦可并发苔字之义。

求真按 阳明病，虽有腹满，然无胁下硬满及呕、舌上白苔等，故仲景虽称阳明病，其实非单纯之阳明病，而为少阳与阳明之并病也明矣。故以胁下硬满及呕、舌上白苔三证为目的，而可与小柴胡汤也。若与之，则胸部以上被障碍之脏器组织机能得以复活；上逆之体液得以下降；枯燥之肠胃被滋润而调和而大便通顺，体液疏通之结果得以发汗，诸证悉治也。以非下剂之小柴胡汤，反有泻下作用之妙，其故盖可知矣。尾台氏曰：阳明病发潮热云云，阳明病胁下硬满云云，此二章，盖所谓少阳阳明之并病也。遇此等证，反有宜柴胡加芒硝汤或大柴胡汤者，临证之际，宜注意之。是或一理，可作参考。

阳明中风，脉弦浮大，而短气，腹都满，胁下及心痛，久按之气不通，鼻干不得汗，嗜卧，一身及面目悉黄，小便难，有潮热，时时哕，耳前后肿，刺之小瘥，外不解，病过十日，脉续浮者，与小柴胡汤。脉但浮无余证者，与麻黄汤。若不尿，腹满加哕者，不治。（《伤寒论》）

【注】先辈多以为本条非仲景之正文，余亦然之。今特列之者，以其不无可资于治术，即作注文，亦无不可。

求真本时时哕句，以本方配用橘皮（本方加橘皮，即为本方、橘皮汤合方之意）治呃逆及恶心呕吐、干咳频发；因耳前后肿句，以本方加石膏治耳下腺炎、耳后及颈部淋巴腺炎、乳突炎等。又活用此意，疗睾丸炎得卓效，学者试之。

本太阳病不解，转入少阳者，胁下硬满，干呕不能食，往来寒热，尚未吐下，脉沉紧者，与小柴胡汤。若已吐下、发汗、温针、谵语，柴胡汤证罢，此为坏病。知犯何逆，以法治之。（《伤寒论》）

【注】以法治之，与随证治之同，其他可参照既述之注释。

呕而发热者，小柴胡汤主之。（《伤寒论》）

【注】仲景称呕而发热者，其实系呕吐、发热兼备之意。故不论呕吐后发热，或呕吐与发热同时，或发热后呕吐者，均以本方为主治，可知矣。

伤寒瘥后，更发热者，小柴胡汤主之。脉浮者，以汗解之；脉沉者，以下解之。（《伤寒论》）

【注】此谓伤寒大半瘥后，再发热者，虽大概主治以小柴胡汤，然若脉浮者，宜治以发汗剂；脉沉者，宜治以泻下剂也。

尾台氏曰：按瘥后，更发热者，有三义。死灰欲再燃者，宜与小柴胡汤；其热因新外感而发者（**求真按** 脉浮者是也），宜选用麻黄、桂枝二汤以发汗；因过食宿滞者（**求真按** 脉沉者是也），宜审其证，以枳实栀子大黄豉汤、大柴胡汤、调胃承气汤、大承气汤等下之。此说是矣。然诸方之外，尚有竹叶石膏汤、麦门冬汤应用之机会，不可不知。

诸黄，腹痛而呕者，小柴胡汤主之。（《金匮要略》）

【注】诸黄，诸种之黄疸也。此证腹痛、呕吐者，本方主治。虽如仲景之论，假令腹痛，虽不呕吐，然有胸胁苦满者，亦可知以本方主治之矣。

问曰：新产妇人有三病，一者病痉，二者病郁冒，三者大便难，何谓也？师曰：新产血虚，多汗出，喜中风，故令病痉。亡血、复汗、寒多，故令郁冒。亡津液，胃燥，故大便难。

产妇郁冒，其脉微弱，呕而不能食，大便反坚，但头汗出。所以然者，血虚而厥，厥而必冒，冒家欲解，必大汗出，以血虚下厥，孤阳上出，故头汗出。所以产妇喜汗出者，亡阴血虚，阳气独盛，故当汗出，阴阳乃复。大便坚，呕不能食，小柴胡汤主之。病解能食，七八日，更发热者，此为胃实，大承气汤主之。(《金匮要略》)

【注】本条论产后之痉、郁冒、大便难、胃实之四证。本方所关者为前三证。唯后一证治法不同，即自"新产血虚，多汗出"至"小柴胡汤主之"止，可作如下之读法：新产血虚，多汗出，喜中风，故令病痉，大便坚，呕而不能食，小柴胡汤主之。产妇郁冒，其脉微弱，呕而不能食，大便反坚，但头汗出，所以然者，血虚而厥，厥而必冒，冒家欲解，必大汗出。大便坚，呕而不能食者，小柴胡汤主之。其余不过补足此等章句而已，试注释于下：

本条之痉，与葛根汤证(刚痉)不汗出异。因分娩而血虚，即贫血，汗出多，大便坚，呕而不能食。假令虽喜中风，善感冒，亦病不在表，而在半表半里也明矣，故谓本方主治之也。又郁冒者，《明理论》云：郁者，郁结而气不舒者也。冒者，昏冒而神不明者也，此即现今之脑贫血。其呕而不能食，大便反坚者，虽不外于本方证，然此证大便不坚为常，今反大便坚，故云反坚也。而所以致此者，吉益南涯云：大便反坚，呕而不能食(是水毒在上，故呕而不能食，下无水气，故大便坚)，为水毒集于上半身，下半身缺乏故也。又自"所以然者"至"必冒"止，是说发郁冒之理。贫血者，则四肢厥冷，四肢厥冷时，则必发郁冒。然四肢厥冷，不独因贫血之故，有水毒亦然，故郁冒亦同此理(由大汗出而解，则明为水毒之所主矣)。冒家欲解者，冒家服小柴胡汤而欲解之义。大汗出者，《金匮要略述义》云：冒家大汗出，即是小柴胡汤适宜之效，亦与少阳病振汗相类。如上条凡柴胡汤之病证，下之，若柴胡证未罢者，复与柴胡汤，必蒸蒸而振，却发热汗出而解之类，即因战汗而治者也。以是可知郁冒、头汗、大便难、四肢厥冷，不外因水毒之变动，而本方有镇痉、镇静、止汗、镇呕、通便、利尿诸作用矣。病解能食者，为服用小柴胡汤之结果，即痉证、郁冒或大便难等证已治愈之征。以下如七八日再发热者，非少阳病，而为胃实，即阳明病矣，故以大承气汤为主治也。

妇人在草蓐，自发露得风，四肢苦烦热，头痛者，与小柴胡汤。头不痛，但烦者，此汤(三物黄芩汤)主之。(《金匮要略》)

【注】《金匮》作"但烦"者，《千金方》作"但烦热"者，《千金》为是，兹随解之。但烦热者，但四肢烦热之略。草蓐者，产褥之意。自发露得风者，褥妇自己暴露其肉体而患感冒也。四肢苦烦热者，谓四肢烦热颇剧，而以手掌、足蹠为尤甚之意。

《方舆𫐄》三物黄芩汤条曰：临盆之际，露体用力，无暇他顾，此时风寒乘虚袭入，又有血气尚未平复，轻举妄动，而感于邪，此皆在草蓐自发露得风之类也。其证恶寒发热，头痛，脉浮，不即用解肌药，以为新产后不宜发汗，使邪气延绵，将成烦热。然犹头痛者，与小柴胡汤即可解。如头不痛，但至于烦者，则黄芩汤所主治也。此证虽可用小柴胡加地黄汤或加味逍遥散，然不如黄芩汤之简捷。所可惜者，此药苦劣难吃，故世医以黄连代苦参，或依本方加甘草。余按加甘草犹可，去苦参，有失仲景之方意。《别录》云：苦参，除伏热。

求真按 不可用苦参之代用药。

《百疢一贯》曰：恐是产后蓐劳证。（中略）先生云：此证宜小柴胡合三物黄芩汤。二方治蓐劳，非他方所能及也。三物黄芩用于强热；小柴胡用于轻热。若未至严重，止宜三物黄芩汤。先生活用此方，尝用于妇人自十六七岁经水断绝成为劳病者，有效。若用此方以下虫，则益佳。果若此，则纵见劳状，虽危可治矣。先生常加甘草而用之，因难吃也。

《类聚方广义》本方条曰：草蓐者，为产褥也。凡四肢苦烦热，头痛者，非特产后中风如是，即男女之诸血证、久咳、劳瘵、及诸失血后，多有此证，宜选用二方。

本条有此三说可解。然以余之经验，凡四肢苦烦热者（除三物黄芩汤证），有本方宜加地黄者，有宜加石膏者，或本方兼用泻心汤者，或本方兼用黄连解毒汤者（或丸亦可），或本方加石膏合用桂枝茯苓丸，或合用当归芍药散者，常不能一定，须审腹脉外证以处方，不必固执也。

小柴胡汤方

柴胡 9.5 克，黄芩、人参、甘草、大枣、生姜各 3.5 克，半夏 7 克。

上锉细，以水三合，煎一合。去滓，一日分三回，温或冷服。

小柴胡加石膏汤方

小柴胡汤中加石膏 20 ～ 100 克。

煎法用法同前。

【主治】治小柴胡汤证兼石膏证者。

小柴胡加桔梗汤方

小柴胡汤中加桔梗 6 ～ 9 克。

煎法用法同前。

【主治】治小柴胡汤证兼桔梗证者。

小柴胡加桔梗石膏汤方

小柴胡加石膏汤、小柴胡加桔梗汤之合方也。

煎法用法同前。

【主治】治小柴胡加石膏汤、小柴胡加桔梗汤之二证相合者。

小柴胡加橘皮汤方

小柴胡汤中加橘皮 7 ～ 12 克。

煎法用法同前。

【主治】治小柴胡汤证兼橘皮证者。

小柴胡加橘皮石膏汤方

小柴胡加石膏汤、小柴胡加橘皮汤之合方也。

煎法用法同前。

【主治】治小柴胡加石膏汤、小柴胡加橘皮汤之二证相合者。

小柴胡加橘皮桔梗汤方

小柴胡加桔梗汤、小柴胡加橘皮汤之合方也。

煎法用法同前。

【主治】治小柴胡加桔梗汤、小柴胡加橘皮汤之二证相合者。

小柴胡加薏苡仁汤方

小柴胡加薏苡仁 10 ～ 19 克。

煎法用法同前。

【主治】治小柴胡汤证兼薏苡仁证者。

小柴胡加桔梗薏苡仁汤方

小柴胡加桔梗汤、小柴胡薏苡仁汤之合方也。

煎法用法同前。

【主治】治小柴胡加桔梗汤，小柴胡加薏苡仁汤之二证相合者。

小柴胡加茯苓汤方

小柴胡汤中加茯苓 7 克。

煎法用法同前。

【主治】治小柴胡汤证兼茯苓证者。

小柴胡加苓术汤方

小柴胡加茯苓汤中加术 7 克。

煎法用法同前。

【主治】治小柴胡加茯苓汤证兼术证者。

小柴胡加枳实汤方

小柴胡汤中加枳实 6 克。

煎法用法同前。

【主治】治小柴胡汤证兼枳实证者。

小柴胡加芍药汤方

小柴胡汤中加芍药 6 克。

煎法用法同前。

【主治】治小柴胡汤证兼芍药证者。

小柴胡加大黄汤方

小柴胡汤中加大黄 2.5 克以上。

煎法用法同前。

【主治】治小柴胡汤证兼大黄证者。

小柴胡加枳实芍药汤方

小柴胡加芍药汤、小柴胡加枳实汤之合方也。

煎法用法同前。

【主治】治小柴胡加枳实汤、小柴胡加芍药汤之二证相合者。

小柴胡加芍药大黄汤方

小柴胡加芍药汤、小柴胡加大黄汤之合方也。

煎法用法同前。

【主治】治小柴胡加芍药汤、小柴胡加大黄汤之二证相合者。

合方之方法

所谓合方者，集合二方乃至数方内之共通药物与非共通药物而组成一方之方法也。若共通药物用量有多少者，以多量者为合方之用量。兹将葛根汤与桃核承气汤之合方列后，余可以此类推。

葛根汤方

葛根 8.5 克，麻黄、大枣、生姜各 6.5 克，桂枝、芍药、甘草各 4.5 克。

以上七味。

桃核承气汤

桃仁 7 克，桂枝、甘草、芒硝各 6 克，大黄 12 克。

以上五味。

葛根汤桃核承气汤合方

葛根 8.5 克，麻黄、大枣、生姜各 6.5 克，桂枝、甘草、芒硝各 6 克，芍药 4.5 克，大黄 12 克。

以上九味。

小柴胡汤之腹证

应用小柴胡汤之主目的为胸胁苦满。使病者仰卧，医以指头自肋骨弓下沿前胸壁里面向胸腔按抚压上之际，触知一种之抵抗物，并同时有压痛，是即胸胁苦满证也。故胸胁苦满者，适当肝、脾、胰三脏之肿胀硬结处，即使此等脏器毫无异状，亦时常得以触诊。若此抵抗物之处反多，是必有种种之关系。其主要者，恐由该部淋巴腺之肿胀硬结。盖胸胁苦满之主目的，即为脑或五官、咽喉、气管、支气管、肺、胸膜、心、胃、肠、肝、脾、胰、肾、子宫等各病证，而有抵抗物时，投以小柴胡汤则可随之而治愈，此抵抗物亦渐次消失，此为几多经验之事实。由此观之，其理除求于淋巴系统之外，无他辞可以说明之。是余所谓之胸胁苦满之腹证，大概不外属于前胸壁里面部的淋巴腺肿胀硬结，所以仲景创立小柴胡汤者，为治此续发的淋巴肿胀硬结及原发的病证也。又此淋巴腺之肿胀硬结，非其应用之主目的，毕竟不过是续发的变状。不唯容易得以触知，且常因硬结而不变也。

先辈之论说治验

《古今医统》曰：张仲景著《伤寒论》，专以外伤为法，其中顾及脾胃元气之秘诀，世医鲜有知之者。观其少阳证之小柴胡汤，用人参，则防邪气入于三阴；或恐脾胃稍虚，邪气乘入，必用人参、甘草，固脾胃以充中气，是外伤未尝非内因故也。可见仲景之立方，神化莫测，或者只以外伤是其所长，内伤是其所短，此诚瞽论也。

求真按　此说虽不尽完善，然对照徐灵胎云小柴胡汤之妙在人参，于立方本旨亦不无窥见一斑之助。

小柴胡汤治瘰疬、乳痈、便毒、下疳及肝经之一切疮疡，发热潮热，或饮食少思。

求真按　此等证，宜本方加石膏、桔梗或兼用黄解丸为多。

柯氏曰：小柴胡汤为脾家虚热、四时疟疾之圣药。

【注】脾家者，胃家之意。虚热者，对于阳明实热而言，则为纯虚无热可知。

《千金方》云：黄龙汤（**求真按** 即本方也），治伤寒瘥后，更头痛、壮热、烦闷之方。

《直指方》小柴胡汤主治曰：治男女诸热，出蕴隆（蕴隆者，郁热之意），又伤暑，发大热，头痛，自汗，咽疼，烦躁，腹中热缓，诸药无效者，最良。

求真按 此证宜加用石膏汤。

治刚痉有热。

求真按 宜与仲景所论新产妇人有三病对照。

咽干，喉塞，亡血家，淋家，衄家，疮家，动气，并不可汗等，皆用此汤。

求真按 可与太阳病篇"发汗剂之禁忌"及"伤寒脉弦细，头痛发热者，属少阳，不可发汗条"对照。

《伤寒绪论》曰：伤寒盗汗责在半表半里，为胆有热也，专用小柴胡汤。

求真按 肺结核多盗汗，为小柴胡或小柴胡加石膏汤证也，不可误用黄芪剂。

《名医方考》小柴胡汤主治曰：疟发时，耳聋胁痛，寒热往来，口苦喜呕，脉弦者，名曰风疟，此方主之。

《济阴纲目》曰：小柴胡汤治妇人风邪，带下五色。

求真按 此证为热入血室之变态，故本方亦能治之。

《易简方》曰：柴胡汤，小儿温热悉能治疗。

求真按 小儿诸病，多以小柴胡汤为主治，宜注意之。

《证治准绳》小柴胡汤主治曰：痘疮，发热甚而呕者，宜服之。

求真按 可见呕而发热者，不论何证，悉皆以本方主治之。

《保赤全书》曰：痘疮靥后，身热不退，或寒热往来者，用小柴胡汤。

《正体类要》曰：小柴胡汤，治一切扑伤等证。因肝胆经火盛作痛，出血，自汗，寒热往来，日晡发热，或潮热身热咳嗽发热，胁下作痛，两胠痞满者。

求真按 由头部打扑，发为外伤性神经证，与本方加石膏，得速效。

《保命集》曰：治产后日久而脉浮数者，宜使服三元汤（小柴胡汤合四物汤又名柴胡四物汤）。

求真按 四物汤由当归、川芎、芍药、地黄四味成方，后世虽尊崇之，然若选用师之芎归胶艾汤，或当归芍药散，更无此方之必要。则此证宜用小柴胡汤与当归芍药散之合方。

产后日久，虚劳针灸各药俱无效者，宜使服三分汤（小柴胡汤合四物汤加白术、茯苓、黄芪）。

求真按 此证亦宜用前节之合方。

《得效方》曰：小柴胡汤，治岚嶂溪源蒸毒之气。自岭以南，地毒苦炎，燥湿无常，人多患此状。血乘上焦，病欲来者，使人迷困，甚则发躁而使狂妄，亦有使哑而不能言者，皆由败毒瘀心，毒涎聚脾所致。此药中加大黄、枳壳各五钱。

求真按　此说病原病理，虽未必合理，然示小柴胡汤治脑证则是矣。加大黄、枳壳（与枳实同），其证兼有大柴胡汤类似之证。

《伤寒蕴要》小柴胡汤之近代名医加减法曰：若胸膈痞满不宽，或胸中痛，或胁下痞满，或胁下痛者，去人参加枳实、桔梗各二钱，名柴胡枳壳汤。

求真按　此证宜处以小柴胡汤枳实芍药散之合方（小柴胡加枳实芍药汤），而加桔梗者，殆因有咽痛，抑或黏痰，难以咯出，或有此证而胸痛，或有化脓机转。不然者，则不可加之。若加桔梗，即为小柴胡汤、排脓散、排脓汤合方之意。依余之经验，此二合方证，肺结核颇多。若有热炽，口舌干燥者，宜更加石膏。

若胸中痞满，按之痛者，去人参，加瓜蒌仁三钱，枳实、桔梗各二钱五分，黄连二钱，名柴胡陷胸汤。

求真按　此证宜处以小柴胡汤、小陷胸汤、排脓散之合方，而肺结核多有此证。若有石膏者，宜更加之。

若脉弦虚，发热口干，或大便不实，胃弱不食者，加白术、茯苓、白芍药各一钱五分，名参胡三白汤。

求真按　此证宜用小柴胡加芍药苓术汤，然有时宜处以小柴胡加茯苓汤，或小柴胡加苓术汤。

若发热烦渴，脉浮弦数，小便不利，大便泄利者，加四苓散而用之，名柴苓汤。

求真按　此证宜用小柴胡汤与五苓散之合方。

若内热颇甚，错语，心烦不眠者，加黄连、黄柏、山栀仁各一钱，名柴胡解毒汤。

求真按　此证宜小柴胡汤与黄连解毒汤，或与第二黄连解毒汤合用。然味甚苦，颇难服饮，故余常以小柴胡汤兼用黄解丸，或第二黄解丸。

《内台方议》小柴胡汤条曰：如发热小便不利者，和以五苓散。呕恶者，加橘红。胸中痞结者，加枳实。

求真按　小柴胡加橘皮汤，不仅治恶心呕吐有效，即呃逆及干咳频发诸病（百日咳、肺结核等），亦有奇效。若热炽烦渴者，加石膏。祛痰困难者，更加桔梗，或随腹证，宜合用排脓散。

《本草权度》曰：玉茎挺长者，亦湿热也，加连于小柴胡汤。

求真按　此证可用本方兼黄解丸。

《万病回春》曰：小柴胡加青皮、山栀，治胸胁胀痛，喘咳吐痰。

求真按　此证宜小柴胡加橘皮汤，兼用黄解丸。

《医方口诀集》小柴胡汤条曰：余常用之，有五口诀：

其一，伤寒半表半里证，加减用之。

其二，温疟初发，增减用之。

求真按　本方虽说有治疟之效，然无胸胁苦满证，则不可妄用。

其三，下疳疮及便毒、囊痈之类，凡在前阴之疾，皆用本方。

求真按 本方非阴部疾患之特效药，故虽有此部病证，然不呈胸胁苦满者，则不可滥用。

其四，胸胁痛而寒热往来，因怒而成病之类，凡属肝胆者，皆以本方治之。

求真按 有本方证病者，往往易怒，是以未必为此证之特征，故不可仅据此而处剂。

其五，寡尼室女，寒热往来，头痛，胸胁牵引，口苦，经候失常者，似疟非疟，似伤寒而非伤寒，此热入血室也。以此方为本药，再随证作佐使用之。古书中，劳瘵骨蒸者，多以本方加秦艽、鳖甲等药主之。余虽未试，然非无其理，故为口诀之五。

求真按 肺结核虽说以本方证为多，然无胸胁苦满者，则不可妄用。加用秦艽、鳖甲者，后世家传统的恶癖也，不可从之。

一女子病疟，热多寒少。一医用药而呕，一医用药反泄。请余诊治时，疟利并作且呕，脉之，但弦。投以本方加芍药，未至五帖，诸证并瘳。

求真按 此为疟疾兼胃肠炎也，以小柴胡加芍药汤而兼治之，有速效。

一寡妇，不时寒热，脉上鱼际，此血盛证也。用本方加地黄治之而愈。

一妇人，身震颤，口妄言，诸药不效，以为郁怒所致。询其故，盖因素嫌其夫，含怒久久，以本方治之稍可，又用加味归脾汤而愈。

求真按 此证用本方，非也。加味归脾汤，虽于酸枣仁汤加减而成。然仅后世医家之捏造，无杂不足取。若由初病，处以小柴胡汤与酸枣仁汤之合方，更有一层捷效。

一室女十四岁，天癸未至，身发赤斑而痒痛，左关脉弦数，此因肝火血热也。以本方加生地、山栀、丹皮，治之而愈。

求真按 此证宜用小柴胡汤桂枝茯苓丸之合方，兼用黄解丸。

东洞翁本方定义曰：小柴胡汤，治胸胁苦满，往来寒热，心下痞硬而呕者。

《建殊录》曰：一人生五岁，哑而痫，痫则日一发或再发，虚厄羸惫，旦夕待毙，且苦闷之状，日甚一日。父母之情，不忍坐视，愿先生一诊，虽死无悔。先生因是诊之，心下痞，按之濡，乃作大黄黄连汤使饮之。约百日许，痞去而痫不复发。然胸胁烦胀，胁下支满，哑尚如故。又作小柴胡汤及三黄丸，与之，时以大陷胸丸攻之。半年许，一日乳母抱儿倚门间眺，适有牵马而过者，儿忽呼曰：牟麻（马也）。父母喜甚，乃襁负俱来，以告先生。先生试拈糖果，以挑其呼。儿忽复呼曰：牟麻（日本以甘美之味，总呼牟麻。马亦曰牟麻，因其国音相通也）。父母以为过其所望，踊跃不自胜。因服前方数月，言语卒如常见。

求真按 胸胁烦胀者，云胸廓之一部（尤其是下部），沿其左右经而隆起也。胁下支满者，胁骨弓下有支障物膨满之意。故胁下痞硬之轻度者，俱以柴胡剂为应用之目标也。

一贾人，面色紫润，掌中脱肉，四肢痒痛。众医以为癞疾，处方皆无效。先生诊之，胸胁烦胀，心下痞硬，作小柴胡汤及梅肉丸而杂进之。数十日，掌肉复原，紫润始退。

一男子十四岁，通身浮肿，心胸烦满，小便不利，脚尤濡弱，众医无效。先生诊之，胸胁烦胀，心下痞硬，作小柴胡汤使饮之。尽三服，小便快利，肿胀随减。未满十服，痊愈。

求真按　此证若与以小柴胡加茯苓汤或小柴胡加茯术汤，则当更加捷效。

凡患恶疾者，多由于传继，其身发时，有辱及祖先者。江洲一贾人患之，谒先生求诊治。先生诊视之，面色紫润，身体遍烂，按其腹，两胁拘急，心下痞硬。先用小柴胡汤和解胸腹，后作七宝丸使服之。半年许，诸证全退。

《方机》本方主治曰：若上逆者，柴胡加桂枝汤主之，本方内加桂枝五分。若本方证呕逆剧者，倍半夏。汤熟，加生姜汁一钱。

求真按　是本方合生姜半夏汤之意，故有效。然多处均随小半夏汤之方意，方中加重半夏、生姜即可。

火热痫，宜服麦门冬加石汤，间有宜柴胡加石汤者。

求真按　麦门冬加石汤、柴胡加石汤，为麦门冬加石膏汤、小柴胡加石膏汤之略称也。

《成绩录》曰：一男子患疟，他医已与药。一二发后，一日大汗出不休，因请先生。先生与小柴胡加石膏汤，乃复原。又男子患耳聋，胁下硬，时时短气上冲，发则昏冒不能言，两脚挛急，不能转侧，每月一二发。先生诊之，投以小柴胡汤兼硫黄丸而愈。

《险症百问》曰：产后耳鸣或耳聋者，师曰：宜苓桂术甘汤、小柴胡汤，随其证而投之，兼用应钟散。

求真按　前证可用上之二方，虽如南涯氏说，然此等之外，可处以柴胡姜桂汤、大柴胡汤、桃核承气汤者不少。又南涯氏主张兼用应钟散，余以三黄丸或黄解丸为优。

吉益南涯曰：小柴胡加石膏汤，治耳前耳后肿者。

原南阳曰：（上略）又瘰疬亦为劳形。盖合病者，同为死证也。此亦系瘀血之因，虽不与劳并病，亦有死者。马刀疮亦有名马刀挟瘿者，因其根盘似马刀故。瘰疬之形状，耳下及颈项处，累累历历凝结于皮肤之内。此凝结物与俗名痰核者同，无底浅根。此非因痰之故，皆由瘀血结于络中，小柴胡加石膏汤有神验。

华冈青州曰：柴胡加石，不仅治胸胁，头目之病亦可用之。柴胡散血凝气聚，石膏解伏凝，或云解散。概括言之，散肿之谓也。

由以上三说观之，则小柴胡加石膏汤者，为一种消炎解凝剂明矣。

《古方便览》本方条曰：表热散后，气痞不欲食者宜之。凡是小儿惊风，或夜不寐者宜之。疳证，下利发热、胁腹满，宜兼用紫圆。妇人产后，寒热如狂者，有此方证。（下略）疟疾宜随其腹证用之。古今一概以小柴胡汤用为疟疾之专方，然多不效者，皆因以寒热为准据，而不知腹证故也。东洞先生以诊腹为主教弟子，若不精于诊腹者，则不能治疾病。

求真按 不特以本方治疟疾如此，万病俱宜以腹证为主目的，非然者，反有害而无效也。东洞翁之英名，至今不朽者，因首倡诊腹法，且精其术之故也。

水肿，有胸胁苦满，小便不利者，宜兼用三黄丸或平水丸。

一男子年四十余，初于手背发肿毒。愈后，一日忽然恶寒发热，一身面目浮肿，小便不通。余诊之，心下痞硬，胸胁烦胀，乃以此方及平水丸杂进，小便快利而愈。

求真按 本方亦为一种利尿剂，不必兼用平水丸。

一妇人发黄，心中烦乱，口燥，胸胁苦满，不欲食。数日后，目盲无所见。余乃作此汤及芎黄散与之，目遂复明。一月余，诸证痊愈。

求真按 由余之经验，黄疸证，宜用小柴胡汤，或小柴胡加石膏汤，兼用枳实栀子豉汤，或合用枳实栀子大黄豉汤处颇多。

一男子吐血，数日不止，日益剧。余诊其腹，胸胁烦胀而痛。乃作此方，二三剂而奏效。

求真按 此证宜兼用三黄丸或黄解丸。

一男子，年三十，患伤寒，四肢逆冷挛急而恶寒，其脉沉微，欲毙。诸医投以参附剂无效。余诊之，胸胁苦满。乃与此方二三剂，而应其脉复续。使服二十余剂，痊愈。

求真按 不究病原，而遇心脏衰弱，即手足无措，妄用参附剂之后世家，恰如滥用樟脑制剂等强心药之西医家而希冀收得效果者，同一见解。小柴胡汤虽非心脏衰弱之特效药，然能于其病原处发生作用，故不治心力而自能恢复。此余所以云古医道中虽无强心剂之名，而有其实者也。

一男子年五十余，得一病常郁郁不乐，独闭户塞牖而居闻鸡犬之声则惕然而惊，上冲目昏，寐卧不安，或遗沥漏精，饮食无味。百治不效，绵延三年许。余诊视之，胸胁苦满，乃以柴胡加桂汤及三黄丸使饮之，时以紫丸攻之。三月，病痊愈。

求真按 是本方治神经衰弱之佐证也。

一女年十八，咳嗽吐痰，气上冲而头目昏眩，四肢倦怠，心志不宁，寒热往来，饮食无味，日就羸瘦而不愈，约一年许。众医皆以为劳瘵。余诊之胸胁烦胀，乃以小柴胡加桂汤及滚痰丸使服之。三月许，收全效。

求真按 此证虽称劳瘵，实似是而非也。若真为肺结核，则兼用滚痰丸，有害而无效也。

《生生堂治验》曰：一妇人患伤寒，经水适来，谵语如见鬼状，且渴欲饮水，禁而不与，病势益甚。邀先生诊之，脉浮滑，是热入血室兼白虎汤证也。即与水不禁，而投以小柴胡汤。曰：张氏所谓其人如狂，血自下，血下者愈。病势虽如此，犹当从经水而解也。五六日，果痊愈。

求真按 此证用小柴胡加石膏汤，为至当之方。中神氏不加之者，因其证比较的轻微，代之以冷水也。古人曰：水，天然之白虎汤也（其主药为石膏），以是可知其义矣。

又氏察病势虽如此，答以当从经水而解，果如其言。由是观之，则肠伤寒之毒素，可由经血排除也明矣。是以余谓中药方对传染病之疗法，以驱逐细菌性毒素为主的原因之一也。

《方伎杂志》曰：一女子年十六七，患咳嗽吐血，寒热往来，经水不转，柴瘦而心气郁郁。其证如劳瘵初起，然脉急数无度，食不能进。告以难治，用柴陷汤兼泻心汤。反盗汗出、动悸、口燥等证，转服柴胡桂枝干姜汤。三月许，诸证大宜，但吐血或止或出。至翌春，经行后不来，时已服药四月矣，欲梳头而发脱如尼。至秋，病愈而大快，可谓幸矣，然毕竟由用心用药故也。通计服药十月许。

求真按　此证恐系肺结核。余于同证，亦用柴陷汤，即小柴胡汤小陷胸汤之合方，或用小柴胡汤、小陷胸汤、排脓散之合方，或加石膏、黄解丸，或兼用第二黄解丸，而痊愈者，屡矣。

一男子年三十余，患咳逆吐血，经数医不愈。其证寒热时作，咳逆不止，时时吐血，倚床高枕，不能仰卧安眠，舌唇燥白，脉浮数大无力，精力脱乏，胸部动甚。余以小柴胡汤、小陷胸汤合方加桔梗，昼夜使服六贴。十日许，血止，寒热咳嗽大减。又一旬许，至近边散步，再发寒热，咳嗽，吐血颇多。此次复发，恐不能治愈，仍用前方与泻心汤，交互服之，咳嗽渐减，热亦渐退，血亦渐止。五旬许，痊愈。将养一月余，出而就职。

求真按　此病初起，即宜兼用泻心汤。

《麻疹一哈》曰：有一妇人，年四十五，患麻疹。其证或发热或不发热，时或头疼目眩，背强而疼烦，或如疟状而无汗，郁闷不乐，饮食渐减。六七日，始进葛根汤，无效。乃按其腹状，胸胁烦闷，胁下微痛，痼瘕如盘，应指而痛，大便秘结，小便短少。更进小柴胡汤及三黄丸，大便快利，汗出如流，疹子从汗而出。疹子收后，专治痼瘕，而后诸证痊愈，健履倍常。

求真按　小柴胡汤证之颈项强，误认为项背强，处以葛根汤，所以无效。以是知二者分别，不可稍忽也。

《餐英馆治疗杂话》小柴胡汤条曰：此方应用极广，不仅伤寒半表半里证而已。凡万病寒热往来者，古人亦云价值千金。应用之目的，左胁下拘挛，或凝按则痛，往来寒热者，无不效，所谓胸胁苦满是也（**求真按**　胸胁苦满者，有左右平等者，有右侧强度比左侧强者，又不无反之者，但不限存于左侧耳。又此方不必以其寒热往来为主目的）。疟疾，寒热各半者，与桂枝汤合用有效（**求真按**　小柴胡合桂枝汤，即柴胡桂枝汤，此方治疟疾，虽可不论，然不以寒热相半者为目的，说详下）。风劳证，寒热往来，或只发热，咳嗽，自汗，或有盗汗等证者，加秦艽、鳖甲，诚妙。此出于《医方口诀》，余亦每有经验（**求真按**　凡加味，必当随证，不可漫然加秦艽、鳖甲也）。妇人经行不顺，发寒热如疟，或诸病因怒而发者，加香附子、青皮、木香、莪术妙（**求真按**　非因怒而发病，因有病而发怒也，此后世俗医妄论，不足取。又此证宜小柴胡汤与桂枝茯苓丸合用，无须用此等加味也）。徐春甫合四物汤，名柴物汤。余曾治验一妇人，二十四，月事不顺，小腹结块，时痛时止，三四年不愈，形体颇瘦，饮食无味，以后即脐腹疼痛不已。一医以大黄牡丹皮汤，或桂枝茯苓丸加大黄之类攻之，仅能下利，块物与刺痛依然不愈。求治于余，亦无别法，唯思用下剂如桃核承气汤，兼用蟛蛴一味为丸，或用济生通经丸等，但更不动，刺痛益甚。于是计穷，只以左胁之拘挛为目的，用柴物汤。约四五日，下如鱼肠物，红白相杂。于是余思柴物汤无下瘀血之理，或系前用之强烈攻里剂未曾发生泻下作用，因用此汤而起缓下乎？此非柴物之效也。后遇同病者，以为从前之柴物汤，一时偶然之效，故不敢用，仍用通经丸、抵当丸之类，频攻血块，但唯增刺痛，而不能泻下。因用柴物加莪术、苏木、郁金等，则下白物六七块，调理数日全愈。此病人有凝物在左胁下，按之则痛，往来寒热等证。后见同证者，前医投以桃核承气、硝石大圆等，仍自若。余用柴物汤，得速效。虽不知柴物下血块之所以然，但已经验数人，故觉必有下血块之理，生等当更宜经验之（**求真按** 以上病证，不宜用柴物汤，当处以小柴胡汤、当归芍药散之合方。此合方之排除瘀血，由于当归、川芎之作用，而他药援助之。又上病者之胸胁苦满，甚于左侧者，是不独小柴胡汤证然也。当归芍药散证之瘀血，亦由冲逆凝集于此部，故可以合用此二方者。乃不悟此而以为小柴胡汤之胸胁苦满限于左侧，此大误也，不可从之。因云不仅当归芍药散证，即桂枝茯苓丸、桃核承气汤证，亦屡因瘀血冲逆凝结于左肋骨弓下或心下也。故此时若当小柴胡汤或大柴胡汤证存在之胸胁苦满，必右侧甚于左侧）。许学士以小柴胡加生节，用于热入血室证，名小柴胡加芐汤。又见妇人耳鸣，手足麻痹疼痛证，皆由血滞，以小柴胡加桂枝汤再加大黄，有大效。大黄者，妇人之圣药也，此见《古方节义》（**求真按** 此证宜小柴胡汤、桂枝茯苓丸加大黄之合用方。大黄者，非特妇人为圣药，用之得当，则男子、妇人皆圣药也）。又小儿感于风邪，表证已去大半后，余热不清，大便不利、烦渴者，用小柴胡汤加大黄以代大柴胡汤，见《幼幼集》（**求真按** 不拘小儿大人，若表证未全去，不可加用大黄。又以烦渴及大便不利为大黄应用之目的，非也，何则？烦渴者，为石膏之主治，无关于大黄。大便不利，虽为大黄之主治，然此外小柴胡汤非不能治之）。痢疾，热气强，里急后重者，或伤食腹痛之类兼有外邪，表里俱热，痛不止者，宜用大柴胡汤（**求真按** 若无大柴胡汤之腹证，不可用）。蛔虫，身热不退者，以小柴胡加黄柏、乌梅、苦楝皮、山栀子、干姜、细辛，去大枣，有奇效。见《全生集》，名加味小柴胡汤（**求真按** 此证似宜小柴胡汤与鹧鸪菜汤互用，或小柴胡汤加鹧鸪菜、大黄，余药可暂置之。身热不退者，加干姜、细辛之热药，非也，不可从），又载于《回春》。夜静昼热者，热在气分，小柴胡汤加山栀、黄连、知母、地骨皮；昼夜俱热者，热在血分，小柴胡合四物汤；又伏暑发热，汗出而渴，不语者，暑入心包络也，小柴胡加茯苓等有别效（**求真按** 小柴胡汤加山栀子、黄连者，即同方加黄解丸，或兼用第二黄解丸之意。小柴胡汤合四物汤者，即同方与当归芍药散加地黄合方之意。小柴胡汤加茯苓者，即同方合小半夏加茯苓汤之意。是皆本于此等之合方，然预定是等之方剂，配当各种之病证，不无胶柱鼓瑟之谬见，为识者所不取也。宜详审病者之脉、腹、外证而处以适方。而小柴胡汤四物汤之合方，即小柴胡汤与当归芍药散加地黄之合方，温药包含当归、川芎、白术等，故用于有微热者，虽非不可，但热气炽盛者服之，不但无效，反而有害也）。若手足心烦热，并言及左胁者，则小柴胡无不治之。又邪气在表里，阴阳不分，其证寒热往来，或渴而小便涩，或下利者，合五苓散名柴苓汤。凡肝胆二经之病，总以小柴胡汤为佳，但以左胁下之挛急紧缩为目的，则有百发百中之效（**求真按**　如所谓阴阳不分及肝胆二经等语，后世派之陈言也，不可取。又小柴胡汤不仅以左胁下为目的，已述于前矣）。俄而耳鸣、头目郁冒者，多由郁怒所致，合香苏散则百发百中，见于《众方规矩》（**求真按**　非因郁怒而郁冒，是由所伏之病毒，每因郁怒而诱发。此证宜小柴胡汤合用半夏厚朴汤为佳）。又曰：灸后发热烦闷，加黄连、山栀子。若不止，则加艾叶。此亦经余屡试无误。然灸后发热之重证，非此方所能治，详载经验于后之柴胡加龙骨牡蛎汤条（**求真按**　小柴胡汤加黄连、山栀子，不若同方兼用黄解丸也）。

《勿误药室方函口诀》小柴胡汤条曰：此方以往来寒热，胸胁苦满，默默不欲饮食，呕吐，或耳聋者为目的。凡有此等证，虽有胃实之候，亦可与柴胡。即老医所说"胁下与手足心无汗者，虽有胃实证，亦可与柴胡"之意也。总之处此方者，以两胁痞硬拘急为目的，即所谓胸胁苦满是也。又胸腹痛而拘急，与小建中汤不愈，用此方。今人多积气，感受风邪，热闭于里而不发者，则必心腹疼痛，此时积也。其施针药无效者，与此方可速愈（**求真按**　积气，后世派之病名也，不足取。凡不问感冒与腹痛，若见胸胁苦满证，则悉以本方主治之）。小儿停食，兼有外邪，或如疟状者，以此方解之。又久久大便不通者，此方亦能通大便而解病，即上焦和，津液通之义也（**求真按**　是师所谓上焦得通，津液得下，胃气因和之略也）。后世名三禁汤者，盖用于禁汗、吐、下故也。又此方加五味子、干姜，用于风邪迫于胸胁，舌上有微白苔，引两胁而咳嗽者，治验见《本草衍义》之序例中（**求真按**　本方加大热之干姜与微温酸涩之五味子，若系阴阳交错之证，则尚佳，然吾人通常遇之阳性证，则颇不宜。余于此证，加重本方中之大枣，更加用大量之橘皮，有奇效）。又加葛根、草果、天花粉，用于寒热如疟，咳嗽甚者，此东郭之经验也（**求真按**　此证可以本方合用葛根汤）。

《温知堂杂著》曰：（上略）考古来治诸病方中，无不配以健胃药者，如大小柴胡汤等，虽云解热剂，不如称健胃剂为妥当。

求真按　大小柴胡汤，既为解热剂，又可作健胃剂；既为通便催进剂，又可作止泻剂；既为镇咳祛痰药，又可作镇呕利尿药。其他难以枚举，此古方之所以微妙也。

论古方与后世方之关系

后世医之读《伤寒》《金匮》也，徒拘泥其文辞之表面，不能推察其真意。仅知仲景方之单用，不悟加味合用之活机，遂以古方寡少，难应众病，杜撰无数之劣方，故学者切戒，不可惑溺于此种谬论焉。虽然，后世方亦不无可取之处，其大半皆渊源于仲景之古方，故寓有加味或合方之意义者不少，非绝无参考之价值，不可尽废，但须学者之对于后世方，必以仲景方为准据，取其当然者，而舍其不当然者耳。余今列举后世方与仲景方对比者，欲使学者知其一端焉。

《医方口诀集》曰：抑肝散，专治肝经虚热，发搐，或发热咬牙，或惊悸寒热，或木乘土而呕吐痰涎，腹胀食少，睡卧不安者。

柴胡、甘草各五分，川芎八分，当归、白术炒、茯苓、钩藤各二钱。

上水煎，子母同服。加蜜丸，名抑青丸。

一产妇未及满月，发热，胁痛，咳嗽，肢体搐动，唇目抽搐，医用补血调气之剂再三，其证弥盛，反加小便涩少。因证已急，延余诊之，六脉弦数，余反复思之，莫得病因。因屏人细问其情，乃夫以实告曰：如此如此。因举本方，未三贴而平。后与加味归脾汤而愈。夫产后新血未充，真元未固，凡事情一忤，则怒火如焰，致焚身命。医者临机，稍有疑惑，不可不细问之。

《蕉窗方意解》抑肝散加芍药汤条曰：此药亦四逆散之变方也，其腹形虽大概与四逆散同样，然拘挛浮于腹表，为抑肝散之标的。四逆散当以拘挛沉于腹底为标的。抑肝之方，以多怒、不眠、性急等证颇甚者为主证。此主证为肝气亢极之征，肝气亢极，则肝火炽盛，肝血亦随而损耗，故以归芍润肝血，川芎疏肝血，柴胡、钩藤、甘草缓肝气。但肝气既亢极而引上胸胁，肠胃之水饮亦不下降而引上，佐以疏肝、缓肝、润肝之药，和其两胁及心下，则水饮亦易下降矣，此由苓术利水之功也。

本方无芍药，甘草之分量亦少，按此药专以润缓肝气为主，故余常合芍药甘草汤用之。

又按此方用归、芍、川芎，专以润血，即润皮肤枯燥之意。全体为四逆散之变方，加川芎、当归、白芍，犹逍遥散为小柴胡之变方，加用归、芍也。逍遥散之用苓、术，亦与抑肝散之用苓、术同意。

《餐英馆治疗杂话》曰：此方本为小儿肝血不足而动肝火的发热，有惊搐、咬牙等证者而设，此人所共知也。然小儿禀受不足，体质薄弱，面部及全体肉色白无润泽，甚至以小刀少割而不出血者，及腹部虚软，惟腹左肌稍硬，然无虫积之候，由恼怒性急而成者，皆肝血不足之证，久服此方佳。又用于大人半身不遂，和田氏之经验也。用于不寐证有效者，前温胆汤条云，不寐证，有因虚者，有因痰饮者，能辨脉腹证，方可处之。此方用于不寐及半身不遂者，其腹证自心下至任脉，有挛急动悸，气聚于心下有痞状，医以手按之，则左不见痞，问之则云痞。又左胁下虽软，稍有硬肌，问之当不怒，若有怒，则不云无效。此二证俱宜加芍药。

求真按 以上之抑肝散及抑肝散加芍药汤之适应证，本可用小柴胡汤、柴胡去半夏加瓜蒌汤、柴胡桂枝汤中之一方与当归芍药散合用为最适当。但后世医不知此法，遂致杜撰劣方也。兹举小柴胡汤、当归芍药散合方之例，如当归芍药散方由当归、川芎、茯苓、术、泽泻、芍药十三味，与抑肝散加芍药汤对比，如下图。

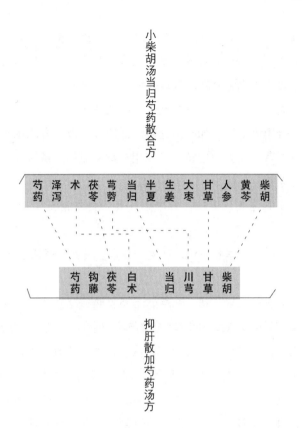

如图所示，二方共通之药，达七种之多，以是可知抑肝散加芍药汤之合用法，由一知半解而生也。

《和剂局方》曰：逍遥散，治肝家血虚火旺，头痛目眩，头赤口苦，倦怠烦渴，抑郁不乐，两胁作痛，寒热，小腹重坠，妇人经水不调，脉弦大而虚者。

芍药酒炒、当归、白术炒、茯苓、甘草灸、柴胡各二钱，加煨姜三片、薄荷少许煎服。

《蕉窗方意解》逍遥散条曰：是亦小柴胡汤之变方也，但与小柴胡汤较，则稍有肝虚之形；与补中益气汤比较，则胃气不甚薄弱，故方中不用参者也。其腹形，心中痞硬，两胁亦稍有拘挛。若用黄芩、半夏等所组成之小柴胡汤，则味劣难服，故用少带和剂之当归、芍药、柴胡、甘草四味，平缓心下及两胁，以薄荷开胸膈及胃口，以白术、茯苓下胃中之水饮，即所以消导水道也。

本方加牡丹皮、山栀子，名加味逍遥散，是有镇摄肝肾虚火之意。（中略）按宜用加味逍遥散者，见证亦有多种，而无一定。兹举其一妇人胎产前后，口舌赤烂证等，有用此方而愈者。此证可谓因肝肾之虚火，迫于心肺所致。

《勿误药室方函口诀》逍遥散条曰：此方为小柴胡汤之变方，比小柴胡汤稍有肝虚之形，比医王汤则胃气不甚薄弱者也，谓此方专治妇人虚劳也。其实体气不甚强壮，平生血气薄，肝火亢，或寒热往来，或头痛，口苦，或头赤，寒热如疟，或月经不调，或小便淋沥涩痛而混浊，所谓一切肝火皆有效。《内科摘要》加牡丹皮、山栀子者，有镇肝部虚火之能。譬如胎产前后之口赤糜烂者有效，是治虚火上炎也。东郭加地黄、香附子者，宜于肝虚之证，水分动悸颇甚，两胁拘急，而思虑郁结者。

求真按 以上逍遥散之适应证，宜小柴胡汤或柴胡去半夏加瓜蒌汤、柴胡桂枝汤中之一方，与当归芍药散合用为适当。加味逍遥散之适应证，以前方兼用黄解丸或第二黄解丸为宜。产前后口舌赤烂者，前方加地黄，又兼用黄解丸或第二黄解丸为宜。然后世俗工不知此，遂杜撰此等之劣方。

《医方口诀集》补中益气汤条曰：补中益气汤，内伤诸证及诸病阳气下陷者，此方主之。

黄芪一钱五分，人参、甘草各一钱，陈皮、白术、当归、柴胡各五分，升麻三分。

上药水煎服。

余常用之，有六口诀：夫内伤病，头痛，恶寒发热，寒热往来，身痛，口干甚，似外感。细察之，果有内伤不足之候，则用此方，此其一也。禀受虚弱之人，感受风寒而病，此为内伤挟外感之候。内伤重者，则用此方，从六经之见证而加减之；外感重者，先用外感之药，后以此方调查之，此其二也。禀受虽壮实，已历汗吐下，犹未愈者，必用此方，是因邪尽而正气虚之故，此其三也。疟久不愈者，必投此方。盖因病久，则气血虚，而邪气深入，以人参、白术、当归、黄芪补气血，升麻、柴胡升发陷邪，陈皮行痰故也，其余泻利、咳嗽等疾，阳气下陷者，皆宜用之，此其四也；手足痿弱或挛痛，或半身不遂，或身如虫行者，多属脾胃虚弱。医为中风之候，用二陈、四物、排风、顺气之类。然细察脉证，当用此方，此其五也。日晡发热，小便淋沥，大便燥结，舌裂口干，自汗盗汗者，为阴血虚，用此方，兼与八味丸，或此方合地黄丸料，煎而用之亦可，此其六也。

《勿误药室方函口诀》医王汤条曰：此方东垣本建中汤、十全大补汤、人参养荣汤等加减而成。后世俗医虽有种种之口诀，然究竟宜用于小柴胡汤之带虚候者，不可拘于名义，而谓补中益气之升提。其虚候云者，第一，手足倦怠；第二，语言轻微；第三，眼势无力；第四，口中生白沫；第五，饮食无味；第六，喜好热物；第七，当脐动悸；第八，脉散大无力等。八证之内，若有一二证，即为此方之目的而宜用之。其他薛立斋所谓饮食劳倦而患疟痢等证，脾胃因久虚而不能愈者，龚云林所谓气虚卒倒、中风等证，因于内伤处着眼而宜用之。前述总以有少阳柴胡之适证，兼内伤者与之，则无误矣。故不拘男女，因虚劳而成杂证，长服此方有效，尤以妇人为最有效。又用于诸痔脱肛之类，多疲乏者。又此证而好热物者，宜加附子，虽云口渴者，亦不以附子为苦也。

求真按 上列诸证，宜用小柴胡汤、柴胡去半夏加瓜蒌汤、柴胡姜桂汤等方中之一方，与当归芍药散合用之，而以为补中益气汤证者，因眼光不能透彻师论之所致也。

同书柴葛解肌汤条曰：此方余家新定之，宜用于麻黄葛根二汤证未解，已进于少阳而呕渴甚，四肢烦疼者，此《局方》之十神汤，《六书》之柴葛解肌汤，其效为优。

柴胡，黄芩，半夏，甘草，麻黄，桂枝，芍药，石膏，葛根，生姜。

求真按　此方因误认葛根加石膏汤与小柴胡汤之合方证而组成，故无用此方之必要。依余之经验，凡感冒稍剧者，不论太阳证之现否，既兼发少阳证者，则不宜举用葛根汤，宜于起初即用葛根汤小柴胡汤之合方，先制其机。若咽痛，或有黏痰杂以咯出之情者，则宜加桔梗。有口舌干燥、烦渴高热等情者，更宜加大量之石膏。假令虽发严重之流行性感冒及同性肺炎者，其效亦可期日而待也。

柴胡之医治效用

《药征》曰：柴胡，主治胸胁苦满也，兼治寒热往来，腹中痛，胁下痞硬。

（上略）历观上方，柴胡主治胸胁苦满也。其他治往来寒热，或腹中痛，或呕吐，或小便不利者，此一方之所主治，非一味之所主治也，为则按。《伤寒论》中寒热、腹痛、呕吐、小便不利等，不用柴胡者多。若胸胁苦满而有前证者，则主以柴胡，因此可知柴胡之所主治矣。

《本草纲目》柴胡部中，往往以寒热往来为其主治。夫世之所谓痞疾，其寒热往来也剧，有用柴胡治愈者，有不愈者，于是质之仲景之书，其用柴胡也，无不有胸胁苦满证。今乃施诸胸胁苦满而寒热往来者，其应犹响。不仅疟疾如是，百疾莫不皆然。无胸胁苦满证者，则用之无效。是则柴胡之所主治也，在彼而不在此矣。古来未正解仲景之书者，莫不以柴胡为一种之解热药。自东洞翁蹶起，高唱前说后，世医始得其真面目，故以此为本药之应用主目的。

《本草纲目》曰

柴胡　根

【气味】苦平无毒。

【主治】心腹肠胃中结气，饮食积聚，寒热邪气，推陈致新，（中略）明目益精。（《本经》）

【注】结气，谓无形物之聚集。积聚，谓有形物之凝结。故饮食积聚者，即食水二毒凝集之谓也。

除伤寒心下烦热，诸痰热结实，（中略）大肠停积，水胀，及湿痹拘挛。亦可作浴汤。（《别录》）

【注】痰热结实，水热二毒凝结之意，如胸胁苦满，亦属此类。停积，与积聚同义。水胀，水肿也。湿痹拘挛者，水气性麻痹兼肌肉挛急之意，即脚气及类似此证之谓也。

治热劳之骨节烦疼，热气，肩背疼痛，劳乏羸瘦。下气消食，宣畅气血，主时疾之内外热不解。（甄权）

【注】热劳，有热性肺结核也。肩背疼痛，颈项强也。时疾，流行性疾患也。

除烦，止惊，益气力，消痰，止嗽，润心肺，添精髓，治健忘。（大明）

除虚劳，散肌热，去早晨潮热，寒热往来，胆痹，妇人产前产后诸热，心下痞，胸胁痛。（上略）治头痛眩晕、目昏赤痛障翳，耳聋耳鸣，诸疟及（中略）妇人热入血室，经水不调，小儿痘疹之余热，五疳之羸热。（时珍）

【注】疳者，不问原因如何，是小儿羸瘦衰弱、神经过敏等证候的病名之总称也。

《本草备要》曰：柴胡，苦微寒。（中略）宣畅气血，散结，调经。（中略）治伤寒邪热，痰热结实，虚劳肌热，心下烦热，诸疟寒热，头眩，目赤，呕吐，胁痛，口苦，耳聋，妇人热入血室，胎前产后诸热，小儿痘疹，五疳羸热。散十二经之疮疽、血凝、气聚，效同连翘。

《纲目》及《备要》所论，概涉及问题之枝叶，不无擅弄抽象的文字之弊。但皆由诸家实历之成果，不无扩充仲景学说之处。学者宜分其真伪而取之以为本药应用之副目的。

半夏之医治效用

《药征》曰：半夏，主治痰饮呕吐也，兼治心痛，逆满，咳，悸，腹中雷鸣。

此说是也，欲以意解之。半夏者，因胃内有停水而上逆，发为恶心呕吐为目的而用之。若恶心呕吐已愈，则心痛逆满，咳，悸，腹中雷鸣诸证，虽不治亦自然消散矣。且本药不独恶心呕吐发作时有效，即于其间歇时，亦可用之。故不可忽略其既往证之问诊。就中如恶心，不过纯然是自觉证，故病者若未说明时，易被忽略，是以问诊不可不注意之。

如上所述，本药以恶心或恶心呕吐为目的而应用之。但有时须要此药物，而病者反不呈是等症状而现他证者不少。故对仲景关于本药配合剂之论及下列记诸说，须熟读而玩味之，以明了其应用之范围。

《本草纲目》曰

半夏　根

【气味】辛平有毒。

【主治】心下坚，胸胀，咳逆，头眩，咽喉肿痛，肠鸣，下气止汗。（《本经》）

【注】咳逆者，咳嗽频发也。头眩，即为眩晕。肠鸣者，肠内水鸣也。下气者，下水毒之意。而本药治眩晕之事实，因半夏为小柴胡之臣药，治乘车、乘船时等之恶心呕吐及眩晕而明。故半夏之主治眩晕，必有恶心，或恶心呕吐并发，或相继而发者可知。

消心腹胸膈之痰热满结，咳嗽上气，心下急痛坚痞，呕逆，消痈肿，疗痿黄。（《别录》）

【注】痰热满结者，水热二毒凝结之意。然本药不能医热毒，只能解散水毒之结聚。又能治心下急痛坚痞，消痈肿，疗痿黄，即疗黄疸也，亦可知限于由水毒的原因者。例如上腭窦蓄脓证，不外于水毒的痈肿，故能治之，即为本药有用之处。

消痰，下肺气，开胃，健脾，止呕吐，去胸中之痰满。（甄权）

【注】下肺气者，使上逆于肺之水毒下降之意。开胃，健脾，为互文，即健胃之义。而本药所以有祛痰、镇咳、健胃作用者，因驱逐呼吸及消化器内之水毒而生者也。又兼有黏液被溶解作用，亦与有力焉，可以《青州医谈》为证。

小儿秃疮后，赤光不能生发者，炼半夏末贴之，则发自生。又半夏有稀释黏液之效，以半夏泻心汤之类可以知之。（上略）治痰厥头痛，消肿散结。（元素）

【注】痰厥头痛者，因水毒上逆而头痛也。

治眉棱骨痛。（震亨）

除腹胀，目不得瞑，白浊，梦遗，带下。（时珍）

【注】眉棱骨痛者，鼻骨疼痛也。目不得瞑者，不眠证也。白浊，即尿之白浊。梦遗，遗精也。眉棱骨痛，目不得瞑者，由水毒上逆于头部。腹胀者，由水毒郁滞于腹部也。白浊、梦遗、带下者，由水毒泛滥于下体部也。

【发明】成无己曰：半夏之辛，以散逆气、结气，除烦呕，发音声，行水气而润肾燥。

求真按　半夏之散逆气、结气，除烦呕，发音声者，皆由利尿作用之结果也。

宗奭曰：今人惟知半夏去痰，不言益肾，盖能分水故也。脾恶湿，湿则濡困，困则不能治水。《经》云：湿胜则濡泻。一男子夜数如厕，或教以生姜一两，半夏、大枣各三十枚，水一升，瓷瓶中慢火烧为熟水，时呷之，便已也。

【注】此病者夜间数水泻者，因肾机能障碍，致水毒停滞于肠管，失却代偿作用之结果。自服用半夏而止泻者，因此药能解除肾机能障碍，使尿利复原，肠管遂行代偿作用之任务故也。

机曰：（中略）若涎者，脾之液。美味膏粱炙煿，皆能生脾胃湿热。故涎化为痰，久则痰火上攻，令人昏愦，口噤，偏废，僵仆，睿涩不语，生死旦夕。自非半夏、南星，曷可治乎。

【注】美味佳肴，不知有节，则胃肠内生水热二毒。若久置不理，则二毒遂上迫头脑，诱发脑出血。此证若非半夏、南星，无效。然大小柴胡汤，对于此证有效者，不可不云方中臣药半夏作用之大力也。

时珍曰：脾无留湿不生痰，故脾为生痰之源，肺为贮痰之器。半夏能主痰饮及腹胀者，为其体滑而味辛性温也，体滑能润，辛温能散，亦能润。故行湿而通大便，利窍而泄小便也。

【注】由此说观之，则呼吸器内之停水咯痰，及胃肠内之蓄水黏液，腹部之膨满等，皆由水毒使然，只因其存在部位之不同而异其形体耳。又半夏主治此等诸证，可知其有水毒低降力与利尿作用。然不含何等泻下药而小柴胡汤所以能顺通大便者，亦可谓因佐药内之半夏作用故也。

《本草备要》曰：半夏，辛温有毒。体滑，性燥，能走，能散，能燥，能润。和胃健脾，补肝润肾，除湿化痰，发表开郁，下逆气，止烦呕，发音声，利水道（燥去湿故利水）。治咳逆头眩（火炎痰升则眩），胸胀咽痛，痰疟不眠，反胃吐食。散痞除瘿（瘿多属痰），消肿止汗。

柴胡加芒硝汤之注释

伤寒十三日不解，胸胁满而呕，日晡所发潮热，已而微利。此本柴胡证，下之而不得利，今反利者，知医以丸药下之，非其治也。潮热者实也，先宜小柴胡汤以解外，后以柴胡加芒硝汤主之。（《伤寒论》）

【注】本条已解说于小柴胡汤条矣，今更补足之。东洞翁曰：柴胡加芒硝汤，治小柴胡汤证而苦满难解者。又曰：小柴胡汤证有坚块者主之。此说有理，故本方因之可活用矣。然《蕉窗杂话》云：按先生于《伤寒论》柴胡加芒硝汤章云此证日晡所发潮热。潮热者，实也，则是证带阳明胃实证矣，故宜用承气汤。然胸胁满而呕证未去，故用芒硝加于大柴胡汤中，是即大柴胡、大承气之合方中去厚朴之方也。

吉益南涯、浅田宗伯二氏亦主张同说，非不有理。然肯定大柴胡加芒硝汤，非否定柴胡加芒硝汤也，二方俱宜随证而活用之为是。

柴胡加芒硝汤方

小柴胡汤之方中加芒硝 7 克。

煎法用法同小柴胡汤。

柴胡去半夏加瓜蒌汤之注释

柴胡去半夏加瓜蒌汤，治疟病发渴者，亦治劳疟。（《金匮要略》）

【注】治疟病发渴者，即治疟疾有渴证者之意。但此渴证，是虚热所致，非实热使然，故不加石膏而加瓜蒌根。去半夏者，因体液已枯竭，非有水毒也。又治劳疟者，乃治疲劳困惫之义。仲景就本方之应用，不言及疟疾以外者，是仲景将托此病而述其用途，非本病之外，不可用之之意也。故宜用小柴胡汤之病证而无半夏证，有瓜蒌根证者，或加有疲劳困惫之状者，特不限于疟疾焉。凡一切病证而宜与此方者，即用之为佳。

东洞翁本方定义曰：治小柴胡汤证渴而不呕者。

又尾台氏《类聚方广义》本方条曰：此方与小柴胡汤异者，惟渴与呕耳，宜照小柴胡标准而运用之。

如上所述，亦不外此意。余以本方加麦门冬、地黄，兼用第二黄解丸，而治肺结核之身体枯瘦，微咳虚热，手掌足蹠烦热者屡效。

柴胡去半夏加瓜蒌汤方

小柴胡汤方中去半夏加瓜蒌根 5 克。

煎法用法同前。

柴胡去半夏加瓜蒌汤再加麦门冬地黄方

前方中加麦门冬 10 克，地黄 7 克。

煎法用法同前。

柴胡桂枝汤之注释

伤寒六七日，发热，微恶寒，肢节烦疼，微呕，心下支结，外证未去者，柴胡桂枝汤主之。(《伤寒论》)

【注】本条之病证，是太阳桂枝汤证未去，已转入少阳，与小柴胡汤证合并矣，故用桂枝汤与小柴胡汤之合方。如本方者，发热微恶寒证，即二方证之相交错者。凡伤寒经过六七日顷，为从太阳转入少阳之时期。适此时，若完全转入少阳，更不带表证时，当往来寒热。但本条病证已转入少阳，尚未离表证，而桂枝汤证依然，故不往来寒热，而为发热微恶寒也。肢节烦疼者，四肢关节剧痛之意，以桂枝汤证为主也。微呕者，为桂枝汤证之干呕与小柴胡汤证心烦喜呕之合并者。心下支结，心下痞硬之带急迫者。而本条云心下支结，不云胸胁苦满者，此系省略法，非无此证之意也。

发汗多，亡阳谵语者，不可下，与柴胡桂枝汤，和其荣卫，以通津液，后自愈。(《伤寒论》)

【注】谓发汗过多，为亡失体液。至于谵语者，不可泻下，当与本方，调和血液、淋巴，且使疏通，则自愈也。不可下云者，恐或以此谵语，误认为阳明胃实证而用大小承气汤等下剂，故诫之也。

尾台氏《类聚方广义》本方条云：发汗多，亡阳谵语云云，是禀赋脆薄之人或见斯证，与表虚里实之谵语相似而不同，宜审其证以施治。若属表虚里实者，宜选用调胃及大小承气汤。此说可从。

《外台》柴胡桂枝汤方，治心腹卒中痛者。(《金匮要略》)

【注】卒中痛者，突然疼痛之意也。

柴胡桂枝汤方

桂枝、黄芩、人参、芍药、生姜、大枣各 3 克，甘草 2.2 克，半夏 6.5 克，柴胡 8.5 克。

煎法用法同前。

柴胡桂枝加石膏汤方

前方中加石膏 20～100 克。

煎法用法同前。

【主治】治柴胡桂枝汤证而兼石膏证者，用本方自余始。

先辈之论说

《伤寒绪论》曰：伤寒，若脉浮紧而潮热盗汗，则柴胡桂枝汤。

求真按 本方治脉浮弱者，但不能治浮紧。

《三因方》曰：柴胡加桂汤（余曰：是即本方也）治少阳伤风四五日，身热恶风，颈项强，胁下满，手足温，口苦而渴，自汗，其脉阳浮阴弦者。

《伤寒六书》曰：阳明病，脉浮而紧，必潮热，发作有时。但脉浮，必盗汗出，柴胡桂枝汤。

《仁斋直指方》曰：柴胡桂枝汤，腹中左右上下动气筑触，不可汗下，用此汤。

求真按 此说但可供参考，不可妄信。

《证治准绳》曰：柴胡桂枝汤，治疟，身热，汗多者。

求真按 疟疾身热汗多者，有石膏剂证也，不可混同。

东洞翁本方定义曰：柴胡桂枝汤，治小柴胡汤、桂枝汤之二方证相合者。

求真按 此说是也，足以为本方之定义。

《类聚方广义》本方条曰：发汗期已失，胸胁满而呕，头疼身痛，往来寒热，累日不愈，心下支撑，饮食不进者。或汗下后，病犹未解，亦不增重，但热气缠绕不去，胸满微恶寒，呕而不欲食，过数日，若愈若不愈者，间亦有之。当其发热期之初，宜用此方，重覆取汗。

求真按 禀赋薄弱之人患感冒时，往往发生此证，非必误治而后然也。

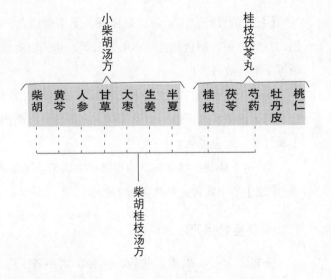

妇人无故憎寒壮热，头痛眩晕，心下支结，呕吐恶心，肢体酸软，或麻痹郁郁，恶于对人，或频频欠伸者，俗谓之血道，

宜服此方，或兼泻心汤。

求真按　此证恐宜用小柴胡汤、桂枝茯苓丸之合方，或本方兼用泻心汤（三黄丸），或本方兼用黄连解毒汤（黄解丸）为宜。盖妇人之疾病，每有原因不明者，多由于瘀血。今将合方与本方之关系，列图于上。

治疝家腰腹拘急，痛连胸胁，寒热休作，心下痞硬而呕者。

求真按　是仲景之所谓心腹卒中痛也，附以现代的病名，即热性肠疝痛是也。

《勿误药室方函口诀》本方条曰：此方世医虽为风药之套方，然尚不误，而以结胸之类证心下支结为目的之药也。因有表证之残余，故用桂枝也（**求真按**　虽非我药之套方，然非无风味也）。《金匮》有用于寒疝腹痛，即今之所谓疝气者。又肠痈将生，腹部一面拘急，胁下牵强，其热状似伤寒而非者，宜此方（**求真按**　不仅阑尾炎初期之腹痛有效，其经过中用大黄牡丹皮汤等便反不通，而腹痛、恶心、呕吐、上冲、发热者，与之有速效。然此不过为一时的处置，即镇痛后，亦可复与本方也）。又世医用此方，适当《伤寒蕴要》之柴葛解肌汤，即小柴胡汤加葛根芍药者是也（**求真按**　感冒时，有时用柴胡桂枝汤，有用小柴胡汤加葛根、芍药，即桂枝加葛根汤、小柴胡汤合方之机会。又如上述，可用葛根汤、小柴胡汤合方等，则不可预为肯定者也）。又此方加大黄，用于妇人心下支结而经闭者，是奥道逸法眼之经验也（**求真按**　此证宜用小柴胡汤、桂枝茯苓丸之合方。若有大黄证，则更加之为佳）。

《温知堂杂著》曰：风湿，肢节痛疼者，柴桂加苍术，有效者多，不必拘于风湿门诸方也。初起多宜葛根加苍术者，乌、附、当、麻之类无效者，大抵宜此方。盖柴胡桂枝汤条有肢节烦疼，外证未去者为目的之故也。近来余屡以此方得奇效。

求真按　此证用柴胡桂枝汤加石膏，或用小柴胡加石膏汤与桂枝茯苓丸之合方，屡得奇效。

柴胡桂枝干姜汤之注释

伤寒五六日，已发汗而复下之中，胸胁满微结，小便不利，渴而不呕，但头汗多，往来寒热，心烦者，此为未解也，柴胡桂枝干姜汤主之。(《伤寒论》)

【注】据"已发汗而复下之"以观，则此汗下为误治明矣。故此误治，为因本来体质薄弱，致成胸胁满微结以下之变证。若体质不虚弱，假令虽经误治，不致有此变证，当现小柴胡汤证也。而胸胁满微结，为胸胁苦满之轻微者，不外于左右腹直肌上端，与前胸壁里面间，存有微小硬结物之谓，若不精细诊之，则不易发觉。又小便不利，与小柴胡汤证异，而为心脏之衰弱。渴而不呕者，由胃内有虚热，非水毒上攻于口腔也（方中有瓜蒌根，无半夏、生姜也）。但头汗出多者，水毒于头部而使脱汗也（方中含桂枝甘草汤，所以能沉降上冲。含牡蛎，所以能收涩脱汗也）。

又往来寒热为少阳病之佐证，是柴胡之主治处。心烦者，为病毒侵入头脑，主以牡蛎为治者也。

柴胡姜桂汤，治疟寒多有微热，或但寒不热。（《金匮要略》）

【注】当疟疾之往来寒热时，发强剧恶寒而续发微弱的发热，或但恶寒而不发热者，以本方为主治之意也。而寒多有微热者，为发方中之热药干姜证强，而现冷药之柴胡、黄芩、瓜蒌根证弱也。而但寒不热者，由于干姜证强度，而柴胡等证全被压伏也。因是本方治恶寒作用颇有力，但治发热作用则至微弱也。总之有高热病者，宜禁忌之。虽然，若以此热状为目的而处方时，恐有片言断狱之失，故用之者，不可不参照前条也。

柴胡桂姜汤方

柴胡 9.5 克，桂枝、干姜、黄芩、牡蛎各 3.5 克，瓜蒌根 5 克，甘草 2.5 克。

煎法用法同前。

柴胡桂枝干姜汤之腹证

东洞翁以本方治小柴胡汤证而不呕不痞（**求真按** "痞"下略一"硬"字），上冲而渴，胸腹有动者为定义。如本方比小柴胡汤证，则因本方不含生姜、半夏，故无恶心、呕吐；无人参，故心下不痞硬；有桂枝、甘草，故有上冲急迫之证；以有瓜蒌根，亦有渴证；有牡蛎，故胸腹动，即心脏及腹部之大动脉搏动较著也。此二方证之不同处，余当参照以前之所述。

先辈之论说治验

《建殊录》曰：某生尝读书苦学，有所发愤，遂倚几废寝者七昼夜，已而独语妄笑，指摘前儒骂不绝口。久之，人觉其发狂。先生诊之，胸肋烦胀，脐上有动气，上气不降，作柴胡姜桂汤使饮之，时以紫圆攻之，数日复常。

有贾人，每岁病发时，头面必热，头上生疮，痒极而搔之则腐烂，至涸落之候，则不药而自己者数年矣。来求诊治，先生诊之，心下微动，胸胁支满，上气殊甚，用柴胡姜桂汤及芎黄散。一月许，诸证痊愈，后不复发。

《古方便览》曰：一妇人，平生月经不调，气上冲，两胁急缩，腰痛不可忍。其经将行时，脐腹疼痛，下如豆汁，或如米泔水，一日或半日即止。如是者已十二三年。余诊之，胸胁苦满，脐上动悸甚，乃作此方及硝石大圆杂进之，时时下泄赤黑之脓血。服数月，前证得以痊愈。

求真按 此证恐可用本方与桂枝茯苓丸之合方，或兼用下瘀血汤，或起废丸。

《成绩录》曰：远州一农夫三十余岁，自去年起，郁冒时发，时少吐血，盗汗出，往来寒热，微渴，脐旁动甚。就先生请治，与柴胡姜桂汤而愈。

一女子素有痫证，一时患疫，诸医疗之，无效。迎先生乞诊治，其腹有动，但头汗出，往来寒热，大便燥结，时时上冲，昏不识人，日夜二三发。乃与柴胡姜桂汤及紫圆攻之，不一月，诸证悉除。

一男子恒易惊恐，胸腹动悸挛急，恶寒，手足微冷，虽夏月亦须复衣，若惊后，必下痢，得大黄剂则利甚，十余年不瘥。就先生，请诊治，与柴胡姜桂汤而愈。

一男子，平居郁郁不乐，喜端坐密室，不欲见人，动辄直视，胸腹有动气，六年许不愈。先生诊之，与柴胡姜桂汤而愈。

一患者请医，医诊之，以为外邪，与药而愈，自亦以为邪已解矣，乃梳发浴身，而疾复发，烦渴引饮，胸腹有动，明日即愈，愈而复发，每一发约隔六七日。如是数次，医不为虚，即为邪热，虽药之亦不愈。遂请先生，先生曰：此医误矣，疟耳斯疾。使服柴胡姜桂汤，不过数帖，疾去如失。

一人居恒口吃，谒先生曰："仆患口吃已久，自知非普通医药可效，特来求先生，幸勿以为罪也。"先生问曰："其吃日日相同否？"士曰："否，时有剧易，若心气不了了时，则必甚。"先生曰："可。"乃诊之，心胸之下无力，胸腹动甚，因与柴胡姜桂汤。告之曰："服之勿惰。"士受剂，去后，贻书谢曰："积年之病，全得复原矣。"

《蕉窗杂话》曰：某老人患尿闭证，一医虽频用八味丸料，然点滴不通。经数日，病人苦极，求治于余。余即用柴胡姜桂汤加吴茱萸、茯苓，得以顿愈。（中略）唯左胁下拘挛而有动悸，是因水饮上逆，故成前证。

求真按　所谓左胁下拘挛者，即左腹直肌挛急之意，亦即为桂枝茯苓丸或当归芍药散之腹证。但因热药吴茱萸比较的奏效观之，则非前丸之证，是后散之证也。故此病证，用柴胡姜桂汤加吴茱萸、茯苓者，其变则也；处以柴胡姜桂汤、当归芍药散之合方者，其正则也。

一妇人，胎前患脚气痿弱，小水不利。三四日，渐一行。因其腹候，用姜桂加萸苓，使久服前方。小便渐利，日约四五行，其足得以行立。

求真按　此证亦宜用柴胡姜桂汤、当归芍药散之合方，不当处以柴胡姜桂汤加吴茱萸、茯苓也。和田氏为古方后世折衷家，不知合方之机，是以惯用畸形方也，不可从之。依余之经验，当归芍药散兼有祛瘀血利尿之二作用，能治知觉及运动之不全麻痹，所以脚气痿弱有效也。

《方舆輗》本方条曰：此方所主，虽同于胸胁，但较大小柴胡证，则不急（**求真按**　非如大柴胡汤证之心下急也），不硬（**求真按**　非如小柴胡汤证心下痞硬之意），是腹中无力而微结者也。此腹多蓄饮，或带动悸者（**求真按**　如此说，则本方证之腹部一般软弱无力，多有停水于胃内。此停水非如生姜、半夏证之上迫也，为腹部大动脉搏动者也）。

《上古天真论》云志闲而少欲，心安而不惧，形劳而不倦云云，是养性之要道，延寿之真诀也。而今天下升平，万民形乐而志苦，风俗与上古相反，于是乎人患虚怯而疝瘕，不无留饮。故此药自然盛行于世，亦有故矣。

虚劳之初，多由风邪感召，汉谚云"伤风不醒变成劳"，即此之谓也。又留饮家数被微风，遂有成劳状者，此等证总宜柴胡姜桂汤。余少时，视世医之治疗，若值此证，遽投参、芪、归、地之类，甚用獭肝、紫河车等药（**求真按** 用此等药者皆后世派医家也），余亦同之。今刀圭之道渐辟，俗医亦不以姜、桂入口，无乃道与时有污隆乎？

求真按 本方虽亦可用于肺结核，但用之者，宜以前记仲景所论及腹证为目的，余说仅备参考而已。

一高僧，病证多端，其最苦者，为肩背强痛。日使小沙弥按摩之，甚用铁锤、铁尺以击之，如是者二三年。服药、刺络、灼艾等法，无所不施，而无一效。余诊之，其病全是柴胡姜桂汤之所主。余谓："肩背之患，我无智术，只有姜桂汤以治本证，肩背亦或可安乎？"即作剂与之，服仅六七日，诸证十去六七。经久，肩背强痛不治而自愈矣，其功效实出意外。师大欢喜，赠谢缯宝焉。

求真按 此证非肩背强痛，是颈项强痛也，故本方所以有效。

《青州医谈》曰：（上略）又麻疹之后，成劳证者多。余用柴胡姜桂汤兼服解毒散（**求真按** 与余之黄连解毒丸同方）治数人，不长服者，无效。

姜桂汤条下，有心下满微结（**求真按** 非心下满微结，是胸胁满微结也）。夫满与微结，甚难窥视，究属如何？曾质于琴山翁（**求真按** 琴山是村井氏，东洞翁之学生也）。翁曰："是甚难窥，唯于脐边动悸高者，其心下满而微结也。譬如河流之上源，有巨石阻之者，其下必激发也，其理相似。有此象者，不拘何病，皆可奏效也。梅毒久年不愈等，用此方而得奇效者，不胜枚举。"

求真按 村井、华冈二氏，俱不知胸胁满微结之义，徒摸索于暗中，其说不可信也。然其认腹证而处方，则梅毒及其他万病有效者，事实也。此古方之所以微妙，非西医梦想所能及也。

《麻疹一哈》曰：一女子年十八许，未婚，发热蒸蒸，疹子出而不收。三四日，光彩灿烂，两颧如赤朱，两耳蝉鸣，头疼目眩，经水不利已二三月矣。按其腹状，胸胁支满，腹中有动，脐边而结实，若按之，则通达腰脚。因作柴胡姜桂汤及浮石丸使服之，大便下利，日二三行，月经来而倍常，诸证渐减，光彩徐销，疹子亦减。二十四五日，全复旧。

求真按 是因月经闭止，瘀血冲逆于头脑，致两颧额如赤朱，且使两耳蝉鸣，头疼目眩，故宜用本方与桂枝茯苓丸之合方，兼用下瘀血丸或起废丸也。

《类聚方广义》本方条曰：凡劳瘵、肺痿、肺痈、痈疽、瘰疬、痔漏、结毒、梅毒等证，经久不愈，渐就衰惫，胸满干呕，寒热交作，动悸烦闷，盗汗自汗，痰嗽干咳，咽干口燥，大便溏泄，小便不利，面无血色，精神困乏，不耐厚味者，宜此方。

求真按　如此说，一般衰弱慢性病者，患本方证甚多，宜注意之。

《勿误药室方函口诀》本方条曰：此方亦治结胸之类证，水饮微结于心下（**求真按**　非微结于心下，是微结于胸胁也），小便不利，但头汗出者，骨蒸初起，由外感而显此证者多，与此方加黄芪、鳖甲有效（**求真按**　此证宜本方合用桂枝茯苓丸，不宜加黄芪、鳖甲也）。高阶家加鳖甲、芍药，名缓痃汤，用于胁下或脐旁有痃癖而成骨蒸状者（**求真按**　左胁下痃癖，即凝块者，由瘀血冲逆于此部也。此瘀血块有常存于脐部者，俱宜主治以桂枝茯苓丸。故此证宜本方合用桂枝茯苓者，非加鳖甲、芍药也，不可从之）。又此方宜以微结为目的，津液结聚于胸胁，不滋于五内，而干咳出者。此固不比小青龙汤等因心下水饮而痰咳频出者也，又非加小柴胡加五味子、干姜汤之胸胁苦满而胸胁引痛者，唯用于由表证而来，身体不疼痛，虽有热，但脉不浮，或头汗、盗汗、干咳者。又用于疟之寒多热少者，有效。又水肿证，心下不和，筑筑动悸者，因水气合时病之积聚，聚于心下者，宜此方加茯苓（**求真按**　此证宜本方合用苓桂术甘汤）。又此方证由左胁下刺痛难缓者，或有澼饮证者，加用吴茱萸、茯苓（**求真按**　是祖述和田氏之说，其非已述于前矣）。又妇人之积聚兼水饮，时时冲逆，肩背强急者，有验（**求真按**　此非肩背强急，是颈项强也）。

《橘窗书影》曰：一妇人产后恶露尽后，时时恶寒面热，舌上赤烂，但头汗出，心下微结，腹满，小便不利，腰以下有微肿。医或为蓐劳，或为黄胖，众治不验。余诊为血热挟蓄饮证，与柴胡姜桂汤加吴茱萸、茯苓。自秋至明年春，旧疴已愈逾半矣。仍守前方，遂得全治。于是沉疴痼疾，皆乞诊而至矣。

一妇人年四十余，脐旁有块已数年矣。时时冲逆，心下动悸，不能行步，腰以下有水气，面色萎黄，经水不调治宜先行其水，并利其血，与柴胡姜桂汤加吴茱萸、茯苓，兼用铁砂丸。服数日，小便夜中快利五六行，脐旁之块次第减小。数旬，诸证痊愈。

求真按　上二证，宜处以柴胡姜桂汤、当归芍药散之合方。

一妇人年二十七八，产后发头痛目眩。一西医治之，反甚。胸胁微结，小便不利，腹中有动悸，饮食不进，时发寒热，或身振振而摇，每每头眩，不能闭目，夜间惊惕不得眠，或如身坐舟中，不得片刻安，每使二人抱持之。众医杂投滋血、镇痉、抑肝等药，凡二年，依然无寸效。余诊曰："病沉痼，不当急治，宜先利其胸胁，镇定动悸，使心气得旺，则上下之气得以交通，头眩身摇自安矣。"主人深以为然。因与柴胡姜桂汤加吴茱萸、茯苓，夜间使服朱砂安心丸。时正严寒，其证虽有动静，但使主人确守前方而服之，至翌年春而愈。

一妇人产后患头眩，身体不能动摇，即蓐卧亦如坐舟中，若欲维持其身，须使人扶持，且心下动悸，足心冷汗溅溅然出而浸蓐上。诊之，为贫血之候，饮食如故，脉亦和平，经事亦不失期，因与柴胡姜桂汤加吴茱萸、茯苓，兼用妙香散。数月后，虽头汗止，心下动收，但目眩未止，惟起居可以无需扶持矣。然身体血气枯瘦，头重如戴百斤之石，与联珠饮，间服辰灵散，头眩日减。一日，右足股间肿起，逐逐如流注状。余以为头中之瘀浊下流，为肿疡，必佳兆也。因贴膏以俟脓期，使疡医刺之，疮口收后，头眩随止。前后历七年而全治。

求真按 上二证，当处以本方与茯桂术甘汤、当归芍药散之合方，或兼用黄解丸及第二黄解丸也。因前治验之胸胁满微结，小便不利，腹中有动悸，时发寒热者，本方证也。身体振振动摇，每因头眩不能开目者，茯桂术甘汤证也。身如坐舟中，不得片刻安，每使二人抱持者，即泽泻汤证之冒眩也。但因此病者发于分娩之后，故当被推测为贫血，不能用治冒眩作用之外无能力之泽泻汤，则宜处以冒眩与贫血兼治之当归芍药散矣。后之治验，产后头眩，身体不能动摇，蓐卧亦如坐舟中，须使人扶持，得以维持其身及头重如戴百斤石者，是苓桂术甘汤证与当归芍药散证之杂出也。心下动悸，足心冷汗溅溅而出，浸及蓐上者，即本方证也。故此二病，初起即当与本方及苓桂术甘汤、当归芍药散之合方矣。浅田氏不知此理，滥用本方加吴茱萸、茯苓，故轻证虽能以渐收效，然遇重笃者，虽经数月，仅得少效而止，终至用联珠饮而得已。此方，原由南阳氏不明苓桂术甘汤、当归芍药散之合方证，而用苓桂术甘汤合后世方之四物汤（当归、川芎、芍药、地黄等份）而成为不伦不类的方剂而已。其所期之效果不问可知矣。浅田氏以如是之治疗术，故其得以全治也，前后费时七年之久，以是可知用方之不可忽略矣。

一妇人外感不解，日日发有定时，恶寒发热如类疟，汗出不止。众医治之，月余无效。或谓风劳，或谓血热，议论不一。余诊曰："脉沉弦，且心下微结，有蓄饮，有动悸，恐系邪热水饮并郁之证，与柴胡姜桂加鳖甲、茯苓。"后因时时气郁干呕，兼用三黄泻心汤加香附、槟榔、红花，作泡剂服之。二三日，诸证减半。不数旬而痊愈。

求真按 此证当用本方、桂枝茯苓丸之合方，兼用泻心汤为是。

一妇人年五十余，外感后热不解，时时发热如疟，盗汗出，胸腹动悸，目眩耳鸣，或肩背强急，头上如戴大石，耳如闻撞大钟。经众医一年余，无寸效。余用柴胡姜桂汤加黄芪、鳖甲，数十日，热减，盗汗止。因去黄芪、鳖甲，加吴茱萸、茯苓，兼用六味地黄加炼铁砂，诸证痊愈。

求真按 此证宜先与本方及桂枝茯苓丸之合方，热去后，当处以本方及当归芍药散之合方。

一人外感后，咳嗽声哑久不愈，将成肺痿。余用麦门冬汤加桔梗，兼用六味生津液，病减半。一日，冒雨出行，途中即觉恶寒颇甚，归家即壮热大渴，身体酸疼。急使延余，翌日始至。寒热已止，但脉浮弦，惟腰以下懈急。余曰："恐成疟疾，当俟明日处方。"翌日，果发振寒大热，渴而引饮，汗出如流，即与小柴胡加知母、石膏。四五日，疟邪大解，头痛，心下支结，小便不利，自汗不止。因转与柴胡姜桂汤加黄芪、鳖甲，诸证渐安，但隔日少觉恶寒，精气不爽。乃使于拂晓时服反鼻霜。疟全止后，以补中益气汤加芍药、茯苓调理之，咳嗽声哑亦愈。

求真按 此疟初期，宜与小柴胡加石膏汤（加知母亦佳）及桂枝茯苓丸之合方；中期宜用本方与桂枝茯苓丸之合方；善后疗法，宜用本方与当归芍药散用之合方，兼用伯州散。而用本方加黄芪、鳖甲，及补中益气汤加芍药、茯苓者，非也。

柴胡加龙骨牡蛎汤之注释

伤寒八九日，下之，胸满烦惊，小便不利，谵语，一身尽重，不可转侧者，柴胡加龙骨牡蛎汤主之。（《伤寒论》）

【注】本方即系小柴胡汤加龙骨、牡蛎、铅丹、桂枝、茯苓、大黄也。如东洞翁本方定义曰："治小柴胡汤证胸腹有动、烦躁惊狂、大便难、小便不利者，是治小柴胡汤证加心下部膨满（桂枝、茯苓、大黄主治之），胸腹动（龙骨、牡蛎、茯苓主治之），烦躁惊狂（龙骨、牡蛎、铅丹、茯苓、桂枝主治之），大便难（大黄主治之），小便不利（桂枝、茯苓、大黄主治之）等证。其谵语者，湿热上攻头脑也。一身尽重，不可转侧者，里水外行也。

吉益南涯、和田东郭二氏以本方是大柴胡汤加龙骨、牡蛎，是否如此，尚难确定。兹列之于下，以供参考。

《伤寒论正义》曰：胸满烦惊（烦惊者，如狂状，因伤寒外袭，故致胸满烦惊），小便不利（因水气热结，而致小便不利），谵语（是有内热之候），一身尽重，不可转侧者（伤寒不解，致外袭胸满，不得外出，故身重不能转侧也），柴胡加龙骨牡蛎汤主之（此方者，大柴胡加龙骨、牡蛎汤也）。

《蕉窗方意解》本方条曰：是亦于大柴胡汤方中加龙骨四两、牡蛎五两者也。即大柴胡汤证，自胃口至胸中多蓄饮，而欲镇其饮之激动药也。故本论亦有胸满烦惊，小便不利，自胃中蓄饮至胸中，而胃中蓄有燥屎实热之证也。

柴胡加龙骨牡蛎汤方

柴胡7克，半夏5.5克，大枣、生姜、人参、龙骨、铅丹、桂枝、茯苓、牡蛎各2.8克，大黄3.5克。

煎法用法同前。

尾台氏曰：此方似脱甘草、黄芩。宋版有黄芩一两半，此说如是。

先辈之论说治验

《伤寒类方》曰：柴胡加龙骨牡蛎汤能下肝胆之惊痰，而以之治癫痫，则必有效。

《经验集录》本方主治曰：治小儿连日壮热，实滞不去，寒热往来而惊悸者。

《方机》本方主治曰：本方证（**求真按** 本方者，即小柴胡也），胸腹有动者，失精者（俱是应钟），胸满烦惊者（解毒散，或紫圆），柴胡加龙骨牡蛎汤主之。

《方舆輗》本方条曰：此方以胸满烦惊为主证，其余皆客证也。徐氏《伤寒类方》等，以各药配各证，似属详审而实非也。学士唯于胸满烦惊四字上用工夫，宜变通。当时流行于世间之痫气疾重者，即烦惊也。称柴胡腹者，概即胸满证也，此方诚最上之良法矣。善动悸者，加铁砂则更佳。于是当世之医以铁砂为治动悸之药，一概用之。《素问》以发狂而善怒，用生铁落，又有下气疾之效。《本纲》云：镇心，安五脏，治痫疾。铁之功，专在于是，吾辈切记之。生铁落者，为炉冶间铁上落下之屑。凡药中所用之铁精、铁华、粉铁、铁锈之类，皆同类也。

《餐英馆治疗杂话》本方条曰：此方用于痫证及癫狂屡得效，如前所记。今世病气郁与肝郁者十有七八，肝郁者，为痫证之渐，妇人尤多肝郁与痫证。若能知此，当今之杂病，不难治疗矣。《伤寒论》用于胸满烦惊，小便不利者。此数证中，以胸满为主证，烦惊及小便不利为客证也，是因胸满，则胸中自烦，烦则心神不安，触事而惊也。气上行于胸膈而结，故郁而不行，因此小便不利，故用此方之标准，为胸满也。若由大小便秘而烦惊者，则正面之证矣。又痫证之证候不一，因病或夜寐时，目见种种形色者，或水气由脐下上攻，呼吸短促，发如脚气之状，手足拘急，甚者如痓病之反张，夜若偶眠，则见种种之梦。虽所见之证候不同，若胸满烦惊，小便不利者，则必当用此方。痫狂证，加铁粉，有别效。癫狂并挟痫痰者，加青礞石镇坠胸膈之痰，甚有效。又一种痫证，别于脐下而悸动，上攻心胸，发则呼吸短促，手足拘急，日七八次，或十余次，当用苓桂术甘汤或苓桂甘枣汤之类。其中由少腹至心下，水气上冲，脐下善动悸者，苓桂甘枣汤为佳；病人似有容体自下上迄于胸中，每发则眩晕，宜苓桂术甘汤。此证有用奔豚汤，有用五苓散者。《金匮》瘦人脐下有悸，吐涎沫而癫眩者，此水也。肾水侮心火而上行者，宜选用此四方中之一。《金匮》曰：证外小便不利，宜以渴为目的。然而不见癫证，因有肝郁证，而次第增剧，心腹膨胀，或痞塞至于胸中，大小便不利，肩背气塞等之病人，男人虽少，妇人为多。世医用顺气和中，沉香降气之类，亦不动。此证非气郁，肝郁也，柴胡加龙骨牡蛎汤甚有效，只宜以胸满为标准。又有一诀，灸后发烦热证，用小柴胡加山栀子、牡丹、黄连、艾叶之类烦热不退者，此火邪入心经，迫乱神明，见烦惊等证者，柴胡加龙牡之效速也。此亦以胸满为标准，有起死之效焉。

求真按 此说颇佳。但本方非特以胸满为目的，是胸胁苦满，兼胸满为目的也。

《类聚方广义》本方条曰：治狂证，胸腹动甚，惊惧避人，兀坐独语，昼夜不眠，或多猜疑，或欲自杀，不安于床者。治痫证，时时寒热交作，郁郁而悲愁，多梦少寐，或恶于接人，或屏居暗室，殆如劳瘵者。狂痫二证，亦当以胸胁苦满、上逆、胸腹动悸等为目的。癫痫居常胸满上逆，胸腹有动，及每月二三发者，常服此方不懈，则无屡发之患。

求真按 诸家论本方治癫痫有效，余未知其然否。但稻叶克礼以大柴胡汤兼用桃核承气汤治此证。余亦以大柴胡汤、桃核承气汤、大黄牡丹皮汤之合方，兼用黄解丸，治同证。由此观之，则本方必非癫痫之专药明矣。诸家之论，不可轻信。

《勿误药室方函口诀》本方条曰：此方为镇坠肝胆郁热之主药，故不仅伤寒之胸满烦惊已也。凡小儿惊痫、大人癫痫，均宜用之。又有一种中风，称热瘫者，应用此方佳。（中略）又加铁砂，以治妇人之发狂。此方虽于伤寒，亦不相左。至于杂病，与柴胡姜桂汤虽同为主治动悸之方，但姜桂取虚候，此方宜取实候而施之。

求真按　如上说，柴胡姜桂汤与本方均为主治胸腹动悸及脑证。所异者，彼系虚证，此有实证也。即彼之腹证为胸胁满，微结，腹部软弱而悸动者，此则胸胁苦满，及胸满，腹部比较的充实而悸动者也。二方宜鉴别之。

《生生堂治验》曰：一妇人幼患癫痫，长而益剧，立辄晕倒，少时乃苏，日一二发。如是者三十余年，医治无效。其主人偶闻先生之异术，乃来请治。往诊之，脉紧数，心下硬满，乳下悸动。谓先生曰："心神惘惘，饮食亦不安，数十年来如一日也。"视其颜色，愁容可怜。先生慰之曰："可治。"病妇实不信之，乃使服柴胡加龙骨牡蛎汤，精神颇旺。使调服瓜蒂散五分，吐黏痰数升，臭气冲鼻，毒减过半。于是仅五六日发一次，周年痊愈。其间行吐剂约十六次，彼病未愈时，性忌雷声，闻即发病。用瓜蒂散后，虽迅雷震动，彼仍不畏。

一老妇有奇疾，每见人，面有疣赘，屡经医治，无寸效。先生诊之，脉弦急，心下满。使服三圣散八分而吐之，后与柴胡加龙骨牡蛎汤，由是不复发，时年七十许矣。

一妇年五十余，恚怒时，则少腹有物，上冲心而绝倒，牙关紧急，半时许，自苏。月或一二发。先生诊之，胸腹动悸，与柴胡加龙骨牡蛎汤，数旬而愈。

一妇人年五十，右半身不仁，常懒于饮食，月事不定，每行必倍于常人。先生以三圣散一钱，约吐冷黏痰二三升，由是饮食大进。切其腹，胸满，自心下至少腹，动悸如奔马。与柴胡加龙骨牡蛎汤，数月痊愈。

铅丹之医治效用

铅丹，不外为铅之化合物，故有收敛、镇静、镇痉、杀虫、杀菌作用也明矣，尚宜参考下说。

《本草纲目》曰

铅丹

【主治】吐逆，反胃，惊痫，癫疾。除热，下气。（《本经》）

惊悸，狂走，消渴。（甄权）

镇心安神，止吐血及嗽，敷疮长肉及汤火疮，染须。（大明）

治疟及久积。（宗奭）

坠痰，杀虫，去怯，除忤恶，止痢，明目。（时珍）

【发明】成无己曰：仲景龙骨牡蛎汤中用铅丹，乃收敛神气以镇惊也。

好古曰：可止脱而固气。

时珍曰：铅丹，体重而性沉，味兼咸（中略），能坠痰去怯，故治惊痫、癫狂、吐逆、反胃有奇效。能消积杀虫，故治疳疾、下痢、疟疾有实绩。能解热拔毒，长肉去瘀，故治恶疮肿毒及入膏药，为外科必要之物也。

大柴胡汤之注释

太阳病，过经十余日，反二三下之，后四五日，柴胡证仍在者，先与小柴胡汤。呕不止，心下急，郁郁微烦者，为未解也，与大柴胡汤下之则愈。（《伤寒论》）

【注】过经者，表证已解，转入于少阳或阳明之谓也。反二三下之者，以不当泻下之少阳病而下之，故云反也。此虽误下，其后四五日间，尚有柴胡证者，宜先与小柴胡汤。虽与之，而呕吐不止，心下急，郁郁微烦者，以小柴胡汤非其治也，故以大柴胡汤泻下则愈矣。心下急，尾台氏曰：心下急，拘急也；丹波元坚曰：心下急之急字，无明白之解说；柯氏曰：急，满也，犹未明了。考"急"是"缓"之对，盖谓有物窘迫之势，非谓拘急也；李氏《脾胃论》曰：里急者，是腹中不宽快也。盖以所谓"不宽快"释"里急"虽不当，而于"心下急"则其义甚切贴，与桃核承气汤条"少腹急结"之"急"同义；山田业广曰：《说文》，急，褊也。褊者，如大人着小儿衣服而行也，始能了解"心下急"之义。所谓仲景之文，一字不苟者，实可佩服也。注家皆以急迫解者，犹似隔一层也。

今征之事实，前说非也，后二说当以山田氏说为是。所以致此者，病毒集积于此部故也。郁郁者，小柴胡汤证之默默增进也。微烦者，微微烦闷之意。特加此二字者，为欲示大柴胡汤证，虽比小柴胡汤证之默默增进而至于郁郁之剧，但与大承气汤证之心中懊恼而烦之猛剧者比，则不及焉。

由此观之，本条是明伤寒病机，始于太阳病，次转入少阳，由小柴胡汤证进展于大柴胡汤证，且暗示由大柴胡汤证有移行于阳明病之机转，皆所以说明大小柴胡汤之类证鉴别，兹详论之。夫小柴胡汤内含生姜、半夏，故能治呕证。但其发挥镇呕作用，是限于胸胁苦满，而非心下急者。即无内实之候，病毒不内实，故不便秘（小柴胡汤虽不无治便闭之作用，但其便秘，非因内实，是由水毒上逆而不下降也），是以方中无泻下内实病毒之枳实、大黄也。然大柴胡汤中亦有生姜、半夏，其镇呕作用虽与小柴胡汤类似，特以此证不仅胸胁苦满，且有心下急证，即病毒内实而便秘者，故与水毒比较容易下降之小柴胡汤证不同。其上逆之水毒，而为内实之病毒，阻止下降之机，故致呕证增剧，是以方中有生姜、半夏外，更有枳实、大黄也。尾台氏以此二方证，别其呕之剧易曰：小柴胡汤证曰喜呕，曰干呕，曰呕，其用生姜重只三两耳；此方证（**求真按** 此方证者，指大柴胡汤证也）曰呕不止，曰呕吐，其用生姜至五两。是用生姜之多少，须随呕证之剧易而增减也。偏归于生姜之多少，是知其一，不知其二者。夫小柴胡汤证不过默默不欲饮食，心烦喜呕而已；至于大柴胡汤证则呕不止，郁郁微烦，其故因心下急，即病毒内实所致。故由小柴胡汤中去病毒止遏性之人参、甘草，加有驱逐水毒作用之枳实，与泻下药之大黄，且增量生姜以应之，此二方之分别也。但大柴胡汤由小柴胡汤而出发，故共通之药物甚多，其作用亦相类似。故仲景关于大柴胡汤之论，亦多由小柴胡汤变通者可知矣。

伤寒十余日，热结在里，复往来寒热者，与大柴胡汤。但结胸，无大热者，此为水结在胸胁也。但头微汗出者，大陷胸汤主之。(《伤寒论》)

【注】伤寒经过十余日顷，为现阳明里实证之时期，故云热结在里也。然若纯属阳明证时，当发恶热或潮热，而无往来寒热也。今以往来寒热，更加以"复"字者，欲示本条之病证非纯阳明证，是少阳、阳明之合病。及大柴胡汤是治少阳证之末期兼治阳明证初期之剂也。

伤寒发热，汗出不解，心下痞硬，呕吐而下利者，大柴胡汤主之。(《伤寒论》)

【注】伤寒发热，汗出不解者，是伤寒发热时，以发汗而汗出不解之略也。伤寒表证，即有恶寒发热时，当服适证之发表剂，而不因汗出，病仍不解也。心下痞硬者，胃部自觉停滞膨满，按之则硬固之意。虽非与心下急有别义，但明其自他方面观察之情状也。呕吐而下利者，示呕吐为主，而下利为客也。本条之病证，无经过由表证而小柴胡汤证，至于大柴胡汤证之缓慢次序，即由表证直入于大柴胡汤证者，故为本方证中之最剧者。依余之经验，本方应用于由暴饮、暴食等之急性胃肠炎、大肠炎、赤痢等之机会极多。

伤寒后脉沉，沉者内实也。以下解之，宜大柴胡汤。(《伤寒论》)

【注】伤寒后脉沉者，伤寒至后日现沉脉之意，是暗示浮细或弦细脉之小柴胡汤证至后日变为沉脉之义。又沉者，内实也。凡呈沉脉者，为消化管内病毒充实之征。故此沉脉，非沉弱、沉细、沉微之沉，当能察得沉实、沉迟、沉滑之沉也。又由末句"宜大柴胡汤"观之，可知此内实即心下急之谓也。

按之心下满痛者，此为实也。当下之，宜大柴胡汤。(《金匮要略》)

【注】凡触诊心下膨满且有压痛者，其为实证明矣，当以大柴胡汤下之也。

病者腹满，按之不痛者为虚，痛者为实，宜下之。舌黄未下者，下之则黄自去。(《金匮要略》)

【注】病者当腹部膨满，按压之不觉疼痛者为虚证，故禁忌下剂；按之疼痛者，实证也，宜下之。而此腹满加舌有黄苔，未经泻下者，下之则黄苔自去之意。病者腹满云云，由《玉函经》"下之则黄自去"之"下"，"宜大承气汤"观之，则仲景所论之实证，明为大承气汤证。但现时此证颇少，反以大柴胡汤证为多，故宜改为"病者心下痞而硬满，按之不痛者为虚，痛者为实，当下之。舌黄未下者，下之则黄自去，宜大柴胡汤"，能与事实相符。故载本论于此。

大柴胡汤方

柴胡 9.5 克，黄芩、大枣、芍药各 3.5 克，生姜 6.5 克，枳实 5 克，半夏 7 克，大黄 2.5 克。

煎法用法同前。

大柴胡加芒硝汤方

大柴胡汤中加芒硝 7 克。

煎法用法同前。

【主治】治大柴胡汤证兼芒硝证者。

大柴胡加厚朴汤方

大柴胡汤中加厚朴 5 ～ 12 克。

煎法用法同前。

【主治】治大柴胡汤证兼厚朴证者。本方，余所创设也。

其他之加味合方，概可仿效小柴胡汤法，兹略之。

大柴胡汤之腹证

本方证之胸胁苦满比诸小柴胡汤则甚强，屡达于肋骨弓下，其左右之内端相合，而连及于心下，则心下急。其余波左右分歧，沿腹直肌至下腹部，即所谓"腹直肌之结实拘挛者"是也。而此胸胁苦满，为柴胡及副药之黄芩、枳实、大黄之所治。心下急，为枳实、芍药及佐药之大枣、大黄之所疗。腹直肌之结实拘挛（与瘀血性者异，以右侧高度为常），为枳实、芍药、大枣之所治也。故能精究是等之药能者，即为意会腹证之捷径也。

先辈之论说治验

《医方集解》本方条曰：此少阳阳明也，故加减小柴胡、小承气而成一方。少阳固不可下，然兼阳明府证时，则当下，宜大柴胡汤。

《直指附遗》曰：大柴胡汤，治下痢舌黄口燥，胸满作渴，身热腹胀，谵语者，必有燥屎，宜于下后服木香、黄连之苦以坚之。

求真按 若微渴，则本方犹能治之，至其甚者，非加用石膏则无效。又下后用木香、黄连以止泻，非也。因本方非主疏通大便，以驱逐病毒为目的。迄至其减尽为止，不拘便通之多少也。亦可持长用之，至病毒完全消失为止。假令泻下的用本方，亦自能止泻者也。

又疟疾热多寒少，目痛，多汗，脉大者，则以此方微利为度。

求真按　不可以微利为度，当以证尽为度。

《伤寒绪论》曰：伤寒斑发已尽，外势已退，内实，不大便，谵语者，以小剂之凉膈散或大柴胡微下之。

又潮热，胁下汗出者，为胆实，宜大柴胡汤。手足心汗出者，为胃实，宜大承气汤。

求真按　此说供参考固佳，但不可妄从。

《医经会解》曰：本大柴胡汤证，则当下（**求真按**　本大柴胡汤证，则当以大柴胡汤下之之意）。医以丸药下之而病不解，胸胁满而呕，日晡所潮热微利者，仍宜加芒硝以再下。

连日不大便，热盛烦躁，舌焦口渴，饮水短气，面赤，脉洪实，加芒硝。

心下实满，连左胁，难以转侧，大便闭而痛，加瓜蒌、青皮。

求真按　此证宜本方合用小陷胸汤。

昏乱谵语者，加黄连、山栀子。

求真按　此证宜本方合用黄连解毒汤，兼用黄解丸。

发狂，加生地、牡丹皮、玄参。

求真按　此证宜本方合用桃核承气汤。

发黄，加茵陈、黄柏。

求真按　此证宜本方合用茵陈蒿汤。

鼻血，加犀角。

求真按　此证宜本方加用石膏。

夏月热病，烦躁，脉洪大者，加知母、麦门冬、石膏。

求真按　加知母、石膏，可也。加麦门冬，非也，因此药物适于虚证，不适于实证故也。

东洞翁本方定义曰：治小柴胡汤证之腹满拘挛而呕剧者；治小柴胡汤证之胸腹拘挛而可下者。

求真按　此说是也，宜与前述腹证对照，其旨可了然矣。

《芳翁医谈》曰：一妇人妊娠数月，适当夏暑，下利，呕哕，终而嘘唏，嗳气不已。诸医踟蹰，家人狼狈，无法救治。寻发晕如眠，乃以熨斗盛炭火，用酽醋注火上，以薰患妇之鼻，别作大柴胡汤（中略）使服之，晕乍止，熟眠而安。

求真按　以峻烈之食醋注火上而蒸发之，使病人吸入，刺激鼻黏膜之知觉神经末梢，由反射作用使恢复意识，不过救急方法耳。故本方主治之余证，不难推知矣。

《方机》本方主治曰：心下满痛，大便不通者；胸胁苦满，腹拘挛，大便不通者。

《漫游杂记》曰：痉病，有太阳证，其手足拘挛，类瘫痪者，以葛根汤发汗。表证既去，拘挛瘫痪不休者，与大柴胡汤，四五十日愈。

求真按 痉病用本方，刚痉用大承气汤，是由仲景理论脱胎而来也。

一人病疫，经十五日不解，请余诊之。面赤，微喘，潮热，舌强，狂吼，脉数急，胸腹硬满，有时微利。医与麻黄杏仁甘草石膏汤，数日，病益剧。余曰："是因初病时发汗不彻，邪气郁菀而入里，欲为结胸也，可下之。"作大柴胡汤与之。翌日，大便二行，胸满渐减，下痢亦止。作小柴胡加枳实汤与之，日二帖。三日，大便秘而不通，与大柴胡汤。又秘，则又与。如是三十日而得愈。

求真按 喘鸣，非必为麻黄之主治也可知矣。

《续建殊录》曰：一人患腹痛，忧惨愤懑者数年矣，来谒求诊。先生诊之，疾在胸胁，且心下有物，几将成块，按之则痛，身体羸瘦，面如菜色，大便硬，饮食减。先生与服大柴胡汤，岁余，病稍退，以他故停药。半年，病复发。心下之毒果成块，大如瓜，硬且满。病者苦之，喜怒如狂。他医治之无效，复迎先生。又使服前方，兼用芍药散。三月，大下臭秽，病痊愈。

求真按 此证初起，即处以大柴胡汤、当归芍药散之合方，则其经过更可缩短也。

一男子，卒然气急息迫，心下硬满，腹中挛痛，但坐不得卧，微呕，小便不利，与以大柴胡汤，诸证悉愈。

一男子卒患腹中痛，渴而时呕，不大便数日，小便快利，短气息迫，头汗不止，舌上黑苔，心下硬满，按之则痛，手不欲近，四肢微冷，脉沉结。乃与大柴胡汤，大效。

求真按 此证虽似阴证，但由腹、脉、舌、诸证观之，则可断为阳证而举本方。

一商人，志气郁郁，呕不能食，平卧数十日。自心下至胁下硬满，按之则痛，时时呃逆，夜则妄语，而无热状，脉沉微，乃与大柴胡汤。服之后，下利黑物，诸证痊愈。

求真按 自心下至胁下硬满，有压痛者，主证也，其余不过客证耳。所以不以脉之沉微，亦与本方也。又此方治呕吐呃逆者，因方中含生姜、半夏，即小半夏汤故也。但欲使此作用更加有力，可再加橘皮，是即本方与橘皮汤合方之意也。

《成绩录》曰：一男子，每饮食即觉触掠胸上，心下结硬，大便秘，久治无效。请先生诊，使饮大柴胡汤而愈。

求真按 此证恐是轻度的食管狭窄也。

一人曾患所谓痫证，居恒颇大食，食后惟惊有音响，则忽觉饥，不得不食，胸胁高动。与大柴胡加茯苓、牡蛎汤而愈。

一男子恒怵惕怯悸，凡所触目，虽书画器物，悉如枭首，或如鬼怪，故不欲见物。然有客访之，则一见如亲故。其人归去，则恋恋悲哀，瞻望不止，如是数月，百事咸废。于是求治于先生。先生诊之，胸腹有动，心下硬满，大便不通，剧则胸间如怒涛，其势延及胸胁，筑筑现于皮外，乃与大柴胡汤加茯苓、牡蛎。服数剂后，秽物屡下，病减十之七八。既而头眩频起，更与苓桂术甘汤，不日而旧疴如洗。

另一男子所患亦略与前证相同，但所见诸物，以为人首。始遇人，则必畏惧。稍相识，则不然。其人去，则反悲哀。是以虽家人亦不得出外。若出外，则不堪眷慕，遂致晕绝。先生诊之，胸腹高动，为向来所未见，且胸骨随动而有声，乃与大柴胡加茯苓、牡蛎汤，大下秽物而愈。

求真按　此二证俱由下秽物观之，虽属精神病，亦可知为自家中毒之一分证耳。

《蕉窗方意解》本方条曰：本方虽即为小柴胡汤之变方，但热候颇高，是柴胡证中兼有胃实之气味，故其蒸蒸之热候。本论亦云"郁郁微烦"，即以形容蒸蒸出热之根本潜伏于心下之烦乱，而较痞硬为尤甚。至于心下之状态，则本论有"心下急"。急者，急缩也，是以用柴胡以缓两胁，黄芩以透胸中及心下，芍药、大枣以和心下，半夏、生姜以散胸中、胃口之停饮，大黄、枳实泻下胃中之热便，则各药之奏效适与病势相当。故本论亦有"呕不止，心下急，郁郁微烦者，与大柴胡汤下之则愈"之句也。呕不止者，谓心下之证候，与小柴胡汤证不同，虽用小柴胡而呕仍不止也。故本论有"四五日，柴胡证仍在者，先与小柴胡汤"之句也。由此可知应用大黄、枳实之旨趣矣。

求真按　此说虽非完善，然颇佳，宜玩味之。

《蕉窗杂话》曰：凡用大柴胡汤及柴胡加芒硝汤（**求真按**　此柴胡加芒硝汤，即大柴胡加芒硝汤也）处，而用承气汤（**求真按**　此即大承气汤也），则泻下虽同，然两胁及心下之痞硬则宽缓无力，此处宜留意。承气汤之腹候，在心下则宽，自脐上至脐下则极胀硬有力也。

求真按　据此说，可知大柴胡与大承气二汤腹证之区别矣。

（上略）总之，胸肋与鸠尾间，成如⼋二种之形。若其人之胸肋成如"∧"之狭形者，则多患瘰疾者也。余曾屡试，若见此形者，则此证受自先天，愧不能治之。

求真按　由余之经验，上腹角成钝角者，则胸廓及头部短厚，所谓属于卒中质者，多见大柴胡汤之腹证。其锐角者，胸廓扁平，头部细长，所谓属于劳瘵质者，多诊为小柴胡汤之腹证。故若有此二种体质之人，用大小柴胡汤，则或能改造（比较的）是等之体质，得以预防脑出血及肺结核之发生，是仲景所谓"上工治未病"之治法也。

俗谓卒中风证，心下急缩甚者，可治。心下及脐下如蜕，而见洪大弦紧等脉，面上戴阳者，不治。

求真按　心下急缩甚者，即本方证之心下急也。

肝实之眼（**求真按**　眼下略一疾字），可用大柴胡。

求真按　肝实者，谓强度之胸胁苦满也。

某人右足有病，已十五年，虽骑马步行即觉麻痹而不用。由六月上旬求治于余。余诊察之，用大柴胡汤。病人云："前曾用巴、遂、大黄等多矣，初用虽下，至二三日则不下矣。任用多少大黄等药，亦不下。总而言之，有大黄之药，无一效验者。"于是用本方至中旬，云因感风邪而有热，故请再诊。热气虽强，风邪不见，自服大柴胡至是，一日有下利一二行，再经二日，腹部大痛，下如古之杂巾者无数，有如棒形长八九寸，以刀切之不易。至十四五日许，下如上之秽物者无数，于是痛解热止，足之麻痹亦忘。近日暑天，惟着木屐，初往来北野之代参，午时归。又直行东福寺，至暮方归。又夜行至细川屋铺。由是得免十五年来之苦恼矣。

求真按 此病者之发热、腹痛、下秽物者，是为本方瞑眩症状，因方能彻于患处之反映也。又本方不特有效于此证，若能中其肯綮，则如脚气之浮肿型、麻痹型、萎缩型等，悉皆治之，有神效。

大抵平日口臭颇甚之男子，则宜加大黄、石膏之类以取下。

求真按 此证概属大柴胡加石膏汤证。

一妇人久不受孕，详其脉腹，用大柴胡汤后，即有孕矣。

求真按 恐因服用本方后，郁毒退出，血行佳良之故。余曾治左睾丸缺除之十五岁男子，随腹证处以本方，睾丸遂渐次下降，全入于阴囊内，唯比右侧稍小，以是可知古方之妙矣。

《东郭医谈》曰：凡今云中风，皆系类中风者。因腹内有积气，左右之气不顺，闭塞于左或右故也。当时病人之腹里成积气，宜注意诊腹而与药。但世医对之，惟注意于手足等之疼痛，或漫延成痿躄等证，不知治手足气血所附之腹里。若腹里治，而足病无不治之理。（中略）中风足不仁之病，宜用大柴胡加甘草，后用抑肝散加芍药，有治愈者。

求真按 用本方加甘草时，反不如本方合用桃核承气汤之机会较多。抑肝散加芍药之非，已辨于前矣。

一男子三十五岁，形甚肥满，但寝卧时，盗汗出而息甚苦，外无别证。此病人幼年时不肥满，自二十二三顷，渐成肥满，是留饮也。用大柴胡汤加甘草，分解心下之饮物而愈。

求真按 此证不外于肥胖病，故以本方治之，不难推想也。但由余之经验，此病不仅因于水毒，血毒亦有杂入，故宜用大柴胡汤或大柴胡加厚朴汤合用桃核承气汤及大黄牡丹皮汤者为尤多。其贫血者，殊以前方合用当归芍药散为多。

《百疢一贯》曰：中风偏枯证，左脐旁有块，上长于胁者，此为偏枯之原。见之者，十有八九可以渐渐治疗，用大柴胡汤有效者也。

求真按 左脐旁有块，由此块渐增长而上于胁，此不外为桂枝茯苓丸之腹证，故不可不以本方合用桂枝茯苓丸焉。

又曰：龟胸、龟背，可知多由毒成，且龟胸必后于龟背而成者。轻者，大柴胡汤或山茧汤；重者，大陷胸汤之类，宜随证用之。

求真按 龟胸（鸠胸）、龟背（脊柱前弯证），虽不无小陷胸汤及大陷胸丸证，但以本方证为最多，老人之前弯证亦然。

《古方便览》本方条曰：有一男子，年四十余，患卒倒，不知人事，醒后，半身不遂，舌强不能语,诸医无效。余诊之,胸胁痞硬,腹满甚而拘挛,按之则彻于手足,乃作此方使饮。十二三日,身体略能举动。又时以紫圆攻之,二十日许,得以痊愈。

一酒客年五十余,左胁下硬满大如盘者已久。腹皮挛急而痛,烦热时发,喘逆不得卧,面色萎黄,身体羸瘦。丙申之春,发潮热如燃火不愈者五十余日。余乃作此方使饮,凡五十余剂,其热稍退。又时时以紫圆攻之。病者信服前方一年许,旧疴尽除。

一妇人年三十四五,患热病十八九日,谵语,烦躁不安,热不退,不饮食,诸医以为必死。余诊之,胸胁烦胀,腹满而拘挛。乃以此方服六七日,腹满去而欲食。以此方出入二十日许,收全效。

《方舆𫐐》本方条曰:世谓大柴胡汤为疝、痫、留饮等证之胸腹满急者的效之方剂也。夫柴胡者,善理胸胁。庸医虽以柴胡为寒热之药,但柴胡之实效主理胸胁,其治寒热者,亦以寒热为少阳之证也。少阳之位,配于身体系胸胁,故以柴胡理胸胁时,则寒热随而治矣。其证据为太阳表热与阳明里热,用任何药无效故也。此义熟读《伤寒论》者,自能分辨之。然有一说,柴胡之用于胸胁,凡患在右胸者,如鼓之应桴;若在右胸者,虽与数十剂,如石投水然。此虽长沙未及论,但余数十年来得心应手之诀也。余曾以此语人曰:"人身,一也,何有左右之别乎?盖人身虽一,既有表里上下之别,则左右岂无别乎?余非敢好僭越,是由天地阴阳之理,人身造化之机耳。"

求真按　此说前半颇可,后半极非,不可信之。

《生生堂治验》曰:一人年知命,卒倒不省人事,半身麻木。先生刺其口吻及期门即苏,后与大柴胡汤(有心下急、腹满等证),兼敷遂散。三年后,复发,竟死。

求真按　此病者若行刺络,及用本方与桂枝茯苓丸合方兼黄解丸,或可预防其再发。

《餐英馆治疗杂话》本方条曰:当今半身不遂而不语者,世医虽皆以中风名之,然因肝气塞于经络,血气运行不畅,致成半身不遂之证者,于世不少。属肝实者,宜用此方,尤宜以自左胁至心下有凝结状,或左胁筋脉拘挛,按之则痛,大便秘,喜怒等证为目的,是近世古方家之新发明,间有奏效者。(中略)又痢疾初起,有发热,心下痞呕等证者,此方可用,亦和田家之口诀也。男女至成人时,每有发少,与年不相应者,肝火也,此方有大效,此中华医书所未载,亦和田氏之发明也。若用此方,则既脱之发,能复生云,余未试用。又四逆散,亦颇佳云。

求真按　此说和田氏之效颦也,不可尽信。

《类聚方广义》本方条曰:治麻疹,胸胁苦满,心下硬塞,呕吐,腹满痛,脉沉者。治狂证,胸胁苦满,心下硬塞,膻中动甚者,加铁粉,有奇效。

平日心思郁塞,胸满少食,大便二三日或四五日一行,心下时时作痛,吐宿水者;或其人多胸胁烦胀,肩项强急,脐旁大肌坚韧,上入胸胁,下连小腹,或痛,或不痛,按之则必挛痛,或兼吞酸嘈杂等证者,俗称疝积留饮痛,宜长服此方。当隔五日或十日时,用大陷胸汤或十枣汤等以攻之。

求真按 胸满少食者，胃部有停滞膨满之感，不能多食也，与食无气力、不欲饮食之小柴胡汤证大相径庭。肩项强急，为颈项强之误。脐旁之大肌坚韧，上入胸胁，下连小腹者，两侧腹直肌结实挛结之谓也。或痛者，此肌有自发痛之意。或不痛者，无此自发痛之义。按之必挛痛者，不拘自发痛之有无，必有压痛之谓。其说本方之腹证，可谓详审矣。然关于兼用方之所论，是泥守东洞翁之僻说，不可轻轻附和之。

治梅毒沉滞，头痛耳鸣，眼目云翳，或赤眼疼痛，胸胁苦满，腹部拘挛者，时以紫圆、梅肉散等攻之。大便燥结者，加芒硝为佳。

《方伎杂志》曰：余三十岁时，因冈田炎藏赠书牍，故傍几案以翻阅。至夜半，卒然恶寒战栗。因家人已卧，炉火又灭，不得温暖，药亦不服，虽蒙衾卧，仍甚战栗。至翌日，咽喉肿塞，即所谓急喉痹是也。遂乞诊于家兄萝齐。但因咽喉至口，凝肿不能开，故咽中之形未见。荆妻大忧，迎岳父河本道一先生。视咽中，亦不能刺喉痹针，呕气逆上，不能用药。热气盛于咽喉，声音亦不少出，肿痛颇甚，滴水难通，不能施治，但苦居耳。然过四日夜，忽咳嗽，创处破溃，由此言语通，呕气减，粥亦可下，乃用桔梗汤加大黄。因血气方盛，虽受苦痛三四日，故疲劳不甚，饮食随进，六七日间，即复旧。有病人，冒风雪而出，即咽喉微疼，声音漏鼻，语言不辨。看护者虽惊怖，但余以其有肿痛，亦有前方。经二旬，尚不愈。因令仰卧，而诊其腹，胸胁烦满，心下痞塞，腹拘挛，吐涎沫，有呕气。故不拘咽喉之声音，用大柴胡汤。一月许，声音出，所患尽已。以后四十年，无何种之疾患。故治病者，宜随腹证以用药也。

求真按 本方之治咽喉肿痛，固由全方之作用，然由主治之柴胡（可参考柴胡之医治效用）、半夏（可参考半夏之医治效用及半夏苦酒汤条下之证治）、枳实、芍药（可参考枳实及芍药之医治效用并枳实芍药散条下之证治等）等之治效也可知矣。

《麻疹一哈》曰：一儿年二旬，发热三四日，疹子遍发，稠密干燥，色紫黑，烦渴引饮，烦闷不眠，谵语如见鬼状，人事不省。按其腹，热如烙，胁腹微满，大便难，小溲不利。因与白虎汤，尽十帖，诸证渐安，疹子亦收。但身热犹未退，胸膈满闷，大便不通。五六日，两目黯然，昼不见物，更与大柴胡汤，又兼与芎黄散，并时以紫圆攻之，每服下利数行。五十日许，痊愈。

求真按 此证初起即当用本方加石膏汤。

又曰：一女子十七岁，疹后患耳聋，用药数十日，不知，乞余诊治。按其腹，胸胁满闷，小腹坚块，大便四五日一次，经信不来者二三月矣。因与大柴胡汤及承气丸，约三十日许，大便日二三行，经利倍常，时或下黑血块数枚，至是耳复聪。

求真按 此证宜用本方合用桃核承气汤。因胸胁满闷者，本方证也。小腹坚块者，桃核承气汤证也。而本方治耳聋者，由《少阳病总论》中曰"少阳中风，两耳无所闻"云云，可知矣。桃核承气汤亦疗之者，由此方成于桂枝甘草汤之加味方可知。

山田业广曰：业广于明治十二年初冬，感受微邪，咳嗽频频，虽用有桂、麻、瓜蒌、苏子、杏仁诸方不愈。因饮食起居如常，不以为意。至本年二月初，咳嗽特甚，声哑短气，息迫如哮喘。一日并发嘈杂怔忡，诊脉有结代之象，始知不可轻视。使小儿诊腹状，谓有心下硬满之形，为大柴胡汤之候。因思弱冠之时，咳嗽久不愈，先友伊泽榛轩，处以宋版大柴胡汤（**求真按**　他版《伤寒论》之大柴胡汤方无大黄，唯宋版者有之。故于大柴胡汤之上，加以"宋版"二字）而愈。因急用大柴胡汤，七八日，咳嗽十减五六。继用二十日许，诸证渐愈。以七十余岁之人，而有大柴胡汤之证，寿命当未有艾也，窃喜之。以大柴胡汤治喘息，古人已有，不可以浅学视之。

求真按　古人概不知本方可多用。虽如故尾台、山田氏之名医，尚须至穷时用之而悟其伟效也。本方不特疗实证之喘息、咳嗽、胸痛等，若去大黄，加大量之橘皮，或合用半夏厚朴汤时，有本方证而不可下之肺结核及其他一般虚证之咳嗽发作等，能镇压之，试之可知。

《温知堂杂著》曰：同业某妻，年三十许，本年某月经期之前，月经过多不止，时左小腹急痛而冲逆于心下。某医用当归芍药散、桂枝茯苓丸等皆无效。又用麻醉镇痛之西药，则仅能减轻一时的痛苦，不能根本治疗。如此者三十日许，痛苦益甚。发则四肢厥冷，寸脉沉微，颜面苍白，汗出，至于人事亦不省，经血虽大减，但尚有少许云。于是延一西医，用强壮及防炎药。又招余往诊之，皮肤苍白，身体羸瘦，肚腹悉拘急，按之则痛，舌上有黄苔，不思进食，大小便不利，曾施灌肠术及导尿数回。余曰："身体虽衰弱与贫血，然语气尚盛，诸证皆实，不足畏也。"使服大柴胡加当归、甘草，翌日大便通利，肚腹缓解，痛苦不再发。数日后，转内消散，饮食日进而全快。在治疗时，西医谓此证为子宫内膜炎，专注意于局部治疗，故不能愈。然中医之治法则稍异，因肚腹如此拘急，为有瘀物之候，腹内不能融通。若用局部治法，故难立效。又留滞于小腹之血液不得循环，故由子宫出血，难以阻止。余之用大柴胡加味者，务使腹部得以缓解。腹部既缓解，肠胃自健运，血液亦随而循环，则子宫内膜炎自愈，自然之良能亦随而恢复矣。故治疗时，局部固宜注意，但须于全体无损后，然后顾及之，此当注意者也。

求真按　藤田氏说甚佳。然用大柴胡汤加当归、甘草，不若用大柴胡汤合用当归芍药散或芍药甘草汤。与内消散时，不若用大柴胡汤去大黄合用当归芍药散。

《橘窗书影》曰：一人年四十余，小腹左旁有坚块，时时于心下冲逆刺痛，或牵腰股而痛，不能屈伸俯仰，大小便不利。医作寒疝治，益甚。余诊之，脉沉紧，舌上黄苔干燥。与大柴胡汤加茴香、甘草，大小便快利，疼痛大减，霍然而愈。按世医之治寒疝，概投乌、附辛温之剂而益激者，用此方屡奏效。盖本《外台·疝门》治腹中卒痛者用柴胡桂枝汤之例，其痛轻者，用柴桂；重者，用此方。

求真按　此证用本方加茴香、甘草，变例也。用本方与芍药甘草汤之合方，正例也。然由小腹脐旁有坚块云云观之，二方俱不适宜（比较的），可用本方与桃核承气汤之合方。又浅田氏云"其痛轻者，柴桂；重者，此方"，亦谬见之甚者也。此二汤不拘于痛之轻重，宜随其脉、腹及外证而用之。

又曰：一人患疫痢，日数十行，头痛，时时恶寒，口渴不食，上厕则肛门如灼，焮痛颇甚。御番医师阪本元安与芍药汤及疏涤之剂，反增剧。余诊曰："此太阳与阳明合病，虽经数日，表证犹在，宜发汗。"即与大剂葛根汤，使发汗。至翌日，下痢渐减，头痛恶寒亦止。连服一日，肛门之苦亦忘，但舌苔不去，心下时时急迫，饮食不进。因与大柴胡汤，不日，诸证痊愈。

四逆散之注释

少阴病，四逆，其人或咳，或悸，或小便不利，或腹中痛，或泄利下重者，四逆散主之。（《伤寒论》）

【注】少阴病者，脉微细，但欲寐也。四逆者，四肢厥逆之意。谓有此厥逆现象，或有以下之证者，为本方所主治也。但本方证非真少阴病，本方亦与少阴病之主方四逆汤异。无热药之干姜、附子，则无治阴证之能力。然仲景谓本方证为少阴病四逆，方名亦名四逆，虽似矛盾，抑亦深意之所存。欲示本方之治热厥时，疑似于少阴病之寒厥也。因里热极时，阻止血流，使人之四肢厥逆，而呈阴证之外观，实与阴证之四肢厥逆（寒厥），内外俱厥冷者异。表虽厥冷而里有热，所谓表寒里热者（热厥）是也。故不可被表证之阴状所惑，以直治其里热，为古今寒热二厥之大别。本方证虽本来为阳热证，然可能热极而疑似寒厥，则呈热厥之证。虽然，此证甚少，故本方通常不拘于冒头之五字，而以下列腹证为主目的，仲景谓其人或咳云云及诸家之说为副目的而运用之，可也。

四逆散方

甘草、枳实、柴胡、芍药各3克。

煎法用法同前大柴胡汤方此为散方之用量。若为煎剂，当增量二倍以上。

四逆散之腹证

本方之腹证，酷似于大柴胡汤。其所异者，因彼含大黄，故其腹部现一般之实状，有内部充实之触觉，按之则觉抵抗；本方无大黄，故有虚状，内部按之则空虚而无抵抗。又本方无生姜、半夏，故无恶心呕吐；无黄芩、大黄，故热势不剧，舌苔亦稀也。虽然，此方中含枳实、芍药、甘草，有带枳实芍药散、芍药甘草汤之方意，故腹肌之挛急急迫，反较大柴胡汤证为甚，此是二者之别也。

先辈之论说治验

《蕉窗方意解》本方条曰：是亦大柴胡汤之变方也。其腹形专凝聚于心下及两肋下，延及胸中、两胁而拘急。然少实热，故不用大黄、黄芩，其主药亦唯缓和心下及两肋下也。再《本论》说明证候略而不详，且文章亦不见于正文，恐系后人所附。全部之腹形，若能领会心下肋下之状，如上所述者，虽四肢逆厥，亦可以此药治之，与真少阴之四逆厥，其脉状、腹候等大有不同也。又疫兼痈证，其甚者，发为谵语烦躁而呃逆等证，用陶氏散火汤之类无寸效者，用本方即验。固不及用呃逆之药，心下及肋下、胸中成强硬状态者，即不误矣。证候外有发为种种之证候者，必不可眩惑于见证。余多年用此药以治疫证及杂证，并及种种之异证，不可胜数，真稀有之灵方也。常用之，可知其效之不凡。

求真按　古来活用本方，以和田氏为嚆矢。故其议论极痛切，学者宜熟读之。

《蕉窗杂话》曰：一人年四十，得病已十八年，其间唯服用一医之药不绝。其证头痛眩冒，惟席上行步耳，因是面细长而瘦皱，苍白无血色，骨瘦如柴，月经亦十年不行矣。腹候，右脐旁有疝块，胁肋之下亦甚拘挛。余即用四逆散加良姜、牡蛎、刘寄奴，使服之。并日施灸火于风市、三里、三阴交各穴，始终不转方。尚未期年，胁腹渐大，肌肉渐长，如无病时，头眩郁冒等证，亦已如洗，月信亦稍稍至矣。

求真按　此证可用四逆散合用当归芍药散。

一老人患鼻渊已三年，诸医以为肺虚，百治不效。后应东武之役，过京师，求治于余时，其人两鼻流浊涕极多，与四逆散加吴茱萸、牡蛎，使服之。翌日自京出发而东去，于途中日服三帖。至品川之前日，浊涕鼻水已停止而不流矣。此证自古以来，均作肺部之病，多用辛夷、白芷之类。又有云成自风邪后之余邪者，均误也。是皆由肝火上逆于肺，上下之气隔塞而成也。

求真按　此蓄脓证也，可用本方加薏苡仁，合用当归芍药散。

《类聚方广义》本方条曰：治痢疾，累日下利不止，胸胁苦满，心下痞塞，腹中结实而痛，里急后重者。

求真按　余亦当用本方治同证。

《橘窗书影》曰：一人年十四，气宇闭塞，颜色青惨，身体羸瘦，医以为劳瘵。余诊之，任脉拘急，胸中有动悸，自左胁下延鸠尾烦闷。余以为癖疾所为，与四逆散加鳖甲、茯苓。数日，烦闷去，拘急解，气宇大开。但四肢无力，倦怠，因与《千金》茯苓汤，数旬痊愈。

求真按　此证先宜四逆散、桂枝茯苓丸之合方，后用柴胡去半夏加瓜蒌汤，再加地黄、麦门冬为是。《千金》茯苓汤，后世方也，合茯苓、人参、柴胡、麦门冬、地黄、桂枝、芍药而成。故与柴胡去半夏加瓜蒌汤再加地黄、麦门冬者，大同小异也。

一人年年患脚气，惟今年不发，但心下痞塞，任脉拘急，郁闭而不堪职业。余与四逆散加吴茱萸、茯苓，数日，腹里大和。然饮食不美，元气颇馁，与柴芍六君子汤。元气不旺时，避免职业，恬然静养，遂不药而愈。

求真按　此证初起，宜用四逆散与当归芍药散之合方，终用小柴胡加橘皮汤与当归芍药散之合方。

一人患心下痞塞，任脉拘急，有动气，不得安眠，时时吐血。医与滋补之剂，无效。余诊曰："非虚证也，肝火所为，宜和畅腹中，清凉肝火为治。"与四逆散加黄连、茯苓，兼用黄连解毒散，数旬，宿疾渐愈。

求真按　此证可用四逆散、桂枝茯苓丸之合方，兼用黄解丸也。

一女子脊骨六七椎之上，突起如覆杯，胸膈亦高张，气分因而郁塞，不能工作，腹里拘急，背觉强硬，伸曲不灵。余与四逆散加钩藤、羚羊角，兼用大陷胸丸，经过旬日，胸腹宽快。但气色不甚旺，益进前方，脊骨凹没，身体如故。

求真按　依余之经验，结核性之脊椎炎、股关节炎等证，因瘀血存在者甚多。故此病宜四逆散、桂枝茯苓丸之合方，兼用大陷胸丸治之。

枳术汤之注释

心下坚，大如盘，边如旋盘，水饮所作，枳术汤主之。(《金匮要略》)

【注】《类聚方广义》本方条曰：《难经·五十六难》曰：肥气在左胁下，如覆杯。可见"旋杯"为"覆杯"之误。且已云如盘，又云如覆杯者，言心下坚大如盘，其形状中高边低也。按之虽外坚，但内如无物，故曰如覆杯，是水饮所作也。此条及木防己汤之痞坚、十枣汤之痞硬满、甘遂半夏汤之坚满、大陷胸汤之石硬，其形状虽不同，然均属于水饮，但因缓急剧易及兼证之各异，故不仅主方不同也。又按五十六难之"如覆大盘"，疑为"大如覆盘"之误。

本条由此说虽可解，但由余之实验，是述肝脾二脏中之一种肿大，连及于心下之证治也。是以本方单用于此证者颇少，而与大小柴胡汤合用之处较多也。

枳术汤方

枳实 25 克，术 7 克。

上细锉，以水二合，煎成一合。去滓，一日分三回，温或冷服。腹中软，即当散也。

先辈之论说

《千金月令》曰：主结气方。

白术、枳壳（炒）各等分。

捣筛，蜜丸，如梧桐子大，空腹时，以饮送下二十五丸。

治隔气，心胸间痛方。

前方加神曲，各一两为散，不计时候，以热酒调下一钱。

《脾胃论》曰：枳术丸（**求真按**　此即本方之丸方也），宽痞，消食，强胃。

《保命集》曰：束胎丸（**求真按**　此亦本方之丸方也），宜于妊娠八九月。

《医统》曰：枳术汤，治产后浮肿之属气者。

求真按　随病名拟方者，皆非也，不可从之。

东洞翁本方定义曰：治心下坚满，小便不利者。

求真按　前述鄙见。据此说，可以想见本方之治腹水作用矣。

《丛桂亭医事小言》曰：又心下有大结块，如盘，如覆杯，水饮所作也，此为仲景之所论者。凡酒客恶酒，并忌闻酒气之后，其心下必成如是之症状，此因酒病所致。初起用中正汤等即可治矣。已成水肿，则死。若用枳术汤与甘遂丸一下，而治如大柴胡或柴胡加芒硝之腹证多者，可十全三四。

求真按　是述肝脏硬变证之证治。但与甘遂丸或单用枳术汤，均属下策。宜本方合用小大柴胡汤及柴胡加芒硝汤等，或兼用甘遂半夏汤为是。

枳实芍药散之注释

产后腹痛，烦满不得卧，枳实芍药散主之。（《金匮要略》）

【注】曰产后腹痛，暗示疼痛在下腹部也。烦满不得卧者，其烦闷因于腹部膨满，由此腹满与疼痛，而不得横卧之意。然仲景列本方于《妇人产后病门》之关系上论之，则不独止于下腹痛。若有胸痛，或心下痛，或痈脓等，在于下列之腹证者，则可用之。

师曰：产后腹痛，法当以枳实芍药散。假令不愈者，此为腹中有瘀血著脐下，宜下瘀血汤主之。亦主经水不利。（《金匮要略》）

【注】只称产妇腹痛，恐于腹痛之下，省略烦满不得卧五字。因本方非产妇腹痛之特效药，乃其主治兼烦满者耳。

枳实芍药散方

枳实、芍药各等分。

上二味，杵为散，服方寸匕，日三服。并主痈脓，以麦粥下之。

求真按　本方服法，宜作散剂。但现在不用麦粥，改为如下之煎剂为常。

枳实、芍药各6克。

上细锉，以水二合五勺，煎成一合。去滓，一日分三回，温或冷服。

枳实芍药散之腹证

本方之腹证，包含本方及大柴胡汤、四逆散等，尤其类似于四逆散之腹证，但以无胸胁苦满为别。

先辈之论说

东洞翁本方定义曰：治腹满拘挛，或痛者。

《险证百问》曰：半产后，腹痛，呕吐，发热，下利，不食，或吐下蛔虫，舌正赤色者。师曰："半产后腹痛云云，枳实芍药散可也。呕吐止，则与当归建中汤。有蛔虫者，可与鹧鸪菜汤。"

求真按 据此，本方似有镇呕作用，但未知其然否。

排脓散之补遗

疮痈肠痈浸淫病之脉证并治法曰（《金匮要略》）

排脓散方

枳实十六枚，芍药六分，桔梗二分。

上三味，杵为散。取鸡子黄一枚，以药散与鸡黄相等，揉和令相得，饮和服之，日一服。

求真按 仲景称脉证并治云云，是有治方而无脉证者，恐系后世亡佚。然东洞翁本方定义曰：治疮家胸腹拘满，或吐黏痰，或便脓血，又有疮痈而胸腹拘满者主之，此为不可易之确论，则本方可随之运用矣。但现今用之者，改为如下之煎剂，而不用卵黄耳。

枳实、芍药各 5 克，桔梗 2 克。

煎法用法同前。

排脓散之腹证

本方不过加微量之桔梗于枳实芍药散中，则于腹证上亦不能分彼此。但因有桔梗之参加，则治痈脓作用更为有力，而且有祛痰作用为异耳。

先辈之论说治验

《医通》曰：排脓散，治内痈，由脓便而出。

《方机》本方条曰：疮痈痛，欲溃脓者（梅肉）。

《险证百问》曰：青州云，有眼下鼻旁之一处肿起者，初起头痛，肿处亦微痛，色全不变。久不愈，其肿渐大，痛渐增，遂溃脓而死。又有一证，其初为上齿之一处疼痛，拔其齿视之，有小孔甚深，但不觉痛。师曰：眼下鼻旁之一处肿起云云，以排脓散，兼用伯州散，时时以梅肉散攻之，间有得效者。

《成绩录》曰：一人便脓血已五年，来浪华从医治，三年。一门人，虽与桂枝加术附汤及七宝丸，无效。遂请先生诊之。腹满挛急，小腹硬，而底有硬物，重按之，则痛。乃与排脓散，受剂而去。未几来谢曰：宿疴尽除矣。

《类聚方广义》本方条曰：东洞先生以本方合排脓汤，名排脓散及汤，治诸疮痈。随各症状而兼用应钟、再造、伯州、七宝等。骨槽风，脓溃后，不收口者，必因毒之根蒂著于齿根，故不拔去其齿，决不能全治。须先拔去其齿，而后可与此方，必有效也。当兼用伯州散，时以梅肉散下之。产后恶露壅滞，发为小腹痛、臀痛等，腹部拘挛而痛，大便泄利，心下痞塞，不欲饮食，而有呕、有咳者，亦宜此方，兼用伯州散。咽喉结毒，腐烂疼痛，颈项生结核者，宜兼用鼹鼠丸。用鼹鼠丸者，则咽喉更加腐烂，而后渐渐平复，结核亦随而消却。

求真按　用伯州散颇佳，无特用鼹鼠丸之必要。

《勿误药室方函口诀》本方条曰：此方排挞诸疮疡为最有效，其妙处在桔梗合枳实。局方之人参败毒散，连用枳壳、桔梗，亦此方意。用枳实于发散，用当归于下气者，为古本草之说。又此方活用于煎汤时，宜与排脓汤合方。

求真按　本方有可合排脓汤，有不可合排脓汤，于通常不能一定。

桂枝生姜枳实汤之注释

心中痞，诸逆心悬痛，桂枝生姜枳实汤主之。（《金匮要略》）

【注】胸痹者，心脏部有异常感觉病证之总称。心中痞者，谓心脏部有闭塞之自觉也。诸逆者，云气逆、呕逆、吐逆、哕逆等证也。

所谓心悬痛者，《类聚方广义》曰：按《素问·玉机真脏论》曰：心悬如病饥；《王注》曰：心中虚，如病饥；《至真要大论》曰：饥而不欲食云云，心如悬；《灵枢·经脉篇》曰：如心悬，如病饥；师傅篇曰：胃中热，则消谷，令人悬心善饥。此证有痛者，即心悬痛也；《伤寒杂病辨证》曰：（上略）盖心痛有结痛、悬痛之异，心中支结而痛时，此谓结痛。

若弦引他处而痛时，此为悬痛。悬与弦通，悬癖，古或作弦癖；巢源云：癖气在胁肋间，觉有弦起，则咳唾引胁下而悬痛，此谓悬癖之所以也。悬痛，以弦痛而可征。如上云云，则本条当即述狭心证之证治者也。

桂枝生姜枳实汤方

桂枝、生姜各9克，枳实15克。

上细锉，以水二合，煎一合。去滓，一日分三回，冷或温服。

先辈之论说治验

东洞翁本方定义曰：治胸满上冲，或呕者。

又曰：按，当有呕证。又按，"痞"之下，脱落"满"字乎。

《方机》本方主治曰：逆满，吐水，不受水药者（消块，或南吕）。

《成绩录》曰：一妇人患吐水，水升胸间，漫漫有声，遂致吐水。每发于日晡，至初更乃已。诸医与大小柴胡汤及小半夏汤之类无效。先生诊之，用桂枝枳实生姜汤，痊愈。

一人求治曰：吾疾常起于薄暮，逮初更而止。初起有声于横骨之下边，渐升而至于心下，此时胸痛，大吐水，吐后即如平日，他无所苦。丸药交治，五旬不瘥。先生诊之，与桂枝枳实生姜汤，三服，病顿除。

一男子患吐水数十日，羸瘦日加。其证，至黄昏，每于脐旁有水声，扬腾上迫，心下满痛，吐水数升。至初更必止，饮食如故。先生投桂枝枳实生姜汤，其夜水虽上行，然已不吐。翌夜，诸证尽退，五六日，痊愈。

求真按 南涯氏以本方用于吐水证，仲景所论之活用也。

《杂病辨要》曰：心之包络，挟寒饮微痛者，名曰心痛。心中痞，诸逆心悬痛者，桂枝生姜枳实汤主之。

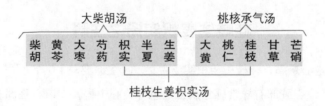

求真按 余于狭心证，用大柴胡汤、桃核承气汤合方，屡奏奇效，是因方中包含本方故也。观上图自明。

茯苓杏仁甘草汤之注释

胸痹，胸中气塞，短气，茯苓杏仁甘草汤主之，橘枳姜汤亦主之。(《金匮要略》)

【注】胸痹者，由《金匮》"胸痹之病，喘息咳唾，胸背痛，短气云云"之说，虽不难推测此病位于胸膈之内，但尚未尽明了。由经几多之苦心与经验，得知不外于心脏病之谓，即喘息咳唾者，心脏性喘息也。胸背痛者，为绞心证。短气（呼吸息迫）者，心脏性呼吸困难也。气塞者，如胸内被填塞，呼吸如被抑制之自觉证，此亦为一种之心脏性呼吸困难也。然此二方证与瓜蒌薤白白酒汤证等（详下）不同。因喘息咳唾，胸背痛，不过为其客证，而气塞、短气为主证。故仲景特加此四字，标明于胸痹之下。而仲景曰"茯苓杏仁甘草汤主之，橘枳姜汤亦主之者"，意盖欲示主治胸痹气塞短气之作用相似而非全相等也。依余之经验，二方虽皆主治气塞短气，但茯苓杏仁甘草汤，以短气为主证而以气塞为客证；橘枳姜汤，以气塞为主证而以短气为客证也。

茯苓杏仁甘草汤方

茯苓 18 克，杏仁 12 克，甘草 6 克。

上细锉，以水二合，煎一合。去滓，一日分三回，冷或温服。

先辈之论说治验

《方机》本方主治曰：短气息迫，或喘急（紫圆）者（酒客最多此病，以此汤，有大效）。

求真按 依余之经验，本方证以老人为最多。

《成绩录》曰：一男子，短气息迫，喘而不得卧，面色青，胸中悸，脉沉微。先生与茯苓杏仁甘草汤，三帖，小便快利，诸证痊愈。

橘皮枳实生姜汤之注释

胸痹，胸中气塞，短气，茯苓杏仁甘草汤主之，橘枳姜汤亦主之。(《金匮要略》)

橘皮枳实生姜汤方

橘皮 14.5 克，枳实 7 克，生姜 14.5 克。

上细锉。以水二合五勺，煎一合。去滓。一日分三回，冷或温服。

先辈之论说

东洞翁本方定义曰：治胸痹，心下痞满，呕哕者。

《方机》本方主治曰：胸中痞塞，逆满，短气者，呃逆不止者。

《腹证奇览》曰：橘皮枳实生姜汤，《千金》论云：治胸痹，胸中愊愊如满，噎塞习习如痒，喉中涩燥唾沫者。其义，即胸满一倍，每食咽诘，常如濛濛而痒，喉中涩燥而唾沫。橘皮解胸中之气满，枳实破痞退痰，生姜开胃而暖冷，此方意也。

《类聚方广义》本方条曰：《千金》为治胸痹，胸中愊愊如满，噎塞习习如痒，喉中涩燥吐沫。《诸病源候论》"噎塞"之下有"不利"二字。《脉经》曰：实脉，大而长，微弦，应指愊愊然。注：愊愊，坚实貌。又《外台》甘草泻心汤方后云：兼治下痢不止，心中愊愊，坚而呕，肠中鸣者。按：愊愊，填塞之义。

橘皮之医治效用

《药征》曰：橘皮，主治呃逆也，兼治胸痹停痰。

橘皮之治呃逆，虽如东洞翁说，但无此证而须用此药者不少，故难为定则。由余之经验，本药有镇咳、镇呕、镇痉、健胃诸作用，兼有作利尿药及解鱼毒之特能，观下说可知之。

《本草纲目》曰

黄橘皮

【气味】苦、辛，温，无毒。

【主治】胸中之瘕热、逆气。利水谷，（中略）降气，通神。（《本经》）

下气，止呕咳，治气冲胸中，吐逆霍乱，疗脾不能消谷，止泄，除膀胱留热停水，起淋，利小便，去寸白虫。（《别录》）

清痰涎，治上气咳嗽，开胃。主气痢，破癥瘕痃癖。（甄权）

疗呕哕，反胃，嘈杂，时吐清水，痰痞，疟疟，大肠闷塞，妇人乳痈。入食料，解鱼腥毒。（时珍）

【发明】杲曰：橘皮，（中略）为脾肺二经气分药。（中略）一、能导胸中寒邪；二、破滞气；三、益脾胃。（下略）

颂曰：橘皮能散，能泻，能温，能和。化痰治嗽，顺气理中，调脾快膈，通五淋，疗酒病，其效在诸药之上。

时珍曰：橘皮，苦，能泻能燥，辛能散，温能和，其治百病，总是取其理气燥湿之效。同补药则补，同泻药则泻，同升药则升，同降药则降。脾乃元气之母，肺乃摄气之器，故橘皮为二经气分之药，但随所配而补泻升降也。张洁古云：橘皮、枳壳，利其气而痰自下，盖此义也。

《本草备要》曰：青皮，辛苦而温，色青气烈，入肝胆气分，疏肝泻肺，破滞削坚，消痰散痞。治肝气郁积，胁痛多怒，久疟结癖，疝痛乳痈。最能发汗，有汗及气虚人禁用。

橘皮汤之注释

干呕，哕，若手足厥者，橘皮汤主之。(《金匮要略》)

【注】干呕者，有声无物也。哕者，呃逆也。若手足厥者，是干呕哕手足厥冷者之义。全文之意，谓干呕哕者及因干呕哕之甚而手足厥冷者，橘皮汤主治之也。

橘皮汤方

橘皮 12 克，生姜 24 克。

煎法用法同前，下咽即愈。

先辈之论说治验

东洞翁本方定义曰：治胸中痹而呕哕者。

《古方便览》曰：一男子患热病，十日许，发呃逆不愈。一昼夜，已欲死。余与此方而治。

《方舆輗》本方条曰：此证虽曰手足厥，实因气逆得之，非发于虚寒也。其手足厥者，气逆于胸膈，不行于四末之所致。故症状虽似危殆，但用此轻淡之药以行其气则愈矣。曾有一男子，于暑月患霍乱，吐泻虽已止，而干呕未除，兼有哕逆，甚至手足微厥，脉细欲绝。更医数人，殆皆附子理中汤及四逆加人参汤，或吴茱萸汤、参附、参姜之类，虽尽其术，未见寸效。余最后至，诊之，亦所少见。即作橘皮汤，令煮之，斟取澄清，冷热得中，使细细啜之。余亦整日留连病家，再四诊视，甚至药之服法，亦不使稍误时刻，因是得以安静，遂得救冶。此证若不使干呕微减，岂有生路哉，余以轻剂出之于死地者，因此一证存也。此案由少阴病下利不止，厥逆无脉，及干呕烦者，仲景不弃置之，而与白通加猪胆汁之诀而悟入。

求真按　此证干呕哕，主证也。手足微厥及脉细欲绝，客证也。故用本方治其主证，则客证随而治矣。若于此时，被眩惑于剧烈之客证，而施治以樟脑等兴奋药之注射，不唯不能治病，反足以促其死。此余之所以排斥近时强心剂之一原因也。

橘皮竹茹汤之注释

哕逆者，橘皮竹茹汤主之。（《金匮要略》）

【注】 哕逆者，由气逆而哕也。橘皮汤之哕，亦何莫不然。但其哕，以水毒上迫，而发哕为主，然后致成干呕，或手足厥也。反之，本方之哕，以气逆为主，水毒上迫为客也，故但为哕耳，尚未致成干呕及手足厥也。观二方中之橘皮、生姜之多少，可知矣。

橘皮竹茹汤方

橘皮 19 克，竹茹 5 克，大枣 4.6 克，生姜 5 克，甘草 3 克，人参 0.6 克。

上细锉，以水三合，煎一合。去滓。一日分三回，冷或温服。

求真按 加用半夏 7 克以上，是本方与小半夏汤合方之意，所以有妙效。

先辈之论说治验

《三因方》本方条曰：治咳逆呕哕，胃中虚冷，每一哕，至于八九声相连，收气不回，至可惊人者。

求真按 此证百日咳发作也。此发作有呃逆状者，本方或有效。虽然，云胃中虚冷者，非也。因本方是阳虚证，而非阴虚证也。

东洞翁本方定义曰：治胸中痹而哕逆者。

《古方便览》曰：一贾人七十余岁，患呃逆三十日，勺饮亦不能通于口，诸医治不愈。十七八日，东洞先生往诊。咽喉之肉脱，而吃吃之声已尽出，虽腹中有响，乃作橘皮竹茹汤，一帖重十二钱，与二剂而奏效。

《类聚方广义》本方条曰：此方之药量与水率不甚相当，且他药之分量重，而人参之重仅一两，长沙方中，绝无如是者，疑有错误。又按朱肱《活人书》有半夏。

小儿吐乳，及百日咳，此方加半夏极效，并宜随腹证兼用紫圆或南吕丸。

求真按 依余之经验，百日咳宜小柴胡汤或小柴胡加石膏汤合用半夏厚朴汤者，为多数。需要本方者，比较的稀少也。

《勿误药室方函口诀》本方条曰：此方主以橘皮之下气，兼竹茹之润降，故能主治气逆发哕者。又多用甘草者，手段也。若少量，则无效。（下略）

茯苓饮之注释

《外台》茯苓饮，治心胸中有停痰宿水，自吐出水后，心胸间虚，气满不能食，消痰

气，令能食。(《金匮要略》)

【注】心胸中者，胃中之意。气满不能食者，方食时，犹未摄食，胃部已生膨满之感而不能饮食之义也。

茯苓饮方

茯苓、人参、术各 7 克，枳实 5 克，橘皮 6 克，生姜 9.5 克。

煎法用法同前。(本方亦以加半夏为佳)

茯苓饮之腹证

本方中以有人参，于腹证上则心下痞硬。有枳实，故上腹部当膨满。又以有茯苓、术、橘皮、生姜，则认停水于胃内。有茯苓、术，故尿利减少或频数。因有茯苓而心下悸动。有茯苓、人参、枳实、橘皮、生姜，故至于吐水。是以东洞翁于本方定义治心下痞硬而悸，小便不利，胸满自吐宿水者。则此腹证与仲景所论互考而可运用本方矣。

先辈之论说治验

《方机》本方主治曰：胸中有痰饮，满而不能食者（南吕）；吐出水，心下痞硬，小便不利者（紫圆）；脚气，小便不利，心下悸，逆满而呕者（蕤宾或紫圆）。

《建殊录》曰：一人年已九十余，生来不信医药，以为无益。至是大崇先生之术，谓家人曰：余如有病，其所赖唯东洞耳。后数年，患伤寒，心胸烦热，谵语妄言，小便不利，食不进者凡六日，家人乃召先生诊之。心胸烦满，四肢微肿，乃作茯苓饮使饮之，吐出水数升而愈。初，年六十，虽盛夏，重衣犹寒，以为衰老也，自病愈后，更服绮绤，无异少壮。由此观之，盖病也，非衰老也。

《成绩录》曰：一妇人患胃反九年，医治不效。先生诊之，心下挛结，吐而不渴，食触于口，即不爽快，心胸间有痰饮也。即与茯苓饮，服数日而愈。

《类聚方广义》本方条曰：治胃反吞酸嘈杂等，心下痞硬，小便不利，或心胸痛者。又治每朝恶心，吐苦酸水，或痰沫者，兼用南吕丸或陷胸丸等。

治老人常苦痰饮，心下痞满，饮食不消，易下利者。又治小儿乳食不化，吐下不止，及百日咳，心下痞满，咳逆甚者，均加半夏有特效。胁腹苦有癖块，或大便难者，兼用紫圆。

《方伎杂志》曰：一妇人患所谓疝积留饮痛者三四年，发则苦痛欲死，医治无效。饮食渐减，精力衰弱，仅不死耳。是时有美国名医来横滨，求治者户限为满，患者亦乘轿至横滨乞诊察。美医乃用种种器械诊察鼻耳胸腹各部，咸叹观止，以为日医不及也。诊毕云："此证不治。"虽苦求之，亦不与药。病人大失所望，归而悒郁不食。经家人亲戚苦劝，始渐进食，并集议乞治于余。余诊之，羸瘦而无血色，心下痞硬，脊痛无度，时吐水饮，食物不进，夜不安眠，故书郁郁，疲惫恶人。余思初不禁食，兼误医药所致，且面部四肢脱肉中现微肿，脉虽沉弱，想不必死之证。因与茯苓饮加半夏，每夜用消块丸八分。一月许，痞硬吐水稍减，胃纳稍佳。转与当归四逆加吴茱萸生姜汤，兼用消块丸一钱。又一月余，诸患去，饮食如常。病人及家人均谢再造之恩，可笑也。

枳实薤白桂枝汤之注释

胸痹，心中痞，留气结在胸，胸满，胁下逆抢心，枳实薤白桂枝汤主之，人参汤亦主之。（《金匮要略》）

【注】《方舆𫐐》本方条曰：此方治心中痞，气结而胸满，自胁下逆抢于心者。

《勿误药室方函口诀》本方条曰：此方治胸痹抢逆之势甚，心中痞结者，虽为瓜蒌薤白白酒汤一类之药，但白酒汤主喘息胸痛，半夏汤主心痛彻背不得卧，此方主胁下逆抢心，其趣各异。（中略）新崎国林能用之治心腹痛及噎膈反胃云。

由此二说，本条之意可解矣。

枳实薤白桂枝汤方

枳实、厚朴各 8.5 克，薤白 17 克，桂枝 2 克，瓜蒌实 4 克。

上细锉，以水三合，煎一合。去滓，一日分三回，冷或温服。

先辈之论说治验

东洞翁本方定义曰：治胸痹胸腹满痛上逆者。

求真按 由此腹证上立论，胸腹满，枳实厚朴之所治也。治疼痛，诸药协力之所致。主上逆则桂枝之力也。

《方机》本方主治曰：心中痞，胸胁满，自胁下逆抢心者，胸满，心痛或背痛者（南吕或控涎丹），嗝噎胸痛者（控涎或紫圆）。

《险证百问》曰：真膈噎者，师曰：真膈噎云云，与枳实薤白桂枝汤，或瓜蒌薤白白酒汤，或茯苓饮，或小陷胸汤，并以紫圆攻之，间有得治者。其治者，必有一块物，由胸下于腹，初按胁下如半月状，尽下于腹则大如瓜，乃噎止不吐饮食矣。秽物下，则如瓜者减而全得愈。

求真按 此证恐因胃癌而愈着于邻接脏器，由药力使之剥离，故得愈矣。

《生生堂治验》曰：一人患胸痛呕吐者已七年，变为嗝噎。师诊之，六脉细小，心下悸，有水声沥沥然，与枳实薤白桂枝汤，每时下赫赫圆三十丸。三日，所下痢皆色黑如漆，病势颇退。后十余日，心中懊侬，吐胶固黑痰后，所患方除。后经十余年之久，复发而死。

《类聚方广义》本方条曰：世之所谓痰劳，咳嗽胸满而痛，或胁肋肩背挛痛，而吐黏痰，或唾血者，宜此方。当以胸满、胸背挛痛为目的，兼用南吕丸或姑洗丸。

薤白之医治效用

《本草纲目》曰

薤白

【气味】辛苦温，无毒。

【主治】（上略）除寒热，去水气，温中，散结气，作羹食利病人诸疮，中风寒、水气，肿痛，捣涂之。（《别录》）

煮食，耐寒，调中，补不足，止久痢冷泻，肥健人。（日华）

治泄痢下重，能除下焦阳明之气滞（李杲、好古曰：下重者气滞也，四逆散加此以泄气滞）。治少阴病之厥逆泄痢及胸痹刺痛，下气，散血，安胎。（时珍）

补虚，解毒。（藏器）

《本草备要》曰：薤，辛苦温滑，调中，助阳，散血，生肌，泄下焦大肠之气滞。治泄痢下重，胸痹刺痛，肺气喘急，安胎利产，涂汤火伤。

《药征》曰：薤白，主治心胸痛而喘息，咳唾也，兼治背痛，心中痞。

《方伎杂志》曰：薤白，五月时采根之实，割为二而置于干。临用自小口切之，霉样气出。治痰饮、胸痹、肩背之痛等，洵圣药也。《类聚方》中用薤白诸方，其效可知矣。

由以上诸说，本药可谓为温性解凝药，主治心脏性喘息、心脏神经痛等，有特能。

瓜蒌实之医治效用

《本草纲目》曰

瓜蒌实

【气味】苦寒，无毒。

【主治】胸痹，悦泽人面。（《别录》）

润肺燥，降火，治咳嗽，涤痰结，利咽喉，止消渴，利大肠，消痈肿疮毒。（时珍）

补虚劳口干，润心肺。治吐血，肠风泻血，赤白痢，手面皱。（《别录》）

《本草备要》曰：瓜蒌仁，甘补肺，寒润下，能消上焦之火，使痰气下降，为治嗽要药。又能荡涤胸中之郁热垢腻，生津利肠，通乳消肿。治结胸、胸痹，治一切之血证。泻者忌用。

《药征》曰：瓜蒌实，主治胸痹也，兼治痰饮。

《方伎杂志》曰：瓜蒌实，由东洞翁先生之试验，用土瓜实也。胸痹、痰饮、咳嗽，其效非瓜蒌仁所及。今药铺采鬻土瓜实者多，且仲景方称实，非谓仁也。

由以上诸说观之，则本药可谓为冷性之消炎解凝药，有主治心肺原因性喘咳胸痛等之特能。

瓜蒌薤白白酒汤之注释

胸痹之病，喘息咳唾，胸背痛，短气，寸口脉沉而迟，关上小紧数，瓜蒌薤白白酒汤主之。(《金匮要略》)

【注】徐氏曰：此段实注胸痹之证脉，以后凡言胸痹，皆当以此概之，但微有参差不同耳。故特首揭之，以为胸痹之主证、主脉、主方也。

吉益南涯曰：凡曰胸痹，必有喘息咳唾之证。胸痹之病，喘息咳唾（痰饮闭塞血气，而气仅能通达而不畅行所致），胸背痛，短气（血气欲流通，故痛。痰饮自外闭，故短气也），脉沉而迟（本上有"寸口"二字，下有"关上小紧数"之五字，是因自外痰饮闭塞之所见也。迟，实貌），瓜蒌薤白白酒汤主之（此汤逐痰饮，循血气也）。

依此二说，可解本条之义矣。

瓜蒌薤白白酒汤方

瓜蒌实 2.4 克，薤白 9.5 克。

上细锉，以上清酒一合五勺，煎五勺。去滓，顿服。

求真按 本方及次方，以白酒煎出，虽为原法，但日本不产此物，故本吉益东洞翁之经验，以清酒代之。

先辈之论说治验

《续建殊录》曰：一妇人胸中痛，烦闷，无可奈何，切而按摩之，则其痛移于背，饮食及药汁均不能下，若下咽则必痛甚，一身肉脱，而脉微细。与瓜蒌薤白白酒汤，服二三帖，疼痛大减，饮食得以下咽。尔后经十余日，痛再发，以粉蜜汤作丹，兼用之，不数日，痊愈。

《类聚方广义》本方条曰：胸痹心胸痛彻背者，非此二方不能治（**求真按** 此二方者，谓本方及次方也），而尤以下方为胜，随证兼用姑洗丸。真心痛不得息者，宜选用以下二方。

瓜蒌薤白半夏汤之注释

胸痹不得卧，心痛彻背者，瓜蒌薤白半夏汤主之。(《金匮要略》)

【注】本条胸痹之下，当看做"喘息咳唾，胸背痛，短气"之九字解。不得卧者，喘息咳唾短气所使然。心痛，即心脏神经痛，彻于背部，不外胸背痛之增剧者，故本方主治前方证之剧者。二者之异处，乃在半夏之有无，以是可见其治效矣。东洞翁本方定义云：治瓜蒌薤白白酒汤证而呕者。又按云：当有呕或胸腹鸣证，此不过但云半夏治效之一部耳，不足为定义，然可供参考。

瓜蒌薤白半夏汤方

瓜蒌实 2.4 克，薤白 3.6 克，半夏 7.2 克。

煎法用法同前。

先辈之论说

《类聚方广义》本方条曰

《外台》瓜蒌汤，瓜蒌实一枚，半夏半斤，薤白一斤，枳实二两，生姜四两。

上五味，㕮咀。以白酒一斗，煮取四升，服一升。主疗正同（**求真按**　主疗正与本方同意也）。今试之于瓜蒌薤白半夏汤证而心胸痞满者，甚良。

求真按　此扩充本方方意也，可随证用之。

蛔痛，间有疑似二方证者，然二方必有痰涎短息，且痛必彻背；蛔痛必吐清水，或白沫，或恶心，或痛有转移，以此为异耳。

甘草汤之注释

少阴病二三日，咽痛者，可与甘草汤。不瘥者，与桔梗汤。(《伤寒论》)

【注】仲景称少阴病云云，有深意存焉（可参照太阳病篇半夏散及汤条）。但本方不限于少阴病，总以主治急迫者，故虽咽喉痛，但视诊上无著变。只由急迫而疼痛者，以本方为主治也。详细处可对照太阳病篇甘草之医治效用条。

甘草汤方

甘草 8 克。

上细锉，以水一合，煎五勺。去滓，温服。

先辈之论说

《得效方》曰：独胜散（**求真按**　即本方也），解药毒、虫毒、毒虫蛇诸毒。

《外台秘要》曰：近效一方（**求真按**　此亦本方也），疗赤白痢，日数十行，不问老少。

《锦囊秘录》曰：国老膏（**求真按**　此即本方之炼药也），一切痈疽将发，预期服之，则能消肿逐毒，使毒气不内攻，其效不可具述。

《圣济总录》曰：甘草汤，治热毒肿，或身生瘰浆者。又治舌卒肿起，满口塞喉，气息不通，顷刻杀人。

求真按　以上诸证本方有效者，悉皆由治急迫之能也。

《类聚方广义》本方条曰：凡用紫圆、备急圆、梅肉丸、白散等，未得吐下快利，恶心腹痛，苦楚闷乱者，用甘草汤则吐泻俱快，腹痛顿安。

孙思邈曰：凡服汤而呕逆不入腹者，先以甘草三两，水三升，煮取二升，服之得吐。若不吐，则益佳。消息定后，服余汤，即流利不更吐矣。此急迫惯闷之证，不与半夏生姜之所主病同情，宜注意处置之。

桔梗汤之注释

少阴病二三日，咽痛者，可与甘草汤。不瘥者，与桔梗汤。（《伤寒论》）

【注】与甘草汤而咽痛不瘥者，可与本方之意。以甘草汤不治之咽痛，其证候不仅由于急迫，是因咽喉内发赤肿胀，或化脓也。故加桔梗于甘草汤中以治急迫，并以治疗器质的病变也。

咳而胸满，振寒，脉数，咽干不渴，时出浊唾腥臭，久久吐脓如米粥者，为肺痈。桔梗汤主之。（《金匮要略》）

【注】咳而胸满者，因咳而心下部膨满之意。唾，与痰同义。出浊唾腥臭者，咯出有腥臭之浊痰也。又肺痈者，为咯出脓或脓血的病证之泛称，包含现今之腐败性及化脓性气管炎，及急性肺炎、肺坏疽、肺脓疡等证也。

在《金匮》，因本方与桔梗白散之主治相等而引起种种之议论。如尾台榕堂曰：咳而胸满、振寒、脉数云云，此肺痈证之至剧至重者，虽与白散，犹且难求其效，况此方乎？《金匮》桔梗汤与《外台》之桔梗白散证治正同全属错误，验之事实，二方所主治、其病之轻重、治之缓急，自判然矣。此说不为无理，但因此引起有桔梗白散证而无桔梗汤证之不合理之理点。故浅田氏曰"若咳而胸满，振寒，脉数，咽干不渴，时出浊唾腥臭，久久吐脓如米粥者，为严重之证候；若精气耗损，不能攻者，宜桔梗汤。"由是观之，二方之主治正同，恐其间解有虚实之差者，较为妥当耳。

桔梗汤方

桔梗 21.5 克，甘草 14.5 克。

上细锉，以水三合，煎一合。去滓，一日分三回，温或冷服。

先辈之论说

《圣惠方》曰：喉痹肿痛，饮食不下者，宜服此方。（中略）服后脓出即消。

《和剂局方》曰：如圣汤（**求真按**　即本方也）治风热毒气上攻咽喉，咽痛喉痹，肿塞烦闷，及肺痈咳嗽，咯唾脓血，胸满振寒，咽干不渴，时出浊沫，气息腥臭，久久吐脓，状如米粥。又治伤寒之咽痛。

《预备百要方》曰：治喉痹饮食不通欲死之方（**求真按**　即此方也），兼治马喉痹（马项长，故凡痹在项内，深而不见，肿连于颊，壮热，吐气数者是也）。

《证治准绳》曰：痘疮初出咳嗽，到今未愈者，是肺中之余邪未尽也，宜甘桔汤（**求真按**　即本方也）。

求真按　本方以祛痰作用为主，镇咳作用为客也，不可误。

东洞翁本方定义曰：治甘草汤证有肿脓，或吐黏痰者。

又曰：按，黏痰如脓者主之。

求真按　此说虽是，若不作有脓，或有脓血者亦主之，则不完。

《方机》本方主治曰：咽痛者（应钟），咽中肿不能饮食者。肺痈（应钟），痈疽（伯州或梅肉，初发者宜灸之），诸肿有脓者（伯州、梅肉）。

《丛桂亭医事小言》曰：肺痈出于《灵枢》《素问》，隐隐而痛者，肺疽也。上肉微起者，肺痈也。此病初发，无异风邪咳嗽，引膈而咳痛，其痛处隐隐于左右之肋骨间。张戴人云限于左胁，余所见则不然。常有咳嗽而引钧痛，故用意不辨则误矣。此证音声发金锈声，又云水咳样声，类似于麻疹之咳。浊唾臭，其中有如米粥之团块痰而似于脓，故投于水则脓沉形散而凝于底。有如米粥，间有带血者，尤有腥臭。《医灯续焰》曰：试肺痈法。凡人觉隐痛，咳嗽，有臭痰，吐在水内沉者是痈脓，浮者是痰也。其人言语气息颇臭，而自己亦觉臭气，膈间且有弱痛，或背脊有隐隐微肿。张戴人云：有微寒热，自汗盗汗而似劳瘵者，更其证脉浮洪，或大数，或滑数等，皆可治。（中略）此证之各证候，均以桔梗为主药。

求真按　虽如南阳氏说，此证以桔梗为主药，但亦有以薏苡仁为主药者矣。

排脓汤之注释

疮痈肠痈浸淫病脉证并治法。（《金匮要略》）

排脓汤方

甘草二两，桔梗三两，生姜一两，大枣十枚。

上四味，以水三升，煮取一升。温服五合，日再服。

求真按 换算今之克量则如下：

甘草 9.5 克，桔梗 14.5 克，生姜 5 克，大枣 12 克。

上细锉，以水三合，煎一合。去滓，一日分三回，温服。

有是方而无证，后学无所适从。兹录东洞翁之说如下。

排脓汤之证虽缺，若据桔梗汤观之，则其主治也明矣。桔梗汤证曰：出浊唾腥臭，久久吐脓。仲景曰：咽痛者，可与甘草汤；不瘥者，与桔梗汤。是乃以甘草缓其毒之急迫，而吐浊唾脓，非甘草之所主也，故不瘥者，乃加桔梗也。由是观之，若肿痛急迫时，则用桔梗汤。吐浊唾脓多时，则用排脓汤（**求真按** 肿痛急迫为主，吐浊唾脓为客时，则用桔梗汤。吐浊唾脓为主，肿痛急迫为客时，宜用排脓汤）。

上说论定，学者须根据此说以运用本方。

先辈之论说治验

《金匮要略本义》曰：排脓汤之一方，尤为缓治。盖上部胸喉之间有欲成疮痈之机，则当急服之。

求真按 用本方者，可不问体之上部或下部，及疮痈之将成与已成，无乎不可。

《张氏医通》曰：排脓汤，治内痈从呕脓而出者。

求真按 内痈者，即体内部的化脓性疾患之本方证，可以不问脓之从呕而出，或从咳嗽而出，或从二便而出，悉皆用本方为佳。

东洞翁本方定义曰：治诸疡有脓血，或吐黏痰而急迫者。

求真按 可与东洞翁之前说对照。

《续建殊录》曰：一男子某，患肺痈。其友人佐佐氏投药。尔后脓从口鼻出，两便皆带脓，或身有微热而时恶寒，身体羸瘦，殆如不可药，乃来求治。先生与排脓汤及伯州散，经日而廖。

一人患淋病七年，百治不效。其友人有学医者诊之，与汤药，兼用七宝丸或梅肉散，久服无效。于是请治于先生。先生诊之，小腹挛急，阴头含脓而疼痛，不能行步，乃作排脓汤与之。服汤数日，旧疴全瘳。

求真按　本方中以含甘草、大枣，于腹证上右腹直肌挛急，南涯氏称小腹挛急，盖此意也。

《成绩录》曰：一男子患痈，俗谓发背者，大如盘。一医疗之，三月不瘥。因转医，加外治。肿痛引股，小便难，大便不通，腹硬满，短气微喘，舌上无苔，脉弦数。先生视其硬满，与大黄牡丹皮汤，秽物下，硬满减，但唯发背自若，喘满时加，浊唾黏沫如米粥。因与排脓汤，兼服伯州散，吐黏痰数升，诸证痊愈。

求真按　以一方并治痈肿及肺痈，可见其妙矣。

桔梗之医治效用

《药征》曰：桔梗，主治浊唾肿脓也，兼治咽喉痛。

上四方，皆仲景之方也。而排脓汤以桔梗为君药，其证不载。今乃历观用桔梗诸方，或曰肺痈，或曰浊唾腥臭，或曰吐脓，而以桔梗为君药者，名为排脓，则其能排脓也明矣。

诸说虽是，若不以主治为浊唾肿脓，或脓血，或祛痰困难等，及兼治咽喉肿痛者，则不全。

《本草备要》曰：桔梗，苦辛微温，（中略）开提气血，表散寒邪，清利头目咽喉、胸膈之滞气。凡痰壅（**求真按**　是壅滞于咯痰之支气管或肺泡内而不得咯出者，如毛细管炎及肺炎等，即此例也），喘息（**求真按**　是亦限于由咯痰之壅滞者），鼻塞干咳（**求真按**　此干咳，欲将郁滞者由咯痰咯出然者，与其他干咳异），胸膈刺痛（**求真按**　是郁滞于肺泡内之咯痰刺激于胸膜故也），（中略）并宜以桔梗开之。（中略）养血，排脓，补内漏（故治肺痈）。

此说虽不脱阴阳五行之气味，但可取之处不少。故合上二说，可以知本药之作用矣。

芍药甘草汤之注释

伤寒，脉浮，自汗出，小便数，心烦，微恶寒，脚挛急，反与桂枝汤以攻其表，此误也。得之便厥，咽中干，烦躁吐逆者，作甘草干姜汤与之，以复其阳；若厥愈足温者，更作芍药甘草汤与之，其脚即伸。若胃气不和，谵语者，少与调胃承气汤。若重发汗，复加烧针者，四逆汤主之。（《伤寒论》）

【注】伤寒，脉浮，自汗出，小便数，心烦，微恶寒，脚挛急者，为表里阴阳相半证，即为桂枝加附子汤证，故不能治其阴证。与桂枝汤发表者，误也。若已与之而误治，便发为四肢厥冷，咽中干，烦躁吐逆之变证，此时宜与甘草干姜汤，使恢复其阳，即血气是

也。若服此汤后，四肢厥冷恢复，足温暖者，则更与芍药甘草汤时，其足自能伸展也。

芍药甘草汤方

芍药、甘草各 14.5 克。

上细锉，以水二合，煎一合。去滓，一日分三回，温服。

芍药甘草汤之腹证

已述于太阳病篇之芍药及甘草之医治效用，其腹证现腹直肌挛急。故认此腹证而处本方时，不仅主治下肢而已，即上肢之挛急，及其他因一般脏器组织之紧缩急剧，而发诸证。此东洞翁所以谓本方以治拘挛急迫者为定义也。

先辈之论说治验

《魏氏家藏方》曰：六半汤（**求真按**　即本方也）治热湿脚气，不能行步者。

《内科摘要》曰：芍药甘草汤治小肠府发咳而矢气（**求真按**　矢气，放屁也）者。

《朱氏集验方》曰：去杖汤（**求真按**　即本方也）治脚弱无力，行步艰难者。

《医学心悟》曰：芍药甘草汤，止腹痛如神。

《古今医统》曰：芍药甘草汤治小儿热腹痛，小便不通，及治痘疹之肚痛。

求真按　本方非利尿剂，此说不可轻信。

《建殊录》曰：云州医生祝求马，年二十许。一日忽苦跟痛，如锥刺，如刀刮，不可触近，众医无能处方者。有一疡医，以为当有脓，以刀劈之，亦无效。于是迎先生诊之，腹皮按之挛急，不驰。作芍药甘草汤使饮之，一服即已。

《生生堂医谈》曰：有一翁，五十余岁，闲居则安静，稍劳动即身体疼痛不宁，家事废治者殆三十年，医药亦无一验。来请余治，察视周身有青筋，放之，毒血迸出甚多，即与芍药甘草汤。后来请治十次而复常，耕稼随意矣。

求真按　此证宜刺络外，并宜合用桂枝茯苓丸于芍药甘草汤中。

《麻疹一哈》曰：一人患麻疹，疹后经数十日，自舌本之左边至牙龈，肿痛如刺，又自耳后连左额，痛楚不堪，呻吟之声达于四邻。更医十一人，芎黄、梅肉之类，亦无所不知，或缓或急，迁延自若。越二年，春三月，请余诊治。舌本强直，肿痛不能言，妻为代告苦楚之状。因按其腹，自心下至脐上，惟腹皮拘急甚，而无他异，乃作芍药甘草汤使饮之，下痢日二三行。三日，痛楚减半。二十日许，肿痛痊愈，已能言语矣。再为详悉腹候，胸腹微满，时或微痛，以紫丸攻之，服后每下利如倾。约十日许用一次，凡五六次。约经百日许，诸证治愈，而健食倍常云。

求真按　本方非下剂，服之下痢者，是即瞑眩也。

《类聚方广义》本方条曰：治腹中挛急而痛者。小儿夜啼不止，腹中挛急甚者，亦有奇效。

芍药甘草附子汤之注释

发汗，病不解，反恶寒者，虚故也。芍药甘草附子汤主之。(《伤寒论》)

【注】有表证，当发汗，则病解而恶寒止。虽为至当之发汗，但病不唯不治，而反恶寒者，此非表证之恶寒，是因身体虚弱之所致，故宜以本方为主治之意也。

芍药甘草附子汤方

芍药、甘草各 14.5 克，附子 5 克。

上细锉，以水三合，煎一合。去滓，一日分三回，温服。

芍药甘草附子汤之腹证

本方为芍药甘草汤加附子，故其腹证亦即芍药甘草汤之腹证加有附子证者以为本方之腹证也。东洞翁以本方治芍药甘草汤证之恶寒者为定义，将芍药甘草汤证与此仲景论参酌，虽不为无理，但"恶寒"二字只能代表附子之外证，而无脉腹二证之意味，故其说未为尽是。

先辈之论说

《张氏医通》曰：芍药甘草附子汤治疮家发汗而成痉者。

《类聚方广义》本方条曰：治瘤毒沉滞，四肢挛急，难以屈伸，或骨筋疼痛，寒冷麻痹者，兼用七宝承气丸或十干承气丸。此方加大黄名芍药甘草附子大黄汤，治寒疝，腹中拘急，恶寒甚，腰脚挛痛，睾丸𤷍肿，二便不利者，有奇效。

《勿误药室方函口诀》本方条曰：此方不仅治发汗后之恶寒，并治芍药甘草汤证之属于阴位者。又附子代以草乌头而有治虫积痛之妙。又活用于疝病或痛风鹤膝风等，由痛风而鹤膝也。以绵包足，云有效于冷证。凡下部之冷，专于腰以下者，苓姜术甘也；专于脚部者，此方也。又湿毒之后，足大冷者，亦可用之。若有余毒者，可兼用伯州散。

甘草小麦大枣汤之注释

妇人脏躁，喜悲伤欲哭，象如神灵所作，数欠伸，甘麦大枣汤主之。(《金匮要略》)

【注】脏者，子宫也。脏躁者，子宫病性神经证也。"喜"及"数"字，屡之意。像如神灵所作者，病者言动之状态，恰如神灵凭依而使动作之意也。欠伸者，呵欠也。

甘草小麦大枣汤方

甘草 5.5 克，小麦 29 克，大枣 5 克。

上细锉，以水二合，煎一合。去滓，一日分三回，温服。

甘草小麦大枣汤之腹证

本方以有甘草大枣，于腹证上是右腹直肌挛急。若有此腹证，不问老少男女，与本方颇佳。

先辈之论说治验

东洞翁本方定义曰：治急迫而惊狂者。

《古方便览》本方条曰：一妇人，年二十八，无故悲泣不止。余诊之，腹皮挛急，小腹有块，即作此方及硝石大圆，四五日愈。

《方舆輗》本方条曰：此方在《金匮》治妇人脏躁，实可不拘男女老少妄自悲伤啼哭者，用之皆有效。盖甘草、大枣者，缓急迫也。小麦者，《灵枢》云：心病宜食小麦；《千金》云：小麦养心气。凡以心疾而迫者，概可用之。近有一妇人，笑不止，诸药无效。余沉思良久，笑与哭是出于心之病也，因与甘麦大枣汤，不日得愈。

一小孩昼夜啼哭不止，用甘连紫丸、芍药甘草等无寸效。试与甘麦大枣汤，一两日而止。自是以后，用治小儿啼哭甚多。此方本疗妇人脏躁悲伤证，然能有利于婴儿又如此，故凡用药，当无老少男女之别。于方书虽有标妇人、称小儿者，但可不必拘执也。

《生生堂治验》曰：一妇人妊娠至五月，患水肿，及分娩尚甚。(中略)尔后发痫，狂呼妄骂，昼夜无常。将脉，则张目举手，势不可近。因换以甘麦大枣汤，服百数帖，渐渐复原。

《类聚方广义》本方条曰：脏，子宫也。此方治脏躁，以能缓急迫也。孀妇、室女，平素忧郁无聊、夜夜失眠等人，多发此证。发则恶寒发热，战栗错语，心神恍惚，坐卧不安，惨泣不已。服此方，有立效。又痫证、狂证，仿佛前证者，亦有奇验。

《勿误药室方函口诀》本方条曰：此方虽为主治妇人脏躁之药，但凡右腋下及脐旁有拘挛结块处，用之有效。又用于小儿啼泣不止者，有速效。又有用于大人之痫病，是根据"病急者，食甘以缓之"之意也。

小麦之医治效用

《本草纲目》曰

小麦

【气味】甘、微寒，无毒（恭曰：小麦作汤，不许皮坼，坼则性温，不能消热止烦也）。

【主治】除客热，止烦渴咽燥，利小便，养肝气，止漏血唾血，令女人易孕。（《别录》）

养心气，心病宜食之。（思邈）

煎汤饮，治暴淋。（宗奭）

陈者煎汤饮，止虚汗。烧存性，油调涂诸疮、汤火伤灼。（时珍）

小麦中由含多量之淀粉，虽不难推知有缓和包摄作用。但如恭氏之说观之，则其外皮有解热、消炎、缓和脑神经之特能矣。

甘草粉蜜汤之注释

蛔虫之为病，令人吐涎，心痛，发作有时，毒药不止者，甘草粉蜜汤主之。（《金匮要略》）

【注】《方舆輗》本方条曰：蛔虫之心腹痛，发作有时，毒药无效者，以此甘平之品而得安者间有之。此证脉多洪大者也。

《勿误药室方函口诀》本方条曰：此方不仅治蛔虫之吐涎，虽无吐涎，亦可用于心腹痛甚者。故若投乌梅丸或鹧鸪菜汤等而反激痛者，与此汤而弛缓时，必止腹痛也。凡治虫积痛，嫌药苦味，强与则呕哕者，宜此方。论中"毒药不止"四字，宜深味之。故诸病服众药而呕逆不止者，有效。一妇人伤寒热甚，呕逆不止，用小柴胡汤不解。一医为水逆，与五苓散，益剧。与此方，呕逆即瘥。此即《玉函》单甘草汤之意，更妙。

由此二说观之，则以毒药不止者，是以他种之驱蛔药使人吐涎，不能止心痛，发作有时之证也。

甘草粉蜜汤方

甘草8克，铅粉4克，蜜12克。

以水九勺，先煮甘草，取六勺。去滓，纳粉蜜，煎如薄粥，顿服之。

求真按 原书只云粉，但未明何种之粉末。诸说纷纭，莫衷一是。现余依下列尾台说为铅粉。

《类聚方广义》本方条曰：粉者，粉锡也。《千金》用粱米粉，《外台》用白粱粉，近世又有用轻粉、甘草粉等者，俱误也。余家以粉锡、大黄二味等分为丸，名粉黄丸，治蛔虫心腹搅痛，吐白沫者，蛔下，其痛立愈。按《神农本经》曰：粉锡，杀三虫。陶弘景曰：疗尸虫。李炎之、陈藏器曰：杀虫。又《本草纲目》粉锡条引邵真人《治妇人心痛方》曰：急者，官粉为末，和葱汁丸，如小豆大，每服七丸，黄酒送下，即止。粉能杀虫，葱透气故也。又引张文仲《备急方》云：治寸白、蛔虫，以胡粉炒燥，入方寸匕于肉臛中，空心服，有大效。又葱白条引《杨氏经验方》云：蛔虫心痛，用葱白茎二寸，铅粉二钱，捣丸，服之即止。葱能通气，粉能杀虫也。粉锡驱虫之功，学者宜体验之。三虫者，蛔虫、蛲虫、寸白虫也。

先辈之论说

东洞翁本方定义曰：治吐涎，吐虫，心痛发作有时者。

《方舆輗》本方条曰：此本治虫痛之方也，吾常活用于水饮之腹痛，而得效者甚多。但此药若不应，手足身体即发肿者，此胃气将复之佳兆也。浮肿者，不可遽用利水剂，经日则自消矣。若或不消者，与肾气丸等亦可。大凡一旦无肿而愈者，永不再发。百试百效，真可谓神方矣。此事古书未曾道及，即今复古之大医先生，亦有所不知也。余不秘惜而记之，以告同志。

生姜甘草汤之注释

《千金》生姜甘草汤，治肺痿，咳唾涎沫不止，咽燥而渴。（《金匮要略》）

【注】 东洞翁本方定义曰：治咳唾涎沫不止，心下痞硬者。仲景方中用人参者，以此方用量最大。

又按当有心下痞硬，腹拘急之证。

此说，是示腹诊上有人参证者，为心下痞硬；有甘草大枣证者，为腹直肌挛急者也。故本方宜参酌仲景之论与翁之所说而用之。但依余之经验，此方于临床上不甚紧要，师所以特别提出者，盖欲示此方包含小柴胡汤等之方意耳。

生姜甘草汤方

生姜 12 克，人参 7 克，甘草、大枣各 9.5 克。

上细锉。以水二合五勺，煎一合。去滓，一日分三回，温或冷服。

甘遂半夏汤之注释

病者脉伏，其人欲自利，利反快，虽利，心下续坚满，此为留饮欲去故也，甘遂半夏汤主之。(《金匮要略》)

【注】和久田氏曰：(上略)心下坚，腹满，有青筋者，为甘遂半夏汤之腹证。其心下坚者，似枳术汤及桂姜草枣黄辛附汤之腹而如覆杯，但宜依各外证而分辨之。又其有青筋者，似于大黄甘遂汤证，但彼心下不成坚满，是其别也。或虽无腹胀满及青筋，但心下坚满者，是此方证也。此坚满，亦留饮所作，而加血结者也。半夏甘遂者，逐下有痰饮留于心下者；甘草芍药者，解血结挛急者。是故外证必有短气，宜兼痰饮之变而为胁下挛痛等证。《论》曰：病者脉伏，其人欲自利，利反快，虽利，心下续坚满，此为留饮欲去故也，甘遂半夏汤主之。

按本文有错置，"此为留饮欲去故也"八字，当在"利反快"之下。大意病者脉伏时，其人未药，但欲自利。凡自利者，不当有快利，因病而下利故也。然其自利反快者，此下利因留饮欲去故也。留饮下于胃中而自利欲去，则病毒自解而利反快也。若心下由初起坚满，虽下利，但不减，续自坚满者，是虽有下利，但为留饮无独自欲去之候。以甘遂半夏汤下其心下坚满之留饮也。

十枣汤主引痛，此方主心下坚满，是其别也。

由此说，虽可意解本条，但由余之经验，此心下坚满者，是肝脏左叶肿大漫延于心下之意味。故本条当述肝脏肿大，尤其为硬变证，及因此而成腹水之证治者也。

甘遂半夏汤方

甘遂 0.8 克，半夏 4.8 克，芍药 4 克，甘草 2 克。

上药，以水一合六勺，煮取四勺。去滓，纳蜜四勺，煎取五勺。顿服之。

先辈之论说

东洞翁本方定义曰：治芍药甘草汤证，而心下痞满及呕者。

又曰：按，为芍药甘草汤之加减方也，故当有挛急证。

《类聚方广义》本方条曰：治饮家，心下满痛，而欲呕吐，或胸腹挛痛者。此方之妙，在乎用蜜。故若不用蜜，不特不得效，且有因瞑眩而生变者，宜遵守古法用之。

求真按　此瞑眩，非真瞑眩，实中毒也，不可混之。

《勿误药室方函口诀》本方条曰：此方以"利反快与心下坚满"为目的，而脉不当伏也。虽为去一切心下留饮之主方，实非仅留饮已也。凡支饮及脚气等有气喘急者，用之有缓急之妙。控涎丹，本于此方之轻处者。又此方若不加蜜，则无反激之效。二宫桃亭壮年时，因用此方不加蜜而致败事，受东洞之督责，可不慎诸？

求真按 脉伏者，为水毒郁滞剧烈之征。故以此脉候与腹证为目的，而用此峻下剂也。云脉不当伏者，非也，不可从之。

十枣汤之注释

太阳中风，下利，呕逆，表解者，乃可攻之。其人漐漐汗出，发作有时，头痛，心下痞，硬满，引胁下痛，干呕，短气，汗出不恶寒者，此表解里未和也，十枣汤主之。（《伤寒论》）

【注】和久田氏曰：心下痞硬而满，引胁下痛，若以指头稍触心下及胁下之边，即惊恐而痛，或咳则引连胁腹，或动身举手则胸乳痛，即呼吸时亦无不如是，因水饮留于胸间心下而不下之所致也，故名悬饮。悬者，钩挂也。例曰：饮后水流在胁下，咳唾引痛，谓之悬饮是也。此方主治支饮，或咳家，由胸间胁下心下之水饮引痛者。《论》曰：太阳中风，下利呕逆，表解者，乃可攻之。

太阳中风，因表邪而水气走于里，而致下利呕逆者，凡表邪未解者，不可治下利呕逆，当治其表。表邪散，而下利呕逆自止矣（**求真按** 此葛根加半夏汤之所主治也）。若表邪解，仍有下利呕逆者，若系水饮，则可攻去其水矣。其人漐漐汗出，发作有时，头痛，心下痞硬满，引胁下痛，干呕，短气，汗出，不恶寒者，此表解，里未和也，十枣汤主之。此人病太阳中风，兼里证也，漐漐汗出者，汗至微貌也，可知其谓遍身漐漐微似有汗也。而其汗为发作有时，而非常出。若为表证，则非发作有时，当时常汗出也。头痛亦非表证，水气上逆而痛也。自心下痞硬满，引连胁下痛时，非热结之心下痞硬，是示水饮在心下之所致。此心下痞硬满而干呕者，当不因于表邪，短气亦非里实之候，水留心气之所致（**求真按** 是水留于心之意）。谓汗出不恶寒，是表证已解明矣。此汗出，非谓漐漐汗出，谓表证解时，虽一旦汗出，而恶寒已止矣。此谓为水气在里，其表证虽解，而里未解也。十枣汤非解里热之剂，是下水气在里，使和谐表里之方也。总之以心下痞硬满，引胁下痛为此证之眼目，攻之而水泻，则余证可随而解矣。谓表解者，虽头痛、干呕，亦非表证，皆里水之所致也。

按此说深得本条之义。

病悬饮者，十枣汤主之。（《金匮要略》）

【注】解在前条。

咳家其脉弦，为有水，十枣汤主之。（《金匮要略》）

【注】为有水者，为有水悬之略也。

夫有支饮家，咳烦，胸中痛者，不卒死。至一百日或一岁，十枣汤主之。(《金匮要略》)

【注】支饮者，咳逆倚息，短气不得卧，其形如肿者是也。支饮家者，有此宿疾的病者也。此病者若咳烦兼胸中痛时，不急死。犹能生存一百日，或一年，然放置之，则遂至于死。故当用本方驱逐水毒也。

归纳以上之仲景所论，则用本方者，当以心下痞硬满之腹证与弦或沉弦之脉应为主目的，而以咳嗽频发或牵引痛为副目的者也。故不问咳嗽的原因，为支气管，或胸膜，或心脏，或肋间之神经痛与四肢等，皆可用之也。而如本方之治咳嗽及牵引痛者，固由诸药协力之作用，但其主药以大枣为君故也。

十枣汤方

芫花、甘遂、大戟各等分。

上为细末。以水一合，先煮大枣12克，取五勺。去滓。纳上药末2克，搅和，顿服之。

先辈之论说治验

《外台秘要》曰：深师朱雀汤(**求真按**　此即本方也)，治久病癖饮，停痰不消，在胸膈上液液，时若头痛，眼睛牵，身体手足十指甲尽黄者。又治胁下支满若饮，即引胁下痛者。

汪氏曰：陈无择之《三因方》以十枣汤药料为末，用枣肉和为丸，治水气四肢浮肿，上气喘息，大小便不通者，盖善变通者也。

《嘉定县志》曰：唐杲，字德明，善医。治大仓武指挥之妻，起立如常，卧则气绝欲死。杲曰：是悬饮也，在喉间，坐则遂，故无害，卧则壅塞诸窍，不得出入而欲死也。投以十枣汤而平。

东洞翁本方定义曰：治病在胸腹掣痛者。

《方机》本方主治曰：胸背掣痛，不得息者。

《成绩录》曰：一妇人，心胸下硬满，痛不可忍，干呕，短气，辗转反侧，手足微冷，其背强急，如入板状。先生与十枣汤，一服而痛顿止。下利五六行，诸证悉愈。

《生生堂治验》曰：一妇人，年三十余，每咳嗽，辄小便涓滴，而污下裳者数回。医或以为下部虚，或以为畜血，经过各种治法百数日。先生切按之，其腹微满，心下急，按之则痛牵两乳，以及于咽，而咳至不禁。与十枣汤，每夜五分，五六日瘥。

《类聚方广义》本方条曰：治支饮咳嗽，胸胁刺痛，及肩背手脚走痛者。痛风，及支饮走注，手足微肿者，与甘草附子汤，兼用此方，则有掎捅之功。为丸用，亦佳。

《勿误药室方函口诀》本方条曰：此方主悬饮内痛。悬饮云者，外邪内陷，胃中之水，引举入胸，而成水饮在胸也。又虽有外表方张之情形，而汗出兼有头痛发热等证者，但以里水为主，而以表为客也。故以胸下痛，干呕短气，或咳烦，水气浮肿，上气喘急，大小便不利为目的，而可与此方。又引缺盆为目的而用之。其脉沉而弦，或紧也。又此方烈处，而用者亦不觉之。因咳家之水饮，若舍置之，则变为劳瘵。虽无引痛，而见水饮之候者，亦可直用此方。前田长庵之经验，一人手肿，其余无恙，元气饮食如故者，用此方，而水得泻，则速愈，可谓妙手矣。

《橘窗书影》曰：一人时时肩背急痛，胁下如刺，呼吸迫逼，不得动摇。医皆以为痰饮，治之而不愈。余以为悬饮之所属，与十枣汤得大效。其人平日嗜酒食肉，不能摄养。五六年后，此证大发，卒毙。

葶苈大枣泻肺汤之注释

肺痈，喘不得卧，葶苈大枣泻肺汤主之。（《金匮要略》）

肺痈，胸满胀，一身面目浮肿，鼻塞，清涕出，不闻香臭酸辛，咳逆上气，喘鸣迫塞者，葶苈大枣泻肺汤主之。（《金匮要略》）

【注】清涕出者，稀薄鼻涕出也。不闻香臭酸辛者，嗅觉脱失也。

支饮不得息，葶苈大枣泻肺汤主之。（《金匮要略》）

【注】此不得息（呼吸困难），因水毒充满气道也。

葶苈大枣泻肺汤方

葶苈 2 克，大枣 12 克。

以水一合八勺，先煮大枣，取一合二勺。去滓，纳葶苈，煮取五勺。去滓，顿服。

先辈之论说治验

《医学纲目》曰：孙兆视雷道矩病吐痰，顷间已及一升，喘咳不已，面色郁暗，精神不快。兆与仲景之葶苈大枣汤使服之。一服讫，已觉胸中快利，略无痰唾矣。

《圣济总录》曰：葶苈汤（**求真按** 即本方也），治伤寒后，上气喘粗，身面肿，小便涩者。

东洞翁本方定义曰：治浮肿咳逆，喘鸣迫塞，胸满强急者。

求真按 强急者，谓胸腹肌强而挛急也。

甘遂、大戟、芫花、葶苈之医治效用

此四药者，为主治泻下胸廓之停水的峻药，但以甘遂为最有力，大戟、芫花次之，葶苈更次之。故虽皆主治胸痛及咳嗽喘鸣，但其异处，前三者镇痛作用为主，喘咳作用为客；后者治喘咳作用为主，镇痛作用为客。宜参照下说。

《本草备要》曰：甘遂，苦寒有毒，能泻肾经及隧道之水湿，直达水气结处，以攻决为用，为下水圣药。主十二种水，大腹肿满，癥瘕积聚，留饮宿食，痰迷癫痫。虚者禁用。

《药征》曰：甘遂，主利水也，兼治掣痛，咳烦，短气，小便难，心下满。

《本草备要》曰：大戟，苦寒有毒，能泻脏腑之水湿，行血发汗，利大小便。治十二种水，腹满急痛，积聚癥结，颈腋之痈肿。通经，堕胎，泻肺。误服则损真气。

《药征》曰：大戟，主利水也，兼治掣痛，咳烦。

《本草备要》曰：芫花：苦温有毒，去水气痰癖。疗五水在五脏皮肤，胀满喘急，痛引胸胁，咳嗽瘴疟。

《药征》曰：芫花，主逐水也，兼治咳及掣痛。

《本草备要》曰：葶苈，辛苦大寒，属火，性急也。大能下气，行膀胱之水，肺中水气急者，非此不能除。破积聚癥结、伏留热气，消肿，除痰，止嗽，定喘，通经利便。久服令人虚。

《药征》曰：葶苈，主治水病也，兼治肺痈、结胸。（上略）用葶苈之证，浮肿清涕，咳逆喘鸣者也。

大陷胸汤之注释

太阳病，脉浮而动数，浮则为风，数则为热，动则为痛，数则为虚。头痛发热，微盗汗出，而反恶寒者，表未解也。医反下之，动数变迟，膈内拒痛；胃中空虚，客气动膈，短气躁烦，心中懊憹；阳气内陷，心下因硬，则为结胸，大陷胸汤主之。若不结胸，但头汗出，余处无汗，剂颈而还，小便不利，身必发黄也，茵陈蒿汤主之。（《伤寒论》）

【注】自首句至"表未解也"一段，文意可以"头痛发热"至"表未解也"数句，接"太阳病，脉浮而动数"之下观之，又此证如下说。

成氏曰：动数，皆阳脉也，当责其邪在表。

钱氏曰：表未解者，乃桂枝汤证也。

若系桂枝汤证，则"表未解"之下，宜有桂枝汤字句，即假定可解者。自"浮则为风"至"数则为虚"之数句，虽释"脉浮而动数"之一句，但为王叔和之注文掺入之说为多，则宜以省略为佳。故全体之意云：太阳病，脉浮而动数，头痛发热，微盗汗出，反恶寒者，表证未去，则当以桂枝汤发汗，不可下也。然若误下时，仲景曰：病发于阳而下之，则因热入而为结胸。病发于阴，而反下之，因为痞，所以成结胸者，以下之太早故也。因误下，表热内陷而至于成结胸者（此解在下），为欲示此结胸之证治。因"医反下之"以下之建论也，即医反下之（不可下而下，故云反也），动数变迟（表证动数之脉，因误下，表邪内陷，变为迟脉者，为病毒内实之应也），拒痛（拒者，反抗之意。拒痛者，因胸廓内之正气与内陷之邪气抗争而发为痛也），胃中空虚（谓因误下，损胃之正气也），客气动膈（客气者，邪气之意。故客气动膈者，内陷之邪气冲动胸内也），短气躁烦（短气者，呼吸短促之意。躁烦者，扰乱烦闷也），心中懊侬（解揭栀子豉汤条），阳气内陷（阳气者，客气之别称，即邪气在表之意。故阳气内陷者，因误下，在表之邪气，即表热内陷也），心下因硬者，则为结胸，大陷胸汤主之（因者，关系于前所举之事实也。故"心下因"之以下，举前事之关系，而心下部致硬者，称为结胸，当即以本方为主治也）。

伤寒六七日，结胸热实，脉沉而紧，心下痛，按之石硬者，大陷胸汤主之。（《伤寒论》）

【注】本条论非因误下而为自然之结胸。伤寒经过六七日顷，为当发柴胡证之时期。则所谓伤寒六七日，结胸热实者，暗示由柴胡证而至于结胸也，并谓结胸之热实，即热证，且系实证也。而沉脉者，谓不病于外，而在于内之候。紧脉者，有水毒之征。故沉而紧云者，其结胸不仅由热毒，是指示水毒亦与有力焉。又心下痛者，心下部自有作痛也。石硬者，如石坚硬也。

伤寒十余日，热结在里，复往来寒热者，与大柴胡汤。但结胸，无大热者，此为水结在胸胁也，但头微汗出者，大陷胸汤主之。（《伤寒论》）

【注】伤寒经过十余日顷，为当发阳明证之时期。则虽云热结在里，若为阳明证时，理当但热不寒。兹为热结在里，而又往来寒热者，非纯阳明证，而为少阳阳明之合病也明矣，故云与大柴胡汤也。然反之，只为结胸而无大热，且无往来寒热，只由头部微出汗者，与纯热结证异，由水热二毒（前条云结胸热实，而本条云水结。由是观之，则结胸由于水热二毒也明矣），凝结于胸胁者，故以本方为主治也。

丹波元坚曰：结胸者何耶？因饮邪（**求真按** 饮即水毒，邪即热毒也）相结，盘踞于胸膛（**求真按** 胸膛，胸廓也），遂及于心下者，是也（《明理论》曰：所谓结者，系结之结，若不能分解者也）。

此说能释结胸，当深思之。

太阳病，重发汗而复下之，不大便五六日，舌上燥而渴，日晡所小有潮热，心胸发大烦，从心下至少腹硬满而痛不可近者，大陷胸汤主之。（《伤寒论》）

【注】太阳病，若发汗而解，则不可再发汗，又不可下之为法。然重发汗而复下之者，皆为误治。故加一"复"字，是暗示此意。虽与初条"表热内陷而作结胸者"一样，但于

彼条误治仅一回，止为比较的轻证；而本条则由屡次之误治，故有重证之差耳。即于此五六日，便不通，舌干燥而渴，心部发大烦，至日没时现潮热者，不独心下部，且至下腹部，皆坚紧满而疼痛，且知觉极过敏，而为手指不能近之剧证也。

伤寒五六日，呕而发热者，柴胡证具，而以他药下之，柴胡证仍在者，复与柴胡汤。此虽已下之，不为逆，必蒸蒸而振，却发热汗出而解。若心下满而硬痛者，此为结胸也，大陷胸汤主之；但满而不痛者，此为痞，柴胡不中与之，宜半夏泻心汤。(《伤寒论》)

【注】解详小柴胡汤条。

大陷胸汤方

大黄 6.5 克，芒硝 4 克，甘遂 1.2 克。

上细锉。以水一合五勺，先煮大黄，取五勺。去滓，纳芒硝，溶后，纳甘遂末，搅和顿服之。

先辈之论说治验

柯琴《方论》曰：大陷胸汤丸（**求真按**　此即本方为丸方者也），若比大承气汤，则更峻。治水肿及痢疾初起者甚有捷效，然必视其身体壮实者而施之。若平素虚弱或病后不任攻伐者，当虑有虚虚之祸。

求真按　不特限于本方，总之甘遂剂若辨证不明则不可轻用。

《古方便览》曰：胸高起或踾背成佝偻状者，或腹内陷下而濡，引连于背，脚细软，羸瘦不能步行，手臂不遂者，此方颇佳。

求真按　本方不背陷胸之名，能治胸廓前后高起，所以能治龟胸及压迫性脊髓麻痹。

《类聚方广义》本方条曰：肩背强急，不能言语，忽然而死者，俗称早打肩。急以针放血，并与此方，以取峻泻，可回一生于九死中。

求真按　余亦尝以本方用于此证而得奇效。

脚气冲心，心下石硬，胸中大烦，肩背强急，短气不得息者；或产后血晕，及小儿急惊风，胸满，心下石硬，咽喉痰潮，直视痉挛，胸动如奔马者；或真心痛，心下硬满，苦闷欲死者。以上诸证，若非治法神速，方剂峻快，则不能救治。宜用此方，是摧坚应变之兵也。惟能得其肯綮，执其枢机者，乃可用之耳。

《勿误药室方函口诀》本方条曰：此方为热实结胸之主药，其他胸痛剧者，有特效。一士人胸背彻痛，昼夜苦楚不可忍，百治无效，自欲死，服大陷胸汤三帖而霍然。又脚气冲心，昏闷欲绝者，服此方而苏。凡医者临危证，若无此手段则不可。又因留饮而凝于肩背者，有速效。小儿龟背等，有用此方者。其轻者，宜大陷胸丸。又小儿欲成龟胸者，早用此方则可收效。

《橘窗书影》曰：一男孩年十一，腹满而痛，呕吐甚，不能纳药。医作疝治，增剧。胸腹胀痛，烦躁不可忍。余作大陷胸汤，使淡煎冷饮。须臾，吐利如倾，腹痛烦躁顿减。后与建中汤，时时兼用大陷胸丸而平复。

求真按 此证以胸腹胀痛烦躁为主证，而呕吐其客证也。故以主证为目的而处以本方，则客证不治而自治矣。若误以呕吐为主证，而用小半夏汤等之镇吐剂，不仅呕吐不能治，且其死期可待，以是可知主客之不可忽也。

一人尝患腹痛，一日大发，腹坚满，自心下至小腹刺痛不可近，舌上黄苔，大小便不利。医以为寒疝，施药反增呕逆，昼夜苦闷难堪。余诊之，以为结胸，与大陷胸汤。因呕气而不能下痢，乃以啣筒自谷道灌入蜜水，尔后大便快利数十行，呕止，腹满痛顿减。后与建中汤而痊愈。

求真按 主证先现，客证后见。

大陷胸丸之注释

结胸者，项亦强，如柔痉状，下之则和，宜大陷胸丸。（《伤寒论》）

【注】病结胸者，不仅心下硬满，且项部亦强，其状恰如柔痉者，以大陷胸丸泻下之则复常态也。如柔痉状者，柯氏云：头不痛而项犹强，不恶寒而头汗出，故曰如柔痉状。即似葛根汤证之项背强急，而不头痛，不恶寒，而自汗出者。又此证所以不用大陷胸汤者，山田氏云：凡结胸有热者，宜用大陷胸汤以下之；其无热者，宜用大陷胸丸以下之。《论》云：过经谵语者，以有热也，当以汤下之。而医以丸药下者，非其治也。可见丸方本为无热者而设。如上所述，本来无热证故也。

和久田氏曰：胸骨高起，心下按之亦硬而不痛，项背常强，俗称鸠胸者，所谓龟胸是也。此证多得于胎毒，非一时之剧证也，故无伏热或手不可近之痛。论曰：结胸者，项亦强，如柔痉状，下之则和，宜大陷胸丸。

柔痉者，云身体强几几也。几几者，项背强貌，俗称伸延猪头，或谓反顾坚强者。此因结胸之毒达于项背，而项背亦强如柔痉也。若以大陷胸丸下之，则其强者和如常人矣。不云愈而云和者，关系于结毒的形状也。

若攻自胎受病或血块等陈瘤之证者，汤药反不能专攻其结毒，故以丸药治之为法。是故所谓龟胸、龟背及痤痫之得于胎毒者，其毒渐增成为伛偻废疾之类而成伛偻老人者，俗云见于《庄子》之背虫是也。此证在《奇览》为葛根汤证，恐非也。既云结胸，项亦强时，因结胸而项背强，或成龟背者，可知其结胸之毒大矣。

皆为大陷胸丸所治也，虽然，因此方为攻击剂，不可日日用之，是以须审其外证（**求真按** 当改为审其脉腹外证），或日用小陷胸，或旋覆花代赭石汤，或半夏厚朴汤，或厚朴生姜半夏人参甘草汤之类（**求真按** 以小陷胸汤或大小柴胡汤证为最多），加以灸灼。

隔五日或七日，可以大陷胸丸攻之。

此说是也。当可详审仲景意矣。

大陷胸丸方

大黄 8 克，葶苈、杏仁各 6 克，芒硝 10 克，甘遂 6 克。

上为细末，以蜂蜜为丸。顿服 2 克。

先辈之论说

《医宗金鉴》曰：大陷胸丸，治水肿肠澼之初起，形气俱实者。

《类聚方广义》本方条曰：东洞先生晚年以大陷胸汤为丸而用之，犹理中、抵当二丸例，泻下之力颇峻。如毒聚胸背，喘鸣咳嗽，项背共痛者，此方为胜。

治痰饮疝瘕，心胸痞塞结痛，痛连项背臂膊者。或随宜用汤药中兼用此方亦良。

小陷胸汤之注释

小结胸者，正在心下，按之则痛，脉浮滑者，小陷胸汤主之。（《伤寒论》）

【注】《伤寒论》虽作小结胸病，不如小结胸者为妥。兹从《玉函》《千金翼》改之。而小结胸者为对于大陷胸汤证比较之辞。本方证正在心下，按之则止于痛，无如彼心下石硬、硬满，又无手不可近之剧痛，是以对彼称大，而此称小也。故治方亦不如彼之用峻下剂，仅用消痰、解凝、利尿药之黄连、半夏、瓜蒌实也。又正在心下，按之则痛者，谓以指头轻打胸骨剑状突起之直下部，即诉疼痛也。试此轻打与疼痛时，间不容发，不比于其他之压痛。故欲示此义，所以插入"则"字于其间也。又此证之脉浮滑者，非如大陷胸汤之病位深沉，因结实之程度浅弱也。

小陷胸汤方

黄连 7 克，半夏 21.5 克，瓜蒌实 9.5 克。

煎法用法同小柴胡汤。

先辈之论说治验

《丹溪心法》一方（**求真按**　此即本方也），治食积及痰壅滞而喘急者，为末糊丸服之。

《内台方议》曰：小陷胸汤，又治心下结痛而气喘闷者。

《医方集解》曰：刘心田曰，结胸多挟饮凝结于心胸。泻心用甘遂、半夏、瓜蒌、枳实、旋覆之类，皆为痰饮而设也。汪氏曰：大抵此汤，病人痰热内结者，正宜用之。锡驹云：按汤有大小之别，证有轻重之殊，今人多以小陷胸汤治大结胸证，皆致不救。遂诿结胸为不可治之证。不知结胸不可治者，只一二节，余皆可治者也。苟不体认经旨，以临时而推诿，致误人之性命，深可叹也。

《医学纲目》曰：工部郎中郑忠厚，因患伤寒，胸腹满，面黄如金色。诸翰林医官虽商议，但略不定，推让曰："胸满虽可下，但恐脉浮虚。"召孙兆至，曰："诸公虽疑，不用下药者，郑之福也，下之则必死。某有一二服药，服之则必瘥。"遂下小陷胸汤，寻利，其病遂良愈，明日面色改白，京人叹服。

又曰：孙主簿述其母患胸中痞急，喘不得息，按之则痛，脉数且涩，此胸痹也。因与仲景三物小陷胸汤，一剂和，二剂愈。

求真按 胸中痞急者，心下痞急也。三物小陷胸汤者，本方由三味之药物而成之别名也。

《赤水玄珠》曰：徐文学三泉先生之令郎，每于下午发热，直至天明，夜热更甚，右胁胀痛，咳嗽吊疼，坐卧俱疼。医作疟治，罔效。延余诊之，左弦大，右滑大，搏指。余曰：《内经》云，左右者，阴阳之道路也。据脉则必肝胆之火，为痰所凝，而用功作文，过思不决，郁而为痰也。夜甚者，肝邪实也。乃以仲景小陷胸汤为主，瓜蒌一两（**求真按** 瓜蒌同栝楼），黄连三钱，半夏二钱，前胡、青皮各一钱，使水煎饮之，夜服当归龙荟丸。微下之，夜半痛止，热退，两帖全安。

求真按 孙一奎治此证，专随脉应，而不据腹证者，是昧于仲景之本旨也。虽幸得治，不免偶中之诮。又本方加前胡、橘皮者，虽为本方加柴胡、橘皮之意，是亦不彻底也。此证当本方合用小柴胡汤为是。

《证治大要》曰：加味小陷胸汤，治火动其痰而嘈杂者，本方加枳实、栀子。

求真按 本方加枳实、栀子者，是本方与枳实栀子豉汤合方之意。吞酸嘈杂有效者，兹不论，若不确认腹证，则不可轻用。

《张氏医通》曰：凡咳嗽面赤，胸腹常热，惟手足有凉时，其脉洪者，痰在膈上也，小陷胸汤。

求真按 专事脉应、外证，不问腹证者，非也。

《建殊录》曰：一人年十三，生而病痉。先生诊之，胸胁烦胀，如有物支之，乃作小陷胸汤及滚痰丸与之。月余，又作七宝丸使饮之。数日，如此者，凡六次。出入二岁许，乃无不言。

《成绩录》曰：一男子六十余岁，时时饮食窒于胸膈，而不得下，状如噎膈，咳嗽有痰饮。先生与小陷胸汤兼用南吕丸而愈。

一猎夫乘轿来告曰：一日入山逐兽，放鸟枪，中之，兽僵。投枪欲捕，兽忽苏。因与之斗，克而捕之。尔后虽无痛苦，然两肘屈而不伸，普求医治，无效。先生诊之，胸满颇甚，他无所异，乃与小陷胸汤，服之而愈。

求真按 余亦随腹证，吞酸嘈杂，两脚挛急，难以行步者，与本方得速效。

《生生堂治验》曰：一妇人，产后呕吐不止，饮食无味，形容日瘦，精神困倦。医者皆以为产劳。师诊之，正在心下，酸痛不可按，曰："水饮也。"与小陷胸汤，佐以赫赫圆，乃已。

《麻疹一哈》曰：一人年四十余，发热三四日，发疹未及半，而心下结痛一日夜，头出冷汗，两足微厥，喉中痰鸣，胸满短气，大便不通。与小陷胸汤及滚痰丸，下利二三行。翌日，发热大甚，炎炎如燃，大汗洗然，疹子皆发出而安。

一人年可二十，发热无汗，疹欲出而不出，心下结痛，肩背强直。因与小陷胸汤，前证渐安。翌日，以紫圆下之，下利数行，谵语发热，汗出如流，疹子从汗出，疹收后，全复旧。

求真按 此病者肩背强直且心下结痛，即小结胸使然，故与大陷胸丸证同辙。

《方伎杂志》曰：一男子年十四五，来乞诊。其父母曰："伏枕已三年，药饵无所不求，而病患加重，至于羸惫瘦削。"余诊之，薄暮发寒热，胸骨呈露，肌肤无泽，身面黧黑，眼泡微肿，腹满而脐之四周引张，以指触之，立即惊痛，且每夜发腹痛微利，其状腹胀，四肢柴瘦，恰如干虾蟆，不能起床，不思饮食，舌上黄苔，小溲黄色，脉沉微数，若仰卧，则脐边挛痛。余告其父母曰："此所谓疳劳之重证也，余不能治之。"父母愀然曰："若无生路，则不归矣。仅此一子，爱情之余，欲幸于万死，一生之命，愿托先生。"恳垂矜恤，余不能辞。乃用小陷胸汤与四逆散合方，每日兼用䗪虫丸五分，日下杂秽二三行，饮食少进。父母大悦。自冬迄春，均用前剂。其间数日，用鹧鸪菜汤下蛔虫数条，由是腹痛截然而止，腹满挛急亦皆大和，能自动上厕矣。又用前药半岁余，举动略如意。其父携之出浴，益觉畅快。于是服药更不息，至初秋始停药。此儿得治，真意外也。

求真按 此证恐系结核性腹膜炎之重证。余虽未曾遇此笃疾，但其初期及中期者，以小陷胸汤及四逆散之合方，兼用大黄䗪虫丸或起废丸；其肺及淋巴腺兼结核者，用小柴胡汤（或加石膏）、小陷胸汤、四逆散（或排脓散）之合方，兼用前之丸方，或兼用黄解丸（或第二黄解丸），屡得全效。

《勿误药室方函口诀》本方条曰：此方治饮邪结于心下而痛者，因瓜蒌实主痛也，以《金匮》胸痹诸方可征。故《名医类案》以此方治孙主簿述之胸痹，《张氏医通》治热痰在膈上者，其他或治胸满而气塞不通，或嘈杂，或腹鸣下利，或食物不进，或胸痛者。

《橘窗书影》曰：一人因心气疲劳过度，致伏胸痹痰饮证。客冬外感之后，邪气不解，胸痛更甚，项背如负板，屈伸不便，倚息不得卧，饮食减少，脉沉微。众医作虚候治之，不愈。余诊曰："虽属老惫，现邪气未解，脉尚带数，先宜治邪，后治本病不迟。"因与柴陷汤加竹茹，兼用大陷胸丸服之，而邪气渐解，本病随而缓和。数日连服二方而痊愈。

求真按 柴陷汤加竹茹者，即小柴胡汤与小陷胸汤合方加竹茹也。

一妇人外感后，热气不解。胸痛，短气，咳嗽甚，脉数，舌上白苔，食不进。待医疗之数日，病益重，因遣使召余。余诊曰："是饮邪并结之证"。然因其虚弱，未至结胸，与柴陷汤加竹茹服之。四五日，胸痛大减，咳嗽亦随安。后但胸部拘急，因痰饮未除也，以四逆散合茯苓杏仁甘草汤，服之而愈。

桔梗白散之注释

病在阳，应以汗解之，反以冷水灌之。若灌之，其热被劫不得去，弥更益烦，肉上粟起，意欲饮水，反不渴者，服文蛤散；若不瘥者，与五苓散；寒实结胸，无热证者，与三物小陷胸汤，白散亦可服。(《伤寒论》)

【注】尾台氏曰：寒实结胸，无热证者，白散之正证也。按"寒实结胸"以下与上文意义不相属，疑错简。且白散与小陷胸汤，其主治本不同，岂可滥投耶。若非错简，则为后人之补缀无疑。

丹波元坚曰：《活人书》云"与三物白散"，无"小陷胸汤亦可用"之七字。盖小陷胸汤为寒剂，无热者所不宜也。由是观之，则本条当作"寒实结胸，无热证者，与三物白散。"可去"三物小陷胸汤"及"亦可服"之字句解之。寒实结胸者，病毒结实于胸廓，地位虽无异于结胸，但非如彼之由水热二毒凝结而成，是由内陷之热气为固有之水毒寒化。故无如彼之舌上燥而渴，或日晡所潮热等热候，故虽与甘遂同为水毒泻下之峻药，但用反于彼者以热性之巴豆为主药之本方也。

《医宗金鉴》曰：结胸证，身无大热，口燥不渴，则非热实证，乃寒实也，与三物白散。

丹波元坚曰：如寒实结胸者，(中略)此因膈间素有寒涎，邪气内陷，相化为实。或有膈痛及心下硬等证，其势连及于下而阳犹能维持者，故峻利之。

以是可揣摩仲景之意矣。

《外台》桔梗白散，治咳而胸满，振寒脉数，咽干不渴，时出浊唾腥臭，久久吐脓如米粥者，为肺痈。(《金匮要略》)

【注】见桔梗汤条。

桔梗白散方

桔梗、贝母各3克，巴豆1克。

上三味为细末，混合，顿服1克。病在膈上者，吐脓血；膈下者，泻出。若下多不止，饮冷水一杯则定。

先辈之论说治验

东洞翁本方定义曰：治毒在胸中，吐浊唾臭脓者。

《方机》本方主治曰：毒在胸咽不得息者。

求真按　白喉性呼吸困难者，此适例也。余用本病之血清无效，将欲窒息之小儿，与本方，得速效。

《成绩录》曰：一男子卒然咽痛，自申及酉，四肢厥冷，口不能言，若存若亡。众医以为必死，举家颇骚扰，及戌时迎先生往治。脉微欲绝，一身尽冷，呼吸不绝如线。急取桔梗白散二钱，调白汤灌之。下利五六行，咽痛殆减，厥复气爽矣。乃与五物桂枝桔梗加大黄汤，须臾大下黑血，咽痛尽除。数日平复。

《古方便览》本方条曰：一男子，冬月发喘急，痰迫入咽，肩息欲死。用此方一钱，吐痰涎二三合而愈。

一妇病小疮，敷药后，忽然遍身发肿，小便不利，心胸烦闷，喘鸣迫促，几欲死。余用此方一钱，吐水数升。再饮而大吐下，疾苦立安。用前方五六日痊愈。

一男子咽喉肿痛，不能言语，汤水亦不下，有痰咳而痛不可忍。余使饮此方一撮，吐稠痰数升，痛忽愈。后用排脓汤而痊愈。

《丛桂亭医事小言》曰：一士人久咳，午后微寒热，人以为劳，饮食不美，半日卧床。经数医后而迎余。至其家，未诊时，闻咳声，肺痈也。诊之，脉非细数而浮大数，左膈间因咳嗽引痛，背边亦隐隐痛，昼夜吐痰甚多，间有带血者。云虽灸四花，服獭肝，无效。验其痰，如米粥者，有脓也。乃虽告以肺痈而不信，投痰水中，说明痰脓之异，始信余言。与肺痈汤，兼用白散，二度，经数十日而愈。

《类聚方广义》本方条曰：此方不仅治肺痈，所谓幽痈，胃脘痈，及胸膈中有顽痰而胸背挛痛者，咳家胶痰缠绕，咽喉不利，气息秽臭者，皆有效。

求真按　幽痈、胃脘痈者，可能是幽门或胃体部之脓疡。又尾台氏用本方于此等证者，可能是基于本方方后所云"膈下者泻出"之关系。

卒中风，马脾风，痰潮息迫，牙关紧闭，药汁不入者，取一字，吹鼻中，吐痰涎，咽喉立通。

求真按　此是能利用自然门户而收优良之伟效。

肺痈用此方，当其咳逆喘急，胸中隐痛，黄痰颇臭时，而断然投之，以扫荡郁毒，可以断除根柢。若犹豫不决，持重旷日，毒气浸润，胸背彻痛，脓秽涌溢，极臭扑鼻，蒸热柴瘦，脉至细数，则噬脐莫及矣。医者不可不小心，又不可不放胆者，良有以也。

求真按　如兵家有兵机，医家亦有医机。而得机与不得机者，成败之所分，生死之所决也。苟得其机，生死极自在，非如小心放胆之问题也。

《橘窗书影》曰：一男子咽喉闭塞，不得息，手足微冷，自汗出，烦闷甚。急使迎余。余诊曰："急喉痹也，不可忽视。"制桔梗白散，以白汤灌入。须臾，发吐泻，气息方安。因与桔梗汤，痊愈。世医不知此证，曾见缓治而急毙者数人。故记之，以为后鉴。

贝母之医治效用

《药征》曰：贝母，主治胸膈郁结痰饮也。

仲景氏之用贝母，仅此一方耳。海考之本草，古人用贝母主治郁结痰饮，兼治咳嗽及乳汁不下，与仲景氏治浊唾腥臭而已。总而言之，其效殆与桔梗大同小异也。

如上说观之，则本药亦为一种之祛痰排脓药，故于理论上，殆与桔梗之作用难分。学者须就病者而研究之，则可自得。

瓜蒂散之注释

病如桂枝证，头不痛，项不强，寸脉微浮，胸中痞硬，气上冲咽喉，不得息者，此为胸有寒也。当吐之，宜瓜蒂散。（《伤寒论》）

【注】病如桂枝证者，以寸脉微浮也。气上冲咽喉，虽似桂枝汤证，但不如彼之头项强痛，故有不同耳。寸部者，候上半身之病之部位也。今此部云微浮，由不言及关尺观之，则此寸脉微浮是指示此病毒有由内达外之机也。胸中者，虽自心下，亦上部之谓。则胸中痞硬者，即胸骨剑状突直下之内部痞硬之义。气上冲咽喉者，痞硬于胸中之病毒之余波迫于上部所致，故与桂枝汤证之只气上冲者不同，使不得息也，寒者，病毒闭塞之义，则此为胸有寒者。有以上之症状者，是病毒闭塞于胸中也。故于次句曰：当吐之。

病人手足厥冷，脉乍紧者，邪结在胸中。心中满而烦，饥不能食者，病在胸中，当须吐之，宜瓜蒂散。（《伤寒论》）

【注】本条宜作"邪结在胸中"之下亦有"宜瓜蒂散"之字句解。因病人手足厥冷，脉乍紧者，邪结在胸中，宜瓜蒂散，是基于他觉证而施吐法之候也；心中满而烦，饥不能食者，病在胸中，当须吐之，宜瓜蒂散，是随自觉证而行吐法之候也。即前段，凡紧脉者，不问证之表里内外，总为病毒郁滞之象征。故病者手足厥冷，并现脉乍紧者，为病毒郁滞于胸中之候，宜以瓜蒂散使吐也；后段不拘病者心中（此胸中尤上部也）有填满之自觉的烦闷，且有空腹之自觉而不能饮食者（是病毒郁滞之所致），为病毒在胸中之候，故以本方吐之，为当然之义也。

宿食在上脘，当吐之，宜瓜蒂散。（《金匮要略》）

【注】加古坎主水之《吐法撮要》不仅能注释仲景之意，且能扩充而光大之，启发吾人不少。兹列全文于下，加以短评，则本条之注释亦在其内矣。

《吐法撮要》曰：独啸庵之《吐方考》曰：汗、吐、下并行者，古道也。今能汗下而不能吐，则其于能亦不难乎？今知可吐之病，而当汗下之病不知者，其于知亦不危耶？古方书之学，汗下之术敷于四方。至于吐方，十数年来，尚艰涩未行也。夫汗、吐、下者，异途而同归者也。学者若能冥会其机，则吐岂独难哉？

此为千古不朽之确论，初学之要训也。凡欲为医者，深究为宜。岂可忽哉？

又曰：盛夏严冬，毒人非不少，羸弱之人，虽无病，亦宜谨其修养，况吐下之方，其时可避也。

恶，是何言也？盖吐方之治，始详于《伤寒论》。所谓伤寒者，正于严寒之时患之，故古语云：冬时严寒，万类深藏，君子固密，则不伤于寒。触冒之者，乃名伤寒耳。凡伤四时之气，皆能致病，以伤寒为毒，其最杀厉之气耳（**求真按**　此病理是未知细菌学之故，然无害于治术，故不当深责）。且伤寒笃剧之证，以去胸间之结毒为最难，阳明胃实次之，此二证若不用吐下之药，则患难并起，而立毙者不可胜数也。是故虽严寒堕指时，苟有其证，则宜速用其药，盛夏炎热之时亦然，何畏之有哉（**求真按**　此说是也）？《论》曰：伤寒二三日，心下痞硬，脉沉数者，当吐之。又曰：太阳中暍，身热而疼重，脉微弱者，一物瓜蒂散主之。如此二证，卒暴最甚，宜急吐之证也。此证若不用吐剂时，则诸患蜂起，变证杂出，死如反掌矣，可不惧乎？余尝于严寒盛暑之时，当用吐剂者，亦未一见其害。《经》曰：有故无损也。学者勿眩于《论》说而失实用。

又曰：张子和汗、吐、下齐行者，是欲锐意夺病之弊也。

此非医病之言也。余尝汗、吐、下齐行，率多见其利，未尝见其害，何弊之有哉？凡诸般疾病，千态万状，未有穷止，若随其现状，临机应变，则治术亦无穷乎。故有当汗者，有当吐者，有当下者，有当和者，有当缓者，各随其病之所在而治之也。今举一二例于下：假令痘疮将发时，头痛身热，渴而烦躁，或身体疼痛，恶痘隐于肌肉之间者，与大青龙汤以发之，别用紫圆泻下郁热胎毒时，则痘之形色光圆红活，始终将无恙。是以汗、下齐行，未尝见其害者。余病亦皆准此，且如所谓癫痫、反胃之类，吐下交用，而后能奏其效。又如所谓郁证、狂痫之类，专用吐剂，别用灌水之法，或兼用下剂，交错杂攻，则可百发百中，运治术于掌上矣。然则汗、吐、下齐行，亦惟顾其当否如何耳。如啸庵子之说，徒拘泥于一定之规矩，不知扩充古医运用之妙理，则僻狭之弊，驷舌莫及。

又曰：病在床褥者，不可吐，是幼学之绳墨云云。

是训戒初学之大概耳。至于用术，则未必然。夫当吐之证，病卧褥者，十居五六。若当用不用，则病毒滋蔓，没有出路，终至于毙者多矣。此时若先用吐方，则病毒自除，卧褥将自离矣，何惮之有哉？世医为此说所抑压，终以为难用之术，虽偶有英才之士，唯卖弄其章句，而不亲试，以致终身不得行此术，呜呼悲哉！世远人亡，经残教弛，虽欲正之，未由也已。宜乎世医活人无术，反有害也。

又曰：凡腹气虚者，决不可用吐方。

此亦慎戒初学之大概也。若拘泥于腹气虚实之说，而不能用吐方，此庸医之所为也。盖当吐之证，毒在胸膈之间，连迫于脏腑之上，致成腹气空虚者，其大半也。此证一皆危急笃剧之候，此时当用吐方而不用，则死于非命者多矣，医者岂可不忧之乎？若忧之，则当师古。诗曰：不愆不忘，率由旧章。

求真按 独啸庵氏与加古氏之意见至相反者，因腹之定义异，而所归则一。独啸庵氏之腹，如现时之学说，指胸骨剑状突起及肋骨弓以下也；加古氏则如旧说，以通左右第十二肋骨下缘之直线以上，及胸膈间以下为腹故也。不知此见解，以致相违，而责独啸庵氏，太酷也。诸病以候腹为第一义，盖腹为生之本也。至于用吐法，则不必然。凡欲行此术者，以候胸膈为先务，盖病毒结窒于胸膈间故也。

《论》曰：伤寒吐后腹胀者，与调胃承气汤。夫古今用吐方之人，吐后必用通和之剂。戴人用舟车丸，奥村氏用泻心汤。吾尝虽无腹胀之证，吐后必用调胃承气汤以通和其逆气。

求真按 吐后有可用泻心汤或黄连解毒汤者，又有可用调胃承气汤者，不可偏执。

《论》曰：病如桂枝证，头不痛，项不强，寸脉微浮，胸中痞硬，气上冲咽喉，不得息者，当吐之。

病如桂枝证者，谓疑似于表证也。虽然，头不痛，项不强，且脉微浮者，此非真表证之征也。凡脉以寸尺而辨之者，后人所加，非古法医者之意也（**求真按** 此说非也，轻视脉应，是东洞翁之缺点。其门下及歌颂者亦陷于此弊，不可从之）。胸中痞硬者，为毒在此之征。气上冲咽喉不得息者，乃胸中郁伏之毒，激沸而上迫所致。故注曰：此为胸中有寒也，所谓寒者，指其毒也。

又曰：病人手足厥冷，脉乍紧者，邪结在胸中，心中满而烦，饥不能食者，当吐之。

毒郁结于胸中，见手足厥冷者，是所谓旁证也（**求真按** 旁证者，客证之意）。脉乍紧，心中满而烦者，毒郁结于胸间之候。饥而不能食者，因胸中之结毒妨碍食道（**求真按** 恐系压迫胃及食道之意），故腹中空虚，虽欲饮食而不能也。注曰：病在胸中，当须吐之者。凡毒实于胸中者，皆是当吐之证也。

又曰：宿食在上脘者，当吐之。

食滞在上脘者，其证或心痛呕吐（**求真按** 此心痛，胃痛之意），或手足厥冷，脉沉迟，或心中懊侬，或温温（**求真按** 温温者，谓恶心欲吐貌），或吞酸嘈杂，及其余数种之证候，属于停食者，宜审其证而吐之。世有伤于食者，卒然挥霍扰乱，变出数证，忽然而死者，其急者一二日，缓者四五日，必死。究其源无他，皆由不用吐剂之误，为信庸医死于非命者，噫，惜哉！

求真按 滞食腹痛病者，主用麻醉药而稀用吐下剂者，当三省之。

又曰：心中温温而欲吐者。

温温者，嗢嗢也，虽欲吐而不能吐也，此乃胸中之滞毒动摇而迫于上之候也。凡诸病百药无效，而旁有此证者，先以瓜蒂散开达其郁结之毒，二三次或四五次后，则其证必变。因其变而随机投以得当之剂，或攻之，或和缓之，或运动之，或熔化之，则世医所谓不治之痼疾，亦可治十之六七。其终不治者，盖固由在于必死，而天真绝乏者也。医者宜察审之，不可误于古医方不利之名，而毁圣人之遗法也。

又曰：病胸上诸实，胸中郁郁而痛，不能食，欲使人按之，而反有涎唾，下痢日十余行，其脉反沉而微滑，此当吐之。

胸上，指胸膈间也。欲使人按者，此证疑似于结胸病。夫毒凝结于胸间者，大陷胸汤之所主治也。如此证，则非凝结之毒，故曰"而反有涎唾，下痢日十余行"，盖有涎唾者，毒动于上也；下痢者，毒动于下也，此乃郁滞之毒，而非凝结之毒也。夫毒郁滞于胸间者，是瓜蒂散之所主治也。若毒凝结于胸间，心下石硬者，是大陷胸汤之所主治也。

又曰：太阳中暍，身热疼重，脉微弱。

注曰：此以夏月伤于冷水，水行皮中之所致也，一物瓜蒂汤主之。

又曰：发汗吐下后，虚烦不得眠。若剧者，反复颠倒，心中懊憹，栀子豉汤主之。

又曰：发汗，或下之，烦热，胸中窒者。

又曰：伤寒五六日，大下后，身热不去，心中结痛者。

又曰：伤寒下后，心烦腹满，卧起不安者，栀子厚朴汤主之。

上数条，曰发汗吐下后，曰发汗或下之，曰大下后，曰下后，则此证本从汗吐下之变而来。盖得发汗吐下，而邪毒除去，但津液虚竭，气血不和，其气迫于胸间而致此证也，故以此汤和之。若未经汗吐下而见此证者，固非此汤之所主治，乃吐剂之证也。庸工不察此理，若见此证，动辄用此汤，且谓古方徒然，而不论其所以然者，直见显证而处方。此皆不思之论，而不知用吐方者之僻言也。东洞先生虽亦有此言，然今为此论者，其义与古人大异，毫厘千里之谬，其此之谓乎。夫栀子、枳实、厚朴、豉者，淡薄平和之品也，何足利胸间之蛰毒？余故曰：经汗吐下之变而见此证者，为栀子豉汤之所主，惟和其不和而窘迫之气耳；若未经汗吐下而见此证者，皆为当吐之证也。

求真按　此说虽不无理，但知其一而不知其二也。仲景云发汗吐下后，是示致虚烦之由来，非于汗吐下后，无不可用此方也。

又曰：太阳病，过经十余日，心下温温欲吐，胸中痛，大便反溏，腹微满，郁郁微烦，先此时极自吐下者，与调胃承气汤。若不尔者，不可与之。

此章与前证同意。瓜蒂散证曰心中温温欲呕吐，此证曰心下温温欲吐。曰心中，曰心下，所在自异也。虽然，胸中痛，温温欲吐，或郁郁微烦，此全是吐剂之所宜也。故曰先此时极吐下者，与调胃承气汤。不尔者，不可与之。不尔者，谓未极自吐下也。若已极自吐下，则其毒已除去，但有动摇不和之余势，故以调胃承气汤通和其余势耳。又曰阳明病无汗，小便不利，心中懊憹者，身必发黄。夫心中懊憹者，吐剂之所治，而本论无处方，恐脱简也（**求真按**　心中懊憹者，亦未必以吐剂为主治，不可从之）。

又曰：太阳病二三日，不得卧，但欲起，心下必结，脉微弱者。

凡谓太阳病者，皆谓表病而无里病也，所谓病人脏无他病者是也。然今此证不能卧，但欲起者，盖此证之毒壅塞于胸间，乃非真太阳表证，而脏有他病者也。故曰心下必结，且曰脉微弱也。由此观之，此亦吐剂之证也。凡古书谓脏者，皆指里内之言也（**求真按** 此说不无一理，然似强解，须待后日之研究）。

又曰：伤寒呕多时，虽有阳明证，不可攻之。

凡《伤寒论》中所谓阳明证者，多用下剂以攻之，是即古法也。今虽有阳明证，而不可攻之，谓以其呕多故也。盖呕者，毒在胸膈之间，故其气上迫而为呕也。今谓其呕多，可见其毒郁于胸中也。余故曰：此为当吐之证也（**求真按** 阳明病呕多者，非纯阳明病，为少阳阳明之合病也。则以先解少阳病，后攻阳明病为法。故曰呕多证者，即少阳病未解时，不可攻下阳明证，断非吐剂之证，不可从之）。

又曰：伤寒二三日，心中痞硬，脉沉数者。

独啸庵氏曰：此证或为后之大患，微当吐之。

余往往治此证，其言果然。

又曰：少阴病，饮食入口则吐，心中温温欲吐，复不能吐。始得之，手足寒，脉弦迟者，当吐之。

此条方证正对，毋待辨矣。

又曰：太阳病无汗，小便反少，气上冲胸，口噤不得语，欲作刚痉者，瓜蒂散主之。

气上冲胸，口噤不得语者，此所谓胸中实，当吐之证也。

求真按 此证为当用葛根汤之候，故不必用吐剂也。

以上十余章，为张仲景之所用，是后世吐方之准绳也。至于随机运用之际，以默识深思而扩充之，则吐方之效，将塞于天地之间，不至着于世医之眼目，仅以二三章之吐方为极趣，且不能行其冲于病者。噫，世医何如斯之愚且昧乎？此余所以平居叹息也。愿有志之士，深求其妙机，则此术得以广行于后世。

胸中有停痰宿水，而为诸证者（**求真按** 是引用独啸庵氏说也，下亦同）。

夫胸中有停痰宿水者，则是毒之所在。而为诸证者，乃其旁证也。如此者，余用吐方能治之。且所谓久年腹痛不已，而为诸患者，皆吐方之所能治也。世医不达此，每见此证，动辄用茯苓饮或附子粳米汤类，迁延日月，竟使病者至于危笃矣。因徒拘泥于《论》说"心胸中有停痰宿水，自能吐出水"，或"腹中寒气切痛，逆满呕吐"等之章句，自以为方证相对，不知变通之故也。

所谓噤口痢者，水药不得入口，入则吐出。

是固严重之暴病，世医之所难能也。如此证者，先用吐剂，以通利胸间之毒，则水药悉得下咽，而后以随证处方，则世医所谓必毙者，可治十之六七。

所谓卒中昏厥不知人，口眼㖞斜，半身不遂，痰气壅塞者。

世医于此证，率用三圣饮、导痰汤之类，偶然得瘥轻证二三人，则愈自信，以为卒中家之要方。呜呼，愚拙哉！若夫轻证，虽不药亦自能复原；其危笃卒暴之证，若命悬旦夕，此时当救危纾暴者，舍吐方其何由？

所谓龟胸龟背者，随证处方时，间用吐剂以攻之，则能收效。

所谓狂痫者，数当吐之。

所谓脏结者，多宜吐剂。

所谓淋疾，诸药无效者，宜详其证而吐之。

独啸庵氏曰：反胃诸呕者，最宜吐之。

知言哉，至尽矣。盖吐方之需要，足以蔽后世也。然世医不达此理，若每见证，动辄干姜、人参、半夏、茯苓，或补脾降气之类，虽间有知其机者，亦不过用大黄、甘遂、巴豆之类，而曰方证相对，何病不瘥乎？呜呼，可慨也。夫所谓反胃者，毒壅窒于胸间，故胃脘被妨碍而不能容水谷，朝食则暮吐，夕食则朝吐也，半夏、人参、茯苓等之药，安得而制之（**求真按**　有当用吐剂者，有当用干姜、生姜、半夏、茯苓、人参等者，焉得专重偏废哉）？且巴豆、大黄、甘遂，下剂也。夫下剂之功能，先纳之于胸腹，熟化运造，而后为用。今毒郁窒于胸间，以是不能容纳水谷及药汁，虽强饮之，亦与胸间隔绝，不得留药气于内，则何效之有哉？此时当用吐剂，则其毒与药气并，驰逐激动，发泄于上。如此数回，随其毒之轻重，或一二次，或三四次，则胸中之蛰毒，豁然开除。若犹有他证者，则随证理之。此所谓通因通用者也。学者苟能通其机，则吐方之伟效，将如白日矣。

病者悲哭啼泣者，先吐之，后随证处方。或先处方，后时用吐方攻之。

子和氏曰：咳嗽痰厥，涎潮痞塞，口眼㖞斜，半身不遂者，当吐之。

咳嗽痰厥，涎潮痞塞者，此毒实于胸间之候。口眼㖞斜，半身不遂者，皆旁证也。

求真按　咳嗽痰厥，涎潮痞塞，即呼吸器病。吐剂所以奏效者，因服吐剂后，则以刺激于胃黏膜之迷走神经末梢，而由反射作用刺激于呼吸器黏膜之同名神经末梢，使吐出胃内容物，同时使咯出在肺泡及支气管内之病的产物也。

又曰：上喘中满，酸心腹胀，时时作声，痞气上下，而不宣畅者，当吐之。

自注曰：所谓气壅，三焦不畅是也。坎按此证所谓留饮病，而毒窒于胸间，作上喘中满，酸心（**求真按**　中满者，胃部膨满也。酸心者，吞酸嘈杂也）之证。其腹满时时作声者，是乃留饮之征。痞气上下而不宣畅者，旁证也。盖所谓痞气者，指毒气而言。

又曰：头肿，瘰疬，及胸臆肤胁之间，或疮痂不消，及脓水不止者，吐之。

余虽未试之，然潜思求之，或当有益，学者审诸。余于此证，皆用生生乳而万举万全，悉能得验（**求真按**　生生乳者，砒素，水银之化合剂也。于梅毒性者，或能万举万全。至于其他，未必然也）。

又曰：赤白带下，或如白物脂者，独圣散主之。妇人有污浊水不止，亦同此方。

此证若术能中其机则效，若不中其机则无益。夫机者，非笔舌所能尽也，但在其人耳

（**求真按** 机者，达者能捕之，凡庸不与焉。如加古氏言，然汗下和皆有机，岂独吐法乎）。

又曰：小儿自三五岁，或七八岁，至十四岁，发惊，涎潮，搐搦，如拽锯，人事不省，目瞪喘急，将欲死者，当吐之。

此所谓急惊热痫之类，宜吐之。庸医不察，妄投盲行，动辄用钩藤、胡黄连，或辰砂、茯神、麝香之类，因此死于非命之儿，殆难胜数。呜呼，悲哉！

又曰：所谓癫痫者，宜数吐之。

独啸庵氏曰：十岁以里者，吐后灸数千壮，则止不复发；十岁以外者，虽用之无效。此言颇当。坎尝试之，虽及二三十岁，其病新发者，用吐剂有效。

凡危急短气太甚者，或平居有吐血之患，或其证候有血证者，决不可用吐方。若犯之，则促命期。学者详之。

用吐方之法，先与吐剂使服之，使病人安卧二时许，勿使动摇。若动摇，则忽吐其药汁，使药气不得透彻于病毒。须待心中温温上迫于咽喉，然后使病人跂足蹲坐，而临吐盆，一人自后抱持之，以鸟羽探咽中，则得快吐。如是三四回，或五六回。

凡当吐之证隔五六日，或七八日，如法吐之，则终吐黏胶污秽之物，而后其病乃尽。

凡服吐剂，至欲吐时，先饮沸汤一碗，则易吐。既吐之后，暂使安卧休息，更使饮沸汤一碗。取吐数次，而后与冷粥或冷水一碗，以止之。

吐中或吐后，烦躁脉绝，不知人事，四肢厥逆者，勿骇，是乃瞑眩也。以冷水灌面，或使饮之，则醒。或以麝香和冷水使饮之亦佳。

凡服吐方后，精神昏冒者，宜服泻心汤。

吐中有黑死血者佳。若有真生血者危，急宜用麝香以消化其药毒。《语》曰：瓜苗闻麝香即死也。

诸缓慢之证，宜吐者，先用乌头、附子剂以运动郁滞之毒，而时以瓜蒂散吐之。

夫吐方之难用，自古以来，仅五六先哲用之耳。坎尝从事于此，而用吐方者数年。如其瞑眩者，直与十枣汤、备急丸相比拟。然世医不能用者，何也？无他，是因不知古意也。考诸《伤寒论》曰：太阳病云云，一二日吐之，则腹中饥，口不能食；三四日吐之，则不喜糜粥，欲食冷食。朝食暮吐者，医吐之所致也，此为小逆。夫所谓太阳病者，是表证，当用发散剂之证也。而医反误吐之，是逆治之甚者也。犹且谓之小逆，况用之于胸中郁滞之证乎？呜呼，世医何畏之甚耶？

瓜蒂散方

瓜蒂、赤小豆各 2 克。

上为细末，混合之。先以热汤七勺，煮香豉 9.2 克，作稀粥。去滓，以稀粥和药末，服 2 克。

先辈之论说治验

《古今医统》引朱丹溪曰：小儿急惊风热，口疮手心伏热，痰嗽痰喘，并重用涌法。若以瓜蒂散为轻，则赤小豆、苦参末。

《奇效良方》曰：瓜蒂散治风癫，宜服此药以吐之。

独啸庵氏《吐方考》曰（**求真按**　已引用加古氏之说者，从略）：扁鹊望桓公之色而走，此我技，古之道也。故从事于此者，知死者与不治者，为第一义。世医不能知此者，误施汗吐下，而取凶暴之名，非古方之罪也。

决死生，欲定治不治者，当候腹以审腹气之虚实。此事如易而实难，其故何哉？因如虚而有实者，如实而有虚者，有邪来虚而邪去实者，有邪来实而邪去虚者，此在得心应手，父不能以喻子也。

人之有脉，犹户之有枢，微乎微乎，感而能通，思不可得。如水陆草木之花实不一，有忽开忽落者，有忽花而徐萎者，有花盛而实者，有结实而无花者，有花至小而长存者。染病之人，亦犹此也。当察其开落之机，而谨艾刈之期。

求真按　候腹诊脉者，感而能通。得心应手者，言文所不及，啸庵氏之言实然。

吐后三五日，当调饮食，省思虑，不当风，不宜内，不可劳动。

古语云："病在膈上者，吐之。"是用吐方之大表也，而其变不可胜数。若沉研不久，经事不多者，则难得而穷诘之。

吐后气逆极多，用下气之方可也，或三黄汤，或承气汤。

膈噎，劳瘵，鼓胀等，若吐之则促其命期。

张子和吐癫，余未见其可也。

张子和《儒门事亲》有"时气、温病、伤寒等，一二日以里，头痛、身热、恶寒者，以通圣散，益元散、葱白、莲须、豆豉一撮吐之"之法，余试之数十人，时有效，要之不为之亦可。

初学者，妊娠、产后、痰血、咳血、癥毒、血崩、亡血、虚家等，暨年过六十者，不可吐之。

伤寒吐之，不宜过二三回，得一快吐，则止。用瓜蒂者，或三分，或五分。其治一次逆时，急者促命期，缓者为坏证。

苦瓜瓢，其仁如大豆，有七粒者，有十粒者，穷乡无瓜蒂时，可代之。其形至小，莹洁无黶翳者，为佳品。

藜芦，华产为佳，尤多毒。用之者，二分或三分。

常山，华产为佳，为末用之，五分或一钱。

巴豆，不去油可也。

豆豉，从《本草》制法可也。

伤寒，用承气汤而不下者，吐后再下之。

求真法　用承气汤不下者，若有欲吐之机，则先行吐方，后再下之。

诸气疾，诸积聚，心下痞硬，遍于脏腑上者，问其平生，无吐血、咳血、衄血等之患者，悉可吐之。后服泻心之方数十日。

喘息初发暨未发者，按其腹脉，知腹气坚实时，则吐之。后服泻心汤，小承气汤之类，数十日，灸数千壮。

五十以里，偏枯，痰涎满胸者，可吐之（腹气不坚定者，决不可与之）。

月事积年不下，心下痞硬，抵当诸药不验者，吐后再服。

黄疸烦喘，欲吐者，可吐之。

肿病用吐尤难，须谨慎其方法。

由口吐大便者，吐之后，服附子泻心、生姜泻心、半夏泻心之类数日。

求真按　由口吐大便者，是即现今之肠闭塞。西医若不用开腹术，是治之为难。

瘰疬初发暨欲发者，按其心下痞时，则吐之。后论所宜服之药。

上各以瓜蒂散吐之，腹气不坚实者，决不可吐之。又曰：服吐方既吐之时，直视搐搦之候见者，即当止其吐。疟，以常山吐之。病发后十日许，可服。

肺痈，未见浮肿者，以桔梗白散吐之。腹气不坚实者，虽吐之无益。

河豚毒暨一切鱼毒之吐方，蓝汁（待考）一盏，温服之。又方，八九月橘子将熟时，裂之，纳胡椒三粒，待果熟，取烧为末，使少许入小竹管，吹入咽中，过咽则吐。按伤食尤暴急，用蒂得吐迟，用此方可也。

求真按　现今医家之对于急性中毒，每用洗胃，或用解毒剂，未尝见用吐法者，真怪事也。如洗胃法，虽颇合理，然以口径微小之消息子通于内，而欲排出胃内容之全部，难望其成为事实。用解毒剂者，于试验管内其化学的试验成绩虽佳，然人体非如试验管之单纯，不能如试验之发现完全解毒作用。故毒物犹有存于胃内，而未被吸收者，是以必当应用吐剂也，就中以盐酸阿朴吗啡之皮下注射为上乘之策。

《生生堂医谈》曰：问曰：当世之医，行下剂者虽有人，然行吐剂者至稀也。虽有人偶用，平生亦不过二三度乃至十余度耳。然子于一年间，使用瓜蒂数斤，且无误治，愿闻其方法。答曰：治病之大纲，为汗、吐、下三法。汗者，逐毒之在表者；下者，驱毒之在里者；吐者，条达毒在胸膈者。此三法者，诚医术之宝筏，而无病不可能者也。如前云，越前之奥村良筑为医中之豪杰，始兴吐法。其时有山胁东门、独啸庵、惠美三伯等，相和而行此法，其后遂绝。闻前所行之吐剂方法与余所行者不同，其药毒烈，故其弊终为病家所恐惧。以迄于后世，夫良筑辈之行此，先呼病人之亲属，问之："若因药之瞑眩而死，亦无怨乎？""否耶"。然后行之。其法，服吐药后，使人起病人而拥之，或抱其头，两手自下腹推上，咽中探以鸟羽等。医者待其拥抱而吐毕，则卧之。若不止，则与麝香。如是用药，而病家恐惧，亦不再与他药。其先病人上冲时，瞑眩颇强，自然损人。世人勿论，即医者亦以为大恐。吐剂是杀人之利器，非至此法不行而已。即有欲行此法者，亦遭病家阻止。虽有志欲医行之者，非至法穷术尽，将成废疾之候者，则不行之。余生于后世而业医，因他法不治之病甚多，依数年之专精，研究吐剂之服法，而终于不误。以瓜蒂为吐剂之第一，产于越前者为上品。宜精察病人之虚实，其分量从病人之病位及毒之多寡不可预定。大概用瓜蒂末自二分至一钱，煎汤亦可用。又可自三分至一钱，或三圣散同汤，或一物瓜蒂散同汤，或瓜蒂、赤小豆，研末等分，或豆豉汁，或蘖汁，或萝卜叶煎汁等送下，当随宜用之。胸膈中之毒，他药难拔者，亦可尽拔之。其服法，通例，散剂与煎汤无异。服毕，须臾有催呕气者，或有催于一日半日之后者，其迟速因人而殊。若虽有呕气，而吐来迟者，则团绵如枣大，中央缚以系，吞之，既下咽，则倏然拽出，乃忽呕甚，而得快吐矣。如是行之，其眩瞑至轻，乃有用紫圆十粒许者。余行吐法数百人，无有一人误事者，且未见以麝香止吐之瞑眩者。如是用法，轻病一吐而愈，剧者数吐而治也。回忆六七年前，余在大津时，近乡遍处缠喉风流行。自五六岁至三十岁者，卒然憎寒壮热，咽喉肿痛，不能饮食。四五日之内，咽喉腐烂而死，医术不能救。其内若用半夏苦酒汤者，亦仅延四五日而死。余初施治，亦与他医同法，而杀多人。此时始觉作三圣散与之，得快吐而顿愈，亦不用调理之药。自得此法后，于余手死者稀矣。后得此证者，皆请治于余。及移居京师，亦治此证极多，兹举一二例于下。

一妇人因缠喉风，绝食欲死，众治无效。余作三圣散，吹入咽中忽吐黏痰升余，病顿愈，即能饮食言语矣。

求真按　此证吹入桔梗白散为佳。

此外，以吐剂治缠喉风证，不可胜数，必有百发百中之数。又用吐方，治难证，亦中。

一女子年二十许，状如癫痫，卒倒不省人事，暂自苏而愈，年发四五次。自幼即有此病，百疗无效。余用瓜蒂末五分，以蘖汁送下，吐黏痰一升余，其臭莫名，病顿愈，不复发。

余妹尝患喘多年，与吐剂一回，顿愈，不复发。

一僧，痫证若发则乱言，或欲自缢，且足挛急，困于步。来请治。余知不以吐剂不能治，因被同道阻难，不肯治，而请他医治之。与四逆散加吴茱萸、牡蛎服半年，无寸效。于是再来请余，用瓜蒂、赤小豆末，以蘖汁使服之。吐黏痰许多，痫不复发，足挛急顿治。

如是之病，只一帖而治者，非他药所能及也。然世医不亲试之，谩恐何为哉？余以是欲为吐方之木铎，有志之士，用之勿疑。

《生生堂治验》曰：一妇人发狂痫，发则欲拔刀自杀，或投井，终夜狂躁不眠，间有脱然谨厚，女事无一误者。先生以瓜蒂散一钱五分，其痰上涌二三升许。使再服白虎加人参汤，不再发。

一男子年三十，全身麻木，目不能视，口不能言，其人肥大，性好酒。先生诊之，脉涩而不结，心下急喜呕。即使饮三圣散六分，不吐而暴泻五六次。越三日，又使服（分量同前），涌出三升许。由是目能视，口能言，两手亦渐渐能动矣。后与桃花汤百余帖，痊愈。

一男子二十岁，晚饭后半时许，卒然腹痛，入于阴囊，阴囊挺胀，其痛如剜，身为之不能屈伸，辗辗闷乱，叫喊振伏。遽迎先生诊之。其脉弦，三动一止，或五动一止，四肢微冷，腹热如燔，囊大如瓜，按之石硬也。病者昏愦中愀然告曰："心下有物，如欲上冲咽喉者。"先生闻之，乃释然抚掌而谓之曰："汝言极当。"以瓜蒂散一钱，涌出寒痰一升余。次与紫圆三分，泻五六行。及其夜半，熟睡达天明，前日之病顿如忘。

求真按 治此嵌顿小肠气，以内服药而奏此伟效，此乃中医学之可贵也。

求真按 吐法为治病之要术，应用颇广。如永富氏等（永富为独啸庵氏之姓也）之说，然因尊重过甚，以致下剂适应之病证，不无犹且行之之弊，故不可尽信之。例如，宜用大柴胡汤之呕不止，心下急，郁郁微烦者，与宜用瓜蒂散之胸中痞硬，心中温温欲吐者混同。是宜与大柴胡者，常处以瓜蒂散之例不少。

瓜蒂之医治效用

《本草纲目》曰

瓜蒂

【气味】苦寒，有毒。

【主治】大水，身面四肢浮肿。下水，杀蛊毒。咳逆上气，及食诸果，病在胸腹中，皆吐下之。（《本经》）

去鼻中瘜肉，疗黄疸。（《别录》）

吐风热痰涎。治风眩头痛，癫痫，喉痹，头目有湿气。（时珍）

【发明】宗奭曰：此物吐涎甚，不损人，全胜石绿、硇砂辈也。

时珍曰：瓜蒂乃阳明经除湿热之药，故能引去胸脘痰涎，头目湿气，皮肤水气，黄疸，湿热诸证。凡胃弱人，及病后、产后，用吐药，皆宜加慎，何独瓜蒂为然？

上说，由余之经验观之，则本药属于苦味催吐药，以其刺激黏膜之力弱，夺取水分之性强，为催吐药之上乘。于胃肠有上逆之蠕动或有其机转为主目的，其他诸症状为副目的而应用之为宜。

大黄黄连泻心汤之注释

心下痞，按之濡，其脉关上浮者，大黄黄连泻心汤主之。(《伤寒论》)

【注】心下痞者，《类聚方广义》云：痞者，取《周易》"否"卦之义。刘熙《释名》曰：痞者，否也，为气否结也。《诸病源候论》曰：否，心下满也。《增韵》曰：痞者，气隔不通也。

如上所述，若以现代之学说解释之，即胃部有停滞膨满之自觉，而以他觉的触知之意也。按濡者，虽为右膨满部软弱之义，然此濡字，非谓自腹壁到腹底俱软弱也，是寓浅按之则濡，深按之则否之意。何则？若全部软弱无力，绝无抵抗，则为纯虚证，下剂是绝对所禁忌，由方中有泻下药之大黄观之可知矣。黄连之证，浅部虽软弱膨满，然深部必有抵抗也。又其脉关上浮者，虽于关部有浮脉之意，然先辈多以为注文窜入而删之，故余亦随之而不采用。

伤寒大下后，复发汗，心下痞，恶寒者，表未解也，不可攻痞，当先解表，表解乃可攻痞，解表宜桂枝汤，攻痞宜大黄黄连泻心汤。(《伤寒论》)

【注】解详太阳病篇桂枝汤条。

本方以心下痞，按之濡为目的。虽如仲景所云，然于临床上，此痞的症状不易发现，往往以本方倒行逆施而误治者，古来不少。由余苦心后所得，本方不必拘泥于仲景原文，但以颜面潮红如醉，而有便秘之候，是阳虚而非阴虚者为目的而用之可也。

大黄黄连泻心汤方

大黄 6.4 克，黄连 3.2 克。

上锉细，以沸汤五勺渍之，须臾，绞去滓，顿服之。

甘连大黄汤方

前方中加甘草 3.2 克。

煎法用法同前。

【主治】本方为大黄黄连泻心汤及大黄甘草汤合方，故治大黄黄连泻心汤证而急迫者及大黄甘草汤证而心烦心下痞者。

先辈之论说治验

《肘后》徐玉一方（**求真按**　即大黄黄连泻心汤），治乳中起瘰疬痛者。

《圣惠》一方（**求真按**　是亦大黄黄连泻心汤也），治热蒸在内，不得宣散，其先心腹胀满气急，然后身面悉黄，名为内黄者。

东洞翁曰：大黄黄连泻心汤，治心烦，心下痞，按之濡者。

《霉疮口诀》曰：东京、大坂、江户等处之人多气滞，大概于腹有积癖而成诸病。即无疮毒，而害已多。其故因腹部有凝结，则四肢骨节之气脉不通，故毒气随是而凝定。若仅攻下毒气，腹力虽尽，毒气仍然未尽，或成狂证，或成鼓胀，或成劳咳等类者不少。此由世医不知其故，致成他证也。宜以治积气之方为主，兼驱毒气之法，则积气治，而毒气亦随之尽下矣。

求真按 此说是切论治梅毒者，不可不主用本方之理。而含蓄多大之真理者，欲详论之。多气滞者，精神过劳之意。若精神过劳，则来急性脑充血。若屡反复，则含有移行于慢性证之意。于腹有积癖者，即有心下痞之谓，而如是障碍物横于腹内时，阻碍血流，与头部充血相等，致使其他体部，尤其于四肢，成为贫血。因而病毒固着于失于生理的状态之充血部与贫血部，故用本方以降低脑充血与除心下痞，使血液分配均匀，兼用驱梅药，使两相灵应而奏效也。

此病由毒凝于胸膈之上，虽未致项背脑后等处发为恶肿，起伏无常，或见耳聋、目盲、鼻流浊涕等种种之恶证。但此等证之初发时，多头眩，行步难，迫于脏腑胸膈，致腹皮附贴于背也。此本于腹有癖块，发病之际，动其气火，块癖上见于胸。此证初见之腹部，似无元气，但用黄连、大黄不以为害。若块癖下，腹候渐渐复常，则毒气自然解矣。虽然，腹之虚实分别颇难，大法，大便二日一次或三日一次，若适合"秘"字之意义，则虽用上药，可无害。若大便二三日秘而不通，通时则缓而不急之类，难以苦寒之药攻之。此为用药之机变，一心之妙用，非其人，则难言矣。

求真按 头眩，行步难者，脑充血所使然。但此充血，不过于上半身充血之一分证，并其他上体部亦有充血之故。此二充血相应，不仅使发耳聋、目盲、鼻流清涕之证，且毒凝于胸膈之上，或发恶肿于项背脑后等处，使致起伏无常。而是等诸证之由梅毒菌者，虽不待言，但所以使是等证生于上半身者，因腹有积块，即心下痞时，当气火即精神过劳，使血液偏倚于上半身，因是使病毒固着于该部。故宜用本方以去心下痞，使血液循流平衡，兼用驱梅药，则能作根本的治愈也。

《漫游杂记》曰：有一妇人，每年一产，悉不育，或死于母腹，或产毕而死。乞治于余。按其腹，有巨块，而中脘筑筑，乃与泻心之方宽其中。每月二次，灸七八俞及十八九俞五十壮，使坚制房事，日佐薪炊。如此十月，临产腹痛。一日无他故，唯新产儿面色青黄，呱呱不发。于是急取大黄、甘草、黄连三味服之，下黑便一日夜，面色变赤，啼声彻于四壁，遂不致死。

求真按 泻心之方者，即本方或泻心汤之意。大黄、甘草、黄连三味者，即甘连大黄汤也。

有一少女，日日卒厥如死状，日约数十次，不能食五谷。易医十二人不能治，因时医不得其解也。请于余，余往诊之。其脉沉迟，其腹如张幕，心下不痞，脐左右无癥结。余曰："是气疾也，格在胸中，病减时，则病形将现于腹。"乃以鹧鸪菜汤，下虫十余头毕。作大黄黄连泻心汤与之，数日，灸第十五节即脊际十五壮，无他异。明日，第十六节倍其壮数。又一日，第十七节三倍其壮数。经数日，卒厥日仅一二发。益进泻心汤，并灸其脊际自第二节至第十八节。数十日，痊愈。

求真按　卒厥如死者，卒然四肢厥逆，陷于人事不省也。气疾者，神经性疾患也。以是可知本方能治发作的神经证矣。

有一赘婿，新婚后数月，病眩晕。隔日衄血，咳嗽，潮热，其脉弦数。家人悉云是肾劳。余一诊曰："其腹气坚实，决非肾劳也。"审问其病因。云：平生嗜酒过多，近年来始被舅制止，绝饮酒，故致气火郁蒸。乃与大黄黄连泻心汤，三十日而痊愈。

求真按　眩晕、衄血，脑充血之所致。咳嗽、潮热，因呼吸器发炎证也。然由本方能治此等证观之，则此方不特疗充血，亦可云有消炎止血之作用矣。

今世患梅毒者，多兼气疾。故处方不兼疗气药，则毒气凝而不散。

求真按　此说与《霉疮口诀》东京、大坂、江户等人云云之论同意，可对照。

气疾为痿躄者，其阴多先消缩，及其将愈，则其阴先畅动。

求真按　所谓神经性疾患，发于下肢运动麻痹或阴痿者，上半身充血之结果，致下半身贫血也。故当撰用本方，或泻心汤、黄连解毒汤，以平衡其血流，则原因病之神经证及续发病之下肢麻痹、阴痿等，皆治愈矣。

一男子病下疳疮，服水银而愈。后三年，骨节无故疼痛，肢体有时肿满，而喜怒无常，百业俱废。请余诊之，心下硬塞，脉弦而止涩盖因驱毒过急，余毒未尽，致闭其表，使神气郁冒而得。乃作再造散数十剂，使兼服大黄黄连泻心汤，徐徐而得瘳。

求真按　以伯州散代再造散可也。

五十以上，病偏枯之人，四肢不如意，语言謇涩，常流涎沫，其腹候坚实，大便秘者，宜用大黄黄连泻心汤，亦可用参连汤。不可与参连汤者，为难治。凡病此证，能机转如木偶人者，即以为已愈，断然不能痊愈也。

求真按　半身不遂，以上二方证（泻心汤证，反不如黄连解毒汤证为多）为多者。虽如永富氏说，但此二方非其特效药，则以二方无效之故，即断为不治者，何太早耶！

《方舆輗》甘连大黄汤条曰：小儿生下，急与此汤，可使吐下秽物。旧法虽用朱砂蜜，非也，先哲已辨之矣。又虽有甘草法、黄连法，皆势单力薄，不足用。今合甘、连二法，再加大黄而成一方，其效如鼎足，不可缺一。不知此方成于谁手，今满天下为初生儿必要之通剂矣。

求真按　初生儿有此方证者可用之，不然者则不可用也。

《用方经权》本方条曰：气火上逆，冲于心胸，恶心呕吐（**求真按**　与水毒上逆之半夏、生姜恶心呕吐异，此由于热气冲逆也），肩背疼痛（此肩背疼痛与葛根汤证之肩背强急异，与柴胡之颈项强同部位，或强急，或疼痛也），头旋目眩（是脑充血之结果也），舌焦口干者（是热气在体内，即有充血或炎证之征也）；或诸气愤厥，百思辐辏，胸满气塞（**求真按** 是即心下痞也），神情不安，通宵不寐，默默面壁，独语如见鬼状，惴惴而羞明郁陶，避人有洁癖气习；或狂傲妄言，自智自尊，无因忧悲，如遇大敌，发狂叫号，欲伏刃而投井者；或鼻衄、咯血、下血经年不愈者；或卒倒口噤，人事不省，汤水不下，半身不遂，手足拘挛，气上冲胸，痰涎壅盛，眼戴口㖞，面如涂朱，脉弦而数，甚者直视不眴，针灸不觉者（**求真按** 以上诸证主因于各部之充血或炎证也）。东洋先生以此方疗上列诸证而不惑于他药。其如气疾、狂痫、偏枯等使服此方一月、二月或二三年，以持重为要。先生谓此方能妙应如神也。

求真按 如上诸证多用本方者，虽如此说，但单用之处比较的少有，而当并用他方之时反多也。

《麻疹一哈》曰：一人年二十许，疹收后衄血不已，四五日，心下痞闷，身热不退，因与大黄黄连泻心汤，泻下数行，而衄止。后两目微疼，至黄昏时不能见物，如雀目然。仍守前剂，至十四五日，诸证全退。

求真按 外证虽转变，而腹证不变，仍守一方为法则。此衄血、目疾之所以俱治也。

《类聚方广义》本方条曰：此方加甘草，名甘连大黄汤。若与初生之小儿，可吐下胸腹之污秽。如其血色黯浊者，更加红花；酷毒壅闭，不得吐下者，可与紫圆。惊风，直视，上窜，口噤，搐搦，虚里跳动者，及疳疾胸满，心下痞，不食或吐食，或好生米、炭土等，痞癖作痛者。又治鹅口，白烂，重舌，木舌，弄舌等，并加栀子、檗皮。

求真按 本方加栀子、檗皮者，即本方与栀子檗皮汤合方之意。

疳眼生云翳，或赤脉纵横，或白眼见青色，羞明怕日者，痫家郁郁，而多顾忌，每夜不睡，膻中跳动，心下痞，急迫者，以上皆宜甘连大黄汤。

《爱育茶谈》曰：人之一身，以上下分阴阳，上体为阳，下体为阴。乃降上阳，升下阴时，其象适成地天泰，故安靖也。

求真按 上半身易充血，下半身易贫血。若平衡之，则安靖也。

上冲之起因有三：

其一，江户比他国常多风雷，阳气盛也。故虽大人尚多由逆上而起之病，况小儿为活泼萌生之机过盛者，故发病于头脑者不少。

其二，江户母子之饮食俱过厚美。因是血液黏稠，营养过度，知觉过于机敏，血液之流利剧盛，然运动之机会不足，故自然血气循环于手足肢末之力亦不足，是以进逼于上部头脑乎？

其三，江户之人，苦乐喜怒之感动颇甚。比于田舍，则安逸事少，故知觉机能妄动，气血易上逆于头上。因是虽小儿亦不安静，脑内之活机过盛也，观乎幼儿之伶俐可知矣。尤于幼儿，血液易进逼于头上，故于头脑多血稽留。因是诱起急惊风，或脑管之张力减为郁滞，而意识为之衰弱，发为脑水病。且因头部之郁滞，及于远隔之脏器，若传感于胃肠，则妨碍饮食之消化，而便青吐乳，甚则发为搐搦，或影响其营养，而妨碍生长。

求真按　以上桑田氏说与前记永富氏论略同一辙，而更具体者也。两氏对于是等诸证，未示其治，大概多以大黄黄连泻心汤、甘连大黄汤、泻心汤、黄连解毒汤等为主治。学者须熟读玩味之，其用途自可得矣。

参连汤方

人参、黄连各 2～4 克。

上细锉，以水一合，煎五勺。去滓，顿服。

本方虽为朱丹溪之创方，其实不过是仲景之大黄黄连泻心汤方以人参代大黄也，故主治亦相类似。其所异处，彼为实证故可下，此为虚证有不可下也。是以于腹证上，彼有心下痞，按之濡，而腹底有抵抗；此则心下痞硬，腹内虚软，而无抵抗之差耳。

先辈之论说治验

《东门随笔》曰：余十七八岁时，患痰血，一岁四五发。每发时吐血半茶碗，冷汗出而无脉，痰血于咽喉如哮喘之牵锯。初用生地黄、藕汁、童便等，未服参连汤，后每用人参而得效。此外因积气而至于直视之病人，若单用人参，亦难疗之。

求真按　本方之止血作用，非人参一味之力，因黄连协力之功也。

《漫游杂记》曰：有一妇人，产后八九十日，饮水不甘，肌肤瘦削无肉，胸腹痞满，时时雷鸣，大便滑泄，其脉沉微，平日昼间无故悲愁。经医数人不愈，请治于余。乃与参连汤，兼抵当丸。每日灸脊际二穴，自项门至腰眼。约三十余日而复旧。

一童十二岁，两足痿如无骨，语言謇涩，目脉赤，无故悲愁。经数医无效，请余诊之。其脉滑数，腹位逼于胸胁，脐下如空。审问其平生，气禀猛烈，过于群儿。其怒骂之时，眼光炯炯，血气如涌。盖为气疾之一种，与偏枯相类，唯有老嫩之异耳。与参连汤兼用熊胆二分，十四日，病稍轻。续与参连汤，六十余日，痊愈。

求真按　气疾（神经病）与偏枯（半身不遂）同视，非也，不可信之。

《丛桂亭医事小言》曰：参连汤治诸气疾冲心，直视烦闷，或吐血不止者。

《方舆𫐐》曰：参连汤，呕吐全不食者，谓之噤口，用此方浓煎，终日细细呷之。如吐，则再服，但一呷下咽，便开。

噤口者，谓绝食也，此为里热至剧之证，真难治之病也。故不已者，则浓煎参连，细细呷之。如吐，再服。但一呷下咽，则十中可望一生。古医者流，虽不无用干姜、黄连、黄芩、人参汤、三黄汤之类，但难立效。噤口痢脉促者，不日即手足厥冷而死也。此证温补清凉，俱无效。

求真按 虽噤口痢，亦当随证治之，故不必拘泥于此说。

急惊，直视烦闷者，先与此汤，后用对证之方（**求真按** 此说亦不可拘）。

《勿误药室方函口诀》本方条曰：此方，元之丹溪治噤口痢。虽见于入门，但今运用之，用于诸气疾及直视烦闷，即有效。又用于吐血、心下痞硬者，奏奇效。此为卒病之要药，药笼中亦不可一日无之。不用此时，则用熊参汤。所以熊胆一物，人家不可不预蓄之，见《沈括笔谈》。

求真按 此说是也，可信。

黄连之医治效用

《药征》曰：黄连，主治心中烦悸也，兼治心下痞，吐下，腹中痛。

此说为至论，已有定评，余亦赞之。但言简而旨深，初学者不易通晓，故为释之。此心中烦悸，有二种意义：其一，当心脏部触诊时，有热状，即为充血或炎证之征，而疾速之心悸动，应于手里；其二，由脑之充血或炎证，致精神不安，是以"心中烦悸"四字，为此二意义之代表的术语，但于现代难通耳。然本药之性能不漏，且无含蓄，故余将上文改窜之。黄连者，由心脏部之触诊，而有充血或炎证之象征，及心悸动疾速之情状，与头腔内外之脏器组织，由充血或炎证而有刺激症状者为主目的；心下痞，吐下，腹中痛，出血等之证候为副目的而可用之。尚须参照下说，乃可扩充本药之用途。

《本草纲目》曰

黄连　根

【气味】苦寒，无毒。

【主治】热气目痛，皆伤泣出（**求真按** 泣者，有泪无声之意，即与流泪同义），明目。肠澼腹痛，下痢，妇人阴中肿痛。（《本经》）

主五脏冷热，久下泄澼脓血（**求真按** 此脓血为黏血便之意），止消渴、大惊，除水，利骨（**求真按** 本药治湿热，非利尿作用也），开胃，厚肠（**求真按** 开胃者，健胃作用之意。厚肠者，收敛作用之义也），益胆（**求真按** 是强神经作用之谓也），疗口疮。（《别录》）

治五劳七伤。益气，止心腹痛、惊悸烦躁，润心肠，长肉，止血（**求真按** 本药之止血作用为其消炎收敛作用之归结也），天行热疾，止盗汗，并疗痈疥（**求真按** 本药治疗以上诸证者，皆其消炎作用所致）、小儿疳气，杀虫。（大明）

治郁热在中，烦躁，恶心兀兀欲吐，心下痞满。（元素）

主心病，逆而盛，心积伏梁。（好古）

去心窍恶血，解服药过剂烦闷及巴豆、轻粉之毒。（时珍）

求真按 由好古氏云主心积伏梁、时珍氏云去心窍恶血观之，则本药对于脑及心脏，有消炎止血作用可知矣。

【发明】元素曰：黄连性寒，味苦，气味俱厚。其用有六：泻心脏火，一也；去中焦湿热，二也；诸疮必用，三也（**求真按**　诸疮不必用之）；去风湿，四也（**求真按**　此药无去风湿之能）；治赤眼暴发，五也；止中部见血，六也（**求真按**　血管系有充血或炎证之因而出血者，不问中部与否，此药均能治之）。

成无己曰：苦入心，寒胜热。黄连、大黄之苦寒，以导心下之虚热（**求真按**　黄连虽不无导心下之虚热，但大黄则不然）。

震亨曰：黄连，去中焦湿热而泻心火。（中略）下痢，胃口热噤口者，用黄连人参煎汤，终日呷之。如吐，再强饮。但得一呷下咽，便好。

刘完素曰：古方以黄连为治痢之最。（中略）诸苦寒药多泄，惟黄连性冷而燥，能降火去湿而止泻痢，故治痢以之为君。

杲曰：诸痛痒疮疡，皆属心火。凡诸疮，以黄连、当归为君。（中略）凡眼暴发赤肿，不可忍者，宜黄连、当归（**求真按**　诸疮及眼疾，此二药非特效，惟用此二药之处颇多耳）。宿食不消，心下痞满者，须用黄连、枳实。

《本草备要》曰：黄连，大苦，大寒，入心泻火（王海藏曰：泻心实宜泻脾也），镇肝，凉血，燥湿，开郁，除烦，解渴，益肝胆，厚肠胃，消心瘀，治肠澼、泻痢（便血曰澼（中略），湿热郁而为痢，黄连为治痢之要药）、痞满（燥湿开郁）、腹痛（清火）、心痛伏梁（心积）、目痛、眦伤、痈疮、疮疥、酒毒、胎毒，明目，定惊，除疳，杀蛔（蛔得甘则动，得苦则伏）。虚寒病者，禁用。

泻心汤之注释

心气不足，吐血、衄血，泻心汤主之。（《金匮要略》）

【注】就此"不足"二字，诸说纷纭。东洞翁《类聚方》本方条下按"不足"，《千金》作"不定"，今从之。

自此论后，历代医家，多左祖之，故余亦从之，"不足"当作"不定"解。若心气不足，当和之，而无以大黄剂泻下之理。夫心气者，即精神之意。不定者，变动无常之义也。故心气不定者，精神不安之谓。吐血、衄血，读如字义。故全文之意，精神不安，吐血、衄血者，以本方为主治之义也。

本方何以主治精神不安，吐血、衄血，此为颇重要之问题，兹详说之。由余之经验，有本方证病者，如在大黄黄连泻心汤证之心下痞，按之濡，而心悸动亢盛。若按触心尖部，则有烦悸之状。因血压升腾，故脉呈数、疾，及皮肤黏膜，尤其于颜面口唇现充血之候，而神经过敏者，往往致诸种出血为常。由此事实考之，其心气不定，即神经过敏者。由颜面充血而推知脑充血之故。致大脑皮质被刺激，其必然之结果，惹起吐血、衄血，及其他诸种之出血者，不外因血压升腾，与血管系支配下之脏器组织有充血或炎性机转也（有本方证之病者，常有充血或热状，且屡因发热而往往伴以出血。有此机转可知矣）。故仲景用有健胃、收敛、消炎性之黄连、黄芩，配以健胃、消炎且有诱导作用之大黄，如本方者乎。

泻心汤方

大黄 4.8 克，黄芩、黄连各 2.4 克。

煎法用法同前。

本方为丸，名三黄丸，又名三黄圆。

先辈之论说治验

《千金方》曰：巴郡太守奏，以三黄丸治男子五劳、七伤，消渴，肌肉不生，妇人带下，手足寒热。

求真按 五劳、七伤者，虽为后世医之妄语，但含有结核性疾患之意味。消渴者，糖尿病也。带下者，为子宫出血及白带下之总称也。手足寒热，为手足烦热之误。

三黄汤，治下焦结热，不得大便。

《千金翼》曰：三黄汤，主解散腹痛胀满之发于卒急者。

《外台秘要》曰：集验大黄散（**求真按** 即木方），疗黄疸，身体、面目皆黄。

《肘后百一方》曰：恶疮三十年不愈者，大黄、黄芩、黄连各三两为散，洗疮净，粉之，日三次，无不瘥者。

《医林集要》曰：泻心汤，治咳逆，大便软利者。

《和剂局方》曰：三黄圆，治丈夫、妇人之三焦积热。上焦有热，则攻冲眼目而赤肿，头项胀痛，口舌生疮；中焦有热，则心膈烦躁，饮食不美；下焦有热，，则小便赤涩，大便秘结；五脏俱热，即生痈疖疮痍。及治五体之痔疾，粪门肿痛，或下鲜血。（中略）小儿之积热，亦宜服之。

求真按 以上诸证，皆炎性充血使然，故本方能治之。而本方证之出血，如此说以鲜赤色为常，非如瘀血性出血而带暗紫黑色者，宜注意分别之。

《三因方》曰：三黄圆治骨实极热，耳鸣，面色焦枯，隐曲而膀胱不通，牙齿、脑髓苦痛，手足酸疼，大小便闭。

求真按 骨实极热，隐曲而膀胱不通者，是古之病理说，虽意义不明，但其他之由于炎性机转者，不难察知。

《圣济总录》曰：金花丸（**求真按** 即本方之丸方），急劳，烦躁羸瘦，面色萎黄，头痛眼涩，多困少力者，三味等分为末，炼蜜丸，服之。

《卫生宝鉴补遗》曰：烦躁发热，胸中烦闷，已经汗解而内耗，胸中烦满，其证不虚不实，用活人三黄泻心汤（**求真按**　亦即本方）。

《古今医统》曰：三黄丸，治遗精有热者。

《名医方考》曰：三黄泻心汤，治心膈实热，狂躁面赤者。

《活人书》曰：三黄汤，治妇人伤寒六七日，胃中有燥屎，大便难，烦躁，谵语，面赤，毒气闭塞，不得流通者。

《幼科发挥》曰：三黄泻心丸（**求真按**　此即本方之丸方），一名三黄五色丸，利诸惊热。

《痘证宝笺》曰：痘疮，有胃实声哑者，必口渴热盛，大便秘结，其疮不起发，宜三黄汤。

又大便闭结，胀闷，痘发不齐，并不起胀，形色赤紫，三黄汤以通之，则痘易起而色转顺。

《保赤全书》曰：三黄丸，治麻后赤白痢，里急后重，身实者。

《松原家藏方》曰：泻心汤，治卒倒人事不知，心下痞坚，痰喘急迫者。

泻心汤，卒倒瘛疭，口噤，不知人事，手足逆冷，脉沉迟者，或狂痫，癫痫，痃癖，皆主之。

《芳翁医谈》曰：凡痫家虽有数百千证，然治之莫如三黄泻心汤。其眼泡惰而数瞬，呼吸促迫如唏之类，用之则最效。欲使其长服，宜为丸与之，但效稍缓耳。痫家冲突（卒然冲膈，似冲心而非者），甚有见异证者，宜辰砂丸。其自汗甚者，亦因冲突而然，宜三黄泻心汤，甚者加牡蛎主之。

一男子患失精，数年。与人并坐，自不知其漏泄，诸医尽力，不得治。故延师，师至，将诊之，问曰："余之病可治乎？"曰："可治。"病者乃屈一指。寻又问如初。师曰："可治。"又如是不已，至十指，抱剑去。师曰："痫也。"以三黄泻心汤而瘳愈。

一妇人尝患哮喘，平居多忘，而嫌师诊。师亦知其痫，与同方，至五年，瘳愈。今其夫亦有疾，属痫，近更吐血久不止，自作三黄加地黄汤（**求真按**　即本方加地黄）服，然无效，终至于招余。余至曰："此方实适宜于病，岂有他邪耶，但去地黄加芒硝则益佳。然尚有方略，请作剂。"以芩、连各六分，大黄一钱二分，芒硝一钱，为一剂。以水一合半，小便半合，合煎一沸，日服二三剂，三日全止。

求真按　虽处适当之剂，若药量不得其宜，难期奏效。此学者最宜留心处也，岂独本方为然哉？

发狂，莫如三黄泻心汤。若兼用瀑布泉，则更妙。

小儿多惊搐，宜三黄泻心汤。如有表证者，宜葛根汤。痘家，宜甘连汤。

求真按　宜小柴胡、小柴胡加石膏汤者反多，当注意。

一男子患齿龈出血，每旦起则出，顷刻而止，虽午眠、寤后亦必出。检无他证，但舌上少有褐色，而劳思则更甚云。医治无效，年余，请治。此痼也，若不怕下则可治。乃与三黄加芒硝汤，三十日许痊愈。

《建殊录》曰：有一人年二十余，积年患吐血，每旬必一发。丙午秋，大吐，吐已，气息顿绝。迎众医救之，皆以为不可为矣。于是家人环泣，谋葬事。先生后至，视之，似未定为死者，因以纩着鼻间，犹能蠕蠕而动，乃按其腹，有微动，盖气未尽也。急作三黄泻心汤饮之（每帖重十五钱），须臾，腹中雷鸣，下利数十行，即醒。出入二十日许，痊愈。十余年不复发。

《漫游杂记》曰：一男子患下疳，修治不顺，如愈如不愈。经数月，秋间浴于温泉，二十日，毒气大发，骨节刺痛，遍身肿胀，不能起作。过十余旬，经治三医，不愈。其兄与余相商，往诊之，不出室者已百余日，脉数气促，夜不安眠，目光莹然，常依悲愁，发乱面肿，溃烂如新发之桃花。诊其腹，脓汁粘手。乃作再造散六十钱、三黄汤二十帖与之。曰："十日间服尽。"十日后，一人来乞药，且曰："秽物已下六七行。"又十日，往再诊，病形减半，瘰疬安静。乃作五宝丹，使如法服之，二剂而愈。余曰："子毋太喜，五宝丹可散毒而不能尽毒。今得愈者，非痊愈也，惟散遍身耳，不日将再发也。"不信，修养有间，三十日，果再发，于是遽服前方。自秋至冬，更越春夏，渐渐平复，惟疮根坚凝未散。余曰："余毒犹未尽也，宜益服前方。"又一年以上，三十余月而痊愈。呜呼，湿毒浸润，急急难除，有如此者！

一女子患肿毒，左肘肿起如馒头，遍身无肉，脉数气急，咳嗽潮热，一如传尸。审问其病状，近年骨节疼痛，腰背冷，月事不下。盖因湿毒壅于经脉，干血得攻其中也。乃与湿漆丸一钱。十余日，大便下臭秽物，遍身发赤疹，阴门突出，痛痒难堪，而脉数气急减半。于是作泻心汤与湿漆丸并进。三十日，觉肌肤生肉，咳嗽潮热，徐徐而退。约二月许而愈。

求真按 湿漆丸，由生漆、大黄二味而成。虽为祛瘀血的杀虫杀菌剂，但其作用峻烈，故余以起废丸代之。

《古方便览》本方条曰：一男子三十余，患热病不愈。三十日许，背恶寒殊甚，皮肤燥热，饮食不进。余诊之，腹内濡，唯心下满，按之不痞，与此方。汗大出，诸证顿退。十五六日痊愈。

求真按 不痞者，不痞硬之误也。

《方舆輗》曰：泻心汤，治子痫，若发则目吊口噤，痰涎壅盛，昏晕不省，时醒时作者。

子痫者，孕妇卒发痫也，治方宜泻心汤，或使间服参连、熊胆汁等，折其大势，然后视证转方可也。此证往时世医通用羚羊角散，但不如泻心汤之单捷。

求真按 参连，即参连汤也。

经血错出于口鼻，称逆经，又谓错经，先哲谓火载血上也。龚云林用生地黄于四物汤中，加大黄、童便，治验载《万病回春》，甚有理。往年一女子患此疾，起时吐衄，后至眼目、耳、十指头皆血出，形体麻木，手足亦至于强直。余投泻心汤，十日血止，后与回生汤调理复旧。此妇之病，为错经中之最剧者也。

求真按　回生汤，由当归、川芎、大黄、黄连、桂枝、白术、芍药、黄芩、茯苓、地黄、甘草、人参、木香、丁香、萍蓬十五味而成之方，但不外当归芍药散、苓桂术甘汤、泻心汤合方之意。若合用此三方，不如合前二方，兼后一方（其丸方）已可，无须回生汤也。

泻心汤，此方不仅治吐血、衄血，即下血、尿血、齿衄、舌衄、耳衄等，一身九窍出备者，无不治之，诚为血证之玉液金丹也。

泻心汤，坠打损伤，昏眩不省人事者，及出血不已者，大宜此汤。金疮亦唯用此汤可也。坠打者，自高处坠下，或被重物压下，或被物击等而致身体损伤时，气逆昏眩者，急与泻心汤为妙。血出不已者益佳。

求真按　此证有当以桃核承气汤治之者，不可不知。

《腹证奇览》曰：三黄泻心汤，治心气不定，心下痞。不定者，觉心中急无着落，跳动而塞于胸中，若以手按之，却不似跳动，此气血之热也，故有吐血、衄血等证者，或成痔疾、下血、便血等证者，或致狂乱证者，是由心气不定也。或血气上冲而眼目生赤翳，或头项肿热，口舌热疮，疗疖热疼，或气疾积聚之心悸惊烦，产后血崩，便秘，脉数，心下痞硬，冲热面赤等证，或小儿丹毒积热及一切之血热，血气上逆而心烦、心悸者，及天行下利脓血（**求真按**　**天行者，流行性或传染性也**）等证。要之皆以心下痞、心中烦悸不定者为腹证之准据而可用之。故证曰："心气不定，吐血、衄血者，泻心汤主之。"

《金匮》"不定"作"不足"，非也，今从《千金方》。泻心者，泻心中之血热也。心者，血之所注。血者，得阳气而循环于一身，阳气有余时则血上逆而涌出，以致吐血、衄血也。以是心气摇摇不定，常跳动而无着落，或惊悸忧惨，甚者发狂，此之谓"心气不定"也。

求真按　此说之"心"字，可作"脑髓"与"心脏"二义看，因其所在、构造、机能不同故也。若以二脏混同立论者，为极不合理也。如能深思熟虑时，则能立知其不同。若心力强盛而悸动加疾速时，其动脉系之血量因而异常增加，致成全身之充血，故此时比他脏器组织之血管为丰富，而口径亦增大，以致脑髓之充血亦比其他之充血程度为大；而起强度之充血，又因脑髓比其他弱度者更易受刺激，故先于他脏器发其强的机能障碍也明矣。况脑髓之感受性比其他为锐敏乎，是以心脑二者关系密接而不可分也。故假令二者混同，于事实上亦无不可，但学者必须有此观察法，不可坚执于文字之表面，而当探知其真相也。

《用方经验》曰：泻心汤，（中略）按吐血、衄血、下血及气逆血晕，或发狂，痫癖者，以此为的治，因能镇心气，理血脉之剂也（**求真按**　**"理血脉"九字实为本方之眼**

目）。故心下郁热上冲而至眼之血膜攀晴，或胃火上逆，口臭，舌衄，牙疳，齿痔者，加羌活、石膏则益妙。此证当与大黄黄连泻心汤互参。

求真按 加石膏已足，无加羌活之必要。

《餐英馆治疗杂话》本方论曰：此方以心下痞，大便秘而上气者为目的。及一切上焦有蓄热，或口舌生疮，或逆上而眼目赤者，皆当以大便秘为目的。又痔疮肛门肿痛，下鲜血者，亦必有效。见《局方》以鲜血之"鲜"字为眼目，鲜血者，真赤色之血也。凡血证色黯淡者，寒也；鲜者，热也。吐血证，世医虽知用此方，然不知用于下血证。又谦齐之诀，食辛热厚味而足胫痛者，有效。若不知者则不可用之。

《类聚方广义》本方条曰：中风卒倒，人事不省，身热，牙关紧急，脉洪大，或鼾睡大息，频频欠伸者，及省后偏枯，瘫痪不遂，缄默不语，或口眼㖞斜，言语謇涩，流涎泣笑，或神思恍惚，机转如木偶人者，宜此方。

能解宿醒，甚妙。

酒客郁热下血者，肠痔肿痛下血者，痘疮热气炽盛而七孔出血者，产前后血晕郁冒或如狂者，眼目燉痛，赤脉怒张，面热如醉者，蛔齿疼痛，齿缝出血，口舌腐烂，唇风、走马疳、喉痹燉热肿痛而重舌痰胞，不能语言者。此二证，以铍针横割去其恶血取瘀液为佳。痈疔内攻，胸膈冤热，心气恍惚者；痈疽内攻，胸膈冤热，心气恍惚者；发狂，眼光莹莹，倨傲妄语，昼夜不眠者。以上诸证，若有心下痞，心中烦悸之证，用泻心汤，其效如响。

《方伎杂志》曰：一人下血，即请诊治。周身面色青白，爪甲白，舌亦无血色而干燥，脉沉弱，胸动亢，息强切，饮食不进，大便昼夜有数次，检其大便，皆血也，且有数血块，日日如是云。是因严冬之寒气剧烈，日日餐风，不宿亭旅，寒气难堪，血气耗脱，故身体手足逆冷也。余与泻心汤合四逆加人参汤三帖，使交互服之。服药后，血少减，身体手足亦温。至春，血止，大快，但尚有虚热之候，一身手足蒸热。因转柴物汤，通计三十余日而复旧。此人已六十余岁矣，若以其年龄与病证之脱血及严寒之气候而论，当时预料其不能治愈，今得痊愈者，可谓大幸矣。

求真按 柴物汤者，即柴胡四物汤之变则的方剂也，已述于前，不可用之。

黄芩之医治效用

《药征》曰：黄芩，主治心下痞也，兼治胸胁满、呕吐、下利。

此说虽是，若不加"因于充血或炎性机转"九字则难为完璧。心下痞者，有因于充血或炎性机转者，有因气逆者，有因停水者，原因不一故也。是以上文须改作黄芩因于充血或炎性机转而心下痞者为主目的，胸胁满、呕吐、下痢等为副目的而用之。下说亦同为本药应用之副目的。

《本草纲目》曰

黄芩　根

【气味】苦平，无毒。

【主治】诸热黄疸，肠澼泄痢，（中略）恶疮疽蚀，火疡。（《本经》）

疗痰热，胃中热，小腹绞痛，消谷（**求真按**　消谷者，促进消化也），（中略）女子血闭，淋露，下血，小儿腹痛。（《别录》）

治热毒骨蒸，寒热往来，肠胃不利。（中略）治五淋，（中略）去关节烦闷，解热渴（**求真按**　本药治热渴作用效力微弱）。（甄权）

下气，主天行热疾、疔疮，排脓，治乳痈、发背。（大明）

治肺中湿热，泻肺火上逆，疗上热目中肿赤，瘀血壅盛（**求真按**　此瘀血，非真瘀血，因充血或炎性充血之意可知），上部积血，（中略）安胎。（元素）

治风热、湿热头疼，奔豚热痛，火咳肺痿喉腥，诸失血（**求真按**　诸失血，出血也）。（时珍）

【发明】元素曰：黄芩之用有九：泻肺热，一也；治上焦皮肤风热、风湿，二也；去诸热，三也（**求真按**　诸热之上当冠以"少阳病"三字）；利胸中气，四也；消痰膈，五也；除脾经诸湿，六也（消痰膈，除脾经诸湿者，即除呼吸及消化器之湿热也）；夏月须用，七也；妇人产后，养阴退阳，八也；安胎，九也（**求真按**　养阴退阳者，去热也。本药之安胎者，恐母体有炎证而致将欲流产之际，若用本药，则能去此炎证，故得安胎也）。酒炒上行，主上部积血（**求真按**　虽不用酒炒，亦能主上部之积血），非此不能除。下痢脓血，腹痛后重，身热久不能止者，与芍药、甘草同用之（**求真按**　本药与芍药、甘草同用，即黄芩汤之方意，唯少大枣耳）。凡诸疮痛不可忍者，宜芩、连苦寒之药（**求真按**　凡诸疮热痛云云，若不作，则不得以黄连、黄芩为主治）。

附子泻心汤之注释

心下痞，而复恶寒、汗出者，附子泻心汤主之。（《伤寒论》）

【注】心下痞呈泻心汤证者，若为阳实证，则有发热而无恶寒。今不拘心下痞，"而恶寒、汗出"之上加一"复"字者，暗示反于泻心汤证也。而此恶寒与汗出者，是非有表候，为阳虚证之征，故以泻心汤治心下痞，以附子治此恶寒与汗出也。

附子泻心汤方

大黄4克，黄连、黄芩、附子各2克。

上药，各别细锉，渍大黄、黄连、黄芩3味于沸汤60克内，须臾，绞去滓。别以水60克煮附子，取20克，合而顿服之。

先辈之论说

《芳翁医谈》曰：中风卒倒者，最难治。与附子泻心汤，间有得效，然多死者。

求真按 是论脑出血之阴阳虚实相半者。其阳实证者，不可混同之。

《方舆輗》本方条曰：泻心汤证，有但欲寐者，甚者，食时与服药亦睡，又手尖微冷等证亦宜此方。

《类聚方广义》本方条曰：老人停食，瞀闷晕倒，不省人事，心下满，四肢厥冷，面无血色，额上冷汗，脉伏如绝，其状类中风者，称为食郁、食厥，宜附子泻心汤。

栀子豉汤之注释

发汗吐下后，虚烦不得眠，若剧者，必反复颠倒，心中懊憹，栀子豉汤主之；若少气者，栀子甘草豉汤主之；若呕者，栀子生姜豉汤主之。（《伤寒论》）

【注】本条发汗吐下后，虚烦不得眠者，栀子豉汤主之。发汗吐下后，虚烦不得眠，若剧者，必反复颠倒，心中懊憹，栀子豉汤主之"可分作如是解，则前者为轻证，后者为剧证也。而虚烦不得眠者，因发汗吐下，诸毒悉被驱逐，但欲示仅有残余热毒遗留，刺激大脑皮质。若已经汗吐下，则腹内空虚，无病毒之阻滞，因有不眠烦闷之虚状，故加"虚烦"二字也。又反复颠倒者，辗转反侧也，因不眠之甚，而遂致此。心中懊憹者，《类聚方广义》云：成无己曰：懊憹者，俗谓骨突是也，盖心中愦闷不可名状之义。刘完素曰：懊憹者，烦心热躁，闷乱不宁也。若以现代的解说换言之，则懊憹者，即因炎性充血，脑刺激症状中之剧烈者。而不眠与反复颠倒，亦皆由于此也。

发汗，若下之，而烦热、胸中窒者，栀子豉汤主之。（《伤寒论》）

【注】窒者，《腹证奇览》云：窒者，如空房满塞，不受物也。虽能吞咽食物，胸中亦觉阻塞，此亦因热郁结于心胸所致，即有食管狭窄之自觉，而因热毒之故致食道黏膜干燥，食物不滑利也。故酒客之咽下困难等，可知以本方及类方为主治矣。

伤寒五六日，大下之后，身热不去，心中结痛者，未欲解也，栀子豉汤主之。（《伤寒论》）

【注】心中结痛者，谓心脏部之一处疼痛也。详解于桂枝生姜枳实汤条下。

凡用栀子豉汤，病人旧微溏者，不可与服之。（《伤寒论》）

【注】旧，即久微溏（微下痢）者。因阴虚证当处以温热药，故不可用冷药如本方也。

阳明病，脉浮而紧，咽燥口苦，腹满而喘，发热汗出，不恶寒反恶热，身重，若发汗则躁，心愦愦反谵语。若加烧针，必怵惕烦躁不得眠。若下之，则胃中空虚，客气动膈，心中懊憹，舌上苔者，栀子豉汤主之。若渴欲饮水，口干舌燥者，白虎加人参汤主之。若

脉浮发热，渴欲饮水，小便不利者，猪苓汤主之。(《伤寒论》)

【注】尾台氏曰：此章凡四段。若拟其治法，自"阳明"至"身重"，白虎汤证也；"若发汗"以下，当与大承气汤；"若加烧针"以下，宜与桂枝甘草龙骨牡蛎汤；"若下之"以下，栀子豉汤证也；"若渴欲饮水"以下，不属上文，恐有误乎？

山田氏曰：自"阳明"至"身重"二十七字，乃热结在里，为无燥屎之证，与前三阳合病条（**求真按**　此条揭于阳明病篇白虎汤条）同，宜与白虎汤以挫其热。若认其脉浮以为表未解而发其汗，则津液越出，大便为硬，使人反烦躁心乱而谵语，此承气证也。云反者，谓徒发其汗，不惟无益，而反使增剧也。若加烧针则致大逆，怵惕烦躁不得眠，即所谓太阳伤寒。若加温针，则必惊是也，乃系桂枝去芍药加蜀漆龙骨牡蛎汤或桂枝甘草龙骨牡蛎汤证也（**求真按**　以上虽为良说，以下却有谬论，不可不取舍之）。若以其腹满汗出而恶热，以为有燥屎而下之，则胃中空虚，客气动膈，使人心下痞硬。所以然者，以本无燥屎也，乃甘草泻心汤证（**求真按**　妄加心下痞硬，以为甘草泻心汤证，非也）。（中略）又按栀子、猪苓二证，并非阳明病而冒以阳明病者，以舌苔、口渴皆为阳明部位之证也。此二说虽不无瑕瑾，但足以窥本条之大意。胃中空虚者，为白虎汤证而误以大承气汤下之之结果。客气者，反于正气之邪气也。膈者，胸膈也。客气动膈者，邪气搅乱胸膈也。若由心中懊侬，舌上有苔观之，则此邪气为热气也明矣，故以本方为主治也。

阳明病下之，其外有热，手足温，不结胸，心中懊侬，饥不能食，但头汗出者，栀子豉汤主之。(《伤寒论》)

【注】结胸，则当心下硬满，本方证以胃中空虚为常，故云不结胸，暗示与大陷胸汤证各别（宜与同汤条对照）。饥而不能食者，由于胸中窒。但头汗出者，头腔内外之热气比他部为剧也。

下利后更烦，按之心下濡者，为虚烦，栀子豉汤主之。(《伤寒论》)

【注】以前诸条，主就舌及外证而论，唯本条则专述其腹证。下痢后烦闷，一旦已去，而更再发，触诊病者之心下部到腹底皆软弱者，此非实证之烦闷，而为虚证也，故当以本方治之。以是可知胃中空虚及虚烦之义。又可推之，以为一般虚实之鉴别。

栀子豉汤方

栀子 3.2 克，香豉 8 克。

上各别细锉，以水 200 克煎栀子成 150 克。去滓，入香豉，再煎为 100 克，去滓，顿服。

先辈之论说治验

《千金方》本方条曰：治少年房多短气。

《圣济总录》曰：豉栀汤（**求真按** 此即本方也）治虾蟆黄，舌上起青脉，昼夜不睡者。

求真按 虾蟆黄者，黄疸之一种也。

《时后百一方》本方条曰：治霍乱吐下后，心腹胀满者。

求真按 虽云心腹胀满，恐是腹内中空，属于所谓虚满者乎？

《名医类案》曰：一男子患伤寒十余日，身热无汗，怫郁不得卧，不躁，不烦，不寒，不痛，时发一声如叹息状。医者不知何证，迎余诊视。曰："懊恼，怫郁证也。"投以栀子豉汤一剂，减十之二三，再与大柴胡汤下其燥屎，怫郁除而安卧，调理数日而起。

《小儿药证直诀》曰：栀子饮子（**求真按** 是即本方也）治小儿蓄热在中，身热狂躁，昏迷不食者。

《腹证奇览》本方条载松川世德之治验曰：一妇人年二十五，血下数日，身体倦怠，心烦微热，服药无效。余与本方二帖，血下减半。妇人喜，乞药。与前方数帖，痊愈。

某君跌而扑腰，尔来血下，小腹微痛，服药无效。余以为此病由于转仆惊惕所致，乃进本方，数帖痊愈。

一妇人年七十余，鼻衄过多，止衄诸方无效。余问其状，颇有虚烦之象，因作本方与之。四五日后，来谢曰："服良方忽已。"

一老人年八十许，一日鼻衄过多，郁冒恍惚，乃与本方而愈。

《类聚方广义》本方条：此方惟栀子、香豉二味，然施于其证时，其效如响。若不亲试，安知其效？

栀子甘草豉汤之注释

发汗吐下后，虚烦不得眠，若剧者，必反复颠倒，心中懊恼，栀子豉汤主之；若少气者，栀子甘草豉汤主之；若呕者，栀子生姜豉汤主之。（《伤寒论》）

【注】少气者，虽为浅表性呼吸，然不外急迫症状，故欲缓和之，新加甘草也。

栀子甘草豉汤方

栀子、甘草各 3.2 克，香豉 8 克。

煎法用法同栀子豉汤。

先辈之治验

《千金方》本方条曰：栀子豉汤，治食宿饭、陈臭肉及羹、宿菜等而发者。

松川世德之本方治验曰：伴藏之妻，产后下血过多，忽唇舌色白，气陷如眠，脉如有如无，殆将死矣，乃以荐䕡、苦酒，使作本方加甘草与之。半时许，尽五六帖，忽如大寐之寤矣。

求真按　荐䕡，川芎也（川芎之古名为芎䓖）。苦酒，食醋也。则"以荐䕡、苦酒，使作本方加甘草"者，加川芎于本方，以醋及水煎之也。

栀子生姜豉汤之注释

发汗吐下后，虚烦不得眠，若剧者，必反复颠倒，心中懊憹，栀子豉汤主之；若少气者，栀子甘草豉汤生之；若呕者，栀子生姜豉汤主之。（《伤寒论》）

【注】以栀子豉汤证而呕者，故方中新加生姜也。

栀子生姜豉汤方

栀子 2.4 克，香豉、生姜各 6 克。
煎法用法同前。

先辈之治验

松川世德之本方治验曰：一男子便血数月，虽服药渐愈，但身体无色，面上及两脚浮肿，心中烦悸，头微痛，时时呕，寸口脉微，乃与本方加生姜愈。

枳实栀子豉汤之注释

大病瘥后，劳复者，枳实栀子豉汤主之。若有宿食者，加大黄如博棋子大五六枚，服之则愈。（《伤寒论》）

【注】瘥者，病虽已治大半，尚未全复健体也。劳复者，因种种不摄生而病证再发也。本条之劳复，以饮食不适为主，治之以本方也。所以者，病者若怠于饮食等之摄生时，尚未全复常态，不仅使刺激消化管而发炎，且使胃部有停滞膨满之自他觉，故用栀子豉汤治炎证，以苦味健胃解凝药（微有缓下作用）之枳实治胃部之停滞膨满感也。故于腹证上诊得栀子豉汤证外，更于心下部有膨满也。是以东洞翁以本方为治栀子豉汤证而胸满者为定义也。

枳实栀子豉汤方

枳实 2.4 克，栀子 1.6 克，香豉 6 克。
上各别细锉，先空煮醋二勺，水二合，为一合二勺，纳枳实、栀子，煮为五勺。去滓，纳豉，五六沸，顿服之。

先辈之论说

《伤寒蕴义》曰：枳实栀子豉汤，治食复、劳复而身热，心下痞闷者。如宿食不下，大便秘实，脉中有力者，宜加大黄。

《内外伤辨惑论》本方条曰：食膏粱过多而烦热闷乱者，亦宜服之。

《类聚方广义》本方条曰：凡大病新瘥，血气未复，劳动、食啖过度时，则心胸满闷，或作烦热，与此方，使将养之则愈。若大便不通，有宿食者，宜枳实栀子大黄豉汤。

枳实栀子大黄豉汤之注释

大病瘥后，劳复者，枳实栀子豉汤主之。若有宿食者，加大黄如博棋子大五六枚，服之则愈。（《伤寒论》）

【注】前方证若因不消化物停滞于胃肠内者，于前方加用大黄如博棋子大者五六个则治矣。而博棋子大者，《千金方》云：博棋子者，长二寸，方一寸也。东洞翁以博棋子大五六枚为六分，故以克量换算时为 2.4 克，可以推想其意矣。

前方证于栀子豉汤证外仅有胃部停滞膨满之自他觉证，故加枳实于栀子豉汤以对应之。但本方证加不消化物停滞，以枳实独力不足以治之，故更加大黄以祛除之。于其腹证上，不止胃部有停滞膨满之自他觉证，若按之，则有比较的紧满充实于腹内之感，且概伴便秘而觉有多少之抵抗。是以东洞翁以本方为治枳实栀子豉汤证之大便闭者为定义也。

酒黄疸，心中懊憹或热痛，枳实栀子大黄豉汤主之。（《金匮要略》）

【注】酒黄疸，酒客黄疸也。热痛者，肝或胆囊部有热、有疼痛也。但由余之经验，本方证之黄疸，于肝或胆囊部肿胀硬结，有自他觉的疼痛，或懊憹，或热痛者。故有此腹证时，不论是否酒客，总以用本方与大小柴胡汤合用之机会为多。

枳实栀子大黄豉汤方

栀子 5 克，大黄 7.2 克，枳实 7 克，香豉 29 克。
煎法用法同小柴胡汤。

栀子柏皮汤之注释

伤寒，身黄，发热者，栀子柏皮汤主之。（《伤寒论》）

【注】肠伤寒经过中致黄疸发热者，以本方为主治也。其与前方异处，以彼方中有枳

实、大黄，故呈前记之腹证；本方为治热毒黄疸，栀子、蘗皮之外，不过有缓和药之甘草，故于腹诊上无何等可以征知。是以东洞翁谓本方定义为治身黄，发热，心烦者。

栀子柏皮汤方

栀子 14.5 克，甘草 6 克，黄柏 12 克。

煎法用法同前。

先辈之论说

《方舆輗》本方条曰：兹云发热者，是蒸蒸发热，非翕翕发热也。此方之治，专为解热也。

求真按　此说是也，可从之。

《类聚方广义》本方条曰：洗眼球黄赤热痛甚，有效。又胞睑糜烂痒痛及痘疮落痂以后，眼犹不开者，加枯矾少许，洗之，皆妙。

栀子之医治效用

《药征》曰：栀子，主治心烦也，兼治发黄。

此说虽无不可，但心烦之原因极多，以此一药而主治多种原因性之心烦，似不妥当。故此论当改作"栀子主治因充血或炎性机转之剧性心烦也，兼治发黄、出血等"。若由此论，则与黄连似无区别，此药除有以上治效之外，更有利尿之物能，故不难鉴别之。尚宜参考以下诸说。

《本草纲目》曰

栀子

【气味】苦寒，无毒。

【主治】（上略）胃中热气，面赤（**求真按**　此即因颜面充血也），酒疱，皶鼻（**求真按**　此即酒皶鼻也），白癞，赤癞，疮疡。（《本经》）

疗目赤热痛，胸心大小肠大热，心中烦闷。（《别录》）

去热毒风，除时疾热，解五种黄病（**求真按**　黄病，黄疸也），利五淋（**求真按**　五淋者，乃膀胱尿道疾患有种种之别也），通小便，解消渴，明目。（甄权）

主㿗哑，紫癜风。（孟诜）

治心烦懊恼不得眠，脐下血滞而小便不利。（元素）

泻三焦火，清胃脘血，治热厥、心痛，解热郁，行结气。（震亨）

治吐血、衄血，血痢，下血，血淋，损伤瘀血，及伤寒劳复，热厥头痛，疝气，汤火

伤。（时珍）

【发明】元素曰：栀子，（中略）能泻肺中火邪，其用有四：治心经客热，一也；除烦躁，二也；去上焦虚热，三也；治风，四也（**求真按** 此风，癫也）。

震亨曰：栀子泻三焦之火及痞块中火邪，最清胃脘之血。其性屈曲下行，能降火，从小便中泄去。

《本草备要》曰：栀子，苦寒，（中略）泻心肺邪热，使其屈曲下降，自小便出，以解三焦之郁火，以平热厥心痛，以息吐衄、血痢、血淋之病，治心烦懊侬不眠、五黄、五淋、亡血、津枯、口渴、目赤、紫癜、白癞、疱疹、疮疡。

香豉之医治效用

治六畜鸟兽肝中毒方：豆豉浸水，绞取汁，服数升即愈。（《金匮要略》）

《本草纲目》曰

淡豆豉

【气味】苦寒，无毒。

【主治】伤寒头痛寒热，瘴气恶毒，烦躁满闷，（中略）杀六畜胎子诸毒。（《别录》）

治时疾热病，发汗。熬末能止盗汗、除烦；生捣为丸服，治寒热风胸中生疮；煮服治血痢腹痛；研末涂阴茎生疮。（《药性》）

治疟疾骨蒸，中毒药，蛊气犬咬。（大明）

下气调中，治伤寒温毒，发斑，呕逆。（时珍）

《本草备要》曰：淡豆豉，苦泄肺，寒胜热。发汗，解肌，调中，下气。治伤寒头痛，烦躁满闷，懊侬不眠，发斑呕逆，血痢，温疟。

《药征》曰：香豉，主治心中懊侬也，兼治心中结痛及心中满而烦。

《气血水药征》曰：香豉，治肿脓之水。

由以上诸说，则可知本药为消炎解热性之解毒药，有作用于脑及心脏之特能。

黄柏之医治效用

本药为消炎性收敛药也，由下说可以证明。

《本草纲目》曰

柏木（一名黄柏）

【气味】苦寒，无毒。

【主治】五脏肠胃中结热，黄疸肠痔，止泄痢，女子漏下赤白，阴伤蚀疮。（《本经》）

（上略）疗皮肤热赤起，目热赤痛，口疮。（《别录》）

热疮疱起，（中略）血痢，止消渴。（藏器）

（上略）敷茎上疮，治下血如鸡鸭肝片。（甄权）

（上略）治鼻衄，肠风下血，后急，热肿痛。（大明）

栀子干姜汤之注释

伤寒，医以丸药大下之，身热不去，微烦者，栀子干姜汤主之。（《伤寒论》）

【注】本条读如字义，故无特解之必要。但此微烦与栀子豉汤之纯热虚烦异，是阴阳交错而然，故合治热之栀子、医寒之干姜以为本方而应之。

栀子干姜汤方

栀子、干姜各18克。

煎法用法同前。

先辈之论说

《杨氏家藏方》曰：二气散（**求真按**　此即本方也），治阴阳痞结，咽膈喧塞如梅核，妨碍饮食，久而不愈，即成反胃者。

求真按　杨氏转用本方于食管狭窄者，恐着眼于仲景所说栀子豉汤之胸中窒与干姜之治恶心呕吐也。

《圣惠方》曰：治赤白痢，不问日数老少，干姜散方（**求真按**　此即本方加薤白七茎，豉半合也）。

《成绩录》曰：己未秋，疫痢流行，其证多相似，大概胸满烦躁，身热殊甚，头汗如流，腹痛下痢，色如尘煤，行数无度。医疗之，皆入鬼簿。先生取桃仁承气汤、栀子干姜汤相互为治，无一不救者。

黄连解毒汤及丸方　此丸方，余略称为黄解丸。

黄连、黄芩、栀子各1克，大黄2克。

上细锉，如泻心汤法煎服。又为丸，一日三回分服。但作煎剂时当适宜增量之。

本方《外台秘要》称大黄汤，虽为著者唐之王焘创方，但不外出于仲景之泻心汤与栀子豉汤去香豉之合方。故泻心汤之主治即为本方之主治，而栀子豉汤主治之半亦为本方之主治，此本方之所以应用范围广大也。故余大概不用以上二方及大黄黄连泻心汤，而唯运用本方也。

第二黄连解毒汤及丸方求真按　此即后世医所谓黄连解毒汤及丸方也，恐与前混，故有此新名。

黄连、黄芩、栀子、黄柏各 1 克。

煎法用法同前。

本方本称黄连解毒汤，亦王焘所创，其实去泻心汤中之大黄与栀子柏皮汤除甘草之合方而已，故本方之方意与方用即于泻心汤去大黄及栀子柏皮汤去甘草中求之。与前方异处，是在大黄之有无如何，而不关于黄柏之存否（黄柏之存否，虽不无关系，但此药物与彼此二方共通之栀子大同小异，故暂除外亦无不可）。故前方有大黄，所以治实证；而本方则治虚证也。

先辈之论说治验

王焘所著《外台秘要》曰：前军督护刘车者，得时疾，三日已汗解，因饮酒复剧。苦烦闷，干呕，口燥，呻吟错语，不得卧，余思作此方：

黄连，黄芩，黄柏，栀子。

上四味，以水六升，煮取二升，分二服。一服目明，再服进粥，于是渐瘥。余以疗风火、热盛烦呕，呻吟错语，不得眠，皆佳。传诸人用之，亦效。此直解热毒，除酷热，不仅因饮酒而增剧者，此汤五日中，有神效。

《儒门事亲》曰：夫男子妇人之咯血、衄血、嗽血、咳脓血，可加桔梗、当归于三黄丸、黄连解毒汤、凉膈散中服之。

求真按　若有脓血，则加桔梗为佳。然当归不可漫然加之。

《方舆輗》曰：张子和曰：凡妇人年及五十以上，经血暴下者。夫妇人之经血，终于七七之数，数外暴下者，《内经》云：火主暴速，亦因暴喜、暴怒、忧结惊恐之所致，慎不可作冷病治之。如下峻热之药则死，止用黄连解毒汤以清上热云云。妇人到七七数外血下者，《素问》所谓血载火而行是也。其暴下者，所谓火主暴速故也。子和治之，用黄连解毒汤，不杂血药一味，其意火势扑灭，则血当自止矣。子和之医，世人虽或贬之，然所为皆有确见。今人之不审脉证，率意用芎归胶艾汤、黄土汤、柏叶汤之类者，不可同日而论。又暴喜、暴怒、忧结、惊恐，即近世所专唱之痫也。痫，即火证。古人治痫求火云，语出何书，有如是之佳句也。今视妇人之痫家，经血乱者为多。一妇人年逾六十，月经下不止，且时时下血，此人平生因小事亦忧患，脉弦数也。因投三黄泻心汤，其病愈大半。后用黄芩汤调理月余，余焰全消而愈。黄芩汤用于血证，吾辈所屡试，其原出于李挺之工案。

求真按　此证选用桂枝茯苓丸、桃核承气汤、当归芍药散、芎归胶艾汤等，兼用黄连解毒汤（丸）或第二黄连解毒汤（丸）之处为多，本方单用之机会极稀也。

温清饮（明龚廷贤《万病回春》），治妇人经脉不住，或如豆汁，五色相杂，面色萎黄，脐腹刺痛，寒热往来，崩漏不止。

当归、芍药、熟地黄、川芎、黄连、黄芩、黄柏、栀子各一钱半。

上锉一剂，水煎，空心服。

廷贤曰：崩漏证，新久虚实不同。初起属实热，宜解毒；稍久属虚热者，宜养血清火。此条与前所举子和论黄连解毒汤可参看，盖子和论其病之新盛，廷贤说其病之久衰者也。

求真按　温清饮是四物汤与第二黄连解毒汤之合方，然如前述，四物汤不若当归芍药散（或加地黄）。故用温清饮者，反以变则的用当归芍药散（或加地黄）与第二黄连解毒汤（丸）合用或兼用为正。

犀角消毒饮（中略）可治丹毒轻证，若至壮热狂躁，睡卧不安，非黄连解毒汤不可救。

黄连解毒汤（上略）即壮热狂躁，睡卧不安证的当方也。一妇人身上发疔十数个，诸医用药或放血，热毒益剧。因异来请治。余诊其脉动数甚，心烦，即与黄连解毒汤。四五帖稍安，不出二旬，痊愈。凡诸疮毒至心中烦躁者，不拘长少，宜用此方。药味简粹，功验卓绝，盖轩岐千古之圣剂也。

黄连解毒汤，治唇燥舌赤，或为斑，或为疔，热毒酷烈者。

此方概治毒迫心胸间而烦闷者，故借用于痘毒内攻心胸，随证加洎夫蓝（**译者按**　据《医学大辞典》洎夫蓝为番红花之别名）。又热剧者，兼有丹毒或发哕，俱可用之。但发哕为有蛔虫证，非此方能治。又宜加大黄，是因毒之上攻冲心，自心下迄胸中有动气，此即大黄黄连泻心汤也，惟此方可有效用。

求真按　此方加大黄，虽比于大黄黄连泻心汤，亦泻心汤之意。

黄连解毒汤：酒皶鼻，甚者紫赤迄于两颧，或有鼻长大者，可用此方加大黄。

黄连解毒汤：伤于房术，阳物痒痛，坚硬紫色，疙瘩渐生，腐烂渐作，血水淋漓，不时兴举者。梅毒诸证，热如毁者，用此方，使解热佳。

《生生堂治验》曰：一男子患梅毒，初多服轻粉，无效，后唯气上焰，头大而重，时时昏冒，不能步，耳蝉鸣，舌强不能言，精神为之散乱，大便或秘或自利。先生脉之，紧数，其腹拘急。曰："此轻粉所祟乎。夫轻粉之于梅也，可谓神药矣，然由是而误生命者，亦不可胜数。此无他，惟在其剂之过与不及耳。"使服黄连解毒汤，兼江秋散以去粉毒。

有一妇人年二十有六，月事无常，朝食暮吐，暮食朝吐，医或为反胃，治之无寸效。面焰焰，脉沉实，自心下至小腹拘挛，按之尽痛。先生曰："有一方可治。"乃与黄连解毒汤三帖，前证颇瘥。后数日，卒然腹痛，泻下如决，月事寻顺，三旬而愈。

《勿误药室方函口诀》黄连解毒汤条曰：此方清解胸中热邪之圣剂也。一名为仓公之火剂，其目的用于栀子豉汤证而热势剧者，不堪苦味者可与泡剂。治有大热，下利洞泄者，或痧病等之热毒深，洞下者，故解狗、猫、鼠等毒。又治喜笑不止者，是亦心中懊憹所致也。又可氏虽痛论此方之弊，实不知其妙用。又解酒毒妙，可熟读《外台》之文。又《外台》去黄柏，加大黄，名大黄汤。吉益东洞用其方，可依证加减之。

求真按 本方有效于酒毒者，由消炎利水作用也，狗、猫、鼠毒亦然。

酸枣仁汤之注释

虚劳虚烦不得眠，酸枣仁汤主之。（《金匮要略》）

【注】仲景以冒头称虚劳，如有本方证者，一见有贫血虚弱之状而虚烦不得眠者，类似于栀子豉汤证，但无如彼之热，及舌苔、腹证亦相似。以此方中有茯苓，故心尖心下有虚悸，而富于神经症状，且无如彼之充血及炎性机转，是二者之区别也。

酸枣仁汤方

酸枣仁 29 克，甘草 1.2 克，知母、茯苓、芎藭各 2.5 克。

煎法用法同小柴胡汤。

先辈之论说

《方机》本方主治曰：烦而不得眠者，烦躁而眠，不瘥者。

《方舆輗》曰：酸枣仁汤，治虚劳烦悸，不得眠（烦悸，《金匮》原作虚烦，今从《千金方》改之）。

烦悸二字，能贯不瘥之病源，学者宜注意。虚劳可轻视之。

求真按 虚劳不可轻视。

《类聚方广义》本方条曰：诸病久久不愈，尪羸，困惫，身热，寝汗，口干，咳嗽，大便溏，小便涩，饮啖无味者，宜此方，随证选加黄芪、麦门冬、干姜、附子等。健忘、惊悸、怔忡三证，有宜此方者，随证择加黄连、辰砂。

求真按 此等证，以本方证为多。由余所经验者，无加辰砂之必要。

脱血过多，心神恍惚，眩晕不寐，而现烦热、盗汗、浮肿者，宜此方合当归芍药散。

求真按 有本方证病者，往往有以眩晕为主诉者，当注意。尾台氏虽称烦热，但非高热，不可误解。

东洞先生治一病人，昏昏不醒如死状，已及五六日者，用此方有速效，可谓圆机活法矣。

《勿误药室方函口诀》本方条曰：此方和润心气而使安眠也。夫治不得眠有三法：若心下当肝胆部分因有停饮而动悸不得眠者，温胆汤证也（**求真按** 此非温胆汤证，是大、小柴胡或柴胡桂姜汤证也）；若胃中虚，客气动膈，不得眠者，甘草泻心汤证也（**求真按** 不特甘草泻心汤证，栀子豉汤证不少）；若血气虚燥，心火亢而不得眠者，此方主之。《济生》之归脾汤，实由此方引申而成者也。又《千金》配石膏于酸枣仁汤者，可用于此方证之有余热者。

求真按 不眠之原因极多，不可预拟方剂也。

酸枣仁之医治效用

本药为收敛性神经强壮药，故不问为不眠，或多眠，或其他，苟神经证而属于虚证宜收敛者，悉皆主治之。观前记及下列诸说，可知此义矣。

《本草备要》曰：酸枣仁，甘酸而润，专补肝胆。炒熟则酸温而香，亦能醒脾，助阴气，坚筋骨，除烦渴，敛汗，宁心，疗胆虚不眠，酸痹久泻（取其酸收也）。生用则酸平，疗胆热好眠。

《药征》曰：酸枣仁，主治胸膈烦躁，不得眠。

又曰：时珍曰：熟用不得眠，生用则好眠，误矣。眠与不眠，无关于生熟，乃因胸膈烦躁，或眠或不眠者，服酸枣仁则复常耳。然则酸枣仁之所主，非眠与不眠也。

求真按 本药非由生熟分其作用，已如东洞翁所言。但主治胸膈烦躁而不得眠者，亦非也。夫胸膈不仅不得为左右眠与不眠之机关，且烦躁之原因不一，故不可以本药为主治也。

黄芩汤及黄芩加半夏生姜汤之注释

太阳与少阳合病，自下利者，与黄芩汤；若呕者，黄芩加半夏生姜汤主之。（《伤寒论》）

【注】太阳与少阳合病者，有太阳病之头项强痛而恶寒（发热自包在内），与少阳病之口苦、咽干、目眩并发也。自下利者，非由药力，自然下痢也。前半段之头项强痛，恶寒发热，口苦、咽干、目眩，及自然的下痢者，可与黄芩汤也。后半段若更加恶心呕吐者，以黄芩加半夏生姜汤为主治也。然仲景此论，仅述本方之外证，而未及腹证，故以东洞翁之"黄芩治心下痞，及芍药、大枣、甘草之医腹直肌挛急者"补之于下。

前方之定义：治下利，腹拘急，心下痞者。

后方之定义：治黄芩汤证而呕逆者。

自此论定，故可从之。假令外证虽未备，而有此腹证时，亦可与此二方。

此二方与小柴胡加芍药汤之主治颇相类，后方尤似。所不同者，此二方有多量之黄芩，故心下痞明显而恶寒发热（此恶寒发热非真表证，故脉无浮数之候）。因大枣、芍药、甘草之量亦大，故腹直肌挛急亦随甚。小柴胡加芍药汤，因此等药物少量，故心下痞，腹直肌挛急微弱。但用多量之柴胡，故有胸胁苦满，往来寒热也。

干呕而下利者，黄芩加半夏生姜汤主之。（《金匮要略》）

【注】 与前所异者，仅呕与干呕之差耳。干呕，俗称呃逆。《伤寒杂病辨证》云：干，空也。干呕者，空呕无物也。巢氏云：干呕者，胃气逆故也。但呕而欲吐，吐无所出也，故谓之干呕。成无己曰：呕者，有声者也。吐者，吐出其物也。故有干呕而无干吐。以是干呕则曰食谷欲呕，干吐则云饮食入口即吐，可知呕吐之有轻重矣。合参二说，其义彰然。盖呕与吐较，则吐较呕轻；吐与干呕较，则干呕比吐轻。然三者亦各有轻重，不可一概拘定之。

黄芩汤方

黄芩、大枣各 11 克，甘草、芍药各 7 克。

煎法用法同前。

黄芩加半夏生姜汤方

黄芩、大枣、生姜各 5.5 克，甘草、芍药各 3.5 克，半夏 11 克。

煎法用法同前。

先辈之论说

《伤寒六书》曰：黄芩汤，治发热，口干，鼻燥，能食者。

《拔萃方》曰：芍药黄芩汤（**求真按** 此即黄芩汤也），治泄利腹疼，或里急后重，身热久不愈，而脉洪疾，及下痢脓血稠黏者。

《医方集解》曰：黄芩加半夏生姜汤，治胆腑发咳，呕苦水如胆汁者。

《证治要诀》曰：黄芩加半夏生姜汤，治太阳与少阳合病，头痛腰痛，往来寒热，胸胁疼痛而呕者。

《类聚方广义》本方条曰：治痢疾，发热腹痛，心下痞，里急后重，便脓血者，加大黄；若呕者，黄芩加半夏生姜汤中加大黄。

求真按 痢疾者，为大肠炎与赤痢等之总称。脓血者，黏血便之谓也。此等病证，里急后重者，乃欲驱逐肠内毒物，而自然妙机之力有所不及之征。故有此症状时，不拘黏血便之有无，不得不加用大黄以补助此妙机。又有黏液便或黏血便者，因细菌毒素之刺激而肠黏膜发炎，炎性产物停滞与炎性机转之进展为黏膜血管破溃之候。故亦当讲加用大黄以消炎之策，且欲荡涤此等毒物也。故里急后重已去，至不认为黏血或黏液便时，若无特别情形时，当即去大黄也。

《勿误药室方函口诀》黄芩汤条曰：此方为少阳部位下痢之神方，与后世之芍药汤等方，不可同日而论也。但同为下利，柴胡主往来寒热，此方主腹疼。故此证若有呕气，即不用柴胡而用后方（**求真按**　后方者，指黄芩加半夏生姜汤也）也。

六物黄芩汤之注释

《外台》黄芩汤，治干呕下利。（《金匮要略》）

【注】《外台》黄芩汤，因与前之黄芩汤易混，而本方包容药物六味，故名六物黄芩汤也。本方治干呕下利，与黄芩加半夏生姜汤治干呕而利者，文义上殆无差别。故东洞翁以本方治"心下痞硬，干呕下利而上冲者"为定义，与彼治"黄芩汤证而呕逆者"有别也。然此大别耳，欲详论之。彼证为纯阳证，有腹直肌挛急者。本方证为阴阳相半（方中有人参、干姜，因兼阴证也），无芍药、甘草，故腹直肌之挛急轻微；有人参，故有心下痞硬；含桂枝，故有上冲之候，且呈一般之虚状。故不难分别之。

六物黄芩汤方

黄芩、人参、干姜、大枣各 5.5 克，桂枝 1.8 克，半夏 11 克。
煎法用法同前。

先辈之论说治验

《成绩录》曰：一男子患痢，日三十余行，自不知其利（**求真按**　无里急后重可知），腹痛，干呕，不能食，胸中烦，心下痞硬，身热，微渴，口苦，唇干，舌上无苔，脉微数（**求真按**　舌上无苔，脉微数为阴虚证之征），不能起卧。医以为困极。先生与六物黄芩汤而愈。

《类聚方广义》本方条曰：久痢，疝痢，干呕不止，间有宜此方者。

《勿误药室方函口诀》本方条曰：此方位于黄芩汤（**求真按**　宜作黄芩加半夏生姜汤）与桂枝人参汤之间，用于上热下寒之下痢有效。且黄芩汤主腹痛（**求真按**　不必以腹痛为主），此方主干呕，桂枝人参汤主无腹痛与呕，而有表热，属于虚寒者。盖此方类于半夏泻心汤，而治下利之效，为尤捷也。

三物黄芩汤之注释

妇人在草蓐，自发露得风，四肢苦烦热，头痛者，与小柴胡汤；头不痛，但烦热者，三物黄芩汤主之。（《金匮要略》）

【注】《金匮》作"但烦者"，今从《千金方》作"但烦热者"。尾台氏曰：小柴胡汤，治四肢烦热，头痛，恶风，呕而不欲食等证；此方治外证已解，但四肢烦热或心胸苦烦者。以此分辨之，则可明本条之义矣。

三物黄芩汤方

黄芩、苦参各 8.5 克，干地黄 17 克。

煎法用法同前。多吐下虫。

先辈之论说治验

《千金方》曰：苦参汤（**求真按** 此即本方也），治天行热病，五六日以上者。《外台》引《肘后》，疗伤寒汗出不已，三四日胸中恶，欲使吐方（**求真按** 此方即本方。恶，恶心之略也）。

《方机》本方主治曰：四肢烦热者（兼用黄连解毒散）。

《类聚方辨》曰：三物黄芩汤，治血脱郁热在里者。曰四肢苦烦热者，示有郁热在里也。烦热也，是虚热，而非实热，故攻四肢也。若头痛者，为邪气外袭而烦热，故致头痛，非以烦热为主也。是以小柴胡汤逐外袭之邪气，则烦热自治矣。若自然烦热者，此方主之。

《成绩录》曰：一人年二十余，胸中烦闷，按腹则空洞无物，神气郁郁，悲喜无常，手足烦热，汗出如油，口干燥，大便秘，朝间小便浊，夜则诸证皆缓。先生诊之，与三物黄芩汤兼黄连解毒散而愈。

求真按 按腹空洞无物者，即本方之腹状也。

《类聚方广义》本方条曰：治骨蒸劳热，久咳，男女诸血证，肢体烦热甚，口舌干涸，心气郁塞者。

求真按 干涸二字，能表示地黄之舌状，可玩味之。

治每至夏月，手掌足心烦热难堪，夜间最甚，不能眠者。

治诸失血之后，身体烦热倦息，手掌足下热更甚，唇舌干燥者。

《勿误药室方函口诀》本方条曰：此方不限于蓐劳、妇人血证头痛有奇效。又用于干血劳（**求真按** 因于陈久瘀血之肺结核也）之任何头痛烦热为目的，此证俗称疳劳。女子十七八岁时，必多患之，可用此方。一老医传，手掌烦热，有赤纹者，为瘀血之候。干血劳有此候，无他证候者，此方为得治，亦可备一征。又治凡妇人血热不解，诸药不应者。

求真按 本方证若有头痛烦热时，似与小柴胡汤证无所分别。但此证以烦热为主，头痛为客；小柴胡汤证则以胸胁苦满为主，头痛烦热为客。可以此分别之。

《橘窗书影》曰：一妇人产后发烦热，头痛如破，饮食不进，日渐虚羸。医以为蓐劳而辞去。余与《金匮》三物黄芩汤，服四五日，烦热大减，头痛若失。时恶露再下，腰痛如折，与小柴胡汤合四物汤，兼用鹿角霜而全安。

求真按　余治血热，用竹皮大丸料、三物黄芩汤，屡奏奇效。如竹皮大丸，已屡载治验，兹不赘。往年吾友尾台榕堂女，寒热久不解，遂成劳状，诸药无效。父母深患之，乞诊于余。余以为有血热之候，处三物黄芩汤。服数日，热渐解。后服当归建中汤而痊愈。尔后发血热时，自制此方而服云。

苦参之医治效用

《本草备要》曰：苦参，苦燥湿，寒胜热。（中略）治温病血痢，肠风溺赤，黄疸，酒毒。热生风，湿生虫，又能祛风、逐水、杀虫，治大风疥癞。然大苦寒，肝肾虚而无热者，勿服。

由此说观之，则本药为有力之解热药，兼有杀虫杀菌作用者。

炙甘草汤之注释

伤寒，脉结代，心动悸，炙甘草汤主之。（《伤寒论》）

【注】脉结代者，结脉兼代脉也。心动悸者，心悸亢进之谓。心悸动者，为脉之源泉，故心亦不可无结代之理。仲景未言及者，恐当时听诊法尚未备，其运动状态无由详知。如本方证，虽为心悸亢进，但如泻心汤证，而不唯血压不升腾，反而低降，致现脉之结代。故用本方高其血压，且复脉状也，是以本方有复脉汤之一名也。故与泻心汤之名对照时，则虚实之差，自然了然矣。

《千金翼》炙甘草汤一云复脉汤治虚劳不足，汗出而闷，脉结心悸，行动如常，不出百日，危急者，十一日死。（《金匮要略》）

【注】《金匮》"悸"之上无"心"字，今从《千金翼》加之。仲景以虚劳不足为首句者，欲明因此四字致汗出而闷，脉结心悸之虚证，其行动如常也。有此虚证时，虽动作如常，若不服药，则不出百日，生命危矣。其证危急，不能动作者，十一日而死也。

《外台》炙甘草汤，治肺痿涎唾多，心中温温液液者。（《金匮要略》）

【注】肺痿者，肺结核也。涎，是咯痰之稀薄者。唾，其浓厚者也。温温液液者，恶心甚也。兹不云脉结心悸者，省文也。

炙甘草汤方

甘草3.5克，生姜、桂枝、大枣各2.5克，人参、阿胶各1.8克，生地黄12克，麦门冬8.5克，麻子仁5.5克。

右细锉，以酒一合勺，水一合，煎一合，去滓，入阿胶溶之。一日分三回，温服或冷服但以水代酒亦可。

炙甘草汤之腹证

本方由来于桂枝去芍药汤，故腹状亦相类。但此以地黄为主药，则有脐下不仁及烦热之证，且心尖及腹部大动脉之悸动亢进为异耳。

先辈之论说治验

《卫生宝鉴》曰：至元庚辰六月中。许伯威五旬余，中气本弱，病伤寒八九日。医者见其热甚，以凉剂下之。又食梨三四枚而伤脾胃，四肢冷，时昏愦。请余治之。诊其脉，有时动而中止，而自还，乃结脉也；心亦动悸，吃噫不绝，色青黄，精神减少，不欲开目，踡卧，恶与人语。余以炙甘草汤治之，减生地者，恐损阳气也。锉一两，使服之，不效。再于市铺选尝气味厚者，再使煎服之，其病减半。再服而愈。

《方舆𫐓》本方条曰：此为仲景治"伤寒，脉结代、心动悸"之圣方也。孙真人用之以治虚劳，王刺史用之以治肺痿。凡仲景诸方，无不变通如此。虽云变通，但此方之妙，在治结代脉，故一名复脉汤也。不论何病，凡脉结代者，皆可先用此方。详言之，来缓而时一止复来者，结脉也。结者，止而即还，不失至数，但少跳动耳。代者，止而不还，断而复动，此绝彼来，交代之义也。二脉相似而稍异，然治法惟此一方而已，故连称为结代脉。此脉大病有之，颇可畏。又平人有时见此脉者，无害，虽药不必也。昔人有曰：有病见之为难治，若气逆得之则可忧，确言也。此汤虽《金匮》引《千金翼》，但今阅《翼》，标为复脉汤。而注云，仲景炙甘草汤，盖后世调气血、补虚劳不足诸方，似多由此方而出。《金匮》炙甘草汤方下之"行动如常"数句，说者削而不取，虽不见于正文，但有徐大椿说，不可谓为无理。曰：凡脉见结悸者，虽行动如常，亦不出百日，必死。若复危急，不能行动，则过十日必死。语极明显，从前解者多误。

求真按 脉结代、动悸者，有阴阳虚实之别。故若非确认为阳虚证，则不可妄用本方。余屡用桃核承气汤治此证者。宜注意之。

《静俭堂治验》曰：一妇人心中悸，胸下痞硬，脐上动悸，失音不能开声，不大便五六日，时复头眩，脉沉细，饮食不进。（中略）虽诸证稍快，惟声音不发，悸动不止。十九日，改剂，用炙甘草汤。七八日，动悸止，音声开，得以复常。

《餐英馆治疗杂话》曰：炙甘草汤诀，治痫证，此方主之。老人、虚人，津液枯，大便闭者，此汤主之。

虚劳，动履如常，脉至虚数，又细而若有若无者，此所谓脉病人不病。平人虽视为不死，但必死也。或发寒热，或咳嗽自汗盗汗，胸中痞闷，或眩晕耳聋，或梦中独语，见种种之异证者，其腹中自心下至小腹，两胁腹之一边悸动强，巨里动高，以及于肩。若动在左者，不可惑于种种之见证，唯以脉动悸为标准也。

《类聚方广义》本方条曰：骨蒸劳嗽，抬肩喘息，多梦不寐，自汗盗汗，痰中血丝，寒热交发，两颊红赤，巨里动甚，恶心愦愦而欲吐者，宜此方。若下利者，去麻子仁加干姜，水煮为佳。

求真按　下痢，去麻子仁可也，加干姜者非也。因本方证为阳虚证，而非阴虚证，故用干姜之大热者，矛盾也。余代干姜以芍药。

《勿误药室方函口诀》本方条曰：此方以心动悸为目的。凡心脏之血不足时，气管动摇而悸，是心脏之血不能达于动血脉（**求真按**　动脉也），时而间歇，故致脉结代也。此方滋养心脏之血，润流脉路，不仅治动悸，即人迎边之血脉凝滞，气急促迫者，亦有效（**求真按**　人迎边云云，当于锁骨上窝之动脉瘤也），是余数年之经验也。又肺痿之少气而胸动甚者，用之亦有一时之效。龙野之秋山玄端用此方加桔梗，为肺痿之主方，盖根据于《金匮》也。

《橘窗书影》曰：一妇人消渴，数日不愈。一医认为胃热，屡下之。消渴止，舌上赤烂，至于齿龈亦糜烂，不能饮食，脉虚数，浊吐有腥臭。余以为肺痿之一证，与炙甘草加桔梗汤，病渐愈。

求真按　治口舌糜烂者，以地黄为主要作用也。

一妇人年四十余，伤寒后，心中动悸甚，时时迫于咽喉而少气，咽喉之外肉痛肿如肉瘤，脉虚数，身体羸瘦如枯柴，腹部凹陷，饮食不进。其父延余议方。余曰："舍炙甘草汤加桔梗，无适方。"乃大服，使连服其方，数旬，动悸渐安，肌肉大生，咽喉痛肿自然减退，气息宽快，而得闲步。后舆至奥州弘前，其体更无恙云。

按此方之妙处，有奇效，故有用于虚证有热而草卧之热病者。甘、桂助阳气、补元气，生地、麻子仁、阿胶以润燥，可有效于仲景不言处。此方凉补元气，而非温补，在于平补凉补之间，而无温补之燥气也。又阳气虚而有火之状者，亦佳。又补上焦之元气。世人不知补心，可惜。

麻子仁之医治效用

本药中含植物性脂肪油，故即兼为黏滑性缓下药，有缓弱消炎作用。由下列各说可知此义。

《本草纲目》曰

麻仁

【气味】甘平，无毒。

【主治】润五脏，利太阳，风热结燥及热淋。（士良）

（上略）通乳汁，催生难产。（日华）

（上略）润肺。（孟诜）

《本草备要》曰：大麻仁，甘、平、滑，为利脾胃大肠之药。而缓脾、润燥，治阳明病胃热，汗多而便难。

麦门冬汤之注释

火逆上气，咽喉不利，止逆下气者，麦门冬汤主之。（《金匮要略》）

【注】《外台》无"者"字，可去之。又可解作"火逆上气，咽喉不利者，麦门冬汤主之，止逆下气也。"火逆者，火逆于上也。上气者，此处虽作为湿热上冲之义，但《伤寒杂病辨证》云：上气者，如麦门冬汤之火逆上气，咽喉不利是也。故古书往往咳嗽与上气连言。《周礼》天官疾医职，嗽上气。郑注云：上气者，逆喘也。《素问·五脏生成篇》：咳嗽上气。张氏云：上气，喘息也。如上述，是寓喘息（非现今之喘息发作也）之意。又咽喉不利者，咽喉内不豁利也。所以致之者，因咽喉黏膜枯燥与有痰气也。故全文大意为火伴湿热上逆而痰喘，致咽喉内不豁利者。若用本方，则此证因滋润镇降而至于治也。

《玉函经》曰：病后劳复，发热者，麦门冬汤主之。

【注】病后者，热病后也。劳复者，由不摄生而再发也。全文，热病虽大半瘥，但尚未完全恢复，敢不摄生致再发热者，本方为主治也。然本方非该证之特效药，故不认为阳虚，火逆上气，咽喉不利之倾向，与皮肤黏膜枯槁之状者，不可妄用之。

麦门冬汤方

麦门冬20.5克，半夏10克，人参、甘草各2克，粳米5克，大枣2.5克。

上细锉，以水二合，煎一合。去滓，一日分三回，冷服。

先辈之论说治验

《肘后百一方》本方条曰：治肺痿，咳唾涎沫不止，咽燥而渴。

求真按 肺结核之枯瘦骨立，咳嗽频发，痰沫黏着于咽喉，而难咯出，呼吸浅表，心力减衰，发热，不食，微渴者，用本方，屡得奇效，但未尝得救其死。故葛洪所说，恐就其一时之效时云尔。

《松原家藏方》曰：麦门冬汤，治诸黄胖，脉弦大，气逆胸满，心下硬，身色淡黄，行动则气急，或爪甲枯黄而张者。

求真按 黄胖病为一种之贫血证，余未知此说之是否。

麦门冬加地黄连石汤，治咳血不止者。

求真按　是本方加地黄、黄连、石膏治咯血，无可否。

麦门冬加石膏汤，治中风脉洪大，上逆有热，大便少，半身不遂者。

麦门冬汤，治咳嗽火逆上气，咽喉不利，痰声不湿者。

求真按　"痰声不湿者"五字，宜注意。

麦门冬汤，治虚劳咳逆，手足烦热，羸瘦骨立者，或咳血及衄者。

《芳翁医谈》曰：偏枯中风，言语謇涩者，当与麦门冬加石膏汤。此本据"火逆上气，咽喉不利"之语，师家以为常法。

求真按　虽脑溢血，有本方证者，亦可与之。然为常法，非也，不可从之。

痫家，舌焦或白色如渍水数日者，主用连、石二味为末，外敷。内用诸药加于麦门冬汤之类，以服之。

虚劳，多汗，寒热，咳嗽，诸证备者，（中略）咳甚者，皆宜麦门冬汤，必兼起废丸。大概此丸，男妇皆可用。

求真按　有起废丸证，则可用之。不然者，不可用之。

一妇人，下利不止三年，面色痿黄，眼泡肿重，舌上糙涩而色淡白带灰，或时如常，不大羸脱。虽卧床，如欲远行时，有中途畏惧发晕之状，必还家后得愈云。此实痫也，乃与麦门冬加石汤。二十日许，利止。又服二十日许，痊愈。

《方舆輗》本方条曰：火逆上气，咽喉不利，止逆下气者，虽为此汤之本旨，今且可为劳热咳嗽之主方矣。沈明宗注《金匮》云：余窃拟为肺痿之主方也。更有古之葛洪《肘后百一方》治肺痿，咳唾涎沫不止，咽燥而渴。《圣济》云：无人参，有竹叶、生姜，治虚劳，烦热，口干，舌燥，欲得饮水方。此语可用参考。

《餐英馆治疗杂话》：《医宗金鉴》谓"大逆"之"大"字，当是"火"字。因此外感证，既历汗下，又历病因之痰促及一切杂证，宜以津液枯燥，虚火挟痰，上炎于咽，咽喉不利，痰少有声为的证。时而面赤，则更为确证，是以用麦冬、人参、大枣，培养胃中之真阴，以镇虚火之上逆；更以半夏涤痰下气，则阴水自生，火邪自不上奔矣。此诚仲景通天之手段，故喻嘉言先生谓麦门冬汤为治本之良方也。若以头痛必用川芎、蔓荆之类，咳者必用五味、桑白之类者，此庸医之所为，岂能治其病源乎。沈明宗曰：余窃拟为肺痿之主方，一切痿证，皆可有效。老人及虚人，亦应此方证为多。

求真按　此说解"上气咽喉不利"颇详，可熟读之。

《蕉窗杂话》曰：一人过于劳碌，暇时，恣食酒肉，后大发衄血。经医四十余人，不能治。三日后，自止。但因是左边头痛如裂，昼夜不安，故辞归，来求余治。见其人面如长枣，且问前医之治法，悉作血虚，用地黄类滋润剂。余即云："欲吾治此，惟用大剂麦门冬汤，加黄连、石膏耳。"不十日，顿愈。此因诸医皆惑于血证之所致，而不知为厚味郁积邪火之证故也。

求真按 面如长枣者，颜面充血，恰如大枣之赤色也。

《类聚方广义》本方条曰：治消渴，身热，喘而咽喉不利者，加天花粉。大便燥结，腹微满者，兼用调胃承气汤。治久咳，劳嗽，喘满短气，咽喉不利，时恶心呕吐者。《肘后方》曰：治肺痿，咳唾涎沫不止，咽燥而渴。按生姜甘草汤证亦如尔云，可疑。今验病者，此方为胜。

《勿误药室方函口诀》本方条曰：此方《肘后》云通用于肺痿，咳唾涎沫不止，咽燥而渴者，为的治也。《金匮》有"大逆上气"句，虽漫然不确，盖肺痿、顿嗽、劳嗽、妊娠咳逆等证，有大逆上气之意味。若用之，则有大效。故此四字，有简古之深旨存焉。小儿久咳，此方加石膏，有妙验。咳血，此方加石膏，虽为先辈之经验，但有变为肺痿者，因用石膏过久，则有不食脉减之虞。故若用《外台》麦门冬汤类方之意，加地黄、阿胶、黄连，则适合而能奏效。又仿《圣惠》五味子散意，加五味、桑白皮，则咳逆甚者有效。又老人津液枯槁，食物难以下咽，类似膈证者，亦可用之。又大病后，饮药嫌恶，咽下有喘气，如竹叶石膏汤证，无虚烦者，用之，皆咽喉不利之余旨也。

《橘窗书影》曰：一妇人年二十三四，产后得外感，咽喉肿塞，痰喘壅盛，口中臭气甚，绝食数日，手足微冷，脉无力，疲劳极。余作麦门冬汤加桔梗，使徐徐咽下。又煎祛风解毒，加桔梗、石膏，使冷而含嗽之。一昼夜，咽喉分利，少下粥饮。后经二三日，现发热，烦渴，咳嗽，脉虚数，有外感之状，与竹叶石膏汤加桔梗、杏仁而愈。

一人患梅毒，数年不瘥，咽喉糜烂，声音嘎而不出，虚瘦骨立。来都下医治，无效。余与麦门冬汤加桔梗、山豆根，兼用结毒紫金丹。数日，声音朗亮，咽喉复常。

竹叶石膏汤之注释

伤寒解后，虚羸少气，气逆欲吐者，竹叶石膏汤主之。（《伤寒论》）

【注】 汪氏曰：伤寒，本是热病，耗于热邪，则精液销铄，元气亏损。故其人必虚羸少气，气逆欲吐。气虚不能消饮，则停蓄于胸中，故上逆欲吐也。与竹叶石膏汤，以调胃气，散热逆也。

钱氏曰：仲景虽未言脉，若察其脉，虚数而渴者，当以竹叶石膏汤主之。虚寒者，别当消息之。

丹波元坚曰：竹叶性寒，止烦热。石膏入阳明，清胃热。半夏蠲饮，止呕吐。人参补病后之虚，与麦冬同大添胃中之津液。又恐寒凉损胃，故用甘草以和之，且又以粳米助其胃气也。

参看以上诸说，本条之意义虽能明了，但由余之经验，有本方证之病者，概有肉脱、羸瘦、疲劳困惫之状，脉亦虚数无力，皮肤及口唇、口腔黏膜多枯燥，舌干燥，有白苔，而诉烦渴，呼吸浅表，屡伴咳嗽，腹部凹陷，甚者如舟底状，食机不振，而常恶心。若此本为阳虚证而非阴虚证，则有热状而无寒状，呼气及其他排泄物，有多少之热臭，尿浓稠而赤浊等，因是得以征知内热之情状矣。

竹叶石膏汤方

竹叶 3.5 克，石膏 20~100 克，半夏 5 克，人参 2.5 克，甘草 2 克，粳米 8.5 克，麦门冬 11 克。

上细锉，以水三合，煎一合。去滓，一日分三回，冷服。

先辈之论说治验

《外台秘要》曰：文仲竹叶汤（**求真按**　即本方）疗天行，表里虚烦，不可攻者。

《和剂局方》曰：竹叶石膏汤，治伤寒时气，表里俱虚，遍身发热，心胸烦闷，或得汗已解，内无津液，虚羸少气，胸中烦满，气逆欲吐者，及诸虚烦热，并宜服之。诸虚烦热者，与伤寒相似，但不恶寒，身不疼痛，头亦不痛，脉不紧数，即不可汗下，宜服此药。

《伤寒六书》曰：动气在右，下之，则津液竭，咽干鼻燥，头眩心悸者，宜竹叶石膏汤。

《总病》曰：竹叶汤（**求真按**　即本方）治虚烦病，兼治中暍，渴、吐逆而脉滑数者。

《直指方》曰：竹叶石膏汤，治伏暑，因内热炽而烦躁大渴者。

《伤寒选录》曰：竹叶汤（**求真按**　即本方），阳明汗多而渴，或衄而渴，欲水，水入即瘥，而复渴者，即本方。

《张氏医通》曰：唇青有二，若唇与爪甲俱青，烦渴引饮者，为热伏于厥阴，竹叶石膏汤证也；若唇青厥冷，而畏寒，振振欲擗地者，为寒犯少阴，真武汤证也。夏月感冒，吐泻霍乱，甚则手足厥冷，少气，唇面爪甲皆青，六脉俱伏，吐出酸秽，泻下臭恶，便溺黄赤者，此火伏厥阴也，为热极似阴之候。急宜作地浆，煎竹叶石膏汤。误作寒治，必死。

求真按　无作地浆煎之必要。

《伤寒绪论》曰：太阳证下之，头痛未除，唇寒面青，指头微厥，复发热者，为表邪内陷于阴分。虽头痛发热，不可用表药，宜竹叶石膏汤。瘥后，虚烦不得眠者，竹叶石膏汤。

求真按　此证为真热假寒，即热厥之轻微者，非表邪内陷于阴分也。又虚烦不得眠者，似栀子豉汤证，病情不同，宜注意。

《伤寒论述义》曰：瘥后，如竹叶石膏汤证者，病后胃液未复，虚热上逆者也。此种症状，误汗误下后，多有见之者。

《类聚方广义》本方条曰：治伤寒余热不退，烦冤咳嗽，渴而心下痞硬，或呕或哕者，麻疹、痘疮亦同。

治骨蒸劳热，咳而上气，衄血，唾血，燥渴烦闷，不能眠者。

求真按 本方有效于肺结核，虽如尾台氏所说，但大概只起一时之效而已。

又曰：治消渴，贪饮不止，口舌干燥，身热不食，多梦寝汗，身体枯槁者。若大便不通，腹微满，舌上黑苔者，兼用调胃承气汤。

求真按 枯槁二字，能表现本方证，宜熟虑之。

《勿误药室方函口诀》本方条曰：此方，治麦门冬汤有一等之热候，而烦闷少气，或呕渴咳嗽者。虽同一石剂，此方与竹皮大丸，专于上焦；白虎汤，专于中焦；麻杏甘石与越婢加半夏，关系于肺部；其惟大青龙，专于表热耳。可参照其方而区别之。又张路玉之经验，谓宜于病后虚渴，而小便赤者云。

《治瘟编》曰：一妇人，发热微恶寒，心下苦闷，下利呕逆，舌上白苔，脐上动悸高，脉弦紧，与大柴胡汤。下利稍止，呕逆益剧，胸腹热炽，烦渴欲饮水，四肢微冷，脉沉紧，与竹叶石膏汤。服七剂，痊愈。

一人年十二，下利日二三行，略无所苦，日日出游。一日，洞泄如注，凡六行，眼陷，鼻尖，身热炽盛，心下苦闷，呕逆，舌上白苔，渴欲饮水，脉沉紧。与竹叶石膏汤，五日而愈。

《橘窗书影》曰：一男子年二十余，患暑疫，数十日不解。虚羸，脉细数，舌上无苔，干燥，好冷水，绝谷数日，烦冤颇甚。余与服竹叶石膏汤，二三日，烦渴解，稍进食。后脉数不解，气血枯燥，大便难，与参胡芍药汤，徐徐恢复。

田村玄泉曰：他医用参胡芍药汤，其热不解，小便色赤者，用竹叶石膏汤，十取八九效。余与此说相反，按病后虚渴，小便赤者，用竹石。说见张路玉，非玄泉之创见也。

求真按 用柴胡去半夏加瓜蒌汤，再加麦门冬、地黄，与枳实芍药散合用，则无参胡芍药汤之必要。

一女子外感后，寒热数日不解，咳嗽吐痰，不食，渐渐虚羸，殆成劳状。服柴胡剂数百帖，无效。余诊曰："此暑邪内伏，不得解也，宜讲伏暑之策，与竹叶石膏汤加杏仁。"五六日，热大解，咳嗽随止，能进食。后与人参当归散，虚羸复常。

一老医曰：一女年三十余，晚春感微邪，发作如疟，至晚夏尚未解，三四医杂治不愈。一日迫于心下，如气绝者。余有经验，因与竹叶石膏汤。十余日，寒热去。徐进，盗汗亦减。此因心下有水气，而不下利，致发此证。其他于胸膈有水气而吐水者，有眩晕者，有动悸者，均能以小半夏加茯苓石膏汤或半夏泻心加石膏汤等而取效。此说似有一理，而与余竹叶石膏汤之治验颇暗合，因附记之。

一妇人年三十，伤寒数月，热不解，脉虚数，舌上黄苔，不欲食，咳嗽甚，痰喘壅盛。姬路加藤善庵疗之，无效。余与竹叶石膏汤，二三日，热稍解，舌上湿润，小便色不减。因与竹茹温胆汤，痰退咳安，食大进，不日全快。

竹茹及竹叶之医治效用

《本草备要》曰

竹茹　甘微寒，开胃土之郁，清肺金之燥，凉血，除热。治上焦之烦热，温气寒热，噎膈呕哕（胃热），惊痫，肺痿，吐血，衄血，崩中。安胎。

竹叶　辛淡甘寒，凉心缓脾，消痰止渴。除上焦之风邪烦热，咳逆喘息，呕哕吐血，中风失音，小儿惊痫。

由此说观之，则竹茹、竹叶可谓皆为清凉药，兼有镇咳、止血作用。

麦门冬之医治效用

本药为黏滑性消炎药，且为镇咳、强心、强壮、利尿药。由下列各说可知。

《本草纲目》曰

麦门冬　根

【气味】甘平，无毒。

【主治】（上略）脉绝，羸瘦短气。（《本经》）

（上略）疗虚劳客热，口干燥渴，止呕吐，愈痿蹶，强阴，益精，消谷，调中，定肺气，安五脏，令人肥健，美颜色，有子。（《别录》）

去心热，止烦热、寒热，体劳，下痰饮。（藏器）

（上略）安魂，定魄，止嗽，定肺痿吐脓、时疾之热狂、头痛。（大明）

治热毒大水、面目肢节浮肿，下水，主泄精。（甄权）

治肺中伏火，补心气不足。主血妄行及经水枯，乳汁不下。（元素）

【发明】宗奭曰：麦门冬，治肺热之功为多，其味苦，但专泄而不专收，寒多人禁服。治心肺虚热及虚劳，与地黄、阿胶、麻仁，同为润经、益血、复脉、通心之剂。

元素曰：麦门冬，治肺中伏火，脉气欲绝者。

时珍曰：按赵继宗《儒医精要》云：麦门冬，以地黄为使，服之令人头不白，补髓，通肾气，定喘促，令人肌体滑泽，除身上一切恶气不洁之疾。

《本草备要》曰：麦门冬，甘，微苦而寒，清心润肺（**求真按**　此即本药之黏滑作用），强阴益精（此即本药之强壮作用），除烦泻热（此即本药之消炎作用），消痰止嗽（此即本药之消炎镇咳作用），生津行水（此本药黏滑组织之枯燥，故自利尿也）。治呕吐，痿蹶，虚劳客热，脉绝短气（治此等证者，由本药有消炎、黏滑、强心、强壮作用也），肺痿吐脓（治此证者，由本药有消炎镇咳作用也），血热妄行（治此者，本药之消炎作用也），经枯乳闭（此等证，由于组织之枯燥，故用本药，使黏滑之，则自通矣）。

小半夏汤之注释

黄疸病，小便色不变，欲自利，腹满而喘，不可除热，除热必哕，哕者，小半夏汤主之。（《金匮要略》）

【注】《圣惠方》"欲自利"作"不利"，似是，故随之而解。黄疸病之腹满而喘者，似大承气汤证，若是此证时，则尿色必当赤浊，今尿色无变化，有自利之倾向，而尿利不充分者，非大承气汤证也明矣，故不可用此方泻下其热。若误以承气汤，除去其热时，必至于发哕。其哕者，即以本方为主治也。由是观之，本方之所关者，尿色不变、尿利减少、及哕之三证，故不仅黄疸病而已。总之，其病证以哕，即呃逆为主目的；尿色不变，尿利减少为副目的而用之可也。

诸呕吐，谷不得下者，小半夏汤主之。（《金匮要略》）

【注】虽解如字义，但"谷"字，是饮食物也，不仅限于谷物而已。然仲景特选此字者，欲示与五苓散之水逆证区别也。

小半夏汤方

半夏9.6克，生姜6.4克。

上细锉，以水一合五勺，煎五勺。去滓，放冷，微量频服之。

先辈之论说

《杨氏家藏方》曰：水玉汤（**求真按** 此即本方也），治眉棱骨痛不可忍者，此痰厥也。

求真按 可见中药方镇痛是为原因疗法也。

《圣济总录》曰：小半夏汤，治霍乱呕吐涎沫，医反下之，作心下痞者。

《保赤全书》曰：半夏生姜汤（**求真按** 此即本方也），治小儿痘疮，噎气者。

东洞翁曰：小半夏汤，治吐而不渴者。

求真按 本方证不渴，故云尔。

《类聚方广义》本方条曰：诸病呕吐甚，或病人恶汤药，而呕吐恶心，不能服对证方者，皆宜兼用此方。

求真按 此等证，先宜选用本方，或小半夏加茯苓汤、生姜半夏汤、半夏厚朴汤、干姜半夏人参丸等，待镇吐后，用对证方为佳。

此方虽为呕吐之主药，若呕吐而渴，饮而复呕吐，呕渴俱甚者，非此方为主治也，宜选用小半夏加茯苓汤、五苓散、茯苓泽泻汤等。

求真按　小半夏加茯苓汤之渴，不如五苓散、茯苓泽泻汤之剧。

此方虽能治哕，然伤寒大热，谵语烦躁，腹满便闭诸证未退者，当治其主证。主证治，则哕将自止。若哕甚，兼用亦甚佳。

求真按　本方加用橘皮，则益妙，是本方与橘皮汤合方之意。

《勿误药室方函口诀》本方条曰：此方为呕家之圣剂，尤以水饮呕吐为宜。水饮证，心下痞硬，背七八椎处，冷如掌大者，若以此等证为目的而用此方，则百发百中焉（**求真按**　此说根据仲景所论之"夫心下有留饮，其人背冷如掌大"，但非必发证，故难以为目的）。又胃虚呕吐，谷不得下者，先使服此方。不愈者，与大半夏汤。此大小之别也（**求真按**　与本方不愈者，必不可与大半夏汤也）。

小半夏加茯苓汤之注释

呕家本渴，渴者，为欲解也。今反不渴者，心下有支饮故也，小半夏加茯苓汤主之。（《金匮要略》）

【注】《千金方》作"呕家不渴，渴者为欲解也。本渴，今反不渴，心下有支饮故也，小半夏加茯苓汤主之"。为是，故欲随而解之。本来呕吐者，为胃内有停水，故普通概不渴。时而有渴者，因停水下降，胃内停水减少也。故呕家不渴者，因呕吐者胃内有停水，则不渴也。渴为欲解者，若先不渴，今至于渴者，当作停水下降之征，则有治愈之倾向也。以下本来不渴，今至于渴者，为胃内来停水，是即以本方为主治也。

卒呕吐，心下痞，膈间有水，眩悸者，小半夏加茯苓汤主之。（《金匮要略》）

【注】《金匮》"半夏"上无"小"字，今从《千金方》加之。卒呕吐者，突然呕吐也。心下痞者，虽为胃部停滞膨满之义，但与大黄黄连泻心汤等异，乃由停水而然。故欲示此意，为加"膈间有水"一句。又眩悸者，有眩晕、心悸亢进之二证，皆为茯苓、半夏之所治也。以是可知本条之义矣。

先渴后呕，为水停心下，此属饮家。小半夏加茯苓汤主之。（《金匮要略》）

【注】本条注释已详于前数条。

由仲景云，先渴后呕，则本方证为有渴也明矣。但由余之经验，则此渴为极轻微。若剧者，宜加用石膏。又呕吐甚者，加橘皮，以伏龙肝汁（黄土汁）煎用。

小半夏加茯苓汤方

半夏 7.2 克，生姜 4.8 克，茯苓 2.4 克。

煎法用法同前。

先辈之论说治验

《仁斋直指方》曰：小半夏加茯苓汤，治水结胸证，心下怵满，无大热，头汗出。

《张氏医通》曰：小半夏加茯苓汤，治痰饮汗多，小便不利。

《妇人良方》曰：大半夏汤（即本方也）治痰饮脾胃不和，咳嗽呕吐，饮食不入。

东洞翁本方定义曰：治小半夏证而眩悸者。

求真按 眩悸非必在证，故此定义不完全。

《丛桂亭医事小言》曰：一商人，患脚气，咳嗽甚，一身皆肿，呼吸迫促，有冲心之兆。与越婢加术、附，无验。转豁胸汤，又无效。与甘遂丸，不下利。一日忽呕逆，水药皆不受，气息急迫，不能平卧，坐而按摩脊背，阴囊肿胀，寸时不安。以其呕甚，投小半夏加茯苓，能饮而不吐，次日依然。但欲其少呕吐，故使连服之。三日许，呕吐止，而食粥，小便清利。故犹用前方，逐日快利，肿亦随消，呼吸稳安，得以平卧。乃更守服前方，三十日许，痊愈。

求真按 本方不唯为镇呕之对方证，亦可为拔本塞源之剂。

《方舆鞔》曰：小半夏加茯苓汤，卒呕吐，心下痞，膈间有水，眩悸者。

方下所叙之一种病证，往往有之。西尾氏曾于中途卒发眩晕，从者来请余治，即往诊之。手足微厥，脉细欲绝。坐中一医云："虚候可畏。"余潜心诊之，脉与证虽似危候，但呕多悸甚，心下痞满，此乃仲景氏所谓膈间有水之一证也，决不足虑。即作大剂之小半夏加茯苓汤，连进六七帖。至次早，数证稍安。用前方数日，虽渐痊，唯有冒眩意，因用泽泻汤二三旬而平复。凡药若能中病，即微饮微汤，能立伟效者如此。余遇此证卒发者两三人，皆以此方取效。因思本文之"卒"字，可谓大眼目矣。《外台》改作"诸"字，非也。又于《金匮》注书，作病中卒然呕吐解，亦非也。

《勿误药室方函口诀》本方条曰：此方治前方证（**求真按** 前方，指小半夏汤）兼停饮而渴者，又有停饮而呕吐不食，心下痞硬（**求真按** 心下痞硬，为心下痞满之误）或头眩者，有效。总之，饮食不进者，或疟疾经日而食不进者，此方倍加生姜，能奏效。

求真按 不进食者，胃内有停水故也。

《橘窗书影》曰：一男子伤寒数十日不解，羸瘦骨立，脐上筑筑而动悸甚，饮食不纳，脉虚数，濒于死。余以为厥阴正证（本柯琴之说），与乌梅丸。其人恶药臭，不能服，消渴殊甚。即权与小半夏加茯苓汤，杂以前丸服之。五日，呕气止，诸证退。连服三十日，病痊愈。

余于似此证而有水气在胸胁者，用石膏，而危险证有得救者，今记其一二于下。胸膈有水气，其证有吐水者，有眩晕者，有动气者，有因动气而呼吸不稳者，皆以小半夏加茯苓、石膏，或半夏泻心加石膏等，能收效。按心下有水气停饮证，证候不一，非一方一药可得而治之。其尤轻者，桂苓术甘汤之头眩，小半夏加茯苓汤之水停心下，皆所以燥水饮，利小便，而为治者也。此等处，能注意用附子、石膏，皆可奏非常之效。

一妇人多年患反胃，至今冬增剧。饮食不纳，由心下至脐上，痛甚不能堪。余乃与小半夏加茯苓橘皮汤，兼用起废丸。至于食料，仅啜荞麦汤少许。过四五日，呕吐止，痛减。更连进前方，不复发。

生姜半夏汤之注释

病人胸中似喘不喘，似呕不呕，似哕不哕，彻心中愦愦然无奈者，生姜半夏汤主之。（《金匮要略》）

【注】尾台氏《类聚方广义》本方条曰：《正字通》云：愦愦者，心乱又昏眊貌。盖心胸昏闷，无可奈何之谓也。考生姜、半夏之作用，则本条之病证，可谓因消化管内之水毒急剧，侵及心肺，使呈难以名状之苦闷状态。而本方与小半夏汤药味相同，所以其主治异者，本方以生姜为君药，半夏为臣药；彼方以半夏为君药，而以生姜为臣药也。以是可知仲景处方方法之严密矣。

生姜半夏汤方

半夏 12 克，生姜汁四勺。

上细锉，以水一合一勺，煮半夏，取七勺。纳生姜汁，取五勺。冷却而频服。

先辈之论说

《外台秘要》曰：文仲一方（即本方也），治脚气入心，闷绝欲死者。

《肘后百一方》曰：斗门一方（即本方之丸方），治胸膈壅滞，（中略）能去胸膈之壅滞，大压痰毒，及治伤于酒食，其效极验。

《圣济总录》曰：半夏丸（即本方之丸方）治风湿脚气，痰壅而头痛。

《幼幼新书》曰：一方（即本方之丸方）治胎惊涎盛而不乳。

《仁斋直指方》曰：半夏丸（即本方之丸方）治吐血、下血、崩中、带下，而喘息痰呕，中满虚胀。

求真按　是咯血、吐血、肠出血、子宫出血，而兼喘息呕吐，胃部膨满，水肿（虚证）者，本方为主治也。

《类聚方广义》本方条曰：凡诸病痰饮卒迫，咽喉闭塞不得息，汤药难以下咽者，若非此方，不能开通。当先以此方解其急，后可随宜处方。若加熊胆，其效尤速。又能治哕逆。

大半夏汤之注释

胃反呕吐者，大半夏汤主之。（《金匮要略》）

【注】胃反者，如已述之《金匮》中脾伤则不磨（**求真按**　不消化也），朝食则暮吐，暮食则朝吐，是称宿食不化。既有呕吐证，于次句更云呕吐者，为无意义之重言，难认为仲景之正文。然《千金方》之大半夏汤作"治胃反不受食，食入即吐者"，反似为正文。故本方可随之运用其意。胃反病，则食不能容受，若食即吐出，不食则不吐者，即以本方为主治也。又《外台秘要》大半夏汤云：治呕而心下痞硬者。由方中有人参观之，甚为合理。故用本方者，必须参看此说也。

大半夏汤方

半夏 29 克，人参 3.5 克，蜂蜜 30 克。

煎法用法同小柴胡汤。

先辈之论说治验

《三因方》曰：大半夏汤，治心气不行，郁生涎饮，聚结不散，心下痞硬，肠中沥沥有声，食入即吐。

《圣济总录》曰：半夏人参汤（**求真按**　此即本方也），治霍乱逆满，心下痞塞。

《方机》本方主治曰：呕而心下痛者（南吕）。

《建殊录》曰：一男子年二十余，请治曰："噎膈已二年许，十日、五日必发，顷者胸腹胀满，举体愈不安。众医皆以为不治，无处一方者。曾闻先生之论，死生天所命，疾病医所治也，等于死耳，愿先生治而死，幸为瘳之。"先生作大半夏汤使饮之，饮辄随吐，每吐必系黏痰。八九日，药始得下，饮食不复吐。出入二月许，痊愈。

《麻疹一哈》曰：一男子年三十余，疹子已出，发热犹未减，疹欲收不收，卒尔吐饮食，汤药亦吐。如是二三日，前医不能治，更请余治。按其腹状，心下痞硬，胸腹辘辘有水声。因作大半夏汤，使饮之。尽二帖，欲吐不吐，胸中愦愦不安。尽三帖后，少能就睡，瘥后下利二三行，吐全已。而身热犹不解，烦渴引饮，更作石膏黄连甘草汤使饮之。尽七帖，前证渐退，疹子全收。前后十八九日许，如旧。

蜂蜜之医治效用

本药为缓和黏滑药，其作用酷似于甘草。所异处，彼通用于表里内外各证，更不含滋养分；此药专用于里证，有多少之滋养分也。

《本草备要》曰：蜂蜜，（上略）生性凉，能清热。性温，能补中。甘而和，故解毒。柔而泽，故润燥。以甘缓可去急，故止心腹、肌肉、疮疡诸痛。（中略）和百药，与甘草同功。（中略）煎炼为胶，通大便闭。然能滑肠，泄泻、中满者，禁用。

半夏苦酒汤之注释

少阴病，咽中伤，生疮，不能语言，声不出者，半夏苦酒汤主之。（《伤寒论》）

【注】少阴病解在太阳病篇半夏散及汤条下，余从略。

半夏苦酒汤方

半夏片制者2克，鸡卵壳及卵黄去之一个。

上二味中，加适量之食醋，短时间内，煮沸，去滓。以少量徐徐咽下。

先辈之论说治验

钱氏曰：半夏，开上焦痰热之结邪。卵白，清气，治伏热。苦酒味酸，使敛降阴中热淫之气。今之伶人，每遇声哑，即以生鸡子白啖之，声音即出者，亦此方之遗意也。

《医宗金鉴》曰：半夏，涤痰；蛋清，敛疮；苦酒，消肿，则咽清声出矣。

《方机》本方主治曰：咽中肿，水谷不下者。

《生生堂治验》曰：一男子年二十，患下疳疮，其毒上攻，右耳溃聋，咽喉腐烂，自喉外发疮。嗣后咽喉肿痛，米粒不能下。久之，唯待死耳。先生省之，且使门弟子诊之。谓曰："二三子以何等方治之？"皆曰："七宝丸或龙门丸。"先生笑曰："否。尔等泥我规则，正以杀人耳。古谚曰：欲投鼠而忌器。斯人有斯疾，犹鼠之近器，岂无顾忌乎？然粮道已绝，胃气久惫，二三子之言虽当，但损其器，亦未如之何矣。"因先与半夏苦酒汤，含而饮之。明日，来人云："咽痛如忘，肿亦随消。"旬余，其腹颇足当其毒，因与桃仁解毒汤而行熏法，后以龙门丸下之。一二月，耳亦能闻矣。

《类聚方广义》本方条曰：按半夏散之服法，亦云少少咽之。盖咽中肿痛或生疮者，肿必及于会厌，故多咽则过咽必少。若使冷而徐徐含咽时，不特药汁易下，亦可浸渍疮处，是以外治而寓内治之法，用意最密也。张子之术，可谓委曲周悉矣。

半夏厚朴汤之注释

妇人咽中如有炙脔，半夏厚朴汤主之。（《金匮要略》）

【注】炙脔者，尾台氏云：《说文》，脔者，臞也。臞者，小肉也。此证，觉咽中如有肉片黏着也。咽喉内虽有自觉的如小肉片黏着，其实无黏着，故非器质的疾患，可得推知为神经证也。冠以"妇人"二字者，一因仲景之本论，因列于妇人杂病篇之关系；又一因妇人多神经证，欲示本病亦不外此意也。《千金方》云：半夏厚朴汤，治胸满，心下坚，咽中帖帖，如有炙肉，吐之不出，吞之不下。此说可以补充仲景之论，故欲说明之。胸满，心下坚者，心下部膨满，按之则坚也。但与大柴胡汤心下痞硬之内实而有抵抗异。因内部无阻滞，故外部反坚硬，内部中空而无抵抗也。是以方中有半夏、厚朴，而无枳实、大黄也。又帖者，尾台氏复云：《释名》曰，床前之帷曰帖。帖帖，言垂也，可见帖帖之义矣。如上所述，即小肉片垂下状之形容词也。

问曰：病人苦水，面目身体四肢皆肿，小便不利。师脉之，不言水，反言胸中痛，气上冲咽，状如炙肉，当微咳喘。审如师言，其脉何类？师曰：寸口脉沉而紧，沉则为水，紧则为寒，沉紧相搏，结在关元。始时尚微，年盛不觉。阳衰之后，荣卫相干，阳损阴盛，结寒微动，肾气上冲，咽喉塞噎，胁下急痛。医以为留饮而大下之，气系不去，其病不除。后重吐之，胃家虚烦，咽燥欲饮水，小便不利，水谷不化，面目手足浮肿。又与葶苈丸下水，当时如小瘥，食饮过度，肿复如前。胸胁苦痛，象若奔豚，其水扬溢，则浮咳喘逆。当先攻击冲气，令止，乃治咳。咳止，其喘自瘥。先治新病，旧病当治在后。(《金匮要略》)

【注】原文末句无"旧"及"治"字。此句与上句，与同书之"夫病痼疾，若加卒病，当先治其卒病，后治痼疾也。"同义，若不加此等字，则意义不通，故认为脱简而加之。本条细论水毒之终始，而仲景未示其治法。由余之经验，因误治，冲气即像奔豚，宜处以苓桂五味甘草汤。其他诸证，可与本方也。以是可知本方有效于水肿之神经证，咳嗽发作也。

半夏厚朴汤方

半夏 14.5 克，厚朴 3.5 克，茯苓 5 克，生姜 6 克，紫苏子 12 克。

上细锉，以水二合，煎一合。去滓，一日分三回，温或冷服。

先辈之论说治验

《三因方》曰：夫喜伤心者，自汗，不能疾行，不可久立，故《经》曰：喜则气散；怒伤肝者，上气不可忍，热来而荡心，短气欲绝不得息。故《经》曰：怒则气击（一本"击"作"上"。**求真按** 恐作"上"为是）。忧伤肺者，心系急而上焦闭，荣卫不通，夜卧不安。故《经》曰：忧则气聚。思伤脾者，气留不行，积聚在中脘，不得饮食，腹胀满，四肢怠惰。故《经》曰：思则气结。悲伤心者，善忘不识人，不得取还置物之所在，筋挛，四肢浮肿。故《经》曰：悲则气急也。恐伤肾者，上焦之气，闭而不行，还于下焦而不散，犹豫不决，呕逆恶心。故《经》曰：恐则精却。惊伤胆者，神无所归，虑无所定，说物不竟而迫。故《经》曰：惊则气乱。七者虽不同，但本于一气。脏气不行，忧而生涎，随气积聚，大如块，在心腹中，或塞咽喉如粉絮，吐不出，咽不下，时去时来，每发欲死，如神灵所作，逆害饮食，皆七气所生成，治之各有其方。

求真按　是主要说本方之主治也。

大七气汤（**求真按**　此即本方也），治喜怒不节，兼忧思多生悲恐，或时震惊而致脏气不平，憎寒发热，心腹胀满，傍冲两胁，上塞咽喉，如有炙脔，吐咽不下，皆七气之所生也。

求真按　可见本方并治机能的及器质的疾患矣。

《证治大还》曰：半夏厚朴汤，治积块坚硬如石，形大如盘，而致人坐卧不安，中满腹胀。

《孙氏三吴医按》曰：张溪亭，喉中梗梗如有炙脔，吞之不下，吐之不出，鼻塞，头晕，短气，耳常啾啾不安，汗出如雨，心惊胆怯，不敢出门，若稍见风，即遍身疼，至小便时，则小水淋沥而痛，脉两寸皆短，两关滑大，右关尤搏指，此梅核气证也。水煎半夏（四钱）、厚朴（一钱）、紫叶（一钱五分）、茯苓（三钱三分）、生姜（三分），使食后服，每用此汤调理，多效。

求真按　曾治十岁女儿，咳嗽频发，短气，汗出如雨，尿利频数，尿后尿道微痛，与本方二分之一，得奇效。

《医方口诀集》三因七气汤（**求真按**　此本方也）条曰：括苍，之吴球，治一官者，年七十，少年之时，患虚损，好服补剂。一日事不遂意，头目眩晕，精神短少，请医调治。遂以前证告之，谓尝服人参养荣汤、补中益气汤，每帖用人参三五钱，其效甚速。医者不察，遂用前方，倍以人参、熟地，无效。都以为年高气血两虚，当合固本丸，而汤与丸并进，则当有速效。数服，反加气急。吴诊其脉，大而力薄。问其病情之因得之，曰："先生归休之意切，而当道欲留，岂抑郁所致耶？盖气有所郁，医者不审同病异名、同脉异经之说，概行补药，病所以日加也。"病者叹曰："斯言深中余病。"遂用四七汤数服，稍宽，气血和平，经旬而愈。

又按诸气不调，作痛者不一（**求真按**　此引用《三因方》说），或手足疼痛走注如痛风，或拘挛擣搦，或膈腹掣痛不可忍，或寒热交作，或小便短涩如淋者，能审其证，皆可用之。

按诸气不调作疾者，无择《三因方》已详。但亦有变证，类似危病者，如西尾氏，肚腹膨胀，按之如鼓，饮食不甘，胸痞气喘，夜不安卧，时或咳唾。此证宛如鼓胀，按其脉，沉而滑。余作气郁停痰治，用四七汤二百余帖而平复。此从脉不从证也。

东洞翁本方定义曰：半夏厚朴汤，治咽中如有炙脔，或呕，或心下悸者。

求真按 本方不外于小半夏加茯苓汤之加味方，故可治恶心呕吐、眩悸之证，无待辨矣。

《方机》本方主治曰：若感冒，如桂枝证而有痰饮者，与桂枝汤合方主之（屡所经验也）。

求真按 感冒如桂枝汤证而有痰饮，即有恶心呕吐，嗽喘急，声音嘶哑等，以本方与桂枝汤合方为佳者。虽如东洞翁言，然本方之合方，不仅桂枝汤已也。苟兼此证，不问与葛根汤，与小柴胡汤，皆可合方。此非余推断，是出于实历也。

《险证百问》曰：平常患感冒，咳嗽而声嘶者。师曰：平常风邪声嘶者，若以桂枝汤合半夏厚朴汤投之，有效。凡咳嗽声嘶者，若咳嗽治，则数日自愈，不药亦可。声嘶者，痰饮之变也。

求真按 咳嗽而声嘶者，若咳嗽治，则数日自愈者有之。亦有咳嗽治，尚声嘶依然者，必不可不药。若仅此证，而无余证，即本方之主治也。

《蕉窗方意解》本方条曰：《易简方》，加生姜七片、大枣一枚，名七气汤。《局方》亦同。《金匮》曰：妇人咽中如有炙脔，半夏厚朴汤主之。《易简方》治喜怒悲忧思恐惊之气，结而成痰涎，状如破絮，或如梅核，在咽喉间，咯不出，咽不下，此七气之所为也。或中脘痞满，气舒不快，痰涎壅盛，上气喘急；或有痰饮，因而呕逆恶心，并宜服之云云。按此方既可用于中脘痞满，是以手按，心下硬满，上迫胸中，气舒不畅，郁闷多虑之证。此心下硬满，但非可用芩、连苦味证，又非芍药、甘草、胶饴等之甘味证。唯心下闭塞，因蓄饮于胸中、心下，或为呕逆恶心，或为痰涎壅盛而气急，或咽中常觉有如炙脔，咯不出，咽不下等证，是皆由心下痞硬所发之证也。故心下痞硬甚，反用淡味剂，不碍蓄饮，而痞硬即缓矣。此法譬如张幕御铁炮，所谓以柔制刚也。此方之苏叶，以轻虚而理胸中与心下，半夏辛温，疏通胸中心下之饮，厚朴不苦不甘，茯苓淡薄，下降心下之饮，亦以消导水道也。至于后世加生姜、大枣，不过口头禅耳，不可悉从。若以此方淡薄为主，则不可用大枣。若不得已时则加用生姜，恐不以为苦矣。

求真按 生姜为不可缺之要药，非不得已而加之。

《导水琐言》曰：又水气蓄滞于心胸而难利，用吴茱萸、橘皮汤等而不通利者，可用半夏厚朴汤加犀角。又小疮、头疮，内攻而肿，不至喘满甚，只腹胀而小便难者，亦妙。

求真按 此证可用本方，或本方加石膏，无加犀角之必要。

《东郭医谈》曰：疝气累阴囊，后世家用五积散加茴香或木香通气，或三和散等；古方家用乌头煎等，不效者，诸家术尽时，余有治以半夏厚朴汤加犀角者。

《丛桂亭医事小言》曰：一妇人一日患急积，饮食不入口。夜中，余使门人脉之，平稳，只有一滴水下咽，即烦躁欲死，而腹满仍不可进药。门人归，问余方。余曰："非喉痹乎。"则曰："否，咽不痛。"曾问看守人昨日食饼后，初发时，一医官治之，却增剧云。门人曰："恐系食滞乎。"使与中正汤。至次日，愿乞余诊。至其家，问之。云前夜饮一医官药，不能下咽，亦吐不出，乃大发汗而烦闷。饮门人药，似稍减，只有一滴润喉耳。诊无异状，仍与水试之。问："下喉后，如噎，如呛，出自鼻孔耶。"则云："无其事，惟暂苦而渐下耳。"问其痛苦如何？惟觉咽中梗塞。集看护人三四，努力抚心、按背，仍觉有物逆上心下，其呛势而引张腹气。若以为喉中病，则喉膈又无异状，方殆穷。先与半夏厚朴汤，得小快。更经三四日，而复原。

求真按　有此逆上于心下者，所谓癔病也。余亦曾用本方治此证矣。

《类聚方广义》本方条曰：此证后世所谓梅核气也，加桔梗尤佳，兼用南吕丸，治妊娠恶阻，极妙。大便不通者，兼用黄钟丸或大簇丸。若用苏子，则效胜苏叶。

求真按　梅核气，不必兼用南吕丸。又妊娠恶阻，不可加桔梗（因桔梗有催起恶心呕吐故也）。

《勿误药室方函口诀》本方条曰：此方，《局方》名七气汤，为气剂之祖（**求真按**　气剂者，神经证治剂也）。故不仅治梅核气，凡诸气病，皆可活用之。据《金匮》《外台》惟用于妇人者，非也。盖妇人气郁，多由血病而生者。一妇人，产后气不舒畅，少有头痛。前医以为血证，投芎归剂不效。诊之，脉沉，此由气滞生痰证。与此方，不日愈。血病理气，亦一法也。《东廓》水气蓄滞于心胸不利，用吴茱萸汤等，倍不通利者，及小疮、头疮内攻之水肿、腹胀，小便甚少者，此方加犀角，取奇效云。又加浮石，有效于噎膈之轻证。雨森氏治验，睾丸肿大如斗者，其腹必滞水阻隔，心腹之气，因不升降，使用此方，加上品之犀角屑。百余日，心下渐开，囊里之水消化而痊。身体发巨瘤者，亦有效。且不限于此二证，凡腹形有血水二毒痼滞者，皆可以此方取奇效云。可试之。

《橘窗书影》曰：一男子年四十余，患噎膈，食管常如有物梗塞，饮食至此悉吐出，肢体枯柴，其人决死。余诊曰："自心下至中脘间无凝结顽固之状，病方在食管。况年强壮，何必待毙？"因与半夏厚朴汤理其气，时用化毒丸动荡其病，兼灸大椎节下间至七椎节下间，每节七八壮。过五六日，咽喉之间觉如火燃。试吞冷水，无梗塞之患。由是饮食稍进，病亦渐愈。

求真按　化毒丸为水银砒素剂。由此观之，此证恐为梅毒性食管狭窄。

《后刍言》曰：四七汤（**求真按**　此即本方也）之妙，在紫苏叶一味，以辛散结，以香醒脾而顺气，消胀行水，其余事也。徐忠可云："余治王小乙，咽中每噎塞，咳嗽不出，以半夏厚朴汤而愈，皆由《金匮》脱化而来。"葛仙翁曰："凡妇人诸病，兼治忧患，使宽其思虑，则病无不愈。《金匮》载此方，亦此意耳。"

紫苏叶及子之医治效用

《本草纲目》曰

苏　茎叶

【气味】辛温无毒。

【主治】下气，除寒中，其子尤良。（《别录》）

除寒热，治一切冷气。（孟诜）

补中，治心腹胀满，止霍乱转筋，开胃下食，止脚气，通大小肠。（日华）

通心经，益脾胃，煮饮尤胜，与橘皮相宜。（苏颂）

解肌发表，散风寒，行气，宽中，消痰，利肺，和血，温中，止痛，定喘，安胎，解鱼蟹毒，治蛇犬伤。（时珍）

以叶生食，作羹，解一切鱼肉毒。（甄权）

子

【气味】辛温无毒。

【主治】下气，除寒，温中。（《别录》）

治上气咳逆，冷气，及腰脚中湿气，风结气。（甄权）

调中，益五脏，止霍乱、呕吐、反胃，补虚劳，肥健人，利大小便，破癥结，消五膈，消痰止嗽，润心肺。（日华）

治肺气喘急。（宗奭）

治风，顺气，利膈，宽肠，解鱼蟹毒。（时珍）

《勿误药室方函口诀》香苏散条曰：此方于气剂中有挥发之功。故凡男女气滞，胸中、心下痞塞，默默不欲饮食，懒于动作，胁下痞硬，用大小柴胡等反激者；或鸠尾甚痛，昼夜闷乱，用建中、泻心类无寸效者，与之奏意外之功。有一妇人患心腹痛，尽诸医手，不能愈。一老医用此方，三帖霍然。昔之医师，以此疗兵卒，亦挥发气郁故也（**求真按** 用香苏散之病证，可与半夏厚朴汤），但不可拘泥于《局方》之主治。又苏叶能解食积，故由食鱼毒而腹痛，或喘息，若用多量紫苏即有效。

由此等说观之，则本药可谓有亢奋性发汗，镇咳，健胃，利尿药，兼有镇静，镇痛，解毒（鱼毒）作用。

半夏干姜散之注释

干呕，吐逆，吐涎沫，半夏干姜散主之。（《金匮要略》）

【注】由余之经验，本方于实际上不甚紧要。特有此创方者，恐仲景欲示此方包含小青龙汤、干姜半夏人参丸、半夏泻心汤等之方意。

半夏干姜散方

半夏、干姜各等分。

上为细末，混合之。以醋二勺，和水一合二勺。煮药末 4 克。取勺顿服之。

干姜半夏人参丸之注释

妊娠，呕吐不止，干姜半夏人参丸主之。(《金匮要略》)

【注】本条虽述恶阻之证治，然此呕吐不止者，非唯不止之意，是曾用诸镇呕剂，犹呕吐不止也。因本方中有生姜、半夏，故其镇呕作用与小半夏汤等，但与彼异者，此二药之外，因尚有干姜。不仅有半夏干姜散之能力，更含人参，有似于理中丸之作用。故此方之主证，与其他镇呕剂异。有不热、不渴、不悸、心下痞硬、恶心呕吐之阴虚状者，即用小半夏汤、小半夏加茯苓汤亦无效也。以是可知仲景之意深且长矣。

干姜半夏人参丸方

干姜、人参各4克，半夏8克。

上为细末，以生姜汁及米糊为丸。一回服用4克但用上三味，加生姜，以水三合，煎一合。去滓，一日三回分服，亦可。

先辈之论说治验

东洞翁本方定义曰：治呕吐不止，心下痞硬者。

《方机》本方主治曰：心下痞硬，干呕不止者。

求真按　以方中有人参，云心下痞硬，可信。

《类聚方广义》本方条曰：妊娠恶阻殊甚，不能服汤药者，宜用此方，徐徐收效。大便不通者，间服大簇丸、黄钟丸等。若兼蛔者，宜鹧鸪菜丸。

《勿误药室方函口诀》本方条曰：此方本治恶阻之丸方，但今以丸料，用于诸呕吐不止，胃气虚者，有捷效。

《橘窗书影》曰：一妇人年二十许，产后胃中不和，时吐饮食，羸瘦已极。遂发大呕吐，药食不入，脉微细，四肢微冷，口干燥，欲冷水。医束手，无如何。余诊之，作干姜半夏人参丸料，煎而待冷，时时使饮一合许。又以冷水送下乌梅丸，药始下咽，呕吐止。经二三日，啜稀粥，胃气渐复。用前方月余，愈而肥胖。

一妇人年四十余，尝有吐水之癖。经炎暑，其病益甚，饮食不能进，身体骨立，心中疼热，好饮冷水。西医五六辈疗之，更无效。余与半夏干姜人参丸料，兼用乌梅丸，呕吐顿止，心中疼热，日渐减少，饮食得以渐进。其夫谢曰："余五十年来，误信西医，不知中医之治，有如是之速效者，真不堪惭愧矣。"

《温知堂杂著》曰：干姜人参半夏丸，用于呕吐，须以本条所谓"不止"为目的，是用他药无效，恶阻久不止，胃中带虚寒者，故自始即与此方无效者也。余以三味等分（人参用官种）为煎药之一帖量，以水一合三勺，煮取六勺，约分十回之极少量，频服之。此方之病候，饮食即吐出，诸药不能受者，此方若适，服一二帖后必见效。若服二三帖，尚不见微效者，可知此方不适矣。且不限于恶阻，亦可运用于诸病。余与暴泻病之呕吐不止者，即得效。

半夏泻心汤之注释

伤寒五六日，呕而发热者，柴胡汤证具，而以他药下之，柴胡证仍在者，复与柴胡汤。此虽已下之，不为逆，必蒸蒸而振，却发热汗出而解。若心下满而硬痛者，此为结胸也，大陷胸汤主之。但满而不痛者，此为痞，柴胡不中与之，宜半夏泻心汤。（《伤寒论》）

【注】详小柴胡汤及大陷胸汤条。

呕而肠鸣，心下痞者，半夏泻心汤主之。（《金匮要略》）

【注】和久田氏解本条颇详密，故列之于下，以代注释。

（上略）心下痞满，按之硬而不痛，呕而肠鸣者，为半夏泻心汤证。其鸣者，如雷之鸣走，故又谓之雷鸣。雷鸣者，热激动其水也，多由胸中至于中脘脐上之间，肠鸣痞痛。顿而大泻者，谓之热泻。又病人食时，忽欲泻者，此证亦有之。但须详审腹证后，可用之。

此方以有黄芩解心下之痞，有黄连去胸中之热，亦有泻心之名。然其证之大部分为水，主半夏以去水，伍干姜以散结，伍人参以开胃口，和以甘草、大枣，以缓挛时之急。诸药相和，而退胸中之热以逐水气，所以治其呕，而去心下之痞也。（中略）呕而肠鸣之因为水气也明矣。故虽不下利，亦用此方也。

半夏泻心汤方

半夏 11 克，黄芩、干姜、人参、甘草、大枣各 5.5 克，黄连 1.8 克。

煎法用法同小柴胡汤。

半夏泻心加石膏汤方

前方中加石膏 20 ～ 100 克。

煎法用法同前。

【主治】治前方证而兼石膏证者。

半夏泻心加茯苓汤方

半夏泻心汤中加茯苓 7 克。

煎法用法同前。

【主治】治半夏泻心汤证而兼茯苓证。

半夏泻心加茯苓石膏汤方

半夏泻心加石膏汤与半夏泻心加茯苓汤二方之合方也。

煎法用法同前。

【主治】治半夏泻心加石膏汤、半夏泻心加茯苓汤之二方证相合者。

先辈之论说治验

《千金方·心虚实门》中曰：泻心汤（**求真按**　此即本方也），治老少下利，水谷不消，肠中雷鸣，心下痞满，干呕不安者。

煮法后云并治霍乱。若寒加附子一枚，渴加瓜蒌根二两（**求真按**　加石膏处却多），呕加橘皮，痛加当归一两（**求真按**　虽有疼痛，亦必不可加当归），客热以生姜代干姜（**求真按**　此非仲景之方法也，不可从之）。

《三因方·心实热门》曰：泻心汤（**求真按**　是本方之去大枣者，但去之，非也），治心实热（**求真按**　本方证，非实热也），心下痞满，身重发热，干呕不安，泾溲不利，水谷不消，欲吐不吐，烦闷喘急者。

东洞翁本方定义曰：治呕而心下痞硬，腹中雷鸣者。

求真按　此说是也，可从之。

《方机》本方主治曰：心下痞硬，腹中雷鸣者（大簇），呕而肠鸣，心下痞硬者（大簇），心中烦悸，或怒，或悲伤者（紫圆）。

《漫游杂记》曰：有一人病大便燥结，平素十余日一行，下后，肛门刺痛不堪，经数年不愈，请余诊之。其脉沉劲，脐之左右积有结块，连于心下。余曰："此病在腹，不在肛门，若不能持久，则不愈。"乃作半夏泻心汤加大黄三分与之，日二服。数日后，便利，肛门不痛。余按其腹，连结者未解，试休药。数日，又如旧，于是再服前方。经三月，腹候渐稳，灸背数百壮，遂痊愈。

《芳翁医谈》曰：休息痢，世皆以为难治，盖亦秽物不尽也。宜服笃落丸，兼用泻心汤之类。

求真按　休息痢者，谓下痢与便秘交代也。笃落丸，大黄一味之丸方也。

下利如休息，而无脓血，唯水泻耳，或自止则腹胀，泻则爽然，而日渐羸瘦，面色萎黄，恶心吞酸，时腹自痛者，与半夏泻心汤兼用笃落丸为佳，且宜长服也。

《成绩录》曰：一贾人年十八，尝患痫，发则郁冒，默默不言，但能微笑，恶与人应接，故围屏风，垂蚊帐，避人蒙被卧，其时方大汗出，渴而引饮，饮汤水数十杯，小便亦如之。先生诊之，心下痞硬，腹中雷鸣。乃使服半夏泻心汤，发则与五苓散，大渴顿除，小便复常。续服半夏泻心汤，久之，痫减七八。后怠不服药，不知其终。

一贾人中鼠毒，微肿微热。未几，疵瘰。瘰后，诸证杂出。心气不定，手足肿，经年不愈，就先生求治。诊之，心下痞硬，腹中雷鸣，与半夏泻心汤，兼用木鳖子、大黄、甘草三味煎汤而愈。

《古方便览》曰：一男子，呕吐下利，四肢厥逆，心中烦躁，气息将绝。一医云霍乱，用附子理中汤，吐而不受，烦躁益甚。余即用此方，三服痊愈。

《类聚方广义》本方条曰：痢疾，腹痛而呕，心下痞硬，或便脓血者，及每因饮食汤药下腹，即辘辘有声而转泄者，可选用以下三方（**求真按** 此说是也，可信。以下三方者，指本方及甘草泻心汤、生姜泻心汤也）。

治疝瘕积聚，痛侵心胸，心下痞硬，恶心呕吐，肠鸣或下利者。若大便秘者，兼用消块丸或陷胸丸。

《勿误药室方函口诀》本方条曰：此方，饮邪并结（**求真按** 饮邪并结者，水热二毒并结也）而心下痞硬者，为目的。故对于支饮或澼饮之痞硬，无效。若由饮邪并结而致呕吐、哕逆、下利者，皆可用之，有特效。《千金翼》加附子，即附子泻心汤之意，温散饮邪之老手段也。

山田业广曰：欲用连理汤之病人，心下痞硬甚，则用半夏泻心汤，痞硬随愈，而口中糜烂亦痊愈矣。

一妇人腹满，经闭数月，心下痞硬，气宇郁甚。诊之，经闭急恐不通，欲先泻其心下痞硬，用半夏泻心汤。七八日，经水大利，气力快然而痊愈。

甘草泻心汤之注释

伤寒中风，医反下之，其人下利日数十行，谷不化，腹中雷鸣，心下痞硬而满，干呕，心烦不得安。医见心下痞，谓病不尽，复下之，其痞益甚。此非热结，但以胃中虚，客气上逆，故使硬也，甘草泻心汤主之。（《伤寒论》）

【注】丹波元坚说三泻心汤证（谓本方及半夏泻心汤、生姜泻心汤也）云：结在心下，有冷热不调者，何也？因其人胃气素弱，水液不行，而误治更虚，胃因冷热相搏，致成痞硬者是也。因虚实相半，故病势颇缓，实系少阳之类变。如其治法，以温凉并行而调停之。

本方证本系胃弛缓有停水人，患伤寒或中风，有表证时，医误下之，胃肠俱益衰弱，内陷热毒乘之而发也（若不误下，虽不无发本方证，仲景欲示其为阳虚证，故取误下为例也）。谷不化者，食物不消化也。因胃肠衰弱，与下痢频数，无暇消化也。其被排泄者，与下利清谷异。腹中雷鸣者，胃肠内水气鸣走，由于热毒激动水毒也。心下痞硬而满者，是示心下痞，即胃部膨满，不由于他因，而基于痞硬也。干呕心烦不得安者，因下利日数十行，谷不化，与水热二毒之急迫也，故宜以增量半夏泻心汤之甘草如本方对之。医见心下痞，谓病不尽，复下之，其痞益甚者，以不可下之本方证，误认为大柴胡汤之心下痞硬、呕吐而下利者，以下之，致心下痞硬加甚也。此非热结以下，为本方证之痞硬，非如大柴胡汤证之由于结热，唯因热水二毒乘胃衰弱而上逆，致成痞硬也。

狐惑之为病，状如伤寒，默默欲眠，目不得闭，起卧不安，蚀于喉为惑，蚀于阴为狐，不欲饮食，恶闻食臭，其面目乍赤、乍黑、乍白。蚀于上部则声喝一作"嗄"，**求真按**　嗄字为是，甘草泻心汤主之。（《金匮要略》）

【注】就本条，古说虽多，未得正解。余亦不知其意。由南涯、琴溪二氏之治验（记于下）考之，则本条可能是述胃肠性神经证之证治。

甘草泻心汤方

半夏 11 克，甘草 7 克，黄芩、干姜、人参、大枣各 5.5 克，黄连 1.8 克。

煎法用法同上。

先辈之论说治验

《伤寒六书》曰：动气在上，下之则腹满、心痞、头眩者，宜甘草泻心汤。

《张氏医通》曰：如痢不纳食，俗名噤口。因邪留胃中，胃气伏而不宣，脾气因而涩滞者，连、枳、朴、橘红、茯苓之属。头疼、心烦、呕而不食、手足温暖者，甘草泻心汤。

东洞翁本方定义曰：治半夏泻心汤证而心烦不得安者。

《方机》本方主治曰：下利不止，干呕心烦者。默默欲眠，目不得闭，起卧不安，不欲饮食，恶闻食臭者。

《生生堂治验》曰：某人来见先生，屏人窃语云："小女年方十六，已许配矣，然有奇疾，其证无所闻也。每夜待家人熟睡后，窃起跳舞。其舞也，俏妙闲雅。天将明，罢而就寝。余间窥之。每夜异曲，从曲之变，而奇也不可名状。日中动止，无异于常，亦不自知其故。告之，则愕然，竟怪而不信。不知是鬼所凭耶，抑狐所惑耶？若他人闻之，恐害其婚，是以阴祝祈祷，但无效果。闻先生善治奇疾，幸来诊之。"先生应曰："此证盖有之，所谓狐惑病也。"诊之，果然。与甘草泻心汤，不数日，夜舞自止。遂嫁某子。

又闻大津一妇人，有奇疾。初，妇人不知猫在柜中，误盖之。二三日后，开之，猫饥甚，瞋目吓且走。妇人大惊，遂以成疾，号呼卧起，其状如猫。清水某者，师友也，乃效先生方，与甘草泻心汤以治之。

求真按　前者所谓梦游病，后者即凭依证也。

《青州治谈》曰：师曰，前泉州有一病男，初感风寒，发为痰喘，或以痰喘为急，用十枣汤下之，瞑眩甚而吐下。故四肢微冷，食饵不进，看者甚以为危笃。前医频用茯苓四逆汤，微冷不得复。乞余往诊之，心下有痞满之气味，但因吐而逆上故也。乃调合甘草泻心汤五帖，谓之曰："自五更迄黎明饮尽之。"微冷渐复，逆上渐降，遂愈。

《麻疹一哈》曰：一妇人年可二十，伤寒愈后十四五日，发热三四日，疹子欲出不出，心下痞硬，烦躁不得眠，下利日二三行。因作甘草泻心汤，使服之。明日，大发汗，疹子皆出，诸证自安，疹收，健食如常。

求真按 非汗剂，因发汗而愈者如此，此古方所以为原因疗法也。

《类聚方广义》本方条曰：此方于半夏泻心汤内加甘草一两，其主治即大不同。曰下利日数十行，谷不化；曰干呕心烦不得安；曰默默欲眠，目不得闭，卧起不安。此皆有所急迫使然，所以用甘草为君药也。

慢惊风，有宜此方者。

《勿误药室方函口诀》本方条曰：此方主胃中不和之下利，故以"谷不化，雷鸣下利"为目的。若谷不化，无雷鸣下利者，则处以四逆、理中辈。《外台》作水谷不化，与清谷异文，可从之。又用于产后口糜泻，有奇效。此等芩、连，可谓反有健胃之效。

《橘窗书影》曰：一妇人年二十五六，产后数月，下利不止，心下痞硬，饮食不进，口糜烂，两眼赤肿，脉虚数，羸瘦甚，乃与甘草泻心汤。服数十日，下利止，诸证痊愈。是《张氏医通》所谓口糜泻也。余每用甘草泻心汤，屡奏奇效。盖本于《金匮》狐惑条与《伤寒论》下利条也。世医用他方，多误治者。

一妇人年二十六七，妊娠有水气，至产后不去。心下痞硬，雷鸣下利，口中糜烂，不能食盐味，仅啜淡粥，噫气吐酸水。医多以为不治。余以为口糜泻，胃中不和之证，与甘草泻心汤。数日痞硬去，食少进，益使连服，口中和，酸水止，而水气下利依然。乃与大剂四苓汤加车前子，旬余，两证痊愈。

求真按 四苓汤，虽为五苓散去桂枝之煎剂，但失却仲景之本旨，不可采用。

山田业广曰：余好用甘草泻心汤。曾治一男子，四五日许，夜间卒昏冒，其状如癫痫而吐沫，或以为痫，或以为蛔，诸治无效。一年余，乞余治。投甘草泻心汤一次，不发。今有一酒店主，嗜酒无度，屡不食，数登厕，先类下利，气郁懒惰，心气失常，时健忘而骂詈，又有发大声者，用归脾汤等，无效。乞余治，严禁其酒，投以甘草泻心汤加茯苓，日渐爽快，得大效。

一人脾虚无食气，羸瘦，昼夜吐涎沫。侍医虽用种种治疗，反日渐疲劳。招余治之，处以甘草泻心汤。二十日许，愈其大半。归京后，发微肿，处以香砂六君子汤，痊愈。

求真按 用香砂六君子汤，不如处以小柴胡汤加橘皮、茯苓、白术焉。

《温知堂杂著》曰：一男孩八岁，自春间面色青白，神气不振，但别无苦恼。因家贫，未医治。至仲夏，触时气，微热下利，且以时下血而惊。乞余治，与胃苓汤，下利及下血止。及大暑，全身水肿，腹满甚，二便不通，大渴烦热，继发下利，与四苓散加车前子。

虽不难治，但下利不止，腹满雷鸣，右胁下见痞块，渐渐膨大，且面色青白，神气不振等证依然。余因身体衰弱不甚，与甘草泻心汤加陈皮、茯苓，下利虽略止，诸证仍旧。适为八月之医会期，试招患儿出，使众医诊按。与会之西医，或云心病，或云肝脏肥大，因肝脏肥大过甚，故先治肝脏为宜，但颇难治耳。余曰："治法是矣。然虽肝脏肥大，与贫血及心病，但此证肠胃不和之患多。假令与他病药，恐于肝脏、心脏有不利。故宜先研究治肠胃之法，后治他病，姑与甘草泻心汤。因此癖块，初由胃肠之运化不足而生，若能得胃肠之健运，则肝大或随而治矣。请先从余之治法，若无效，则请从诸君之良法。"因是连进前方，渐渐起色。痞块缩小，色泽亦复。

求真按 胃苓汤者，平胃散（后世方）合五苓散也，但无必要，以小柴胡加橘皮厚朴汤足矣。

生姜泻心汤之注释

伤寒汗出，解之后，胃中不和，心下痞硬，干噫食臭，胁下有水气，腹中雷鸣下利者，生姜泻心汤主之。（《伤寒论》）

【注】若由此文表面观之，伤寒因发汗剂之应用而汗出。愈后，突发胃中不和之病证也。其实此证本来存在，为伤寒一时之隐蔽，故于其愈也即现出。胃中不和者，胃内不如平时之调和也。干噫食臭者，《伤寒杂病辨证》云：噫者，嗳也。嗳为噫之俗字。（中略）按噫，《说文》云：饱食臭也。（中略）《金匮》云：中焦气未和，则不能消谷，故使噫也。《平脉法》云：噫而吞酸，食不卒下。又云：上焦不归，噫而吞酸，皆同义也。盖有宿停而含酸，谓之噫。酸水不出，曰干噫。噫，即嗳而食臭也，故曰干噫食臭。曰噫气者，皆无物出之谓也，即消化不良，兼吞酸嘈杂也。胁下有水气者，胃内有停水也。以是可知本方所以用于胃之弛缓扩张及多酸证矣。又由谓雷鸣下利者，复可知能应用于急性胃肠炎。

生姜泻心汤方

半夏 11 克，甘草、人参、黄芩、大枣各 5.5 克，黄连、干姜各 1.8 克，生姜 7 克。
煎法用法同前但本方之加味方，同半夏泻心汤。

先辈之论说治验

《施氏续易简方》曰：生姜泻心汤，治大病新瘥，脾胃尚弱，谷气未复，强食过多，停积不化，心下痞硬，干噫食臭，胁下有水，腹中雷鸣，下利，发热者，名曰食复。最宜服之。

东洞翁本方定义曰：生姜泻心汤，治半夏泻心汤证，而干噫食臭、下利者。

《医事惑问》曰：余前曾治疗一男子病泄泻，世医谓难治，招余诊之。心下痞硬，水泻呕逆而将绝。余曰："此方疗治，世人将大恐也。因今医皆用柔药，若用此方中病时，将大发瞑眩，恐其瞑眩者，病不治也。"病家领会而乞药，乃用生姜泻心汤三帖。其日七时许，病人大吐泻而气绝。因是家人骚动，集医诊之，皆云已死而归。急招余又诊之，色脉呼吸皆绝。病家谓死，实似死矣，但其形状有可疑，且由死仅二时耳，可静观其死乎，抑不死乎。以前方入口而可通，因是而回。至夜九时许，病人如梦醒而开目，问何故眷属咸集。皆惊云："今日由七时许至今，呼吸色脉皆绝，虽集医者，皆云不治而去，故咸聚集也。"病人亦以为不可思议，云自昼间大泻后，无病苦而觉睡耳，现已无病，皆可归矣。眷属招日间所诊之医诊察之，亦云脉已如常。后云甚饥，以茶渍食三碗，大悦而寝。翌日更健，如忘多年之病。此人自幼年以白粥当食物而养育，四十余年，不食他物。若食之，则积于中而不能食。然此病治愈后，皆可照常饮食，至七十岁而终。

求真按 服本方后，往往因瞑眩有发泻下者，不可惊也。

《成绩录》曰：一男子年三十余，心下痞塞，左胁下有凝结，腹中雷鸣，过食必下利，如是已六年。先生用生姜泻心汤而愈。

《二神传》曰：生姜泻心汤，治卒痫干呕。

《荻野家口诀》曰：鼓胀，自心下处处胀者，实也，生姜泻心汤、大半夏汤；（中略）血胀者，小腹胀也，先用生姜泻心汤，则块徐徐减矣。若不长用，则无益。因有血块，则必凝结留水，其块将渐大也。水解，投血胀方，则奏效易。

求真按 余之经验，自心下处处胀者，大柴胡加厚朴汤；自小腹胀者，大黄牡丹皮汤等证反多。

留饮，（上略）留饮痞硬者，生姜泻心汤主之。

嘈杂，有水火相持者，治法，三泻。生姜泻心之类，无痞者难用。

求真按 吞酸嘈杂者，停水兼炎证也。三泻者，指半、甘、生之三泻心汤也。

产后下利者，因娩后屈肠骤伸，有水流也，故遂下利。无他，与生姜泻心汤，以逐肠中之水。

产后咳嗽，多因水浸肺，治方同前。

求真按 上二证，不必以本方为主治，由实验，小柴胡汤、当归芍药散之合方证反多。

带下，因脉下流，故名带下。凡带下者，水与血凝结也。初起水饮下冲脉，传带脉，而下入于脏，与血相结，而成带下也（**求真按** 此亦揣测之言）。故以生姜泻心汤去其水饮，兼用坐药以去带下。

求真按 白带下，由于水血合并，虽如荻野氏说，但治法非如是之单纯也。

《类聚方广义》本方条曰：凡患噫气干呕，或吞酸嘈杂，或平日饮食，每觉恶心烦满，胁下水饮升降者，其人多心下痞硬，或脐上有块。长服此方，并灸自五椎至十一椎及章门，日数百壮，兼用消块丸、硝石大圆等，自然有效。

《方伎杂志》曰：僻囊，或称吐水病。有吐腐败水者或食物，亦有交吐者。概有胸中嘈杂，心胸痞塞，胁腹挛急，癥结等证，亦有肩背凝痛者，亦有日日，或隔日，四五日，必发痛，吐苦酸水，或无味之水者，亦有吐前唯噫气恶心，而不痛者，大抵大便秘结之人为多。主方以生姜泻心汤，合用附子粳米汤、芍药甘草汤或大建中汤等，兼用消块丸或大陷胸丸一钱，每夜或隔一二夜之。则三四月痊愈矣。又自七八椎至十四五椎与章门等穴，以灸痞根，但须严禁饮食，不然则无效。如酒、硬饭、荞麦面、餈、饼、糕、酢、鲊、油腻、汤茶、卤鱼、干脯之类，俱宜禁止后，可服药针灸。且呕吐一证，并宜知照病人，节饮食为要。吐水后，能耐渴者，宜使多服茯苓泽泻汤。及慎饮食十日许，则痛吐俱止矣。其有腹中黏着之宿毒，致拘挛、癥块者，多因好酒与美味，及嗜咸味之切面等而成，故禁物颇难。然不守禁，治疗无益也。

求真按　由余之经验，此证有宜单用本方者，有宜处以本方加茯苓者，有宜与本方加茯苓、石膏者，又有宜以此等方剂合用芍药甘草汤、大建中汤、桂枝茯苓丸、当归芍药散等方中之一方者，又有用本方之加味，或合用方，兼用黄解丸者，常无一定之方，宜临证处之。

旋覆花代赭石汤之注释

伤寒发汗，若吐，若下，解后，心下痞硬，噫气不除者，旋覆花代赭石汤主之。(《伤寒论》)

【注】本条病证，亦与前同。已存于未患伤寒之前，非初发于汗吐下后也。

《餐英馆治疗杂话》曰：此方亦可用于心下痞硬，大便秘而噫气不除者。然三黄泻心，用于热秘（**求真按**　有热便秘），此方用于虚秘（**求真按**　虚证便秘）也。此病者之证候，宜注意之。反胃噎噎证，皆知不治证也（**求真按**　食道胃癌者，不治）。元气未大虚者，顺气和中加牡蛎（**求真按**　可用顺气和中汤证，亦可用生姜泻心也）；或大便久秘者，用大黄甘草汤，则大便通。一旦觉快，若元气已疲，大便秘而吐食者，脾胃虚极，虚气聚于心下，此时不宜与大黄剂也。假令欲其一旦觉快，反促命期也。此时用此方者，以代赭石镇坠虚气之逆，半夏、旋覆花以逐饮，所以妙也。此非余研究之所得。周扬俊曰：反胃噎食，气逆不降者，治之有神效。余经验数人，此方面不治者，毕竟不治也。《伤寒论》云：噫气不除，"不除"二字妙。已用生姜泻心，噫气不除者，虚气之逆也，宜以此方镇坠之也。古人下字，虽一字亦不苟，以此等文可知矣。

此说虽不无小疵，但尚为良说，以是可解本条矣。

旋覆花代赭石汤方

旋覆花、甘草、大枣各5.5克，人参3.5克，生姜9.5克，半夏11克，代赭石1.8克。煎法用法同前。

先辈之论说

《活人书》曰：有旋覆代赭证，其人咳逆气虚者，先服四逆汤。胃寒者，先服理中丸，再服旋覆代赭石汤为良。

求真按 气虚者，阴虚也。虽胃寒亦为阴虚，但较轻微耳。

《勿误药室方函口诀》本方条曰：此方治生姜泻心汤证之更剧者。《医学纲目》：病解后，痞硬，噫气，不下利者，用此方；下利者，用生姜泻心汤。今用于呕吐诸证，大便秘结者，有效。又下利不止而呕吐，或吐宿水者亦有效。一宜秘结，一宜下利，其妙不可拘有表里也。又治哕逆，属于水饮者。周扬俊曰：余用此方，治反胃噎食，气逆不降者，有神效。亦可试之。

旋覆花之医治效用

《本草纲目》曰

旋覆花　花

【气味】（中略）权曰：甘，无毒。大明曰：无毒。

【主治】主水肿，逐大腹，开胃，止呕逆，不下食。（甄权）

行痰水，去头目风。（宗奭）

消坚，软痞，治噫气。（好古）

【发明】时珍曰：旋覆，（中略）其功只在行水、降气、理血脉耳。

由上文观之，则本药为健胃利尿药，而兼有治噫气之特能。

代赭石之医治效用

本药不外于酸化铁，故有收敛、补血、止血作用也，明矣。

干姜黄连黄芩人参汤之注释

伤寒，本自寒下，医复吐下之，寒格更逆吐下，若食入口即吐，干姜黄连黄芩人参汤

主之。(《伤寒论》)

【注】本条文义不明，自来医家以为脱简，余亦同感。故此注释暂置之。试就其方剂观察，本方可作泻心汤去大黄，半夏泻心汤去半夏、甘草、大枣，人参汤去术、甘草之合方，因是亦得其证。如泻心汤证之心中烦悸上热，无大黄，故无实状，而有虚状；无便秘，有下痢，又似半夏泻心汤证；有呕吐、下痢，因缺半夏、甘草、大枣，故无雷鸣腹痛；又类人参汤证，有阴虚状之心下痞硬，下痢下寒；无术、甘草，故无胃内停水、小便不利、腹痛证。东洞翁谓此方（**求真按**　此即本方也）主心中烦悸，及心下痞硬而吐下者，此与鄙见之臆测略同。非示上热下寒之病情者，以不备之故，而载仲景之本方于厥阴篇，失却真意矣。

干姜黄连黄芩人参汤方

干姜、黄连、黄芩、人参各9克。

煎法用法同前。

先辈之论说治验

《方机》本方主治曰：治下利，心下痞硬，干呕者。

《成绩录》曰：一小孩年甫七岁，恍惚不知人事，烦闷不语。急请先生往诊之。直视胸满，心下痞硬，身热殊甚。先生曰："此俗所谓虫热，由血气聚于心胸也。"乃作干姜黄连黄芩人参汤及黄连解毒散，一日夜迭进六帖，儿能服之。二日病愈。

一小儿十余岁，夏月不大便十余日，终烦闷不语。一医以为暍病，与白虎汤；一医以为外邪，与发表剂。皆无效。因请先生诊之，胸满颇甚，腹中虚软，但胸腹热如烙，他处无热，舌上微黄无苔。问曰："胸满几日乎？"家人曰："不过三日。"先生曰："此病非外袭也，血气自内上迫也。凡自内发者，初多吐下。"家人曰："实然。"乃与干姜黄连黄芩人参汤，兼用解毒散服之。二日，大便一行，烦闷止。更与紫圆少许，复与前方如前，遂痊愈。

《类聚方广义》本方条曰：治胃反，心胸郁热，心下痞硬，或嘈杂者，兼用消块丸。

骨蒸劳热，心胸烦闷，咳嗽干呕，或下利者，宜此方。

求真按　余亦用本方治此证矣。

《勿误药室方函口诀》本方条曰：此方治膈有热，而吐逆不受食。与生姜、半夏之诸呕吐之药，无寸效者，有特效。又治噤口痢。

黄连汤之注释

伤寒胸中有热，胃中有邪气，腹中痛，欲呕吐者，黄连汤主之。（《伤寒论》）

【注】胸中有热者，热烦在胸中，即心中有烦悸也。胃中有邪气者，胃内有热毒及水毒也。腹中痛者，此二毒刺激胃肠黏膜之结果。欲呕吐者，被水毒、热毒激动而上迫也。

本方之原方为桂枝去芍药汤（少生姜），腹状亦相类似而不已，故用半夏泻心汤代黄芩以桂枝，增量黄连之本方，是以方意亦颇近似。不仅治欲呕吐者，且有治疗下痢处可知。

黄连汤方

黄连、甘草、干姜、桂枝、大枣各 5.5 克，人参 3.5 克，半夏 11 克。

上细锉，以水二合，煎一合。去滓，一日分三回，温或冷服。

先辈之论说治验

《保赤全书》曰：黄连汤，治痘疮，热毒在胃中，而致腹痛，甚时欲呕吐者。

东洞翁本方定义曰：治心烦，心下痞硬，腹痛，呕吐上冲者。

求真按 心烦，由有黄连。上冲，由有桂枝。故云尔。

《方机》本方主治曰：心烦呕逆者。

《方舆輗》本方条曰：此方治腹痛有呕气者。盖此腹痛，自心下至脐上部分痛也。临证时，宜明察痛处而处剂。

《伤寒论述义》曰：此方（**求真按** 即本方）治霍乱之吐泻腹痛，应效如神。

《类聚方广义》本方条曰：治霍乱、疝瘕，攻心腹痛，发热上逆，心悸而欲呕吐，以及妇人血气痛，呕而心烦，发热头痛者。

《勿误药室方函口诀》本方条曰：此方本文虽云"胸中有热，胃中有邪气"。然从喻嘉言"湿家下之，舌上如苔者，丹田有热，胸中有寒也，仲景亦用此汤治之"之说。"舌上如苔"四字，可为一征。此证苔形，舌奥处以苔厚之关系，少带黄色，舌上有润滑之苔。假令虽无腹痛，但有杂证干呕，诸治无效者，决有效。若有腹痛，则更效也（**求真按** 此舌苔说可信。见于津田玄仙著《疗治茶谈》，非浅田氏之创见）。又此方虽为半夏泻心汤去黄芩代以桂枝之方，但其效用大异（**求真按** 不大异，颇相类似也）。其组合甘草、干姜、桂枝、人参之意，近于桂枝人参汤。但彼用于协热利，此则用于上热下寒，所以用黄连为主药也（**求真按** 二方俱有上热下寒证。但桂枝人参汤，唯桂枝耳，故上热轻；本方以桂枝、黄连俱存，故上热强也。然本方之下寒，比于桂枝人参汤及干姜黄连黄芩人参汤证，则甚弱）。又按此桂枝主腹痛，即与《外台》生地黄汤之桂枝同旨（**求真按**　桂枝非必主腹痛）。

《橘窗书影》曰：一妇人年四十余，感暑邪，呕吐腹痛，心下烦闷，与黄连汤加茯苓，病大安。

黄连阿胶汤之注释

少阴病，得之二三日以上，心中烦，不得卧，黄连阿胶汤主之。（《伤寒论》）

【注】仲景以本方载于少阴篇者，以此证虚，而心烦下痢（本方证往往有下痢）类于下列之少阴病。少阴病，欲吐不吐，心烦，但欲寐，五六日，自利而渴者，属少阴也。虚，故引水自救。若小便色白者，少阴病形悉具。小便白者，以下焦虚有寒，不能制水，故令色白也。故列于此篇，为欲示其病情似于少阴病。然本条之病证，尿色不清白，反而赤浊，其实非少阴病，是属于少阳病泻心汤证之虚者。心中烦者，即心中烦悸也。不得卧者，不得安卧就眠也。

黄连阿胶汤方

黄连 4.8 克，黄芩 1.2 克，芍药 2.4 克，卵黄 1/3 个，阿胶 3.6 克。

上细锉，先三味，以水一合五勺，煎五勺。去滓，纳阿胶，烊尽之，纳卵黄，搅和。顿服。

先辈之论说

《肘后百一方》曰：治大病瘥后，虚烦不得眠，眼中疼痛，懊侬方。黄连四两，芍药二两，黄芩一两，阿胶三小挺，以水六升，煮取三升，分三服。亦可纳鸡子黄。

尾台氏曰：类于栀子豉汤证，而证情不同，实然。可注意。

《医宗必读》曰：黄连阿胶汤，一名黄连鸡子汤，治温毒，下利脓血，少阴烦躁不得卧。

东洞翁本方定义曰：治心中悸而烦，不得眠者。

《方机》本方主治曰：胸中有热，心下痞烦，而不能眠者。

《类聚方广义》本方条曰：治久痢，腹中热痛，心中烦而不得眠，或便脓血者。治痘疮内陷，而热气炽盛，咽燥口渴，心悸烦躁，清血者。

求真按　清血者，鲜血也。

治诸失血证，胸悸身热，腹痛微利，舌干唇燥，烦悸不能寐，身体困惫，面无血色，或面热潮红者。

尾台氏曰：淋沥证，小便热如汤，茎中烁痛而血多者，黄连阿胶汤有奇效。

《勿误药室方函口诀》本方条曰：此方，治柯韵伯之所谓少阴泻心汤，而病陷于阴分（**求真按** 非陷于阴分，陷于虚证也），上热犹不去，心烦或虚躁者，故吐血、咳血，心烦而不眠，五心热，而渐渐肉脱者。及凡诸病已久，热气浸淫于血分，而成诸证者，毒利腹痛，脓血不止，口舌干者等，治之有验。又有用于少阴下利脓血者，但与桃花汤上热有别。又活用于疳泻不止者与痘疮烦渴不寐者，有特效。

白头翁汤之注释

热利下重者，白头翁汤主之。（《金匮要略》）

【注】有内热而下痢，里急后重者，以本方为主治也。

下利欲饮水者，以有热故也，白头翁汤主之。（《金匮要略》）

【注】本方证有渴，虽如仲景所云。但其渴也，不出微渴之范围，非如石膏剂证烦渴引饮也。

白头翁汤方

白头翁、黄连、黄柏、秦皮各9克。

煎法用法，同小柴胡汤　秦皮现在难得，可以黄芩代之。此拥鼻老人之经验。

先辈之论说

东洞翁本方定义曰：治热利下重而心悸者。

求真按 仲景仅云热利下重者，下利欲饮水者，颇不备。新加"心悸"二字，可从之。

《方机》曰：胸中热而心烦，下利者，白头翁汤主之。

《方舆輗》本方条曰：热痢下重者，即后世所谓痢证也。此方可用于痢热炽而渴甚者，因白头翁为解痢热之著药也。盖痢热与伤寒热大异，非白虎辈所能治，而黄连、黄柏、白头翁之类能治之。他家用黄连解毒汤，或三黄加芒硝等，但余用此汤而屡奏效。此由白头翁有治痢热之殊效也。此汤之的证，虽属强热，然非可用下剂之处也。

求真按 本方有效于痢热者，虽如有持氏说，但非特效药，不可忘之。

《类聚方广义》本方条曰：热痢下重，渴欲饮水，心悸腹痛者。此方主治之。

求真按 此说较东洞翁之定义更加具体，可从之。

貉丘岑先生曰：尝在甲斐时，痢疾流行，无不传染。其证每大便时，肛门灼热如火，用此方多有效。余奉此说而数得效。

求真按　本方有效于急性大肠炎、赤痢者，虽如貉丘岑及尾台氏说，若不加用大黄，则其效果不全。

治眼目郁热，赤肿阵痛，风泪不止者。又为洗蒸剂，亦有效。

求真按　本方本为消炎收敛剂，故可治此证，不待辨矣。但不如加用大黄以诱导肠管也。

白头翁加甘草阿胶汤之注释

产后下利虚极，白头翁加甘草阿胶汤主之。（《金匮要略》）

【注】下利虚极者，因下痢而虚证至极也。然本方不特治产后下痢虚极，亦能治白头翁汤证而有急迫之情，及黏血便、血便、或子宫出血等。东洞翁曰：虽曰产后，实不仅言产后也，当以血证为准。又按云：当有急迫证。概括言之，为白头翁加甘草阿胶汤，治白头翁汤证而有血证急迫者。

白头翁加甘草阿胶汤方

白头翁、黄连、黄柏、秦皮各 7 克，甘草、阿胶各 5 克。

煎法用法同前。

先辈之论说治验

《方机》曰：胸中热而心烦下利者，白头翁汤主之。若心烦不得眠，或烦躁者，白头翁加甘草阿胶汤主之。

求真按　心烦不得眠与烦躁，皆甘草、阿胶之主治也。

《成绩录》曰：一男子患疫，八九日。一医下之，黑血数行，下利不止，气力颇脱，渴不能食，昼夜烦躁不得眠。先生诊之，脉微弱，舌上有苔。乃与白头翁加甘草阿胶汤，未几痊愈。

求真按　对于肠伤寒之经过中，里急后重，排黏血便，恰如赤痢者，以白头翁加大黄汤而速愈。

《类聚方广义》本方条曰：治痔疾，肛中煽热疼痛，或便血者。若大便燥结者，加大黄。

治产后，下利腹痛，荏苒不止，羸瘦不食，心悸身热，唇舌干燥，便血急迫，或恶露犹不止者。

求真按　亦用本方于此证，得奇效。

《勿误药室方函口诀》本方条曰：此方，唯云虚极者之"极"字，与六极之"极"同义，谓虚惫甚也。阿胶，主下利（**求真按** 阿胶不特主下痢，亦主心烦出血也）。甘草，扶中气也（**求真按** 甘草，唯有缓和黏滑作用，非扶中气也）。

《橘窗书影》曰：一妇人产后，下血久不止，肛门疼痛，日夜不得忍，颜色青惨，短气有微热，脉数无力。余诊曰："肠中湿热酿内痔，血管破裂也，故有苦痛，非直下血也。"即与白头翁甘草阿胶汤，兼用蜡矾丸，疼痛大减，下血亦随止。后无疼痛，时时下血，因与温清饮，而痊愈。

求真按 兼用蜡矾丸者，蛇足也。可用当归芍药散兼用第二黄连解毒丸，以代温清饮。

一妇人产后下利不止，虚羸不足。诊之，脉数无力，舌上无苔而干燥，有血热，便色亦茶褐色而带臭气。因与白头翁加甘草阿胶汤，下利逐日减，血热大解。

白头翁之医治效用

《本草备要》曰：白头翁，苦坚肾，寒凉血。（中略）治热毒血痢，温疟寒热，齿痛，骨痛，鼻衄，秃疮，瘰疬，癥疝，血痔，偏坠。

归纳以上诸说，则本药可谓为消炎性收敛药，而有作用于大肠之特能。

秦皮之医治效用

《本草备要》曰：秦皮，苦寒，性涩，色青，补肝胆而益肾。（中略）故能治目疾（洗目赤，退翳膜），惊痫。以其收涩，故治下利、崩带；以其涩补下焦，故能益精，令有子。

由此说观之，则本药亦可谓为消炎性收敛药矣。

木防己汤之注释

膈间支饮，其人喘满，心下痞坚，面色黧黑，其脉沉紧，得之数十日，医吐下之不愈，木防己汤主之。（《金匮要略》）

【注】膈间者，心下部也。支饮者，寓咳逆倚息，短气不得卧，其形如肿，其时至于通身浮肿也。喘满者，因水毒侵肺也。心下痞坚者，为心下痞硬之高度也（人参主治之）。面色黧黑者，如尾台氏云：黧，与犁、黎，皆通用。《正字通》曰：黧，黄黑色也。此条之黧黑，谓面色黄黑，而有浮垢，无色泽也。脉沉紧者，水气之脉应也。以上诸病证，全由水毒使然，故可以本方治之也。因医妄吐下之，经数十日，犹未愈也。

木防己汤方

木防己 7 克，石膏 20～100 克，桂枝 5 克，人参 9.5 克。

煎法用法同前。

木防己加茯苓汤方

前方中加茯苓 9.5 克。

煎法用法同前。

【主治】本方为吉益南涯翁之创设，治前方证兼有茯苓证者。

先辈之论说治验

东洞翁本方定义曰：治水病喘满，心下痞坚，烦渴而上冲者。

求真按　此方可作为仲景前方之补充也。以方中有石膏，故云烦渴。有桂枝，故云上冲也。可从之。

《方机》本方主治曰：肿满，而心下硬满者，短气，或逆满而痛，或渴者。

《成绩录》曰：一妇人病后两脚微肿。久之，一身面目浮肿，小便不利，短气，微喘，不能自转侧。迎先生求治，乃与木防己加茯苓汤，日尽七帖。数日，小便快利，徐徐得愈。

一人一身面目浮肿，小便不利，肚腹满肿，短气不得卧，其水滴滴溢于皮外，日夜更衣数回，饮食减少。众医以为必死。先生与木防己加茯苓汤。数日，小便快利，遂得痊愈。

一贾人患所谓脚气病，腰下肿，不仁，小便不利，短气喘息，微呕，自心下至脐上硬满颇甚，与木防己加茯苓汤，数日痊愈。

求真按　用本方治浮肿性脚气及心脏瓣膜病代偿机能障碍性水肿，得捷效。

一门生患脚气，两足微肿，通身麻痹，而口吻最甚。自作越婢汤服之后，两脚痿弱，不能行步，头痛发热，自汗出，心下痞硬，而食不进，胸中悸，如奔豚状，绝食已四日。先生使服木防己加茯苓汤，呕而烦悸，恶闻食臭，一日大吐，命殆危，自谓不复起矣。先生再诊，使服茯苓饮。悸即已，但两脚痿弱不遂，更使服桂枝芍药知母汤，病痊愈。

一妇人患脚气水肿，医治不奏效，迎先生疗之。其人两脚内廉及口吻麻痹，胸中悸，大、小便秘结，心下痞，硬满。与木防己加茯苓汤，兼服消块丸，不日肿消，麻痹尽愈，自将停服。先生曰："毒未全尽而停服，后必再发。"不听。后果短气息迫，凶证渐具。乃狼狈迎先生，恳请不已。复处前方，下咽则吐。更服茯苓汤，呕乃已。又与木防己加茯苓汤，兼服干姜人参半夏丸，不日愈。

一人年三十余，自胸下至脐旁，有形如盘者，面目、四肢水肿，大便自调，小便不利，时时胸下痛，短气不得卧。乃作木防己加茯苓汤使饮之，短气益剧，喘咳倚息，烦悸不安。仍与前方，使间服吴茱萸汤。数十日，小便快利，日三四升余。三月余痊愈。一妇人，全身肿满，四肢胀破，水自漏出，烦闷不得卧。凡六七日，喘咳殊甚，肚腹硬满。先生诊之，与木防己加茯苓汤，兼麻杏甘石汤。数日而愈。

《类聚方广义》本方条曰：治水病喘满，心下痞坚。上气而渴者，兼用陷胸丸，或蕤宾丸。无喘满证者，效少。学者可以验之。

木防己去石膏加茯苓芒硝汤之注释

膈间支饮，其人喘满，心下痞坚，面色黧黑，其脉沉紧，得之数十日。医吐下之，不愈。木防己汤主之。虚者即愈，实者三日复发。复与不愈者，宜木防己去石膏加茯苓芒硝汤主之。（《金匮要略》）

【注】虚者以下之义，谓膈间支饮证，与木防己汤，心下痞坚缓解、虚软者，喘满即治。但服之犹心下实满者，病根未全去也。即假令喘满证，一旦虽除，不数日而再发。此时虽与前方亦无效者，即以本方为主治也。

木防己去石膏加茯苓芒硝汤方

防己 7 克，桂枝 5 克，人参、茯苓各 9.5 克，芒硝 14.5 克。

煎法用法同前　但芒硝用量，宜随证加减。

木防己加茯苓芒硝汤方

前方中加石膏 20～100 克。

煎法用法同前。

【主治】治前方证有石膏证者。

先辈之论说

东洞翁本方定义曰：治木防己汤证，不烦渴，小便不利，痞坚甚者。

求真按　此说可以补充仲景之论，几无遗憾，可从之。

《丛桂亭医事小言》脚气条曰：此心下坚，与块凝小腹等相似，手足如常。其起于水肿者，稀也，宜木防己加茯苓芒硝主之。本论虽去石膏，如有热渴，不可去也。

求真按　余曾用木防己加茯苓芒硝汤，速治急性尿闭证矣。

《类聚方广义》本方条曰：此证用木防己汤，痞坚和，心下虚软者，则喘满痊愈，而不复发也。若心下坚实，依然不解者，是病根未除也。故喘满一时退，不日复发也。故加芒硝、茯苓，以破其坚垒，而决水道，则病根全散，诸证脱然。又按枳术汤条曰心下坚，大如盘云云，其症状与此条略同。方后云：腹中耎，即当散。耎，与"软"同，柔也。与此条虚者即愈，完全相同。以是可知此条之虚字，虚软之意也。

治脚气一身面目浮肿，心下石硬，喘满气息，咽燥口渴，二便不利，胸动甚者，兼用铁砂炼、陷胸丸、蕤宾丸等。

防己之医治效用

《本草备要》曰：防己，大苦大寒，太阳经药（膀胱）。能行十二经，通腠理，利九窍，泻下焦血中之湿热，为疗风水之要药。治肺气喘咳（水湿）、热气诸痫（降气下痰）、湿疟脚气、水肿风肿、痈疽恶疮或湿热流入十二经，致二阴不通者，非此不可。然性险而健，阴虚及湿热在上焦气分者禁用。

《方伎杂志》曰：防己，称唐物，无著效。但德庙时，自清国取苗，附植于骏府药园，甚繁盛。至文化时，不绝。利水之效反胜舶来品，亦能略通大便。今普通者形如木通，不详出自何地，得术、茯苓、乌头等之助，仅似有效。

由此等说观之，本药可谓有消炎缓下作用，兼利尿药也。

阳明病篇

阳明病之注释

阳明之为病，胃家实是也。（《伤寒论》）

【注】吉益南涯曰：明，为离明之明，示阳实也。取照临四方，热气充实表里内外，无所不在，谓之阳明。在外则见潮热，在内则致谵语，此其候也。大便硬，或燥，汗不出时，则发黄色，此病起于内，而迫发于外，水血内郁，此为阳气明实之状，因名曰阳明。

吉益赢齐曰：谓阳明为离明之明者，以解明字之义，非谓配于离卦也（**求真按**　是引用南涯氏说）。《易》曰：离者，明也，为正南方之卦。南方配于夏，夏为在内之阳气外见极盛之状，与阳明见潮热等之阳证外见者同。故以释明字之义，示有阳实之状也。夫《伤寒论》中以三阴三阳名篇者，示疾病转变之条理，使见机而施治。凡初自表起者，渐进而至于里，故上篇云三日之日数，中篇云四五日、五六日之日数（**求真按**　上篇、中篇就《伤寒论》云尔），是示表位进于四五日之里证也（**求真按**　四五日之里证，指半表半里证也）。五六日之里证（**求真按**　是四五日、五六日里证之略）为血气未激而外发之状，因见往来寒热，胸胁苦满，故以柴胡汤自里发表。与柴胡汤时，必蒸蒸而振，却发热汗出而解可征。迫里极时，有向内迫之状，故于下篇之终，举大柴胡汤之发热汗出证，以示其义。下篇是辨里证血气不动者，其结胸与痞，皆血气不动之貌也。此太阳病三篇，畅论自表至里间之病变也，然里极以后之病变未明，故设阳明、厥阴二篇，示所变之极也。若里位极时则实，实如木实之实，有实于内而向外扩张之势，其状适与阳明内实，水气向外扩张之潮热、腹满证可见，但亦有外发不能者，是以有内外共通之方。故曰"阳明之为病，胃家实是也"可证（**求真按**　解此阳明病之腹状颇切，宜熟读思辨之）。因是太阳篇之下，即为阳明篇，以示自表传里。若至里极则实也，又内实之极，则欲迫发于外。故阳明篇中，有小柴胡汤二章，桂枝汤、麻黄汤都四章，以示阳明实极而有外发之状也。总之太阳与阳明二篇，是说明凡病自表位起者，至里若极则内位实，实极则反迫于表也。换言之，自表起者，必及于内；自内起者，必反迫于表也，万病莫不如是。

山田正珍曰：阳明者，指里言。盖邪之中人，始于太阳，中于少阳，终于阳明。自表而里，由轻渐重，势必然也。（中略）实谓邪实，乃腹满便结之病，故曰胃家实也。凡人肠胃素虚，有邪陷之，则成三阴之下痢、呕吐诸寒证（**求真按**　寒证与阴证同）；肠胃素实，有邪陷之，则成阳明之腹满、便结、谵语、妄言、身热、自汗诸实热证。此非邪有寒热，皆从其人固有之虚实而同化也。

求真按　以上三说是取肠伤寒为例，议论痛切，殆无间然之处。然本条非单指肠伤寒，即其他一切之疾病，若胃家实，即胃肠内病毒充实，按之坚硬而有抵抗者，悉为阳明病也。故以之为阳明病之腹证，以下所记仲景之原文及脉应，可为其外证。

问曰：阳明病，外证云何？答曰：身热，汗自出，不恶寒，反恶热也。（《伤寒论》）

【注】汪氏曰：上言阳明病之胃家内实，未及外证，故此条设问答之辞。夫身热与发热异，其热在肌肉之分，非如发热翕翕然，仅在皮肤以外也。汗自出者，因胃中有实热，则津液受其蒸迫，故其汗自出也。与太阳中风之汗出不透，其出甚少者亦异。此条之汗由内热而蒸迫，其出必多而不能止也。不恶寒者，非邪在表也。反恶热者，明其热在里也。因伤寒当恶寒，故以恶热为反也（**求真按**　反恶热者，与表证之恶寒发热、半表半里之寒热往来等之寒字对辞，非对一般伤寒而言也）。夫恶热虽为在内证，其状必外见，或扬手掷足，迸去盖覆等，此势所必然，因是于外以征内，其为阳明胃实证也无疑。

求真按　前说概佳，兹更补之。身热，已述于前（见少阳病篇小柴胡汤条）。汗自出者，与太阳之自汗出、少阳之大汗出或头汗出相似而非。因太阳之自汗出，因于翕翕发热；少阳之大汗出或头汗出，因于往来寒热；此汗自出者，因于不恶寒，反恶热故也。不恶寒意义甚深，试详论之：凡恶寒者（阴证之恶寒作例外），因病毒有欲由汗腺排泄之可能。表位，即汗腺所在地。故太阳病必恶寒或恶寒发热。其位置距此稍远，存于表里间之少阳病，本来以和解为要，虽不必汗解，但往往有可汗解之机，故往来寒热。阳明病之位置，远离汗腺，反接近于肛门，因而不大可能汗解（阳明病，亦有桂枝汤、麻黄汤、小柴胡汤等证，不无由汗解者，但此所谓太阳阳明或少阳阳明之合病，故为例外），不得不由泻下而解，故恶热而不恶寒也。以是可鉴别三阳病矣。恶热者，《伤寒杂病辨证》云：按恶热之恶，如恶寒、恶心之恶，其热在于分肉之中，燗燗如蒸，炎炎如燉，能使人常烦。是以《本论》（**求真按**　《本论》指《伤寒论》也）每与恶寒相对之调胃承气汤曰不恶寒，但恶热者，实也。阳明篇曰不恶寒，反恶热也。如上所述，为表里内外无所不热，而使懊憹烦闷者，是也。

本太阳病，初得病时，发其汗，汗先出不彻，因转属阳明也。（《伤寒论》）

【注】方有执曰："彻"，除也。非对发汗言，而谓病不除也。

山田正珍曰：按"彻"，除也，与厥阴篇之"伤寒脉迟六七日，反与黄芩汤彻其热"同义。程应旄训为"尽"，为"透"，非也。凡伤寒中风，既离太阳，则纯为阳明或少阳，但此为转入而不纯，是转属，转系也。转属，转系者，皆并病也。

求真按　如此二说所示，本条初患太阳病，虽发汗而病不除，病毒过半入于消化管，为太阳与阳明之并病，即表里二证并发，而不经过少阳病，是示由太阳病直至阳明病也。

伤寒，发热无汗，呕不能食，而反汗出濈濈然者，是转属阳明也。（《伤寒论》）

【注】本条如山田正珍所述，伤寒无汗，呕不能食者，此为少阳病小柴胡汤证也。若

其人反汗出濈濈然者，此为转属阳明，乃少阳阳明之并病也，当与大柴胡汤或柴胡加芒硝汤以润下之，是示由小柴胡汤证转属于阳明证之径路，为今时所现之证也。山田氏云宜大柴胡汤或柴胡加芒硝汤。由余之经验，须大柴胡加石膏汤之机会反多。濈濈然者，程氏云连绵也；方氏云热而汗出貌；和久田氏云汗出如流貌。由上说，可知其义矣。

伤寒呕多，虽有阳明证，不可攻之。（《伤寒论》）

【注】见少阳病篇小柴胡汤条。

夫实则谵语，虚则郑声。郑声，重语也。直视谵语，喘满者死，下利者亦死。（《伤寒论》）

【注】成无己曰：《内经》云：邪气盛则实，精气夺则虚。谵语者，由邪气盛，神识昏也。郑声者，由精气夺，声不全也。

王肯堂曰：谵语者，谓乱言无次，数数更端也。郑声者，谓郑重频繁也，只一句旧言，将重叠言之，终日殷勤，不换他声也。盖神有余，则能机变乱语，数数更端；神不足，则无机变，只守一声也。

程应旄曰：直视谵语，尚非死证，即带微喘，亦有脉弦者生之一条（**求真按** 宜参看下列大承气汤条）。若兼喘满、下利，则真气脱而难回矣。

山田正珍曰：诸注本截"直视"以下为一章，非也，今从宋版合之。盖此条主谵语立论，所谓下利者，多属死证，然亦间有得治者。厥阴篇所载"下利谵语者，有燥屎也，宜小承气汤"是也。故曰下利者亦死，"亦"字有味。喘满者，因喘懑由喘而满也，"满""懑"通用。

参看诸说，可知本条之义矣。

发汗多，若重发汗者，亡其阳。谵语，脉短者死，脉自和者不死。（《伤寒论》）

【注】汪琥曰：此系太阳病转属阳明之谵语证。本太阳得病时，发汗多，转属于阳明。重发其汗，汗多亡阳也。汗本血液，汗多而亡阳，则阴亦亏（**求真按** 阴亦亏云，为后世医之套语，不可从之），津血耗竭，胃中燥实而谵语。谵语者，脉当弦实或洪滑，是为自和。自和者，脉病不相背也，此病虽甚，不死。若谵语脉短者，为邪热盛而正气衰，即阳证见阴脉也，故主死。

山田正珍曰：亡阳者，谓损失元气也。（中略）凡病人谵语，其脉洪大滑数者，是脉与证不相龃龉也，以是谓之和，非无病之平脉也。（中略）短者为微弱亡阳之征，故为死证。若自和者，邪热虽有内炽之候，但其阳不亡，故为不死，宜与承气汤（**求真按** 指大承气汤也）。

伤寒四五日，脉沉而喘满，沉为在里，而反发其汗，津液越出，大便为难。表虚里实，久则谵语。（《伤寒论》）

【注】山田正珍曰：满，懑闷也。越，犹言发也，又散也。（中略）言伤寒四五日，脉沉而喘满，此为邪气在里，以脉沉故也。此证宜白虎汤以解其里热，而反以发汗，使津液

越出，则胃中（**求真按**　是胃肠中也）干燥，大便因而为难。难者，求之不可得之辞，以屎已硬故也。此为表虚里实，若至于久，则发谵语，以秽气犯神明也（**求真按**　因细菌毒素犯大脑故也），宜用大、小承气汤以下之。

求真按　肠伤寒病者之谵语、妄言，由菌毒侵袭头脑也，由仲景之言可明矣，而犹可谓禁忌下剂乎？

小承气汤之注释

阳明病，脉迟，虽汗出不恶寒者，其身必重，短气，腹满而喘，有潮热者，此外欲解，可攻里也。手足濈然而汗出者，此大便已硬也，大承气汤主之。若汗多，微发热恶寒者，外未解也，其热不潮，未可与承气汤。若腹大满不通者，可与小承气汤，微和胃气，勿令大泄下。（《伤寒论》）

【注】尾台氏曰：虽大满不通，而未至潮热，故与小承气汤以和之。是以与之，不曰主之。子炳以为大承气汤证，误也。且曰外证虽有微发热恶寒，但已称微，亦何必拘拘乎？此亦误也。凡发热恶寒未去者，仲景氏未尝用大、小承气汤。失之毫厘，谬以千里，执匕临病者，可不慎乎？又按腹大满不通，疑为腹满大便不通之误。

山田正珍曰：按手足濈然而汗出者，谓自腹背以至于手足之末，濈然而汗出也。盖承上文"汗出"二字言之，若身无汗，手足有汗，则当于"手足"之上，有一"但"字，所谓但头汗出，身无汗者。可见成无己以为但手足汗出，误也。

求真按　由冒头阳明病观之，则本条之病证，有胃家实及身热，汗自出，不恶寒，反恶热之证，已明于前矣。虽加汗出不恶寒之二句，似乎画蛇添足，岂行文上之必要乎？脉迟者，里实之应。其身必重者，与表证之身重异。因胃家实，即充实于消化管内之病毒，压出里水（腹内之体液）于外表也。若更加短气，腹满而喘，有潮热（见少阳病篇小柴胡汤条）者，因凡外证已去，而全身汗出濈然达于手足。大便因里热，水分被夺，为已硬化之征候，是大承气汤之主治。若汗虽多，但有微发热恶寒者，为外证（表证）未解，则不宜大承气汤，当处以桂枝汤也（与太阳病篇桂枝汤条"阳明病，脉迟，汗多，而微恶寒者，表未解也，当发汗，宜桂枝汤"同义）。又假令脉迟，汗出不恶寒，身重短气，腹满而喘，手足濈然汗出，大便虽已硬，但未潮热者，不可与大承气汤。然若此证不潮热，只腹部大膨满，而大便不通者，可与小承气汤。慎其用量，以微利为度，不可大泻，损其体力也。

阳明病，潮热，大便微硬者，可与大承气汤，不硬者不可与之。若不大便六七日，恐有燥屎，欲知之法，少与小承气汤，汤入腹中，转矢气者，此有燥屎，乃可攻之。若不转矢气者，此但初头硬，后必溏，不可攻之。攻之必胀满不能食也。欲饮水者，与水则哕。其后发热者，必大便复硬而少也，以小承气汤和之。不转矢气者，慎不可攻也。（《伤

寒论》)

【注】燥屎，因高热持久，水分被夺，而成干燥之粪块。转失气者，为转矢气之误，昔时矢与屎通用，转矢气者，即后气（俗谓之屁）也。全文之义：阳明病，发潮热，大便微硬者，可与大承气汤；其未至硬者，不可与之。若阳明病，六七日间不大便者，疑有燥屎，欲试有无之方法，使饮少量之小承气汤，待药入腹内后，得后气者，为有燥屎之确征，可以大承气汤攻下之。倘不得后气，假令虽以此汤攻下，但始终不出硬便，即初虽硬便，后必排软便也，故不可以此汤攻下之。若误攻下，则水气聚于腹部而致胀满，压迫于胃，使不能食，且因攻下，咽喉干燥，至欲饮水。若与之，因腹内已有水气而使呃逆，其后潮热者，为腹中水气去，大便复硬之征，但因误下后，不可与大承气汤，亦以小承气汤和其大便也。后段转不矢气者，慎不可攻之，是因大、小承气二汤颇相近似，医易误失，故大书特书，以警其误用也。

尾台氏曰：阳明病，潮热，大便微硬者，可与大承气汤。唯此一语，其义已明，岂可拘泥于燥屎之有无耶？盖大承气汤，本非因燥屎一证，且欲知燥屎，先以小承气汤验转矢气者，岂可谓法乎？直可谓陋且拙矣！若欲知燥屎之有无，则按腹即决，此吾辈所以宜研究腹候也，不硬者，不足以取下。

此说虽不无一理，但腹满甚时，诊定为燥屎者颇难，其试法不可妄信。

阳明病，其人多汗，以津液外出，胃中燥，大便必硬，硬则谵语，小承气汤主之。若一服谵语止，更莫复服。（《伤寒论》)

【注】张璐曰：多汗谵语者，下证急也（**求真按**　下证急者，急宜以大承气汤下之之证也）。因其人汗出已多，津液外耗，故不宜大下，但当略（**当真按**　此略治略也）与小承气汤和其胃气，谵语将自止矣。若过服，则反伤津液也。

太阳病，若吐、若下、若发汗后，微烦，小便数，大便因硬者，与小承气汤和之愈。（《伤寒论》)

【注】本条由太阳病直转于阳明病者，因太阳病之际，或发汗、或吐、或下，亡失体液，胃肠内已干燥，再加小便数，益使肠内枯燥，大便因硬者，与小承气汤缓下之则愈矣。微烦者，虽非太阳证而为阳明证，但里热未甚之候，故不用大承气汤而与小承气汤也。

得病二三日，脉弱，无太阳、柴胡证，烦躁，心下硬，至四五日，虽能食，以小承气汤，少少与，微和之，令小安。至六日，与承气汤一升。若不大便六七日，小便少者，虽不能食，但初头硬，后必溏，未定成硬，攻之必溏。须小便利，屎定硬，乃可攻之，宜大承气汤。（《伤寒论》)

【注】方有执曰：有言太阳不言药者，以有桂枝、麻黄，不同也。少阳言药者，以专主柴胡也。凡以此为文者，皆互发也。

山田正珍曰："承气"之上，脱一"小"字，当补之。四五日、五六日者，皆不大便之日数也，故下文承之曰：不大便六七日。古文错综之妙乃尔，否则"至"字无所承当也。（中略）不大便而能食者，为其屎才硬而未燥之候，若不大便而不能食，乃可诊定为硬而燥也。（中略）得病二三日，脉弱者，热未炽盛可知，无太阳、柴胡证（**求真按**　是无太阳及少阳证之谓也）烦躁，心下硬者，其邪已入里可知。不大便至四五日者，其人虽能食，当以小承气汤，少少与，微和之，可使小安也。少少者，不过三四合之谓，对一升言也。若少少与之，而得屎延至五六日者，乃可与小承气汤一升。虽然，其小便少者，若不大便至六七日，且虽不能食，但攻之（**求真按**　是以大承气汤攻之也）则必溏。须待其小便数，屎定硬，始可攻之，宜大承气汤。

下利谵语者，有燥屎也，宜小承气汤。（《伤寒论》）

【注】尾台氏曰：虽下利谵语，其他无所苦，故虽有燥屎，用小承气汤也。

《千金翼》小承气汤，治大便不通，哕数，谵语。（《金匮要略》）

【注】腹满，大便不通，使水气逆而成哕，热气上冲而谵语也。

以上仲景所论，虽以肠伤寒为主，其至论不待辩矣。但本方不限于此病，万病皆可通用。因欲示此意，引东洞翁之本方定义曰：治腹满而大便硬者。学者宜参照诸说而运用之。

小承气汤方

大黄 4.8 克，厚朴、枳实各 3.6 克。

上细锉，以水一合五勺，煎五勺，去滓，顿服。初服汤当更衣，不尔者尽服之　**求真按**　一回量，分二回服，是仲景之原法。故如是注明之，余为便利计，改为上之煎法用法。若更衣者，勿服之。

【注】尾台氏曰：《论衡·四讳篇》曰：更衣之室，可谓臭矣。钱潢曰：更衣者，贵人大便，必更换所服之衣，故称大便曰更衣。

先辈之论说

《医学纲目》曰：顺利散（**求真按**　即本方也），治消谷善饥为中消，热在胃而能食，小便黄赤，微利者，至不欲食为效，不可多利。

求真按　此中消，即多嗜证也。

《入门良方》曰：小承气汤，治痢初发，精气甚盛，腹痛难忍或作胀闷（**求真按**　胀闷者，腹部胀满而烦闷也），里急后重，数至圊，不能通，窘迫甚者。

《伤寒绪论》曰：少阴病，手足厥冷，大便秘而小便赤，脉沉滑者，小承气汤主之。

求真按　称少阴病者，由于手足厥冷。但自大便秘，小便赤，脉滑观之，其实非少阴病，是阳明病矣。

《幼科发挥》曰：三化丸（**求真按** 即本方之丸方），去胸中之宿食（**求真按** 腹中之误乎）、菀茎（**求真按** 阴茎也）之热。

《小青囊》曰：小承气汤，治痘因饮冷伤食而腹痛甚者。

《方机》本方主治曰：腹满而大便不通者；汗多而大便硬，谵语者；发潮热，大便初头硬，后必溏者；微烦，小便数，大便硬者；下利谵语者；大便不通，哕而谵语者。

《类聚方广义》本方条曰：子炳曰大、小承气汤，本属同证。若去芒硝，则如钝刀，不可用矣。甚矣子炳之不辨方法也！夫方有大小，以病有轻重缓急也，岂特大小之制裁？凡长沙之方，虽一味之去加乘除，即异其义，因而效用，亦无不异。是故医之临病也，见证时能审其轻重缓急，缜密处方，则能合长沙之矩度，而后可得其治期。若粗心武断，轻试漫投，侥幸其治，而不杀人者，罕矣！可不慎哉！

伤寒哕逆证，有属热闭邪实者，有属寒饮精虚者，又有因蛔虫者，宜精诊甄别以措方。庸医皆惧呃逆，故一见哕证，即为胃寒虚脱，概用治哕之剂，可谓粗矣！王宇泰用泻心汤、小承气汤、调胃承气汤、桃仁承气汤，龚廷贤用黄连解毒汤、白虎汤等，可谓具眼之士矣！

大黄之医治效用

《药征》曰：大黄，主通利结毒也。故能治胸满、腹满、腹痛及便闭、小便下利，兼治发黄、瘀血、肿脓。

上历，观此诸方，张仲景用大黄者，特以利毒而已。故各陪其主药，而不单用焉。合厚朴、枳实，则治胸腹满；合黄连，则治心下痞；合甘遂、阿胶，则治水与血；合水蛭、虻虫、桃仁，则治瘀血；合黄柏、栀子，则治发黄；合甘草，则治急迫；合芒硝，则治坚块也。学者审诸仲景方中用大黄者不止于此，而以其用之之征，显然著明于此，故不复疣赘也。

大黄合诸药，泻下身体各部之病毒而排除之。虽如此说，但此作用限于病者呈实证之际，始能发挥。不然不仅不能起作用，反与病者以恶影响。故前说宜改作"大黄者，主通利实证之结毒也"始成完璧。而其奏效之理由，则如下：

《药物学》曰

泻下药之应用

一、便秘

（上略）又屡因诱起诸多不定症状，其主者，眩晕、头痛、胃之重感等；又因硬便，致成局处之机械刺激及滞便之异常分解；或由于化学的刺激，有呈赤痢样症状者，皆须泻下药之应用也。

二、急性及慢性之肠炎

肠炎之证候，发下痢者，因欲排泄肠中之有害物也（不消化物、毒物、刺激性分解产物）。此际若用制泻药，则反有害，故须用泻下药助其排泄时，则有害物被排泄，同时下痢亦自止矣。是以泻下药亦有时有制泻之效也。

三、尿闭证

肾脏之疾患，或妇人之神经病（癔病。《儒门医学》译作烦惋善怒，神经疾患等）之尿量减少或闭止，致可由尿排泄之水分及固形分蓄积于体中而发所谓尿毒证者。若用泻下药抑制肠之吸收，亢进其分泌，至一定度时，得防遏之。

四、浮肿及蓄水

不问原因如何，水分蓄积于组织或体腔内时，减其饮料，兼用泻下药而妨肠液之吸收时，与由皮肤、肺脏、肾脏等之排水相等，使血液浓厚，增加其渗透压，因而吸收是等蓄积之水分，同时讲发汗、利尿之法，其效果更显著也。

五、脂肪过多

若检查下痢之便，见大便中脂肪显著增加及有多量养素。此因肠内容排泄迅速，故不能吸收脂肪与养素也。对于肥胖病之用泻下药，实由于此。

六、远隔部之炎证

泻下药之刺激肠壁，因与皮肤刺激药同一理由，故亦可作用于远隔脏器之炎证，如对于脑、肺、虹膜等之充血炎证，与以有利之影响，此因肠管之充血或全身之水分损失也。

植物性下剂之一般的性质

一、因酸性不溶解于胃液，而到肠管始行溶解。又因于肠管内之消化液或细菌等之作用，始被变化而起刺激性。

二、其吸收缓慢，所以能发挥其泻下作用，故泻下药以生药为适当也。

三、假令虽被吸收，但其毒力作用亦不至于强烈。

四、其刺激止于肠壁之表面，故较缓和。

其作用

一、植物性之下剂能刺激肠管，故使蠕动亢进及肠腺之分泌增加，然通常皆由肠壁渗出。

二、肠之充血，多数在大肠，因大肠之充血，延及于骨盆内之脏器（子宫及其附属脏器）之充血，致有引起月经过多、子宫内出血及孕妇之早产或流产等证。

大黄

少量（0.05～0.2克）内服，则因鞣酸及苦味质，有收敛健胃作用，适合于胃肠炎；内服大量（0.5～2克）有缓下作用，自六至十时间，有糜粥状之排便，其作用极缓和，故适合于小儿及贫血衰弱之患者并恢复期等，又习惯性便秘有效；若为废药，反致便秘，因其含有鞣酸故也；更与大量，则能引起数次之排便。

此说经科学的研究，故议论颇适当，而启发吾人不少，惜只一味作用之注意，且应用范围失之狭小。故宜熟读下说，以扩充其应用。

《本草纲目》曰

大黄　根

【气味】苦寒无毒。

求真按　本药为冷性泻下药，故不适于阳虚及阴虚证，而适于阳实证也。

【主治】下瘀血、血闭、寒热，破癥瘕积聚、留饮宿食，荡涤肠胃，推陈致新，通利水谷，调中化食，安和五脏。（《本经》）

【注】血闭者，为月经闭止；通利水谷者，通利水谷二毒也；安和五脏，是除去五脏之病毒，则自能安和矣。

平胃下气，除痰实、肠间结热、心腹胀满、女子寒血闭胀（**求真按**　寒血，恐是瘀血之误）、小腹急痛、诸老血留结。（《别录》）

【注】瘀血闭胀，由瘀血闭塞而腹部胀满也；诸老血留结者，因陈久瘀血凝结于诸脏器组织也。

通女子经候，利水肿，利大小肠。贴热肿毒，小儿寒热，时疾烦热，蚀脓。（甄权）

【注】时疾者，流行性疾患也；蚀脓者，化脓证也。

通宣一切气，调血脉，利关节，泄壅滞水气、温瘴热疟。（大明）

【注】通宣一切气及调血脉者，皆由本药驱逐郁滞病毒之归结也。

泻诸实热不通，除下焦湿热，消宿食，泻心下痞满。（元素）

下痢赤白，里急腹痛，小便淋沥，实热燥结，潮热谵语，黄疸，汤火伤。（时珍）

《本草备要》曰：大黄，大苦，大寒。（中略）用以荡涤肠胃，下燥结，祛瘀热。治伤寒时疾之发热，谵语，温热瘴疟，下痢赤白，腹痛里急，水肿，癥瘕积聚（积久成形谓之积，（中略）聚散无常谓之聚），留饮宿食，心腹痞满，二便闭结，吐血，衄血，血闭，血枯，一切实热，血中伏火。行水通经，蚀脓消肿。（中略）胃虚血弱人禁用。

《一本堂药选》曰：疗痢疾腹痛，里急后重，潮热谵语，腹间结热，一切之梅毒、下疳便毒、一身之结毒。下瘀血、血闭。

厚朴之医治效用

《药征》曰：厚朴，主治胸腹满也，兼治腹痛。

【注】胸腹满者，胸满或腹满也。

此说虽不敢以为不可，但腹满有虚实之分。实满，有由食毒充实者，有由瘀血郁滞者，有由水毒壅滞者，有由此二三因合并者；其虚满亦有由水毒蓄积者，有瘀血兼水毒者，有由肠管麻痹，气体充满而然者。其原因各不相同，故以厚朴为胸腹满之主治，不妥当也。依余之经验，本药之主治胸腹满，宜限于食毒或食兼水毒者，故宜将前说改作"厚朴，主治因食毒或食兼水毒之胸腹满也"，可以参看下列诸说。

《本草纲目》曰

厚朴　皮

【气味】苦温，无毒。

【主治】温中益气，消痰下气。疗霍乱，及腹痛胀满，胃中冷逆，胸中呕不止，泄痢淋露。除惊，去留热心烦满，厚肠胃。（《别录》）

求真按　由益气、下气、除惊、去心烦满观之，则本药有作用于神经系矣。由消痰、去胸中呕不止观之，可知有治水之作用矣。

健脾，治反胃，霍乱转筋，冷热气；泻膀胱及五脏一切气，妇人产前产后腹脏不安，杀肠中虫，明耳目，调关节。（大明）

治积年冷气，腹中雷鸣虚吼，宿食不消；去结水，破宿血，化水谷，止吐酸水，大温胃气；治冷痛，主病人虚而尿白。（甄权）

求真按　由治宿食不消、去结水、化水谷、止吐酸水观之，则本药之治食毒或食兼水毒也明矣。

主肺气胀，满膨而喘咳。（好古）

【注】肺气胀者，即肺胀也（宜参照太阳病篇越婢加半夏汤条）。满膨，腹部满膨也。

《本草备要》曰：厚朴，苦能降，泻实满，辛温能散湿满（中略）。平胃调中，消痰化食，厚肠胃，行结水，破宿血（**求真按**　本药无祛瘀血作用），杀脏虫（**求真按**　本药杀虫作用可疑）。治反胃呕逆，喘咳泻利，冷痛霍乱。（中略）榛树之皮也，肉厚紫润者良。

枳实之医治效用

《药征》曰：枳实，主治结实之毒也，兼治胸满、胸痹、腹满、腹痛。

此说是也，可为本药应用之主目的，但更欲补充之。主治结实之毒者，谓治心下、肋骨弓下（此部结实，虽类似于柴胡之胸胁苦满，但较彼为强度）及腹直肌之结实也。其作用虽类于芍药，然与彼之结实拘挛较，则结实之度优于彼，拘挛之度劣于彼也。其治胸满、腹满，有似厚朴，但本药以结实为主，胀满为客；彼以胀满为主，结实为客也。而治食毒或食兼水毒者则同矣。

《本草纲目》曰

枳　枳实

【气味】苦寒，无毒。

【主治】大风在皮肤中，如麻豆苦痒，除寒热结，止痢，长肌肉，利五脏，益气轻身。（《本经》）

除胸胁痰癖，逐停水，破结实，消心下急痞痛，胁风痛，安胃气，止溏泄，明目。（《别录》）

【注】寒热结，胸胁痰癖，心下急痞痛者，皆结实之毒也。

解伤寒结胸，主上气喘咳，肾内伤，冷阴痿，而有气，加而用之。（甄权）

【注】肾内伤者，内因性生殖器疾患也。冷阴痿者，为冷性之阴痿。而有气者，有气力也。

消食，散败血，破积坚，去胃中湿热。（元素）

枳壳

【气味】苦酸微寒，无毒。

【主治】通利风痹、淋痹、关节、劳气喘咳、背膊闷倦，散留结胸膈痰滞，逐水，消胀满、大肠风，安胃，止风痛。（开宝）

【注】淋痹，淋毒性麻痹也。劳气喘咳，肺结核之喘咳也。留结胸膈痰滞者，水毒结实于胸膈也。

遍身风疹，肌中如麻豆，恶疮，肠风痔疾，心腹结气，两胁胀满，关格壅塞。（甄权）

【注】心腹结气，两胁胀满，关格壅塞者，皆由结实之毒使然也。

健脾开胃，调五脏，下气，止呕逆，消痰。治反胃、霍乱、泻痢，消食，治癥结、痃癖、五膈气及肺气水肿大小肠，除风明目。（大明）

【注】癥结、痃癖、五膈气，皆结实之毒也。

泄肺气，除胸痞。（元素）

治里急后重。（时珍）

《本草备要》曰：枳实、枳壳，苦酸微寒。其效皆能破气行气，故行痰，止喘，消痞胀，息刺痛，除后重。治伤寒结胸、食积痰癖、癥结五膈、呕逆咳嗽、水胀胁胀、（肝郁）泻痢、淋闭、肠风痔肿。除风去痹，开胃健脾，所主略同。（中略）枳实力猛，枳壳力缓为异耳。

由以上诸说观之，则本药主治由结实之毒而成诸证者，明矣。

厚朴三物汤之注释

痛而闭者，厚朴三物汤主之。（《金匮要略》）

【注】痛而闭者，谓腹痛而大便秘结也。但仲景列本方于《腹满寒疝宿食病篇》与厚朴为君药观之，则腹部大满痛，而大便秘结者，以本方为主治也。而本方与小承气汤药味同而分量异，即小承气汤以大黄为君药，厚朴、枳实为臣药；而本方以厚朴为君药，枳实为臣药，大黄佐之，故两相比较，则此腹满证为剧。是以东洞翁以本方为治小承气汤证而腹满剧者为定义之原因也。

支饮胸满者，厚朴大黄汤主之。(《金匮要略》)

【注】方名不同，药味无异。由仲景之支饮胸满云，则此方主治胃内停水及心下部膨满可知矣。

厚朴三物汤方

厚朴 5.6 克，枳实 3.3 克，大黄 2.8 克。

煎法用法同前。

先辈之论说

《方机》本方主治曰：腹满，心下痛而大便不通者；心下满痛，吐出水者。

《险证百问》曰：师曰腹满吐水，谓大便闭而吐水者，有与厚朴三物汤而愈。

求真按　是本仲景论之支饮胸满也。

《方舆𫐐》曰：厚朴三物汤，痛而闭者。

此条略去腹满，唯是提其主证耳。曰痛、曰闭，比七物汤证则较急，且七物汤有甘草、大枣，方意稍缓，此汤只三味，有勇往直前之势也。

《腹证奇览》曰：(上略)胸满，心下有支饮，结实而大便硬或秘闭，时时心下痛，或吐水者，为厚朴大黄汤证。枳实，治胸胁间之痰饮结实；厚朴开痞满；大黄和之而利宿便、硬便，疏涤肠胃。证云支饮胸满者，厚朴大黄汤主之。此方与小承气汤药味同，但分量不同耳。厚朴大黄汤，以厚朴为君，枳实为臣，大黄为佐，故主治胸满，非主疏涤也；小承气汤，大黄为主，枳实为臣，厚朴佐之，故主利大便硬或不通也，其腹证亦仅腹微满、心下硬耳，此古方详其分量之所以也。

《类聚方广义》本方条曰：诸病不能服大承气汤者，宜以此汤送下消块丸，每服一钱。

求真按　诸病者，有大承气汤证，嫌其药味不能服者，使以本方服消块丸(大黄、芒硝之丸药也)一钱，则易服也；治痢疾腹满甚，里急后重者。

子炳曰：长沙氏有小承气汤，吾不信也，恐是厚朴三物汤之误。按此方是大承气汤无芒硝，而煮法已异，故所主治亦不同也。盖疾病万状，无所底止，所以应付亦无穷极。长沙氏建方法之极尽其变化，以制千状万态之病，非庸俗所可思议也。吾辈宜守其法，以修吾术，此所谓信而好古者也。如子炳者，不信古而已信矣，特不知长沙氏方法之旨趣，并不知东洞先生选斯书之意，致有如是之谬论也。

厚朴七物汤之注释

病腹满发热十日，脉浮而数，饮食如故，厚朴七物汤主之。(《金匮要略》)

【注】此证所谓太阳与阳明合病也。发热，脉浮而数，表证也；腹满，阳明证也。故以治表证之桂枝去芍药汤、治腹满之厚朴三物汤相合而成之本方。

厚朴七物汤方

厚朴 9.5 克，甘草、大黄各 3.5 克，大枣 3 克，枳实、生姜各 6 克，桂枝 2.5 克。

上细锉，以水三合，煎一合。去滓，一日分三回，温或冷服。

先辈之论说治验

东洞翁本方定义曰：治腹满发热，上逆，呕者，按此方合厚朴三物汤、桂枝去芍药汤而加生姜二两也。由是观之，当有二方之证而上逆呕证。

《方机》本方主治曰：腹满发热，脉浮数而呕，大便不通者，痢疾，手足惰痛，或发热脉浮数，或呕者。

《方舆輗》本方条曰：《金匮》主治虽曰精详，然亦不待此证悉备。《千金》七物汤方下唯云治腹满气胀，然脉浮而数为用此汤之真面目。

《丛桂亭医事小言》曰：一农家子二十岁，由石尊归，寒热如劳，颜色衰瘦，腹满少气，衣不前合，自乳下至扶容边青脉络如丝瓜，常坐暗室，不欲见客。断为难治，告其父。其父知非小病，恳乞赐药，与厚朴七物汤。后再求药时，云颇快，又与前药。经数日，乞再诊，余以"前断难治，不必再诊"答之，使者谓渐愈而强恳。至时，病者已轻轻出迎于堂上，余惊，诊之，腹满已消，寒热已止，元气清爽，云已出游近邻矣。然余至今尚不知何故有如是之速效也。

《类聚方广义》本方条曰：治食伤吐下后，胸中不爽快，干呕，腹满，或头痛有热者；治痢食，腹满拘急，发热，腹痛剧而呕者，加芍药或芒硝亦良。

大承气汤之注释

伤寒，不大便六七日，头痛有热，小便反赤者，与承气汤。其小便清者，知不在里，仍在表也，当须发汗。若头痛者，必衄，宜桂枝汤。（《伤寒论》）

【注】详太阳病篇桂枝汤条。

阳明病，脉迟，虽汗出，不恶寒者，其身必重，短气，腹满而喘。有潮热者，此外欲解，可攻里也；手足濈然而汗出者，此大便已硬也，大承气汤主之。若汗多，微发热恶寒者，外未解也，其热不潮，未可与承气汤；若腹大满不通者，可与小承气汤。微和胃气，勿令大泄下。（《伤寒论》）

【注】在小承气汤条。

　　阳明病，潮热，大便微硬者，可与大承气汤，不硬者不可与之。若不大便六七日，恐有燥屎，欲知之法，少与小承气汤，汤入腹中，转矢气者，此有燥屎，乃可攻之；若不转矢气者，此但初头硬，后必溏，不可攻之。攻之必胀满，不能食也。欲饮水者，与水则哕。其后发热者，必大便复硬而少也，以小承气汤和之。不转矢气者，慎不可攻也。(《伤寒论》)

　　【注】在小承气汤条。

　　伤寒，若吐若下后，不解，不大便五六日，上至十余日，日晡所发潮热，不恶寒，独语如见鬼状，若剧者，发则不识人，循衣摸床，惕而不安，微喘直视，脉弦者生，涩者死。微者，但发热谵语者，大承气汤主之"主之"之下，有"若一服利，止后服"七字，认为后人所添补，故去之。(《伤寒论》)

　　【注】《脉经》"谵语"之下无"者"字，今从《伤寒论》。独语者，无人相对而自语也。如见鬼状者，谓病者有奇奇怪怪之举动，恰如鬼神之状也。若剧者，谓剧发潮热也。循衣摸床者，如字义。惕而不安者，因恐怖而不安卧于席也。脉弦者生，涩者死，谓前证微喘直视，且呈弦脉者，以大承气汤攻下之则治，若现涩脉者，假令用此方，亦不免于死也。微者，但发热谵语者，谓脉微不呈余证，仅止发热谵语也。大承气汤主之者，现此弦脉及呈微脉者，皆以本方为主治也。

　　阳明病，谵语，发潮热，脉滑而疾者，小承气汤主之。因与承气汤一升，腹中转矢气者，更服一升；若不转矢气，勿更与之，明日不大便，脉反微涩者，里虚也，为难治，不可更与承气汤也。(《伤寒论》)

　　【注】尾台氏曰：阳明病云云"脉滑而疾者，是大承气汤证也"，《脉经》及《千金》俱无"小"字，为是。"因与承气汤"以下，为后人之注文，可删。

　　此说是也，以之解本条。

　　阳明病，谵语，有潮热，反不能食者，胃中必有燥屎五六枚也。若能食者，但硬耳，宜大承气汤下之。(《伤寒论》)

　　【注】山田正珍曰："反"，当作"烦"，因声近而误也。(中略)伤寒有谵语潮热者，固应不能食，岂可谓反耶？

　　尾台氏曰：阳明病，谵语，有潮热，反不能食云云，"反"字，衍也；一说"反"当作"烦"，因音近致误，似牵强，盖衍"不"字，复误作"反"耳。

　　求真按　二说是非，暂置不论，"反"字无重大意义，可去之。而不能食与能食，皆以本方为主治也。

　　汗出，谵语者，以有燥屎在胃中，此为风也。须下之，过经，乃可下之。下之若早，语言必乱，以表虚里实故也。下之则愈，宜大承气汤。(《伤寒论》)

　　【注】山田正珍曰：风，当作"实"，传写之误也。本篇有"大便难，身微热者，此为实也，急下之，宜大承气汤"；下篇曰："病腹中满痛者，此为实也，当下之，宜大承气

汤"，是也。（中略）"下之若早，语言必乱"之八字，错简也，当在"宜大承气汤"句之下始合。过经者，谓表解也。

钱氏曰：下之若早，则胃气一虚，外邪内陷，必至热盛神昏，语言必乱也。盖表间之邪气皆陷入于里，表空无邪，邪皆在里，故谓之表虚里实也。

求真按　汗出谵语者，因腹中有燥屎。腹中有燥屎者，里实之极也，故可以大承气汤泻下之。表证解，转入阳明者，亦可以此汤下之。若表证未全解，早以承气汤泻下，表热因下剂之势而陷于里，此充实之病毒必犯头脑，使至谵语。故用此方者，必待表解也。

二阳并病，太阳证罢，但发潮热，手足漐漐汗出，大便难，而谵语者，下之则愈，宜大承气汤。（《伤寒论》）

【注】成无己曰：本太阳病并阳明病，名曰并病。太阳证罢者，是无表证也。但发潮热者，是热列于阳明也。一身汗出为热越，今漐漐而汗出者，是热聚于胃也。必大便难而谵语者，《经》曰：手足漐漐然而汗出者，必大便已硬也，以大承气汤下胃中之实热。

山田正珍曰：按手足漐漐而汗出者，谓手足至末，漐漐然而汗出也，成注误矣。

阳明病，下之，心中懊𢙐而烦，胃中有燥屎者，可攻。腹微满，初头硬，后必溏，不可攻之。若有燥屎者，宜大承气汤。（《伤寒论》）

【注】和久田氏曰：此章辨栀子豉汤证"下之心中懊𢙐者，栀子豉汤证也"。然栀子豉汤证心中濡而不实满，此证腹实满而心中懊𢙐。按其实满为胃中为燥屎之候，可以大承气汤攻。若腹虽实满，但其满微者，未有燥屎也，是宜和以小承气，不可以大承气攻之。若有燥屎者，则攻其燥屎，故曰宜大承气汤也。

尾台氏曰：阳明病下之，心中懊𢙐而烦云云，似于栀子豉汤证也。其别在烦与虚烦，及有燥屎与否，脉状亦不无虚实之异。故诊病者，能观其腹证与脉应，然后处方，可无误矣。

病人不大便五六日，绕脐痛，烦躁，发作有时者，此有燥屎，故使不大便也。（《伤寒论》）

【注】钱氏有言曰：不大便五六日，绕脐痛者，燥屎在肠胃也。烦躁者，实热郁闷之所致。发作有时者，日晡潮热之类也。

求真按　发作有时者，痛与烦躁发作有时也，钱氏之说非也。

张志聪曰：不言大承气汤者，省文也。此接上文言，亦宜大承气汤也明矣。

病人烦热，汗出则解，又如疟状，日晡所发热者，属阳明也。脉实者，宜下之；脉浮虚者，宜发汗。下之，与大承气汤；发汗，宜桂枝汤。（《伤寒论》）

【注】在太阳病篇桂枝汤条。

大下后，六七日不大便，烦不解，腹满痛者，此有燥屎也。所以然者，本有宿食故也，宜大承气汤。（《伤寒论》）

【注】方有执曰：烦不解，则热未退可知（**求真按**　为不大便，烦而不解之略也）。腹

满痛，则当诊为胃实，故云有燥屎也。

《医宗金鉴》曰：下之不尽，仍可下之。

求真按　此指燥屎也。

山田正珍曰："所以然"之十字，为叔和之释文，当删之。

病人小便不利，大便乍难乍易，时有微热，喘冒不能卧者，有燥屎也。宜大承气汤。（《伤寒论》）

【注】山田正珍曰：燥屎，为前日所食之糟粕牢结干着于肠内者。大便，乃现今所食之糟粕软润而顺下于肛门者。今病人小便不利，大便乍难乍易，因燥屎横道而障碍之。况微热，喘冒不能卧，是烦躁谵狂之渐耶，虽无满痛，亦必有燥屎，故宜大承气汤以下之。

尾台氏曰：病人小便不利云云，此指里热结成燥屎也，故小便不利，大便乍难乍易，亦不至于溏泄也。其时有微热者，里热隐然见于表也。喘冒不能卧者，里热上冲使然也。此证脉多沉滑或沉迟，舌色赤而光亮，或起焰刺而渴也。

得病二三日，脉弱，无太阳、柴胡证，烦躁，心下硬。至四五日，虽能食，以小承气汤，少少与，微和之，令小安。至五六日，与承气汤一升。若不大便六七日，小便少者，虽不能食，但初头硬，后必溏，未定成硬，攻之必溏，须小便利，屎定硬，乃可攻之，宜大承气汤。（《伤寒论》）

【注】在小承气汤条。

伤寒六七日，目中不了了，晴不和，无表里证，大便难，身微热者，此为实也。急下之，宜大承气汤。（《伤寒论》）

【注】成无己曰：目中不了了，晴不和者，邪热甚于内，上熏于目也。

方有执曰：了了，犹瞭瞭也。

尾台氏曰：目中不了了者，眼睛朦瞳而不慧然也，以《金匮·惊悸篇》"目睛慧了"可证。

和久田氏曰：目中不了了者，谓睛子不明也。晴不和者，无润泽之谓也。无表里证者，六七日时，宜有由表及里之寒热往来、胸胁苦满等证，已有日数，而无其证也。大便硬，身有微热者，此因邪气内实，外证虽不剧，而内实之势已迫。急下之，不可忽也。

求真按　患伤寒，经过六七日后，眼球朦胧而亡光泽，且不滋润，无表证及半表半里证，而大便难通，身有微热者，里实之机已迫，急宜以大承气汤下之也。

阳明病，发热汗多者，急下之，宜大承气汤。（《伤寒论》）

【注】和久田氏曰：阳明病，发热不恶寒，而汗出多者，胃中津液被热驱出，内实之机已迫，攻下不可忽缓也。

尾台氏曰：阳明病，发热汗多者，急下之。因已是阳明病，又加多汗发热，则津液枯竭，而燥屎谵语之险证可立而待也，此机不可失，故急下之。虽发热汗多，若仍恶寒者，宜更发汗也。凡曰急下之，急温之，急救之，皆一时之救急也。《本论》"急下之"凡六条，皆仅见证之一二。然此不制，则必危险竞起，灾生不测，而至于无可如何也，故曰急，以示不可缓治也，所以用大承气汤以应机而制变，为医者之要务，可不慎欤？

发汗不解，腹满痛者，急下之，宜大承气汤。（《伤寒论》）

【注】成无己曰：发汗不解，邪热传入于府也（**求真按** 入府者，入于胃肠也），而成腹满痛者，传之迅速也（**求真按** 由太阳传于阳明之迅速也），此须急下之。

和久田氏曰：发汗而热不解，腹满痛者，亦内实之候也。以其来速，宜急下之。

腹满不减，减不足言，当下之，宜大承气汤。（《伤寒论》）

【注】和久田氏曰：腹满下之不减，减不足言者，须下之至腹满消至相当程度者，当用大承气汤。此承前腹满痛而言。

伤寒腹满，按之不痛者为虚，痛者为实，当下之。舌黄未下者，下之黄自去，宜大承气汤。（《玉函经》）

【注】程林《金匮直解》曰（**求真按** 《金匮》虽载本条，无"宜大承气汤"句，且"伤寒腹满"作"病者腹满"）：腹满证，虚者可按，实者不可按（**求真按** 虚者不痛，故得按；实者因痛，故不得按也）。若舌有黄苔，未经下者，则因实热结于中焦，下之实热除，而黄苔自去矣。

山田正珍曰：此承上二条，辨腹满之虚实也。

求真按 《伤寒论》无本条，恐系脱简，今从《玉函经》补之，可与少阳病篇大柴胡汤条参照。

阳明少阳合病，必下利，其脉不负者，顺也。负者，失也。互相克贼，名为负。脉滑而数者，有宿食也。当下之，宜大承气汤。（《伤寒论》）

【注】和久田氏曰："其脉不负"十八字，为后人羼入，当删之。阳明少阳合病者，不恶寒，但热，而心下痞硬，下痢及脉滑有力而数者，虽下利亦有宿食停滞也，故当以下去之。

少阴病，得之二三日，口燥咽干者，急下之，宜大承气汤。（《伤寒论》）

【注】山田正珍曰：自此以下三条，皆是阳明病有燥屎者，实非少阴病也。今冒以"少阴病"三字，以其无热而有欲寐等证，与太阴病桂枝加大黄汤同例。按承气汤以脉滑数为法，"二百六十四条曰：脉滑而数者，有宿食也，当下之，宜大承气汤；二百二十四条曰：阳明病，谵语，发潮热，脉滑而疾者，小承气汤主之"可为明证。下篇曰：下利，脉迟而滑者，内实也，宜大承气汤；下利脉反滑者，当有所去，下之乃愈，宜大承气汤。合考之，以下三证，可知其脉滑数矣。

求真按 本条以下三证，皆因有少阴病之外观，仲景虽冠此三字，其实非少阴病，是阳明病也。若为真少阴病时，口中必和，今不然，而口燥咽干故也。

少阴病，自利清水，色纯青，心下必痛，口干燥者，急下之，宜大承气汤。（《伤寒论》）

【注】《医宗金鉴》曰：自利清水者，谓下利无糟粕也。色纯青者，谓所下者皆污水也。

山田正珍曰：清，圊也。清水，犹言下水也，与清谷、清便、清血、清脓血之"清"同，非清浊之"清"也。若是清浊之清，其色当清白，不当纯青也，注家皆作清浊之"清"，非也。

求真按　二说俱是，但欲再补之。自利清水，色纯青者，《瘟疫论》所谓热结旁流也，若不急下之，则忽变为死证之剧证矣。

少阴病六七日，腹胀，不大便者，急下之，宜大承气汤。(《伤寒论》)

【注】腹满不大便者，为病毒郁积于腹内之候，已当下之。况此毒已波及于全身，使呈少阴病之证乎，故仲景曰急下之。

病腹中满痛者，此为实也，当下之，宜大承气汤。(《伤寒论》)

【注】腹中满痛者，腹部膨满，有自他觉的疼痛也。

脉双弦而迟者，必心下硬。脉大而紧者，阳中有阴也，可下之，宜大承气汤。(《伤寒论》)

【注】脉双弦而迟，心下硬，及脉大而紧者，皆阴阳交错之证，其属阳证者，宜以此方下之。下后，然后处置其阴证，故曰宜，不曰主也。

问曰：人病有宿食，何以别之？师曰：寸口脉浮而大，按之反涩，尺中亦微而涩，故知有宿食。当下之，宜大承气汤。(《金匮要略》)

【注】参照总论脉应及诊脉法。

脉数而滑者，实也。此有宿食，下之愈，宜大承气汤。(《金匮要略》)

【注】实者，实证也。

下利不欲食者，有宿食也。当下之，宜大承气汤。(《金匮要略》)

【注】下利病者，而不好饮食，因不消化物停滞也，故宜本方下之。

下利，三部脉皆平，按之心下坚者，急下之，宜大承气汤。(《金匮要略》)

【注】三部之脉平者，寸、关、尺三脉皆为平脉，即常脉也。按之，指心下也。

下利，脉迟而滑者，实也。利未欲止，急下之，宜大承气汤。(《金匮要略》)

【注】利未欲止者，谓病毒尚炽而未止也。

下利，脉反滑者，当有所去，下乃愈，宜大承气汤。(《金匮要略》)

【注】下利，脉反滑者，下利病者之脉，常微小，今反得滑脉，故曰反也。当有所去者，病毒有自去之机也。

下利已瘥，至其年月日时，复发者，以病不尽故也。当下之，宜大承气汤。(《金匮要略》)

痉为病，胸满，口噤，卧不著席，脚挛急，必齘齿，可与大承气汤。(《金匮要略》)

【注】口噤者，牙关紧急也。卧不著席者，因角弓反张，背部不能紧着于席上也。齘

齿者，上下齿相切，即牙关紧急之剧者。本条为说明破伤风之证治也。

问曰：新产妇人有三病，一者病痉，二者病郁冒，三者大便难，何谓也？师曰：新产血虚，多汗出，喜中风，故令病痉。亡血，复汗，寒多，故令郁冒。亡津液，胃燥，故大便难。

产妇郁冒，其脉微弱，呕而不能食，大便反坚，但头汗出。所以然者，血虚而厥，厥而必冒，冒家欲解，必大汗出。以血虚下厥，孤阳上出，故头汗出。所以产妇喜汗出者，亡阴血虚，阳气独盛，故当汗出，阴阳乃复。大便坚，呕不能食，小柴胡汤主之；病解能食，七八日更发热者，此为胃实，宜大承气汤。

【注】在少阳病篇小柴胡汤条。

产后七八日，无太阳证，少腹坚痛，此恶露不尽，不大便，烦躁发热，切脉微实，更倍发热，日晡时烦躁者，不食，食则谵语，至夜即愈，宜大承气汤主之。热在里，结在膀胱也。

【注】《脉经》作"日晡所发热者，不能食而谵语，刺之则愈，利之亦愈"，颇合理，故可从之。且末句之"热在里，结在膀胱也"为后人羼入，宜去之。无太阳证者，脉不浮，无头项强痛、恶寒也。少腹坚痛者，下腹部坚满，有自他觉的疼痛也，因已存之里热与停滞之恶露（因有里热，使恶露停滞也）相合所致。大便秘，烦躁发热亦然。切脉微实者，诊为微实脉也。更倍发热者，二次发热，较初次更剧也。日晡时烦躁者，即日没时烦躁也。如是之更倍发热，日晡烦躁，不能食而谵语，与不大便，使烦躁发热之增进，皆由里热炽盛所致，故以大承气汤泻下之，则诸证及小腹坚痛皆治愈，而恶露亦尽下矣。

《类聚方广义》本方条曰：此证脉实里实，发热烦躁，便闭谵语及小腹坚痛者，皆非急结之比，所以用大承气汤也。子炳为桃核承气汤证，未深考耳。

由是可以鉴别二方证矣。

大承气汤方

大黄 2.4 克，厚朴 4.8 克，枳实 2.8 克，芒硝 3.6 克。

上细锉，以水一合五勺，煎五勺，去滓，纳芒硝溶而顿服之。

大承气汤之腹证

东洞翁本方定义曰：大承气汤，治腹坚满，或下利臭秽，或燥屎者（凡有燥屎者，脐下必磊砢，肌肤必枯燥也）。

如云腹坚满，即腹部膨满而坚，抵抗力大者。虽为本方之腹证，未免有泛而不切之弊。

《蕉窗杂话》云：用大柴胡或柴胡加芒硝汤（**求真按** 此柴胡加芒硝汤，即大柴胡加芒硝汤）证。若概用承气汤，其泻下虽同，而缓解两胁、心下之痞硬则甚薄弱，此二类泻下药之所以分别也。夫承气汤之腹候，心下宽缓，自脐上至脐下紧张有力。又阳明篇所说之小柴胡汤证，若不进至大承气，则有不能缓解之势。因小柴胡仅有缓解两胁及心下，而不能解决中脘以下之硬满也。又此处若用大柴胡、柴胡芒硝汤（**求真按**　此亦大柴胡加芒硝汤）等泻下时，解热反迟缓，终成坏证也。是以与大小柴胡及柴胡加芒硝等证，各有差别，宜注意其差别处，则能了然如指掌矣。

如上所云，则本方证之腹满，足脐部中心及于上下左右坚满，而以心下及下腹部无变化为常（前之少腹坚满为例外）。若有心下硬时，虽疑似于大柴胡汤之心下痞硬，但此外必有胸胁苦满，而本方则无此证，可以判别。若此二方证并发时，宜断其剧易缓急。应先处以本方，后用大柴胡汤乎；或先处大柴胡汤，后用本方乎；或二方合用乎。神而明之，存乎其人。又或为大黄牡丹皮汤证剧乎，或此证与大柴胡汤证合并时，往往酷似本方证，鉴别颇不易，须切记之。又本方除燥屎，决非本方之特能，调胃承气汤亦能之。故仅由腹坚满，有燥屎一证，不可漫投焉。

先辈之论说治验

《明理论》曰：承，顺也。伤寒之邪气入胃，则谓之入府。府，犹聚也。胃为水谷之海，荣卫之源，水谷会聚于胃，变化而为荣卫。邪气入胃，胃中之气郁滞，糟粕秘结，壅而为实，是以正气不得舒顺也。《本草》曰：通可去滞，泄可去邪。若塞而不利，闭而不通，则以汤荡涤之，使塞者利，闭者通。故正气得以舒顺，是以名之为承气也。

《内台方义》曰：仲景用大承气汤处有二十五证，证虽各异，法即下泄也。用法虽多，不外大满、大热、大实，其脉沉滑而实者，用之无不当矣。

《伤寒蕴要》曰：大抵用下药，必须切脉沉实，或沉滑、沉疾而有力者，可下也。再以手按脐腹而硬者，或叫痛而不可按者，则下之可无疑义。凡下后不解者，再按脐腹有无硬处，如有不可以手按者，下未尽也，复再下之；若下后腹中虚软，而脉无力者，此为虚也。

《卫生宝鉴》曰：治发狂，触冒寒邪，因失解利，转属阳明证。胃实谵语者，本方加黄连。

求真按　本方加黄连者，为本方与大黄黄连泻心汤合方之意也。

《理伤续断方》曰：大成汤，一名大承气汤。治损伤瘀血不散，腹肚膨胀，大小便不通，上攻心腹，闷乱至死者，急将此药通下瘀血，方可服损药。

大承气汤加甘草、陈皮、红花、当归、苏木、木通。损药，乃小承气汤也。

求真按　本方加甘草、陈皮、红花等，不如本方合用桃核承气汤也。

《医学正传》曰：治一人，六月涉深渊取鱼，至深秋而雨凉，半夜小腹痛甚，大汗出，脉沉弦细实，重取如循刀臺臺然。夫腹痛之脉，微弦细实如循刀臺臺然者，为阴邪固结之象，不当有汗，今大汗出，此必瘀血留结，营气不能内守，而渗泄于外也。且弦脉亦为肝血受伤之候。与大承气加桂，使二服，微利而痛减。连日复于未申时坚硬不可近，与前药加桃仁泥，下紫血片余而痛止，脉虽稍减而臺臺然犹在，又以前药加川附子，下大便四五行，有紫黑血如破絮者二升而愈。

求真按 此证宜本方合用桃核承气汤加附子。

《吴氏勉学汇集单方》曰：余治一少年腹痛，目不见人，阴茎缩入，喊声彻天，医方灸脐而愈痛，欲用附子理中汤。余偶过其门，使诸亲友邀入，余曰："非阴证也。（中略）阴证声低小，只呻吟耳，今宏厉有力，故以为非。"脉之伏而数且弦，为肝甚。外肾为筋之会，肝主筋，肝火盛也，肝脉络阴茎，肝开窍于目，故目不明。用承气汤，一服立止，可知有结粪在下故也。凡痛须审察其寒热虚实，诸证皆然，腹久痛，多有积，宜消之。

求真按 此说病理，虽未可尽据，但其治术，实堪赞赏。

《古今医统》曰：大承气汤，治癫狂热壅，大便秘结。

《伤寒绪论》曰：治病人热甚，脉来数实，欲登高弃衣，狂妄詈骂，不避亲疏者。盖阳盛则四肢实，实则能登高也，宜大承气汤。

《仁斋直指》曰：热厥者，初病身热，然后发厥，其人畏热，扬手掷足，烦躁饮水，头汗，大便秘，小便赤，怫郁昏愦。盖因当下失下，血气不通，故四肢逆冷，所谓"热深厥亦深"也。下证悉具而见厥逆者，此也。与大承气汤。

求真按 此为热极反呈阴状也。与寒厥正反，不可误治。

《小青囊》曰：大承气汤，治舌之四边微红，中央见灰黑色者，此由失下所致，用本方退之；又治舌见黄色，而黑点乱生者，其证必渴而谵语；又治舌见灰黑色，而有黑纹，脉实者。

求真按 此虽述本方之舌证，若不与腹脉证参照，而仅由此舌证者，不可处方。

《痘证宝笈》曰：承气汤治痘色赤紫，形塌顶焦，齿燥唇裂，腹胀闷而拒按，舌刺谵语，睡卧不稳，痘不能起长者，皆因燥屎闭结。用此去之，则毒火泄而痘自起，色转红活矣。但须认清实热，不可妄用误投。若误下之，则元气反虚而致内陷，祸如反掌也。

《瘟疫论》曰：瘟疫，发热一二日，舌上白苔如积粉，早服达原饮一剂，午前舌变黄色，随现胸膈满痛，大渴烦躁。（中略）前方加大黄下之，烦渴少减，热去六七。午后复加烦躁发热，通舌变黑生刺，鼻如烟煤。此因邪毒最重，瘀复到胃也，急投大承气汤。傍晚大下，至夜半热退，次早，鼻黑苔刺如失。

求真按 用达原饮，不如用小柴胡汤。

此一日间有三变者，是数日之法一日行之，因其毒甚，传变亦速，用药不得不紧也。设此证不服药或投缓剂，而羁迟二三日，则必死。虽不死，服药亦不及，尝见瘟疫一二日即毙者，乃其类也。

求真按　肠伤寒证而严禁下剂之医家，不可不三省之。

若邪已入胃，则非承气不愈。误用白虎，既不能逐邪，徒因刚悍而伐胃气，反抑邪毒。因脉不行而致细小，又认阳证得阴脉，而妄言不治。医见脉微欲绝，益不敢议下，日惟杂进寒凉，以为稳当，愈投愈危，至死不悔。此当急投大承气汤而缓缓下之，六脉将自复矣。

求真按　此以峻下剂有强心药之用也。

邪发于半表半里者，有一定之法。至于传变，或出于表，或入于里，或表里分传。医见有表复有里，乃引经论，先解其表，乃攻其里，此大谬也。

求真按　此非非议先表后里之法，是责泥守其法而不知变通之庸医也。

尝见连进大剂之麻黄，无一毫之汗，转见烦躁者，何也？盖发汗之理，自内由中以达于表也。今里气结滞，阳气不能敷布于外，即四肢亦不免厥逆，又安能以气液蒸蒸达表耶？

譬如缚足之鸟，虽欲飞升，其可得乎？盖鸟之将飞也，其身必伏，先纵足而后扬翅，方能升举，与此战汗同义。又如水注，闭其后窍，则前窍不得涓滴，亦与发汗之义同。凡见表里分传证，务宜以承气先通其里，里气一通，不待发散，多有自能汗解也。

求真按　此下剂能作发汗药用之故也。

瘟疫下后二三日或一二日，舌上复生苔刺者，邪未尽也。再下之，苔刺虽未去，已无锋芒而软。然热渴未除，则更下之。热渴减，苔刺脱，日后更热，又生苔刺者，宜更下之。

余里周因之，患疫月余，苔刺凡三换，计服大黄二十两，热始不作，其余脉证，得以渐退。所以凡下，不可以数计，若有是证，则投是药。医家见理不透，经历未到，疑生中道，往往遇此证，反致耽搁也。

朱海畴妻，四十五岁，患疫，得下证，四肢不举，卧床如塑，目闭口张，舌上苔刺，问其所苦，不能答。因问其子："两三日所服何药？"云进承气汤三剂，每剂投大黄两余不效，更无他策，惟待日耳，但不忍坐视，更祈一诊。余诊得脉尚有神，下证悉具，药浅病深也。先投大黄一两五钱，目有时少动。更投之，舌刺无芒，口渐开而能言。三剂舌苔少去，神思稍爽，四日使服柴胡清燥汤，五日复生芒刺，烦热又加，再下之，七日又投承气养荣汤，热少退，八日仍用大承气，肢体自能稍动，计半月，共服大黄十二两而愈。又数日，始进糜粥，调理两月而平复。凡治千人，所遇此等证，不过二三人耳，姑存案以备参考。

求真按　柴胡清燥汤，不若柴胡去半夏加瓜蒌汤。承气养荣汤，不如大柴胡去大黄。

瘟疫可下者，虽约三十余证，但不必悉具。若见舌黄，心腹痞满，便用达原饮加大黄以下之。设邪在膜原者，已有行动之机而欲离未离之际，若得大黄促之而下，实为开门祛贼之法，即使不愈，邪亦不能久羁矣。二三日后，若余邪入胃，仍用小承气汤彻其余毒。

求真按 用达原饮加大黄（小柴胡汤加大黄）与小承气汤之间，有用大柴胡汤之机会。

大凡客邪，贵在早逐，乘人气血未乱，肌肉未消，津液未耗，病尚未至危殆时，投剂不至掣肘，愈后亦易平复。欲为万全之策者，不过知邪之所在，宜早拔去病根为要耳。

但谅人虚实，度邪轻重，察病缓急，揣邪气离膜原之多寡，然后药不空投，无太过不及之弊。是以仲景自大柴胡汤以下，立三承气，与多与少，自有轻重之殊，不可拘于"下不厌迟"之说。

应下之证，见下无结粪，以为下之过早，或以为不应下之证，误投下药，殊不知承气本为逐邪，而非专为结粪设也。若必待其粪结，则血液因热而搏，变证迭起，是犹养虎遗患，医之咎也。况溏粪失下，蒸作极臭，如败酱，或如藕泥，至临死不结者有之。但得臭秽一去，则邪毒从此而消，脉证由此而退，岂可孜孜于结粪而后行耶？

假如经枯血燥之人，或老人血液衰少多生燥结，或病后血气未复者，亦多燥结。在《经》所谓"不更衣十日无所苦也"，有何妨害乎？以是知燥结不致损人，而邪毒殒命也。要知因邪致热，热致燥结，非因燥结而致邪热也。

但病久失下，则燥结因之壅闭，瘀邪郁热，益难得泄。若结粪一行，则气通而邪热乃泄，此又前后不同也。总之，邪为本，热为标，结粪又其标也。能早去其邪，安有燥结之患哉！

假令滞下，本无结粪，初起质实，频数窘急者，宜芍药汤加大黄下之。此岂因结粪而然耶？乃因逐邪而设也。或曰："得毋因积滞而设乎？"余曰："非也。邪气客于下焦，则气血壅滞，郁而为积。若因去积而治，则去已成之积，而未成之积将复生。故宜用大黄逐去其邪，是乃断其生积之原，而使营卫流通，则不治其积而自愈矣。"更有虚痢，又非此论。

求真按 用芍药汤加大黄，不如用大柴胡汤。

或问脉证相同，其有粪结者，有不结者，何也？曰：其人病至，大便当即不行，续得蕴热，益难得出，蒸而为结也。一者，其人平素大便不实，胃家虽热甚，但蒸作极臭，状如黏胶，至死不结者，应下之证也。设引经论"初头硬，后必溏者，不可攻"之句，诚为千古之弊。

求真按 只知仲景有"初头硬，后必溏"之论，而不顾"少阴病，自利清水云云"之句也。

按三承气汤之功用，因热邪传于里也。但中焦痞满者，宜小承气汤；中有坚结者，加芒硝以软坚润燥；病久失下者，虽无燥粪，然多黏腻结臭恶物，得芒硝则大黄有荡涤之能；设无痞满，惟存有宿结瘀热者，调胃承气汤宜之。三承气汤之功用，俱在大黄，余皆为治标之品。不耐汤药，或呕或畏者，当为细末蜜丸，可以汤下。

求真按 由此说，可知三承气汤腹证之别矣。

应下诸证：

舌白苔，渐变黄苔

邪在膜原，舌上有白苔；邪在胃家，舌上有黄苔，如老沉香色。白苔不可下，黄苔宜下。

求真按　白苔为小柴胡汤证；黄苔为小柴胡汤加大黄或大柴胡汤证也。

舌黑苔

求真按　自是以下，概属大承气汤证。

邪毒在胃，薰腾于上而生黑苔。有黄苔过老而变焦黑者；有津液润泽，而作软黑苔者；有舌上干燥，而作硬黑苔者。下后二三日，黑皮自脱。

又有一种舌上俱黑而无苔者，此为经气，非下证也，妊娠多见之。阴证亦有此苔者，皆非下证也。

下后里证去，舌尚黑者，苔皮未脱也，不可再下。务有下证，方可下之。舌上无苔且无下证而误下之，舌反见黧黧黑色者，危，急当补之。

舌芒刺

热伤津液也，此为疫毒最重者，急当下之。老人瘟疫，无下证。因舌上干燥，易生苔刺，宜用生脉散以生津润燥，则芒刺自失矣。

求真按　用柴胡去半夏加瓜蒌，再加地黄、麦门冬，或麦门冬汤加瓜蒌根，则无生脉散之必要。

舌裂

日久失下，血液枯竭，多有此证。又热结旁流，日久不治，在下则津液消亡，在上则邪火毒炽，亦有此证。急下之，裂自满矣。

舌短、舌硬、舌卷

皆邪胜真亏也，急下之。邪毒去，真气回，舌自舒矣。

白砂苔

舌上白苔，干硬如砂皮，一名水晶苔。乃因白苔时津液干燥，邪虽入胃，不能变黄，宜急下之。

唇燥裂、唇焦色、唇口皮起、口臭、鼻孔如烟煤

胃家热，多有此证，固当下。唇口皮起者，用别证可较。鼻孔煤黑者，疫毒在胃，下之无辞。

口燥渴

更有下证者，宜下之。下后邪去胃和，渴自减矣。若服花粉、门冬、知母，冀其生津止渴，谬之甚也。

若大汗，脉长洪而渴者，未可下也，宜白虎汤。汗更出，身凉而渴止。

目赤、咽干、气如喷火、小便赤黑、涓滴作痛、小便极臭、扬手掷足、脉沉数，皆为

内热之极，下之无辞。

潮热、谵语

邪在胃，有此证，宜下。然又有不可下者。

善太息

胃家实，则呼吸不利，胸膈痞闷，每欲引气下行，故然。

【注】 泰山氏曰：（太息）太者，已甚也。刘奎曰：古人所谓长太息者，即此之谓也。乃叹息声，长呼气也。因气不舒畅，每一呼气，始觉宽松。兹解呼吸不利，欲引气下行者，尚不甚真切也。此说极是。

心下满、心下高起如块、心下痛、腹胀满、腹痛按之愈痛、心下胀痛

以上皆胃家邪实，内结所闭也。宜下之，气通则已。

头胀痛

胃家实则气不降，下之头痛立止。若初起头痛，别无下证者，本可下也。

小便闭

大便不通，则气结不舒；若大便行，小便立解矣。误服行气利水之药，无益。

大便闭、转屎气极臭

更有下证，下之无辞。有血液枯竭，无表里证者，为虚燥，宜蜜煎导及胆导。

大肠胶闭

设其人平素大便不实，若遇疫邪传里，但蒸作极臭，状如黏胶，至死不结。但愈蒸愈黏，愈黏愈闭，以胃气不能下行，致疫毒无路可出，不下即死。但得黏胶一去，下证自除，而霍然愈矣。

协热下利、热结旁流

皆宜下之。

协热下利者，其人大便素不调，邪气忽乘于胃，便作烦渴，一如平时泄泻稀粪，而色不败，但焦黄耳。此伏邪传里，不能稽留于胃，至午后潮热，便作泄泻，子后热退，泄泻亦减，次日潮热不作，则利亦止，为病愈。潮热未除，利不止者，宜小承气汤撤其余邪而利自止矣。

热结旁流者，因胃家实，内热壅闭也。先大便秘结，续得下利纯臭水，全然无粪，日三四度或十数度，宜大承气汤，得结粪则利立止；服汤不得结粪，仍纯臭水及下利所进之汤药，因大肠邪胜，失其传送之职，知邪犹在也，病必不减，更宜下之。

四逆、脉厥、体厥

皆属气闭。阳气内郁，不能四布于外，胃家实也，宜下之。下后反见此证者，为虚脱，宜补之。

脉厥（解在总论脉应及诊脉法条下）。

体厥

阳证而脉阴，身冷如冰，为体厥。

发狂

胃家实，阳气盛也，宜下之。

《方机》本方主治曰：发潮热，大便硬者；腹满，难解者；腹满胀而喘，两便不通，一身面目水肿者；潮热谵语，大便硬，或有燥屎者；腹满痛，大便不通者；大便不通，烦而腹满者；目中不了了，晴不和，大便硬者；自利清水，心下痛，口干燥者；胸满口噤，卧不著席，脚挛急，咬牙者；腹中有坚块，大便不通者；痘疮，腹大满，两便不通，或谵语，口干咽燥者；食滞，腹急痛，大便不通，或呕利者；痢疾，谵语，或腹满痛而不能食者。

《建殊录》曰：一人患天行痢，一医疗之，度数颇减，但下臭秽，日一再行，饮食无味，身体羸瘦，四肢无力，至年月日，益甚。众医无效。先生诊之，作大承气汤，数日痊愈。

一人年十三，患天行痢，里急后重，心腹刺痛，噤口三日，苦楚呻吟，四肢扑席。诸医无效。先生诊之，作大承气汤使饮之。少顷蒸振烦热，快利如倾，即愈。

一妇人积病五年。初病腹痛，诸证杂出，复无定证，其族有某医，久治之，未见效，以为必死，因谢退。于是请先生，作大承气汤与之。尚未服，某医复至，闻先生方，因谓其夫曰："嗟乎！殆欲其速死耶？夫承气之峻烈，犹发火铳于腹内，岂可服乎？"其夫以其久治无效，不听。连服数剂，坐厕后，心腹顿安，但胸中尚觉喘满。先生又为控涎丹与之，未服而医复至，谓其夫曰："承气尚不胜，况此方乎？"再三叮嘱必勿服。去后，其夫复不听，夜辄服之。翌晨吐下如倾，胸腹愈安。医复至，见其如此，叹服而去。后数日，痊愈。初，其夫患腹泻，恒非稀粥不能食，以为医治无益，未曾服药，见先生之殊效，始信医药，乃叹曰："先生良医也！岂有不治之病乎！"遂求诊治，作半夏泻心汤使饮数月，腹泻止而吃饭矣。

一女子患腹满，医皆尽其术而无一效，于是请先生诊之，使饮大承气汤。二月许，腹全减如平人，按之脐旁有块尚未解，故与前方不已。家人以为无所病，托故谢罢。六月许，大便渐燥结，饮食颇减，一日，忽腹痛而呕吐不止。于是始服先生之明，更求诊治，作大半夏汤饮之。数日，痛止不复吐，乃复以大承气汤下之，但隔十日或五日一行之耳，块尚如故。久之，自阴中下臭秽，下利日十余行，如是者三日许，利止块解，顿如平日。

《漫游杂记》曰：一人食章鱼中毒，累日不解。经二旬，易医三人，病势益剧，命在旦夕。客舍主人代请余诊，按其腹，满腔如盛石，自心下至小腹绞痛不可触，药食皆吐而不留，脉紧数，唇舌焦黑。余呼主人问曰："斯人平日苦积块否？"曰："有。"余曰："是滞食激发积痛也。先下其滞食，随调其积痛，则犹或可解也，惟须经数日耳。"乃作大剂大承气汤下之数十行，腹胀悉除，绞痛益剧，当其心下有一巨块如活动状，于是与附子粳米汤调之。三月，腹痛减半，舌苔皆去，日啖薄粥二盏。与粳米汤一百日，渐渐而愈。夫船主之滞食，不以瓜蒂散吐之者，察其情形，知不堪瓜蒂之毒也。既下后，不进以芩、连者，因腹气竭乏之际，若以苦寒攻之，则痛将益剧也。

《成绩录》曰：一妇人六十余岁，一年夏天食笋及盐藏之松蕈后，恶心或腹痛。延至翌年夏，请诊于先生，饮以大承气汤，小顷，吐出前夏所食之笋蕈，续服前方数十帖，复常。

求真按 使下剂变为吐剂，古方真神妙矣。

《古方便览》曰：一商人年六十，患热病，诸药杂投，日渐增剧，十七八日，耳聋目瞑，不知人事，唇焦舌黑，谵言燥渴，唯求冷水，水入则呕哕，扬手舞足，病势危甚，家人以为惟有待毙耳。余按其腹，有硬满疼痛状，乃作大承气三剂使饮之，夜下燥屎五六枚。翌日目明而耳得闻，始知人事，然口渴未止，犹欲冷水，余不禁之，至三日，不欲复饮，与前方服十余剂，诸证日减。复诊时心下痞硬，腹中雷鸣，更作半夏泻心汤及三黄丸，病痊愈。

一男子年四十余，热病十八九日，口不能食，目不得视，身体不动，手足清冷，诸医谓为阴证，与参附辈无寸效。余诊两脉如蛛丝欲绝，候其腹，脐下有物磊砢，乃与大承气汤，下燥屎五六枚，诸证顿退。

一妇人患伤寒，谵语狂笑，下利清水，日数十行，诸医不能疗。余诊，腹硬满，按之痛甚，乃作此方，连进三剂，利即止，诸证皆退。

一老人患偏头痛，其痛如刀割，不愈。四十余日，诸医不能疗。余诊，腹硬满，大便不通十四日，舌上黄苔，面目黧黑，乃与此方五剂，下利五六行，诸证顿退，六七日，痊愈。

《方伎杂志》曰：一男子因伤寒请治。立而大言，家人抱止，使卧于床。其证腹满，大渴，舌上干燥，齿龈色黑，而不错语，二便不利，脉沉微，因与大承气汤三帖。谓之曰："下后当复诊。"归不久，其兄弟来云："刻前医来诊，谓宜人参剂，不宜大承气，恐日后有误，特来请教。"余曰："此证用人参，恐后世医书亦无查考，可不必过虑也。"其兄弟归，排众议而用大承气，下臭秽黑便极多。三日许，精神颇爽，但夜间惊恐，不能安眠，因用柴胡加龙骨牡蛎汤，三十余日而愈。此证初病时，仍劳碌异常，不觉病苦，后病渐增，医者因是用人参，而不知反成大病。班孟坚云：有疾不治，当得中医，其此之谓乎？

一妇人因大疫乞治，余与大青龙汤取汗，热势不挫，反而增剧，妄言如狂人，因用大承气汤。夜半大地震，居宅渐圮，家人惊愕，以门板载病人而逃，天渐晓，始幸安眠。翌日请诊，余往诊之，见无风寒，又无别证，因再与大承气汤。六七日，精神渐复，因问："何故在他处？"家人语以地震事，病人大惊，调养半月许，回家，三十余日，痊愈。

一妇人因时疫，发热谵语，舌黑干缩，人事不知，余用大承气汤，八九日许，不食，即点滴米饮亦不进，惟服药耳。余以其不因前证处方之故而不食，必须用大承气以攻毒，病虽危，当除邪毒为要。以此晓其家人及亲戚，半月余，精神稍清，始用米饮，后胃纳渐加，与柴胡姜桂汤四十余日而愈。其母谓病人云："十七日间，米饮一滴不进，余心大忧，今能痊愈，可谓幸矣！"病人云："余于十七八日间，每日奔走各寺，吃荞麦面，更不知有饥饿云。"可谓奇证矣。

一妇人因大疫乞诊，时已深夜，余速往诊。病者年三十许，病已十日余，大热大渴，神昏谵语，口舌干燥而卷缩，言语不分，脉洪数，目不明，便闭已八九日云。余与大承气汤，日下秽物七八行，经四五日神气稍复，即云尻痛，看护人以为褥疮，使侧卧视之，疮疡也。余视之，是鹳口疽，已含脓矣。盖因瘀血留滞于长强旁，将成肿疡者，被邪热蒸灼，发生酿脓也。初起恐甚痛，因人事不省，不知其痛者，亦不幸中之大幸也。是时邪热尚盛，故犹与大承气汤，疽上贴左突膏。破溃后，疽口陷下五六分，径约一寸二三分，于是摊破敌膏于绵片，填塞疮口，盖以中黄膏，日换三次以取脓，使服大黄牡丹皮汤与伯州散，三十余日，疫与疽皆愈。

一人年五十余，患大疫，恶热谵语，腹满便闭，口渴舌黑，脉沉实。余用大承气汤，下利日七八行，热渐解，十余日，精神复常。一日又发大热，谵语如前，耳前发肿，所谓发颐是也。肿起寸许，根脚二寸余，用小柴胡石膏汤三四日，现赤色，因贴破敌膏，二三日后，破溃而脓颇多，疮口深约四五分，以干绵丝涂破敌膏押入疮口，昼夜三次，而耳中亦破溃，脓汁淋沥。因脓出而热气去，渐能食，精神亦渐复，三十余日，痊愈。伤寒发颐者，证不多见，余所治者，仅数人耳，然皆痊愈，此其一例也。

《类聚方广义》本方条曰：凡痼毒壅滞证，其人腹中坚实或硬满，而大便难，胸腹动悸，或喜怒无常，或不寐惊惕，健忘怔忡；或身体不仁，或战曳瘫痪，筋挛骨痛，或言语謇涩，缄默如偶人，而饮啖倍常，或数十月不食不饥等证，变怪百出，不可名状。或称狂，或称痫，或称中气中风，或称心脾虚弱者，能审其脉状、腹证，与以此方，交服真武汤、附子汤、桂枝加苓术附汤、桂枝去芍药加蜀漆龙骨牡蛎汤等，更间服七宝丸、十干丸之类，宽猛并进，掎角以攻，则可回罝瘫于安全，救横夭于垂绝矣。

脚气，胸腹硬满，一身浮肿，胸动如怒涛，短气而呕，二便闭涩者，冲心之基也。非此方不能折冲其迅剧之势，荡涤结辖之毒。

脚气证，其人胸中跳动，心下硬，短气，腹满，便秘，而脉数者，假饶其状似缓证，决不可轻视，必有不测之祸。早用此方，逐除郁毒，则不至大患。执匕者，不可忽诸。

痘疮、麻疹，恶热，腹满，烦躁，谵语，黑苔燥裂，不大便而渴，或自利臭秽者，死在须臾，宜此方。

痿躄，腹中有坚块，便秘口燥，脉实有力者，非此方不能治，与附子汤、真武汤等交替互用亦佳。

治痢疾，大热，腹满而痛如锥刺，口舌干燥或破裂，大便日数十百行，或便脓血者。

治狂证，大言骂詈，昼夜不眠，饮啖过常，胸腹满而大便不通者。

治疝积留饮，痛不可忍，胸腹烦满，心下坚硬，二便不利，或时吐下黑物者。

急惊风，心下坚，腹满，口噤，肢体强急，脉数实者，宜此方。

破伤风，其暴剧者，举体强直，直视不语，胸腹硬满，二便不利，死不旋踵矣。以此方可侥幸一生若不能服者，宜用紫圆。

平居便秘，腹满上逆者，或冒酷暑奇寒，或因鲸饮过度，则眼目昏暗，赤脉四起，有忽然失瞻视者，急宜与此方，下之速愈。

病者饮食无味，或食中食后频吐白沫，或嘈杂刺胸，或因食物停触而胸膈痛，或食后恶心，懊侬不安，或得吐反快，腹里坚韧有癥块者，嗝噎之渐也。若精气未衰，疾苦未深，能严绝世事，谨慎酒色，专事静养调摄，治以此方，柔和弦韧，削平癥结，灸五椎至十四五椎不急，则不至于大患。硝石大圆、大黄硝石汤亦可选用。

浅田宗伯曰：尾台良作屡称治脚气肿满冲心，莫若大承气汤一方。余壮年不能信从其说，后治某商，年约二十四五，患脚气，两脚麻痹，有微肿，服药四五日，脚病若失。某商大喜，饮食不节，起居不时，五六日，忽腹满如鼓，二便不利，气急促迫，两脚肿满，按脉洪数。余大惊，以为冲心在瞬息之间，欲与降气利水之剂。但此人因恣饮食而停滞，致现胃实证，恐不能见效，宜先去其宿滞，后施前策，未为晚也。急使服大承气汤二帖，小便稍利，腹满少减。连服五六帖，大便渐通，诸证皆安。十余帖，大患霍然而愈。余始服良作之说。又三位中将琉璃壶阅书云：若见必死病，宜用承气，毋使人知，颇佳。庞安常《总病论》：若营卫不通，耳聋囊缩，不知人，即用大承气汤下之，亦可保一生于五死，从容救溺。病人水浆不入，汤液不下，勿谓无可奈何也，亦同此意。凡大便不通证，当大病羸弱时，诸医多不议下，迁延几乎至死，此时决用承气时，非无得生于万一者，此时多用参附，而用承气者甚少也。《千金》之温脾汤、《伤寒六书》之黄龙汤，虽由扩充此方而成，不如直用本方为宜。此方本主伤寒之胃实，但《金匮》用于宿食及下利，产后便难等证，即杂证亦可大活用之。一老医云痢疾用大承气。近来古方家颇多，不知近来古方家，因李中梓《医宗必读》之说，妄用于痢疾，多致误人。若非腹满大实，舌上有黑苔，如毒热痢之类，则难用之，是因误解仲景氏用与少阴病之自利清水，及吴又可用于热结旁流之用意也。又此方有用于小便闭者，《疗治杂话》曰：小便闭证，宋朝方书虽多用猪、泽或扁蓄、木通等之利水药，但小便闭而至于涓滴不通，小腹硬满而闷乱，用种种利水药不通，因而大便秘坚者，则宜用大承气。大便一通，小便亦自通矣，是屡经验之事实也。又云：病后小便闭，虽当别论，但无病之人，壮实之人，小便急闭者，无有更比大承气之效速者。因急闭多属实证也，此所谓"欲得南风，须开北牖"；"欲导潴水，须开支河"之理同也。医者岂可无此种应变之手段乎？

《橘窗书影》曰：一妇人因痔疾，不大便者月余，燥结不能通，肛门如火，且痛甚。余用大承气汤加黄芩、乳香，使服，另以猪胆汁和醋灌肛门，且涂肿处。一昼夜，下燥屎七八枚，痔痛亦安。后数年不发云。

求真按　加黄芩、乳香，蛇足也。

山田业广曰：某人因其妻患疫，看护尽力，大劳心气。妻愈，一夜三更后卒然起，欲他往，家人皆以深更止之，如不闻。弟颇怪，窃往迹之，见登神社箕踞，大声妄言。弟大惊，知已发狂，强之归。翌日，乞余诊，投以柴胡加龙蛎汤，数日，自若。此人年三十余，壮实有力，手搋二三间之坐席甚捷，因而狐祟之说以起。（中略）凡经十日许，一亲戚来，（中略）再乞诊。熟察之，虽昼夜数十发，但未发时稍有正气，至发时则握手张足，按之心下苦闷，项背手足筋络弩张甚强，触之则不堪而发声。观其反张之势，类于痓病之发狂，因投大承气汤五帖，尤多用芒硝、大黄，想必有五六行之下利，而不知每日仅有二行耳，但其筋络从是渐舒，发病次数亦日渐减少。十余日后，颇有正气，重与前方。一月余，病减七八，心想芒硝大黄岂可久用乎？但少减即不适，不得已又增之，约用承气七八十日，其间药惯肠胃，若行硬大便一次，则全快，至后不通快时，不一定用承气矣。此人肠胃特别厚实，余五十年间，多用芒硝大黄者，惟此一人耳。古圣立方之妙，实可惊叹焉！

芒硝之医治效用

《药征》曰：芒硝，主软坚也。故能治心下痞坚、心下石硬、小腹急结、结胸、燥屎、大便难，而兼治宿食、腹满、小腹肿痞等诸般难解之毒也。历观上方，芒硝主治坚块明矣，且有软坚之功也，故兼治宿食、腹满、少腹肿痞等诸般难解之证。

此说虽是，有坚块无不可用，然难为完说。依余之经验，本药与石膏并称大寒药，且泻下作用有力，故能适用于里证而阳实者，其他悉当禁用也。故前说宜改作"芒硝，主治里之阳实证而有坚块者"，其适应证之详细及奏效之理，可视下说。

《本草备要》曰：朴硝、芒硝，辛能润燥，咸能软坚，苦能下泄，大寒能除热。朴硝酷涩性急，芒硝经炼稍缓，能荡涤三焦之寒热，推陈致新（昂按：致新，则泻亦有补，与大黄同。盖邪气不除，则正气不能复也），治阳强之病，伤寒疫痢，积聚结癖，留血停痰，黄疸淋闭，瘰疬疮肿，目赤障翳，通经堕胎。（中略）生于卤地，刮取煎炼，在底者为朴硝，在上有芒者为芒硝，有牙者为马牙硝。

《药物学》曰

盐类下剂之特色

一、便秘之际，若欲急速排除肠内容为稀薄溶液，须内服大量硫酸钠（即芒硝）之5% 以下之溶液。其溶解水已充分，故不夺他水。从其作用，亦不关于体内水分之多寡，因多量之水样内容充进，约一二小时间而水泻。然非常顽固之便闭，有不能奏效者，则宜植物性下剂。

二、盐类下剂之浓厚液，有减却体内水分之效，间有使用于浮肿、水血证等。例如，使内服硫酸钠（芒硝）大量之10%~25% 之溶液，则由浓厚液之刺激，充进肠分泌，盐因被稀释而泻下，故组织显著失水。此际泻下，必须溶解水之供给，而仰给于肠分泌，故其奏效须延长时间。普通内服后，自十至二十小时而通利，便状殆与肠液之成分相等。肠分泌之多少与血液及组织中之水分多少成比例，故一二日间渴者，其分泌不充分也，则浓厚盐不得呈泻下作用。

三、用量过少，不泻下。（中略）此时渐被吸收，由盐类作用而利尿也。久坐职业之人或平卧患者，虽与盐类下剂，但肠运动不甚亢进，故渐被吸收而不呈泻下作用。此时因利尿作用而体中之水分减少，肠液之分泌亦减，致便秘如旧。

四、肝脏之疾患（充血、胆石证、卡他性黄疸等）用之有效者，恐因门脉系之血行强盛，且因盐类作用亢进组织液之灌流，影响其营养也。

五、泻下药之盐类下剂，无刺激肠壁之性，故对于热性病者或他脏器有炎证者，得频频使用之，因对于此等证，仍有消炎的作用也。

碳酸亚尔加里之应用

求真按 下记诸条，亦为本药之适应证。

一、对于尿酸结石，反于此（**求真按** 兹不记，指第二项也），其奏效之理由不明。同一种病，内服亚尔加里，则使疝痛轻快，且时见崩坏之石片排出，是结合结石之黏液沉淀。由于亚尔加里性尿而被溶解，故分裂尿石为小片。遂由增量之尿而至于排出。又对于已结晶之尿酸，虽不能溶解，但有防止其新生之效，不容疑矣。

二、对于胆石证，亚尔加里性矿泉有减轻发作及根治之效。

三、因气管卡他分泌少量时。又于子宫内膜炎等妇人生殖器病，与食盐为伍，又于亚尔加里性食盐泉形而被使用。

又与利尿剂为伍，能治心肾疾患之浮肿。

大黄甘草汤之注释

食已即吐者，大黄甘草汤主之。（《金匮要略》）

【注】食后即呕吐者，以本方为主治也。由下说，可得详解（尚可参照太阳病篇甘草医治效用条）。

《勿误药室方函口诀》本方条曰：此方所谓"欲求南风，先开北牖也。"导胃中壅闭于大便而止上逆之呕吐也。妊娠恶阻，不大便者，亦有效。同理，丹溪治小便不通，用吐法开提肺气，使上窍通，而下窍亦通。虽与此方异法，而理却同，其他一切之呕吐，属于胃肠热者，皆可用之。欲辨胃热，即大便秘结，或食已即吐，或手足心热，或目黄赤，或上气头痛，则可知为胃热矣。若以上冲证为目的而用之即无大误，虽虚证而大便久燥结者，亦可用此方，是权道也，不必胶柱。赞州御池平作以此方为丸而多用之，即今之大甘丸也。中川修亭以调胃承气汤为丸，能治吐水病，皆同此意也。

大黄甘草汤方

大黄 6.4 克，甘草 3.2 克。

上细锉，以水一合五勺，煎五勺。去滓，顿服。

鹧鸪菜汤方

前方中加鹧鸪菜（一名海人草）8 克。

煎法用法同前。

【主治】驱逐蛔虫及胃肠之宿毒（立方者不明）。

先辈之论说

《圣济总录》曰：大黄甘草汤，治水黄状，面目俱青，狂言妄语，声不出者。

《古今医鉴》曰：老军散（**求真按　即以大黄甘草汤为散也**），治发背痈疽，疔毒恶疮，一切无名肿毒，焮热初起，未溃者。

《张氏医通》曰：大黄甘草汤，治痘为痰闷，不能发出者。

东洞翁大黄甘草汤定义曰：治大便秘闭而急迫者。

《方机》大黄甘草汤主治曰：大便不通急迫者；食已即吐，大便不通者。

《芳翁医谈》曰：（上略）若食则不得不吐，故自探吐得稍安，或时腹痛，或时下利者，全属反胃，宜大黄甘草丸（**求真按　即大黄甘草汤之丸方**）。

《古方丸散方》曰：鹧鸪菜汤，治有虫而见吐下诸证者。

《类聚方广义》大黄甘草汤条曰：治胃反，嗝噎，心胸痛，大便难者。倍加鹧鸪菜，名鹧鸪菜汤，治蚘虫心腹痛，恶心唾沫者。小儿蛔证及胎毒腹痛，夜啼，头疮，疳眼。

鹧鸪菜之医治效用

本药有驱蛔作用，为世人皆知之事实，不敢再赘。但此外如下说，有治腹痛，排除黏液之作用，不可忘之。

《方伎杂志》曰：鹧鸪菜，谓出自萨州，亦有出自纪州者。此物历代本草不载，闽书《南山漳州府志》始载下蛔妙。又虽无蛔，亦治腹痛不久，善祛肠垢。

调胃承气汤之注释

伤寒脉浮，自汗出，小便数，心烦，微恶寒，脚挛急，反与桂枝汤以攻其表，此误也。得之便厥，咽中干，烦躁，吐逆者，作甘草干姜汤与之，以复其阳。若厥愈足温者，更作芍药甘草汤与之，其脚即伸。若胃气不和，谵语者，少与调胃承气汤。(《伤寒论》)

【注】本条前半，已述于芍药甘草汤条，兹就后半说明之。"若胃气不和，谵语者，少与调胃承气汤"三句，宜接续于"以复其阳"句之下可解。其意因误用桂枝汤而生变证，即四肢厥冷，烦躁吐逆，与甘草干姜汤，复于阳证后，若生内热，胃气不调和而谵语者，谓可与少量之本方也。

发汗后，恶寒者，虚故也；但热者，实也，当和胃气，与调胃承气汤。(《伤寒论》)

【注】和久田氏曰：发汗后，表证解而恶寒者，因汗亡津液，精气虚而恶寒也。若消息移时，则不治而自愈矣（**求真按** 仲景曰：发汗，病不解，反恶寒者，虚故也，芍药甘草汤主之。由此观之，则发汗后恶寒者，必非消息移时而自愈也）。不恶寒，但发热者，为胃内实热之候也。凡发热恶寒者，表证也；往来寒热者，里证也（**求真按** "里"字之上脱"半表半"三字）。今汗后有热，内实也（**求真按** 此由太阳病直转入于阳明也），然汗后津液外出，而有此内实之候者，因不可轻易攻也（**求真按** 不可轻易攻者，不可轻易攻以大承气汤也），用此方以润燥缓急，通利大便，调和胃中之气，即可愈矣。若不愈，真为内实证，可与大承气。因含以后治法，故曰与调胃承气汤也。

太阳病未解，阴阳俱停**求真按** "停"字，恐作"微"字为是。必先振栗，汗出而解。但阳脉微者，先汗出而解；但阴脉微者，下之而解。若欲下之，宜调胃承气汤。(《伤寒论》)

【注】汪氏曰："脉微"二字当活看，此非微弱之微，乃邪滞脉道，细伏之义也。邪滞于经（**求真按** 经者，表也），则表气不得条达，故阳脉微也；邪滞于府（**求真按** 胃肠之谓也），则里气不能通畅，故阴脉微也。先汗出而解者，仲景无方，《千金》云宜桂枝汤。

《伤寒类方》曰：《脉经》无"停"字，疑是沉滞不起，即下"微"字之义。寸为阳，尺为阴，微字因上"停"字之意，与微弱不同，若系微弱，则不当复行汗下故也。

求真按 太阳病，当未解时，寸尺二脉俱微者，必恶寒战栗。虽有汗出而解之机，然唯寸脉微者，由发表剂先汗出而后解也；仅尺脉微者，由下剂先泻下而后汗出解也。若欲由此下剂解者，宜用调胃承气汤也。是以本条为辨汗下之不同，吃紧之要语，故不可不注意之。

伤寒，十三日不解，过经谵语者，以有热也，当以汤下之。若小便利者，大便当硬，而反下利，脉调和者，知医以丸药下之，非其治也。若自下利者，脉当微厥，今反和者，此为内实也，调胃承气汤主之。(《伤寒论》)

【注】和久田氏曰：谵语，为有内热之候。凡内热实者，法以汤药下之。若以丸药下之，仅去水气，而热气不退也。凡自下利者，脉当有微厥状，今脉调和而下利，知非自然之下利，是以丸药下之，非其治法，致胃气不和也。厥脉，按之初来大，渐渐小，更来渐大，是脉不调和也。脉不厥而下利，为脉证相反，故知非自然之下利，虽有此下利，仍为

内热实也，法当以汤药下之。然今在错治后，故宜泻其实而兼调胃气，以调胃承气汤主之。若未下而谵语，大便硬者，为小承气汤证也。

太阳病，过经十余日，心下温温欲吐，而胸中痛，大便反溏，腹微满，郁郁微烦，先此时，自极吐下者，可与调胃承气汤；若不尔者，不可与。但欲呕，胸中痛，微溏者，此非柴胡证，以呕，故知极吐下也。(《伤寒论》)

求真按　"以呕"，恐"以溏"之误，参照下记山田氏说。

【注】和久田氏曰：太阳病，过经十余日，而致柴胡证之胸满，心下温温欲吐，而胸中痛，大便当硬者反溏，腹微满，郁郁微烦者，非病之自然也。先此自服他药，因极吐下，而气逆未调和，吐后药气未尽，温温欲吐，下后药气未尽而便溏，且柴胡之满，当胸满。今腹满微烦，明为吐下后胃气未调和，可与调胃承气汤也。是以此证可知为调胃承气之腹候矣。不极吐下者，非调胃承气证，因是此方可知名调胃之意矣。但欲呕，前之温温也。胸中痛微溏者，非柴胡证。以呕，故知极吐下也，此文为注文误入正文也。

山田正珍曰：温温，读"愠愠"。（中略）以呕，当作"以溏"，应上文之反溏也。过经者，谓表解也，言太阳病，表证已罢十余日，心下愠愠欲吐。胸中痛，大便不溏者，此为邪传少阳，小柴胡汤证也。今其人大便当不溏而反溏，郁郁微烦者，知医先于此时极吐下。极吐下者，必用瓜蒂、巴豆之类，因而伤动肠胃而致下利也。然此下利，是毒药未解，非虚寒之下利也，又非太阳病外证未除而数下之，遂致虚寒之下利，故与调胃承气汤以和其胃则愈。若不尔者，谓非因极吐下而有此证时，虽有似于柴胡证虚寒之溏、虚寒之腹满、虚寒之烦，然非实热也，其脉当微弱代结，（中略）不可与调胃承气汤，宜以理中、四逆辈温之。若但欲呕，胸中痛，大便微溏者，似于柴胡证而非柴胡汤证，以其大便溏，故知极吐下也，又知其非柴胡证矣。

求真按　此二说，虽不无少异，其实一也，宜相互参看，以解仲景意。

阳明病，不吐，不下，心烦者，可与调胃承气汤。(《伤寒论》)

【注】和久田氏曰：不吐者，用吐剂而不吐也。不下者，用下剂而不下也。而心烦者，不拘于前后（**求真按**　不拘于前后者，不拘在前后两者之意也），与调胃承气汤以和胃气，则可吐者自吐，可下者自能下利，而免急迫也。此心烦，由于急迫。（中略）此方有甘草以缓急迫，故能治之。

太阳病三日，发汗不解，蒸蒸发热者，属胃也，调胃承气汤主之。(《伤寒论》)

【注】钱璜曰：蒸蒸发热者，犹釜甑蒸物，热气蒸腾，自内达外，为气蒸湿润之状，非若翕翕发热之在皮肤也。

程应旄曰：此即大便已硬之征，故云属胃也。热虽聚于胃，而未见潮热谵语等证，主以调胃承气汤者，于下法之内而从中治（**求真按**　中治者，从大、小承气中间之治法也），以其日未深也。

和久田氏曰：属胃者，及于内实也。然发汗不解，若未蒸蒸发热至于潮热者，不可谓胃实之正证（**求真按**　胃实之正证，大承气汤证也），故曰"属"。此亦因发汗后无余证，故以调胃承气为主治，而非误治也。

　　求真按　自发太阳病经过三日许，用发表剂发汗，病犹不解，蒸蒸发热者，因自太阳病而转属于阳明，即以本方为主治也。

　　伤寒吐后，腹胀满者，与调胃承气汤。（《伤寒论》）

　　【注】和久田氏曰：吐后，腹满宜消，反胀满者，知胃气未和，与此方也。

　　山田正珍曰：伤寒行吐方后，诸证皆去，唯胃中不和，其腹胀满者，药毒遗害也，宜调胃承气汤解毒以和胃。

　　大便不通，胃气不和者，宜调胃承气汤。（《伤寒论》）

　　【注】大便不通，胃气不和，皆由于病毒之急迫，宜与本方除病毒缓急迫也。

调胃承气汤方

大黄 6.4 克，甘草、芒硝各 3.2 克。

煎法用法同大承气汤。

调胃承气汤之腹证

　　腹不满（吐后，如腹胀满者，例外也），于脐中心之腹底及上下左右有凝结而觉抵抗，且有压痛者，即本方之腹证也。

先辈之论说治验

　　《活人书》曰：大抵发斑，不可用表药。因表虚里实者，若发汗开泄，则更增斑烂矣。可下者，与调胃承气汤。

　　阳明证，头疼不恶寒，反恶热者，胃实故也。阳明气实，故攻头也，调胃承气汤主之。

　　求真按　此说不必信，不可妄从。

　　《伤寒绪论》曰：脉浮而大，心下反硬，有热属于脏者，可攻之。此因燥屎上逆而攻脾，调胃承气汤。

　　求真按　心下反硬者，非燥屎逆上攻脾，是燥屎横行，充实于结肠之内，压迫于胃也。

　　《卫生宝鉴》曰：调胃承气汤，治伤寒发狂，烦躁面赤，脉实者。

　　《试效方》曰：调胃承气汤，治消中而渴，饮食多者。

　　《口齿类要》曰：调胃承气汤，治中热，大便不通，咽喉肿痛或口舌生疮者。

《外科枢要》曰：破棺丹（**求真按**　即本方之丸剂也），治疮疡热极，汗多，大渴，便秘，谵语，发狂者。

求真按　本方治化脓性脑膜炎者，事实也。

《证治准绳》曰：破棺丹，治疗疮之气入腹而危者。

《玉机微义》曰：调胃丸，治齿痛出血不止，以调胃承气汤为末，蜜丸服。

东洞翁本方定义曰：治大黄甘草汤证而实者。

求真按　治但急迫，大便不通者。

《方机》本方主治曰：因汗吐下，谵语者；发汗后，热而大便不通者；服下剂，下利不止，心烦或谵语者；吐下之后，心下温温欲吐，大便溏，腹微满，郁郁微烦者；吐后，腹胀满者。

《漫游杂记》曰：一老人，过经十余日不解，手足冷，心下满，口不能食，舌上焦黄，昼间微烦，头汗出，脉细沉无力。余诊之，与调胃承气汤，得燥屎八九枚，脉变洪迟，乃与竹叶石膏汤，数十日而解。

《成绩录》曰：一男子，腹胀，脚下浮肿，小便不利，不大便十余日，舌上黑苔，唇口干燥，心烦呕吐，饮食如故。先生与调胃承气汤，秽物大下，小便快利，诸证悉去。

《生生堂治验》曰：一妇人年二十，大便点滴不通者三年矣，但饮食行动如常，约费巴豆、大黄、芒硝等数斤，皆不应。先生按其腹，虽甚硬，但燥屎及块物等无一应手者，即与调胃承气加葱白汤，便利遂不失节。

调胃承气加葱白汤：调胃承气汤内加大葱白十个。

求真按　中神氏以本方加葱白，恐用孟诜说，葱能利大小便也。

《用方经权》本方条曰：按膏粱太过之徒，其毒酿于肠胃，失其升降之职，潮热寝汗，微咳脉数，大便或秘，或下利，状如虚劳，心气迫塞，悲笑无时，胸动步难，其腹微满，或里急拘挛者。凡食毒蓄酿胃府，发为诸证。或下流郁结于肠中，小腹微满，大便不快，月事为之失调者。若审证不误，施以此方，则有万全之效。

《类聚方广义》本方条曰：痘疮，麻疹，痈疽，疔毒，内攻冲心，大热谵语，烦躁闷乱，舌上燥裂，不大便，或下利，或大便绿色者，宜此方。

牙齿疼痛，齿龈肿痛，龋齿枯折，口臭等。其人多平日大便秘闭而冲逆，宜此方。

胃反，膈噎，胸腹痛，或烦满，腹中有块，咽喉干燥，郁热便秘者；消渴，五心烦热，肌肉燥瘠，腹凝闭，二便不利者，皆宜此方或为兼用方亦良。

膈噎证，因其人少壮时，腹里生癥结，与年俱长，常为胃府之消化及血精灌溉之障碍，积至老境，此证始萌。盖年龄渐高，则癥结愈痼，血液因之以枯，精神随之而衰，是必然之势也，加以勤劳，酒色过度，而后此证始成。然初起能勤药饵，谢世务，绝情欲，以就治疗，庶几或可一生。若姑息为治，放恣纵情，病势张皇，精气衰脱，身体枯槁，至于饮食一切，难以下咽时，则决不可救治矣。

冈田昌春曰（《温知医谈》所载）：顷得二老先生承气汤之高论。（中略）有一治验，一男子年二十三四，一日患外感，寒热往来，头痛如破，邪气渐进，自人参饮子及于导赤各半汤证。友人大渊常范为之治疗，并托余代为主持一切，因诊其脉，弦数无神，状如醉人，谵语烦躁，变为郑声，仍用前方，二三日，自汗淋漓不止，渐至捻衣摸床，于是转升阳散火汤，七八日，诸证自若，虚候日至，亲戚亦知恐至不治，因是寄信知照其父，请其另请高明。近日有来一医之信，并再请主持治疗，故又朝夕省诊，以尽微力。病人身体虚羸更甚，但稀粥少进，大便不利，小便快利。一医来诊曰闻此患者，初中末治疗无间，但稍有愚见，冀得余同意，故与余约时同诊。医曰：此证虽形体虚羸已甚，腹候虚软无力，但一时权道计，宜活用承气汤一类，如何？余虽亦注意其不大便，恐有掣肘，今得此医一言，可以直用无疑。盖因身虽柴瘦，但似一团邪火内燔，若无背城一战之策，则燃眉之急难救，于是决与调胃承气汤。半日后，下结粪五六枚，充满便器。虚羸虽加，但热渐减，脉来有神，诸候霍然。承气之效，可谓伟矣。其后相商，酌用柴胡剂之类，热去虚回，得奏全凯。因忆张长沙虽谆谆致意于胃气，不可轻用攻下。但其变化，有"少阴急下"及"太阴寒实"之例。至于"至虚有盛候，大实有羸状"之成规，可求之于经方者，人皆知之，至于活泼之妙，在乎人之自得也。许学士"循衣撮空"之治验，孙兆治东华门之窦大郎，罗谦甫疗真定府之赵吉夫，皆因用承气而得伟效，可谓能应用经方矣。余每感叹以前之治验，以老医之一言，合于古人之成规，因附赘焉。

求真按　由余之经验，肠伤寒（Typhus）见大、小承气汤证者甚少，调胃承气汤证反多也。且不限此病，凡高热持久及诸疮疡内攻（如化脓性脑膜炎是也）等而现此证者颇多，学者须熟记之，不可失误。

白虎汤之注释

伤寒，脉浮滑，此表有热，里有寒，白虎汤主之。（《伤寒论》）

【注】林亿曰：按前篇云"热结在里，表里俱热者，白虎汤主之（**求真按**　为白虎加人参汤主之之误）。"又云"其表不解者，不可与白虎汤。"而此处云"脉浮滑，表有热，里有寒"者，必"表里"二字互差也。又阳明一证云"脉浮而迟，表热里寒者，四逆汤主之"又少阴一证云"里寒外热者，通脉四逆汤主之"因是表里自差也明矣。

程应旄曰：读厥阴篇中"脉滑而厥者，里有热也，白虎汤主之。"据此可知"表里"二字为错简也。

山田正珍曰：林亿、程应旄二说，考证明备，援引详确，宜拳拳服膺焉。张璐《缵论》遵奉之，可谓"见善从善"者矣。表有寒者，以时时恶风，背微恶寒，及厥冷等证而言。里有热者，以脉滑大，发热汗出，身重而喘，咽燥口苦等证而言，盖仅举其略证耳。

尾台氏曰：伤寒，脉浮滑云云，林亿、程应旄等以此章为"寒热"二字差置，极是。

以下条"伤寒脉滑而厥者，里有热也"可见。

综以上诸说观之，则本条当改作"伤寒，脉浮滑，此表有寒，里有热，白虎汤主之"，是即举其病因与脉应，而略其腹证、外证也。

三阳合病，腹满身重，难以转侧，口不仁而面垢，谵语遗尿。发汗则谵语，下之则额上生汗，手足逆冷。若自汗出者，白虎汤主之。（《伤寒论》）

【注】《医宗金鉴》曰：三阳合病者，太阳之头痛发热，阳明之恶热不眠，少阳之耳聋寒热等，皆具也。

山田正珍曰：此证虽以三阳命名，但腹满，身重，谵语者，皆属于阳明内实病。故不发汗，不和解，唯用大寒以挫其壮热也。"发汗则谵语"之下，似脱一"甚"字，当补之。（中略）若发汗，则谵语甚者，由于津液越出，大便燥结也。如是者，当议大、小承气汤。若下之，则额上生汗，手足逆冷，或自汗出者，大便未硬，其里未实，而早下之故也。如是者，急宜通脉四逆汤以救之。按病证曰不仁者，是无寒热痛痒及知觉之名也。（中略）所谓口不仁者，是口不能言语，或口不觉寒热痛痒，或口不能辨五味，皆谓之口不仁也，岂唯不知味为然哉？

尾台氏曰：三阳合病之口不仁，谓口舌干燥，不知五味也，与附子汤之口中和，背恶寒者相反。谨按（中略）"发汗"以下十七字，为后人之注文。又按《玉函》无"若"字为是。

求真按 山田氏说，虽不无理，概以尾台氏说为是，兹从而解之。故本条宜改作"三阳合病，腹满身重，难以转侧，口不仁而面垢，谵语遗尿，自汗出者，白虎汤主之"。以意解之，因腹部膨满而生重感，身体难以自由运动，口唇及舌黏膜干燥，味觉脱失，面部生垢，谵语遗尿，汗自出者，称为三阳合病，即以本方为主治也。然本方证之腹满，与大承气汤之坚满异，只腹壁膨满，内部无充实之毒，故按之无抵抗与压痛，是二证腹满之别。

伤寒，脉滑而厥者，里有热也，白虎汤主之。（《伤寒论》）

【注】伤寒，有滑脉而四肢或全身厥冷者，为里有热（此所谓热厥），即以本方为主治也。然此证与大承气汤、调胃承气汤等之热厥，及四逆汤、通脉四逆汤等之寒厥疑似，不易鉴别。故宜熟读下说以分辨之，是医之所最易忽误，而病者生死所关也。

钱氏曰：滑者为动数流利之像，无沉细微涩之形，故为阳脉。即伤寒郁热之邪在里，阻绝阳气，不能畅达于四肢而厥，所谓"厥深热亦深"也。

《医宗金鉴》曰：伤寒，脉微细，身无热，小便清白而厥者，是寒虚厥也，当温之。脉乍紧，身无热，胸满烦而厥者，是寒实厥也，当吐之。脉实，大小便闭，腹满硬痛而厥者，热实厥也，当下之。今脉滑而厥，滑为阳脉，可知里热，是热厥也。然内无腹满痛、不大便证，此虽有热而里未实，不可下而宜清，故以白虎汤主之。

《活人书》曰：热厥者，初中病时，必于身热头痛之外有阳证。至二三日乃至四五日，方发厥，其热厥者，厥至半日，却身热。盖热气深，方能发厥，故须在二三日之后也。若微厥即发热者，热微故也，其脉虽沉伏，按之滑者，为里有热也。其人或饮水，或扬手掷足，烦躁不得眠，大便秘，小便赤，外证多昏愦者，知其为热厥，宜白虎汤。又下证悉具，有见四逆者，是失下之后，血气不通时，四肢即厥。医人不识，却疑阴厥，复进热药，则祸如反掌矣。大抵热厥，须脉沉伏而滑，头上当有汗，其手虽冷，指爪复温，便须用承气汤以下之，不可拘忌也。

白虎汤方

知母 7 克，石膏 20 ～ 100 克，甘草 2.5 克，粳米 14.5 克。

上细锉，以水二合，煎一合，去滓，一日分三回冷服。

先辈之论说治验

钱氏曰：若胃实痛者，为有形之邪，当以承气汤下之。此但外邪入里，为无形之热邪，故用寒凉清肃之白虎汤以解阳明胃府之邪热。

《和剂局方》曰：白虎汤，治伤寒大汗出后，表证已解，心胸大烦渴，欲饮水，及吐或下后七八日，邪毒不解，热结在里，表里俱热，时时恶风，大渴，舌上干燥而烦，欲饮水数升者，宜服之。又治夏月中暑毒，汗出恶寒，身热而渴。

《医学纲目》曰：孙兆治一人，自汗，两足逆冷至膝下，腹满，人事不省。孙诊六脉小弱而急，问其所服药，取视之皆阴病药也。孙曰："非受病重，药能重病耳！"遂用五苓散、白虎汤十余帖，病少苏，再服，痊愈。或问治法，孙曰："病人伤暑，始则阳微厥，脉小无力，医谓阴病，遂误药而病厥，用五苓散利小便则腹减，白虎解利邪热则病愈矣。凡阴病胫冷，则臂亦冷，今病胫冷而臂不冷，则非下厥上行，是以知其为阳微厥也。"

《集验良方》曰：白虎汤，治中暑，口渴饮水，身热，头晕，昏晕等证。

《医学入门》曰：白虎汤，治一切时气瘟疫杂病，胃热咳嗽，发斑，及小儿疱疮瘾疹，伏热等证。

《痘证宝笺》曰：白虎汤，痘已发未发，或胃火偏盛，面红，齿燥，口臭，唇干，烦渴，龂齿，咬牙，夹斑，夹疹，独用、兼用均宜。

东洞翁曰：白虎汤，治大渴引饮，烦躁者。

求真按 此说不无参考之价值，但不足为定义，何则？因不仅本方证有大渴引饮故也。

《方机》本方主治曰：手足厥冷，或恶寒而自汗出，谵语者；手足厥冷，胸腹热剧者；大烦渴，舌上干燥，欲饮水数升者；无大热，心烦，背微恶寒者；暑病，汗出恶寒，身热而渴者；胸腹热剧，或渴如狂者（本方内加黄连六分）。

《成绩录》曰：一丈夫患疫，经二十余日，谵语不识人，舌上有黑苔，遗尿，不大便，午后烦热闷乱，绝食数日，两脚痿弱，足生微肿。先生诊之，与白虎汤兼用黄连解毒散，不日痊愈。以遗尿有微肿，故不与承气汤也。

《方舆𫐉》曰：白虎汤，治赤斑，口渴，烦躁。

发斑，咽干渴甚，烦躁闷乱证，宜用此方。今时发斑热剧者，虽用白虎汤，但余用此方之前，恐有大青龙汤证。而寒热剧，躁烦口渴者，当用大青龙汤。用之热犹不解，渴益甚，烦躁者，宜用白虎汤。

白虎汤，治痘纯红，脸赤眼赤，口气热，唇口肿痛，烦躁闷乱，循衣摸床，小便赤，大便秘，身如火，发斑，谵语，实热等证，并主口气臭。

是治痘因热毒甚，不能起胀灌脓。又虽起胀灌脓，然因痘擦破而热益甚，大渴引饮，烦躁者。

《生生堂治验》曰：某儿，因中暑，身灼热，烦渴，四肢懈惰。一医与白虎汤，二旬余，犹未效。先生曰："某氏治法，非不当也，然不愈者，剂轻故也。"即倍前药与之，须臾发汗如流，翌日索食，不日痊愈。

求真按　石膏不用大量则无效，中神氏之言是也。

《类聚方广义》本方条曰：伤寒，脉滑而厥者，及无大热，口燥渴，心烦，背微恶寒等证，世医不用白虎，遂使病者至于不起，可胜叹哉！呜呼！仲景谆谆垂跻寿之法，后人不能从而奉行之，反逞私见，捏造方剂，弊及于今，洵可慨叹。

治麻疹，大热谵语，烦渴引饮，唇舌燥裂，脉洪大者。

治牙齿疼痛，口舌干渴者。

治眼目热痛如灼，赤脉怒张，或头脑、眉棱骨痛，烦渴者。俱加黄连良，兼用应钟散，时以紫圆攻之。

治狂证，眼中如火，大声妄语，放歌高笑，登屋逾垣，狂走不已，大渴引饮，昼夜不眠者。亦加黄连，隔三五日用紫圆一钱至一钱五分，取峻泻数行，又日用灌水法则必效。若用下药难者，惟宜用灌水法耳。

《伤寒论述义》曰：温病者，热结在里，是表里俱热证也。即为阳明病之一证，其来也如太阳，由少阳而毒气暴进，陷入于里，内灼外熏，势如燎原，故脉浮滑洪大，证则蒸蒸发热，自汗出，心烦大渴，舌上干燥，欲饮冷水，然燥未搏结，仅胃家焦燥耳，因立白虎汤以清凉之。设如太阳因误汗吐下而乏津液者，则加人参以滋养之。若失治则胃中枯竭遂不可救，其变证或为胃实，敢断为非阴证也。

求真按　此说甚佳，宜熟读之。

《麻疹一哈》曰：一小儿发热三四日，疹子咸出，稠密干燥，紫黑色，舌焦唇裂，烦渴引饮，烦闷不得眠，谵语如见鬼状，人事不省，按其腹状如毁手，胁腹微满，大便难，小溲不利。因与白虎汤。尽十帖，诸证渐安，疹子收，身热犹未退，胸腹满闷，大便不通五六日，两目黯然，昼不见物，更作大柴胡汤服之，兼用芎黄散，时以紫圆攻之，每服下利数行，约五十日许，始复原。

求真按　此证初起，即宜大柴胡加石膏汤。

《勿误药室方函口诀》本方条曰：此方治邪热散漫于肌肉之间，发为大热大渴，脉洪大或滑数者。成无己云此方为辛凉解散，清肃肌表之剂。今邪散漫于肌表之间，欲成汗而不能发者，用辛凉之剂清肃肌肉之分，使成发势而出汗，譬如以手绞糟袋之汁同理，是故白虎与承气，以表里之剂，同阳明之位，故云表里俱热，或云三阳合病，用于胃实近表之方也。

石膏之医治效用

《药征》曰：石膏，主治烦渴也，兼治谵语，烦躁，身热。（中略）历观上方，石膏主治烦渴也明矣。凡病烦躁者，身热者，谵语者，及发狂者，齿痛者，头痛者，咽痛者，其有烦渴之证也，得石膏而其效核焉。

此说虽无错误，然非石膏证，亦不无烦渴者，故难为定义。由余之经验，有本药证者，必口苦干燥，尿色赤浊为应用之主目的，以烦渴及其他为副目的，再宜参考下说而用之。

《本草纲目》曰

石膏

【气味】辛，微寒，无毒（《别录》曰：甘，大寒）。

【主治】中风寒热，心下逆气，惊喘，口干舌焦，不能息，腹中坚痛。（《本经》）

除时气，头痛身热，三焦大热，皮肤热，肠胃中结气，解肌发汗，止消渴，烦逆，腹胀，暴气喘，咽痛。（《别录》）

治伤寒头痛如裂，壮热，皮肤如火燥。（甄权）

治天行热狂，头风旋。下乳，揩齿，益齿。（大明）

求真按　此头旋，即眩晕也，脑充血所使然。

除胃热肺热，散邪热，缓脾益气。（李杲）

止阳明经头痛，发热恶寒，日晡潮热，大渴引饮，中暑潮热，牙痛。（元素）

求真按　阳明病，以不恶寒为原则，今云恶寒，似乎矛盾，其实不然，是因非纯阳明，为三阳合病故也。

《本草备要》曰：石膏，甘辛而淡，体重而降，为足阳明胃经大寒药。色白入肺，兼入三焦，寒能清热下火，辛能发汗解肌，甘能缓脾益气，生津止渴。治伤寒郁结无汗，阳明头痛，发热恶寒，日晡潮热，肌肉壮热，小便赤浊，大渴引饮，自汗，口干（能发汗，又能止自汗），舌焦（苔厚无津），牙痛。又胃主肌肉，肺主皮毛，为发斑发疹之要品（色赤如锦纹者为斑，隐隐见红点者为疹），但用之勘少，则难见功。

《方伎杂志》曰：石膏，宜中国产。日本产亦洁白，椎捣成细末用之，石见产者，多佳品。如中国产不洁白，碎后如有方解石物者，不可用。石膏一物，人皆惧用，不知其治烦热及清解大热，滋润枯燥，镇压上逆等，其效决非他药所可及。朱震亨曰：药之命名有种种，或以色、以形、以气、以质、以味、以能、以时，膏字之义，可深思焉。

冈田昌春氏曰：(上略)《蕉窗医谈》云：石膏若不用大剂则无效，何则？石膏之性不强也。故白虎汤、竹叶石膏汤等，用石膏特多。余平生多用大量，他医与小量之石膏剂，故无效。此语最可玩味。《药征》开卷首列石膏，述其效用，宜参考之。案白虎汤，以石膏为君，其质虽镇重，其性能善走，外解肌热，内凉胃热，表里烦热，顿然清楚。大青龙汤，因阳热之气郁，不得开越，以扶麻黄、桂枝之发力，而逞外发之功效。竹叶石膏汤，为平未靖之余寇，与麦门冬，奏其津润之勋。其他越婢汤、厚朴麻黄汤、术防己汤等，其运用不一，配以粳米、小麦等，亦微妙详，审后人有不可思议者。（中略）又刘跂《钱乙传》云：宗室子，病呕泄，医用温药而加呕。乙曰："病本中热，奈何以刚药燥之？将不得前后溲矣，宜与石膏汤。"宗室与医者皆不信，后二日果来召。乙曰："仍石膏汤证也。"竟如言而愈。（中略）石膏，其质重，其用多主清热，配合适宜，有消暑、截疟、治呕、止泻、祛饮、疏水、解毒等效，不可端倪。东洞多用石膏，当时有石粉之谤，与彼陈石膏之评，居虽异域，其旨相同，若有所偏，必有专长，取舍之权，存乎其人耳。

知母之医治效用

《续药征》曰：知母，主治烦热也。

《本草纲目》曰

知母　根

【气味】苦寒无毒。

【主治】消渴，热中。除邪气，肢体浮肿，下水。补不足，益气。（《本经》）

疗伤寒、久疟之烦热，胁下邪气，膈中恶，及风汗内疸。多服令人泄。（《别录》）

心烦躁闷，骨热劳往来，产后蓐劳，肾气劳，憎寒虚烦。（甄权）

热劳，传尸疰痛，通小肠，消痰，润心肺，安心，止惊悸。（大明）

凉心去热。治阳明火热，泻膀胱肾经火，热厥头痛，下痢腰痛，喉中腥臭。（元素）

安胎，止子烦。（时珍）

【发明】权曰：知母，治诸热劳，患人虚而口干者，加用之。

杲曰：知母，（中略）其用有四：泻无根之肾火，疗有汗之骨蒸，止虚劳之热，滋化源之阴。

《本草备要》曰：知母，辛苦寒滑。上清肺金而泻火，下润肾燥而滋阴。（中略）消痰，定惊，止渴，安胎（无非清火之用）。治伤寒烦热，蓐劳骨蒸，燥渴虚烦，久疟下痢

（治嗽者，清肺火也；治渴者，清胃火也；退骨蒸者，泻肾火也）。利二便，消浮肿。然苦寒伤胃滑肠，多服令人泻。

由以上诸说观之，则本药可谓为一种之解热药，若用量不误，则适于阳虚证。

粳米之医治效用

《本草备要》曰：粳米，甘凉，得天地中和之气，和胃补中，色白入肺。除烦清热，煮汁止渴（仲景之白虎汤、桃花汤、竹叶石膏汤，皆以之清热，补不足）。粳乃稻之总名，有早、中、晚三收，晚得金气，多性凉，尤能清热（北粳凉，南粳温，白粳凉，红粳温，新米食之则动气）。陈廪米冲淡，可以养胃。煮汁煎药，亦取其调肠胃，利小便，去温热，除烦渴之功。

本药淀粉丰富，故有滋养强壮，缓和包摄作用也明矣。由上说观之，则于此等作用之外，可谓更有清凉止渴作用焉。

白虎加人参汤之注释

服桂枝汤，大汗出后，大烦渴不解，脉洪大者，白虎加人参汤主之。（《伤寒论》）

【注】《医宗金鉴》曰：大烦渴，脉洪大者，是邪已入于阳明，津液为大汗所伤也。

钱氏曰：此因大汗出后，遂至胃中之津液耗竭，阳邪乘虚入里，大烦渴而不解也。上篇之大汗出，脉浮而数，微热消渴者，及发汗后脉浮数，烦渴之证，皆因误汗亡阳，下焦无火，膀胱之气化不行，失其蒸腾之用，气液不得上升而渴也（**求真按** 膀胱之气化云云，为以下小便不利而渴也）。然脉浮，其邪仍在太阳，故以五苓散主之。今大烦渴，而脉见洪大，则邪不在太阳，已传入于阳明，即阳明篇所谓阳明脉大是也，故以白虎汤解烦热，加人参以补其大汗之虚，救其津液之枯竭也。

求真按 太阳病，当有桂枝汤证时，服此汤。大汗后，脉浮数而烦渴，表里二证兼有者，则以五苓散为主治。然脉洪大而烦渴甚，若表证已解，转入阳明者，则以本方为主治也。

伤寒病，若吐下后，七八日不解，热结在里，表里俱热，时时恶风，大渴，舌上干燥而烦，欲饮水数升者，白虎加人参汤主之。（《伤寒论》）

【注】汪氏曰：时时恶风者，乃热极汗出多，不能收摄，腠理疏，故时时恶风也。里热，则胃府中燥热，故大渴，舌上干燥而烦，欲饮水数升也。此因吐下之后，胃气虚而内亡津液，故燥渴甚极也。

周氏曰：口至干，舌至燥，无津液也极矣，能生津液神速者，莫若人参，故加之。

《医宗金鉴》曰："伤寒"二字之下，当有"若汗"二字，盖用发汗较吐下，则更多伤津液也。

山田正珍曰:《金鉴》之说是也,当补"若发汗"三字。如前之第十六条云(**求真按** 指《伤寒论》原书而言),已发汗,若吐若下;第二十三条云,更发汗,更下,更吐;第五十八条云,若发汗,若吐,若下,皆有"发"字也。按此条为阳明病之浅证,未至胃实者。所谓阳明病,汗出多而渴是也,本当在阳明篇中,以下二章与百八十五条亦然。热结在里,表里俱热者,是因时时恶风以下之证也。此因伤寒表邪炽盛而发汗,若吐,若下不解,入里而结,然未至胃实,故其热熏蒸表里,使人且热且渴也,其致时时恶风者,亦因未结实故也。盖此条之时时恶风,与次条之背微恶寒,皆因内热熏蒸,汗出肌疏所致,故曰时时及不显然于全身而微于背也,非因于表不解之恶风寒也,可知矣。

求真按　由以上诸说观之,则本条当作"伤寒,若发汗,若吐,若下后,七八日不解,热结在里,表里俱热,时时恶风,大渴,舌上干燥而烦,欲饮水数升者,白虎加人参汤主之"。注释宜从山田氏说。

伤寒,无大热,口燥渴,心烦,背微恶寒者,白虎加人参汤主之。(《伤寒论》)

【注】《医宗金鉴》曰:伤寒,身无大热,不烦,不渴,口中和,背恶寒者,附子汤主之,属少阴病也。今伤寒身无大热,则知热渐去表而入里。口燥渴心烦,则知热已入于阳明矣。背微恶寒一证,虽有似于少阴,但少阴证口中和,今口燥渴,是口中不和也。背恶寒,非阳虚之恶寒,乃阳明内热熏蒸于背,汗出肌疏,故微恶之也。主以白虎汤,直走阳明,大清其热。加人参者,盖有顾于肌疏也。

伤寒,脉浮,发热,无汗,其表不解者,不可与白虎汤。渴欲饮水,无表证者,白虎加人参汤主之。(《伤寒论》)

【注】方有执曰:无表证者,谓恶寒、头身疼痛皆已除也。

《医宗金鉴》曰:其表不解者,虽有燥渴,乃大青龙汤证,故不可与白虎汤也。又曰:加人参者,大解热中,速生其津液故也。

求真按　本条前半段,如《金鉴》所说,为大青龙与白虎汤二证之鉴别,后半段为白虎加人参汤证,非也。因《千金方》《千金翼》《外台》等作白虎汤主之,如渴欲饮水,无表证者,此即白虎汤所主治,无特加人参汤之理也。

阳明病,脉浮而紧,咽燥口苦,腹满而喘,发热汗出,不恶寒反恶热,身重,若发汗则躁,心愦愦反谵语。若加烧针,必怵惕,烦躁不得眠。若下之,则胃中空虚,客气动膈,心中懊憹,舌上苔者,栀子豉汤主之。若渴欲饮水,口舌干燥者,白虎加人参汤主之。若脉浮发热,渴欲饮水,小便不利者,猪苓汤主之。(《伤寒论》)

【注】详太阳病篇猪苓汤及第少阳病篇栀子豉汤条。

太阳中热者,暍是也。汗出恶寒,身热而渴,白虎加人参汤主之。(《金匮要略》)

【注】人若触冒太阳之光热而患病时,谓之暍病。其状汗出恶寒,身热而渴者,则以本方为主治也。本条是述日射病之证治也。

由以上之仲景论，本方之用途，虽无不明。然与白虎汤之区别，尚难判然。故宜参照东洞翁以本方为治白虎汤证而心下痞硬者之定义，学者能深究此说与师论，则本方可运用矣。

白虎加人参汤方

知母 6 克，石膏 20～100 克，甘草 1.8 克，粳米 12 克，人参 3 克。

煎法用法同前。

先辈之论说治验

《活人辨疑》曰：化斑汤（**求真按** 即本方也），治赤斑，口燥渴，中暍者。

《徐同知方》曰：人参白虎汤（**求真按** 是即本方也），治伏暑发渴，呕吐身热，脉虚自汗。

《保赤全书》曰：人参白虎汤（**求真按** 此即本方也），治暑盛烦渴，痘出不快。又解麻痘、斑疮等热毒。

《漫游杂记》曰：一男子患气疾，两脉洪数，心下痞坚，大便燥结，寐寤不安，语言失理，称王称帝。余以三圣散吐之，二回后，与参连白虎汤，三十余日，痊愈。

求真按 参连白虎汤者，本方加黄连也。

《方舆輗》曰：白虎加人参汤，此方之正证为汗大出，有微恶寒，身热，大渴引饮也。余按凡宜与白虎汤证，脉当洪长，但在暍，却多虚微状，是暍与伤寒所不同也。由是观之，《素问》云：脉虚身热者，得于伤暑。《甲乙经》云：热伤气而不伤形，所以脉虚也。《金匮》云：弦细芤迟。芤，即虚豁也。弦细迟，即热伤气之应也。由诸古训，可征病暑之脉矣。

《病因备考》有言曰：消渴，未经年月者，虽五十以上，间有得治者，白虎加人参汤主之。世医多以此病为难治，畏石膏故也。

求真按 虽如此说，石膏剂善治糖尿病，但未必以本方为主治也。

一男子年六十余，其鼻不闻香臭者四年，来请治。余曰："病已积年，药无益也。"翁曰："某自少壮，即易气逆，幸逆气得治足矣。"余乃漫然作白虎加参连与之。六十余日，忽闻香臭而后平。

求真按 鼻疾患，多石膏剂证，宜注意之。

《生生堂治验》曰：帅庐先生，年七旬，病消渴，引饮无度，小便白浊，周殚百治，颓敝日加。举家以为不愈，病者亦嘱办后事矣。先生诊之，脉浮滑，舌燥裂，心下硬。曰："可治。"乃与白虎加人参汤百余帖，痊愈。

《类聚方广义》本方条曰：治霍乱吐泻后，大热烦躁，大渴引饮，心下痞硬，脉洪大者。

治消渴，脉洪数，昼夜引饮不歇，心下痞硬，夜间肢体烦热更甚，肌肉日渐消铄者。

治疟病，大热如烙，谵语烦躁，汗出淋漓，心下痞硬，渴饮无度者。

白虎加桂枝汤之注释

温疟者，其脉如平，身无寒但热，骨节烦疼，时呕，白虎加桂枝汤主之。(《金匮要略》)

【注】温疟者，《金匮》云：师曰：阴气孤绝，阳气独发（**求真按**　无恶寒，独发热也），则热而少气，烦冤，手足热，而欲吐，名曰瘅疟。如无恶寒之前驱证，而为热独发之麻拉利亚（Malaria）也。其脉如平者，其脉如平常，而实不平常也，故不难推察其脉为浮滑或浮洪也。余虽不必解，但治骨节疼烦及时呕，可知为主之石膏及桂枝之作用矣。

白虎加桂枝汤方

知母 6 克，石膏 20 ～ 100 克，甘草 1.8 克，粳米 12 克，桂枝 3 克。

煎法用法同前。

先辈之论说治验

东洞翁本方定义曰：治白虎汤证而上冲者。

求真按　此说虽无不可，然不如作治白虎汤证而有桂枝证者较为完善耳。

《方机》本方主治曰：疟疾，身热，骨节疼烦，渴欲饮水者。

《险证百问》曰：一妇人之疟，干呕不能食，使强食之则必吐，发时身体疼痛，寒少热多，呕吐益甚。试多与冷水，则呕吐稍止，于是作白虎加桂枝汤热服之，忽振寒发热，大汗出而愈。

求真按　据此治验观之，则仲景论之"时呕"，是发作时之呕也。

《类聚方广义》本方条曰：霍乱，吐泻后，身体灼热，头疼身痛，大渴烦躁，脉洪大者，宜此方。

《勿误药室方函口诀》本方条曰：此方治温疟，温同温病之温，谓不恶寒而热也。此病骨节烦疼为目的，因邪散漫于肌肉之间，至于骨节，而发为烦疼。故用辛凉解散之剂加桂枝，峻其达表之力。他病有上冲头痛等剧证，亦有效。东洋用于此类之中风，与白虎加黄连云。

橘皮大黄芒硝汤之注释

鲙食之在心胸间不化，吐复不出，速下除之，久为癥病，治之方。（《金匮要略》）

橘皮 2.4 克，大黄、朴硝　　**求真按**　朴硝，与芒硝大同小异各 4.8 克。

上细锉，以水一合，煎五勺，去滓，纳芒硝，溶之，顿服。

【注】鲙，同"脍"，切细之鱼肉也。在心胸间不化者，是鲙食停滞心胸间，不消化也。

尾台氏云：按，曰鲙食在心胸间不化，可谓妄矣。食物在胃肠不化者有之，岂能留在心胸间而成癥病者耶？若所患确在心胸间时，当以瓜蒂吐之。

如上所说，此条颇不合理，恐为胃肠间之误。久成癥病者，是谓若不祛除鲙食，久放置之，则沉着其他之饮食物残渣及分解产物等而成假性肿瘤也。此证所以用本方者，恐因主药橘皮有解毒作用（鱼毒）乎？

先辈之论说

东洞翁本方定义曰：治心胸间有宿滞而结者。

求真按　结，凝结也。

《类聚方广义》本方条曰：治饮食伤，吐下后，心胸尚不爽快，或嗳气吞酸者。又治痰饮家，心下或脐边有块，平素每饮食作痛，或吐食、吐饮、吐酸，嘈杂，大便难者，合桂枝枳实生姜汤亦佳。

《勿误药室方函口诀》本方条曰：此方为解鱼毒之主剂。橘皮解鱼毒，后世方书虽未著，但今以橘皮一味烧黑，用于骨骾时（**求真按**　骨骾者，谓鱼骨刺入咽喉或食道也）即有效，是本古方之治鲙食在胸中也。有持桂里曰：此不仅解鲙毒，诸兽鱼肉之毒，亦可治之。

茵陈蒿汤之注释

阳明病，发热汗出者，此为热越，不能发黄也。但头汗出而身无汗，剂颈而还，小便不利，渴引水浆者，此为瘀热在里，身必发黄，茵陈蒿汤主之。（《伤寒论》）

【注】山田正珍曰：阳明病，发热汗出而渴者，白虎加人参汤证也。若发热汗多不渴者，此为有燥屎，大承气汤证也。二证俱不能发黄，因其热已发扬也。越者，犹言发也。剂者，犹限也。

尾台氏曰："剂"与"齐"通，齐者，限也。剂颈而还者，谓颈以下无汗也。《玉函》

茵陈蒿汤条亦作齐颈。《列子·汤问篇》曰：际畔不知所齐限。以是可知其义矣。

瘀者，以淤，从病。淤者，淤泥也。《说文》曰：淤，淀滓浊泥也。钱潢曰：瘀，留蓄壅滞也。盖饮食之淀浊留滞于内，壅阂作热，更与邪气搏结，郁燠熏灼而作渴。若无汗，小便不利，则沸郁蒸腾，必致发黄，犹曲药入库，则发黄也。但热属瘀热，故虽引水浆，与五苓、白虎。专欲冷水者，其证情自有不同也。

求真按　因阳明病，发热，汗出时，由汗失水分，致体内枯燥，故不至于发黄疸。若发热，仅头部出汗，颈以下无之，又尿量减少，渴而欲饮其他之饮料者，腹内存积食、水、热三毒，则必发为黄疸，以本方为主治也。

伤寒七八日，身黄如橘子色，小便不利，腹微满者，茵陈蒿汤主之。（《伤寒论》）

【注】前条是说本方证之原因，本条示其外证、腹证也。即本方证之黄疸，其色泽恰如成熟之橘子，色鲜黄而有金色之光泽，与他证之黄疸不同，必尿量减少，腹部膨满，然不如大承气汤证之大实满而有微满耳。

谷疸之病，寒热不食，食即头眩，心胸不安，久久发黄为谷疸，茵陈蒿汤主之。（《金匮要略》）

【注】谷疸，《金匮》云：趺阳脉紧而数，数则为热，热则消谷；紧则为寒，食即为满。尺脉浮为伤肾，趺阳脉紧为伤脾。风寒相搏，食谷即眩，谷气不消，胃中苦浊，浊气下流，小便不通，阴被其寒，热流膀胱，身体尽黄，为谷疸。

如上说，即因食、水、热三毒而发黄疸也。寒热不食者，虽为恶寒发热，食机减少，但此寒热与表证异，因里有湿热，则同时不食也。又食即头眩者，食物冲动湿热使然，亦因心胸不安也。

茵陈蒿汤方

茵陈蒿 21.5 克，栀子、大黄各 7 克。

上细锉，以水三合，煎一合，去滓，一日分三回冷服。小便当利，尿如皂角汁状，色正赤，一宿腹减，黄从小便去也。

先辈之论说治验

钱氏曰：茵陈性虽微寒，能治湿热黄疸及伤寒滞热，通身发黄，小便不利；栀子苦寒，泻三焦之火，除胃热时疾之黄病，通小便，解消渴、心烦懊憹、郁热结气，更入血分；大黄苦寒，下泄，逐邪逆，通肠胃。三者能蠲湿热，去郁滞，故为阳明发黄之主剂。

《瘟疫论》曰：按茵陈为治疸退黄之专药，今以病证较之。黄因小便不利，故用山栀而除小肠屈曲之火。瘀热既除，小便自利，当以发黄为标，小便不利为本。及论小便不利，病原不在膀胱，乃系胃家移热，又当以小便不利为标，以胃实为本。是以大黄为专效，山栀次之，茵陈又其次也。设去大黄，服山栀、茵陈，是忘本而治标耳，无效也。或用茵陈五苓，非惟不能退黄，小便亦难利焉（**求真按** 吴氏虽排斥茵陈五苓散，是其用法之拙，非此方之误也）。

古方有三承气证，故当加茵陈、山栀于三承气而随证施治，方为尽善。

求真按 茵陈、山栀子，不独可加于三承气汤中，即大小柴胡汤中亦可加用。

东洞翁本方定义曰：治一身发黄，心烦，大便难，小便不利者。

《方机》本方主治曰：治发黄色，小便不利，渴欲饮水者；发黄色，小便不利，腹微满者；寒热不食，头眩，心胸不安者。

《方舆輗》曰：按，于茵陈蒿汤，云腹微满；于大黄硝石汤不云微，而单曰腹满，因是可分二汤之剧易矣。

《续建殊录》曰：一男子胸中烦闷，反复颠倒，温温不能食，腹微满，小便不利，一身微发黄色，与以茵陈蒿汤，两便快利，诸证顿愈。

求真按 因在发病初期，故只呈微黄色也。

《古方便览》曰：一男子年三十余，冬月旅行，逗留海边，恣吃鱼肉，又感寒气，归家未几，面目身体浮肿，发黄如橘子色，小便亦如柏汁，心胸苦烦，腹满不能饮食。余乃与此方，时以紫圆下之，十二三日痊愈。

《生生堂治验》曰：一男子年三十，心中懊恼，水药入口辄吐，经日益甚。先生诊之，眼黄，心下满，按之痛，乳下扇动，紊乱不定（**求真按** 是谓心悸亢进也）。曰："此瘀热在里也，不日当发黄。"乃以食盐三匕，使白汤吞之，大吐冷水，更与茵陈蒿汤，身果发黄，而圊黑粪，使乃服前方，十五日而复常。

《生生堂医谈》曰：一妇人每次经候十七八日不止，时已三年。医药无效，请余诊，脉细数，身色青白，起则作喘，小便漏，巨里如奔马，几濒于死。余作茵陈蒿汤与之。其夫业药，稍知药能，问曰："荆妻之病，固由血证，非发黄证也。然不与补血调血之剂，却用茵陈蒿汤，岂无虚虚之弊乎？愿闻其故。"余曰："犀角地黄、芎归胶艾之属，前医已用，方证虽对，实未的当也。岂有服对证方药三年而不愈乎？今余所用之方，非一朝一夕所能见效，纵令解语，恐不能悟。总之郁热若除，血证自治矣。"其人竟信伏，服五十日许，诸证退而复常。

求真按 泥守常规，不知变通之徒，当看此验案。

《勿误药室方函口诀》本方条曰：此方为治发黄之圣剂。庸医每于黄疸初发，虽用茵陈五苓散，非也。宜先用此方取下，后与茵陈五苓散。（中略）茵陈治发黄为专长，因有解湿热利尿之效也。故《兰室秘藏》之拈痛汤，《医学纲目》之犀角汤亦用此药，惟不拘于发黄耳，与栀子、大黄为伍者，有利水之效也。方后云尿如皂角汁状者，此也。后世加味逍遥散、龙胆泻肝汤等之栀子，皆主清热利水也。但此方用于发黄者，宜以阳明部位之腹满及小便不利为主而用之。若心下有郁结者，反以大柴胡加茵陈为佳。

求真按　若心下有郁结者，用大柴胡加茵陈栀子汤，或大柴胡汤与枳实栀子豉大黄汤合用亦可。

茵陈蒿之医治效用

《本草纲目》曰

茵陈蒿　茎叶

【气味】苦平，微寒，无毒。

【主治】风湿寒热邪气，热结黄疸。（《本经》）

治通身发黄，小便不利，除头热，去伏瘕。（《别录》）

通关节，去湿热，伤寒用之。（藏器）

石茵陈治天行时疾，热狂，头痛，头旋，风眼疼，瘴疟，女人癥瘕，并闪损乏绝。（大明）

《本草备要》曰：茵陈，苦燥热，寒胜热。（中略）发汗利水，以泄太阴、阳明之湿热，为治脾黄疸之君药。又治伤寒时疾，狂热，瘴疟，头痛，头旋，女人之瘕疝（皆湿热为病）。

由以上诸说观之，则本药为消炎性利尿药，有治黄疸之特能。

大黄硝石汤之注释

黄疸，腹满，小便不利而赤，自汗出，此为表和里实，当下之，宜大黄硝石汤。（《金匮要略》）

【注】自汗出，若似于表证，则脏当无他病。今有腹满证，加以小便不利而赤，为病不在表而在里之明征。故曰：表和里实，当下之。

大黄硝石汤方

大黄、黄柏、硝石各 9.5 克，栀子 6 克。

上细锉，以水二合，煎一合，去滓，纳硝石，溶之，一日分三回，冷服。《脉经》本方称大黄黄柏栀子芒硝汤。用芒硝，不用硝石，我日本先辈亦然，故余随之亦用芒硝。

先辈之论说治验

东洞翁本方定义曰：治发黄，小便不利，腹中有块者。

《方机》本方主治曰：发黄色而腹满，小便不利者；身热，心烦，大便不通者。

《方舆輗》本方条曰：此里实证。其腹满大而坚，小便不利，亦添"赤"字，是明其里热甚也。况已经久，恐大黄硝石汤亦难取效。（中略）此方是荡涤瘀热之剂，而治疸者，无比此方更剧也。

此本治黄疸之药，余假治血淋脉数者，常加甘草或去芒硝。按崔氏用大黄芒硝二味疗尿血，见《外台》，意旨相似。凡热淋、暴淋，虽见血，亦可用此方得效。

《静俭堂治验》曰：一男子患黄疸，更数医，累月不见效，发黄益甚，周身如橘子色，无光泽，带黯黑，眼黄如金色，小便短少，色如黄柏汁，呼吸迫促，起居不安，求治于余。以指按胸肋上，黄气不散，此为疸证之极重者。仍用茵陈蒿汤合大黄硝石汤作大剂，日服三四帖。三十日许，黄色始散，小便清利而痊愈。

凡察疸证之轻重，以指重按病者之胸肋骨间，放指后，黄散，迹白，而忽复黄者，轻证也，易治；按重，黄不少散者，重证也，当与大黄硝石汤合茵陈蒿汤，饭菜用蚬炒。

《类聚方广义》本方条曰：治嘈杂，胸中煎熬，腹满有块，二便不利，或口中觉苦、辛、酸、咸等味者，此证后必成膈噎，早用此方可防之。

栀子厚朴汤之注释

伤寒下后，心烦腹满，卧起不安者，栀子厚朴汤主之。（《伤寒论》）

【注】山田正珍曰：此虚烦兼腹满者，故去栀子豉汤内之香豉加厚朴、枳实以主之。心烦，即虚烦。卧起不安者，即不得眠也。其致腹满者，下后内虚，气涩不通也。与厚朴生姜半夏甘草人参汤同为虚胀，是以虽满，不坚实也，此其所以不用大黄、芒硝也。

求真按 山田氏说甚佳。但卧起不安，因腹满而卧起皆不安，非不得眠也。

栀子厚朴汤方

栀子 7 克，厚朴、枳实各 14.5 克。

上细锉，以水二合五勺，煎一合，去滓，一日分三回，温或冷服。

先辈之论说治验

东洞翁本方定义曰：治胸腹烦满者。

《类聚方广义》本方条曰：下后，心烦腹满，卧起不安者，庸医以为病未尽，犹用三承气汤等，致误治者，长沙氏所以有此等方法也。措治之间，宜注意。心烦，当作虚烦。腹满，亦非实满也。

某氏曰：一男子患黄疸，数月，东京浅田氏疗之，不效。其证腹硬满，呼吸迫促，遍身黄黑色，若卧则难起，昼夜卧起不止。余以栀子厚朴汤加术，兼硝黄丸互用之。不日，胸腹烦闷即减，益投前方，病势益减，三十余日，病减半，更与前方不止，百余日，痊愈，感谢不已。

厚朴生姜半夏甘草人参汤之注释

发汗后，腹胀满者，厚朴生姜半夏甘草人参汤主之。(《伤寒论》)

【注】发汗后，腹部虚满者，以本方为主治也。《类聚方广义》本方条曰：治霍乱吐泻后，腹犹满痛，有呕气者。腹满，非实满也。

如上说，虽吐泻后，腹虚满，有呕气者，亦主治之。故东洞翁本方定义曰：治胸腹满而呕者。

厚朴生姜半夏甘草人参汤方

厚朴、生姜各 12 克，半夏 9 克，人参 1.6 克，甘草 3 克。

上细锉，以水三合，煎一合，去滓，一日分三回，温或冷服。

先辈之论说

《张氏医通》曰：厚朴生姜半夏甘草人参汤，治胃虚呕逆，痞满不食。

喻氏曰：移此（**求真按**　此者，指师论"发汗后腹胀满"也），治泄后腹胀，果有验。

《类聚方广义》辨本方条曰：治血气外行，腹有留饮，不能消化者。曰：发汗后者，示血气外行也。腹胀满者，为有留饮，不消化证也。

《用方经验》本方主治曰：平生敦阜证，或噫气，或吞酸，心下不坚满而膨胀者。

桃核承气汤之注释

太阳病不解，热结膀胱，其人如狂，血自下，下者愈。其外不解者，尚未可攻，当先解外。外解已，但少腹急结者，乃可攻之，宜桃核承气汤。(《伤寒论》)

【注】山田正珍曰："下者愈"三字，《脉经》作"下之则愈"四字，宜从而改之，否则下文"尚未可攻"一句无所照应。少腹之"少"，《玉函》及程应旄本作"小"，是也。盖脐上曰大腹，脐下曰小腹，《素问·脏气法时论》有明文可征。又考《释名》云：自脐以下曰水腹（今本作小腹，非也，《格致镜原》引《释名》作水腹），为水沟之所聚也。又曰：少腹之"少"，当作"小"，因比脐以上为小也。由是观之，"小"讹为"少"，由来久矣。又刘元素《伤寒直格》云：脐上为腹，下为小腹，小腹两旁谓之少腹。亦可为征。热结膀胱者，谓邪气郁结于下焦膀胱之部分。下文所谓小腹急结者，即其外候，非直指膀胱

一府言之也。如抵当汤证，其人发狂者，以热在下焦，小腹当硬满，下血乃愈，可以相征。谓太阳病数日不解，小腹急结（即硬满），其人如狂，自下血者，此为邪气结于下焦膀胱之地位也。结，乃郁之甚者。邪气郁在头中，则致头痛、项痛、衄血等证；郁于胸中，则致胸闷、心烦、呕吐等证；结于胃中，则大便不通；秽气上乘于心，使人如狂也。今邪结于下焦，血气不行，停而为瘀，以此瘀气上乘于心，使人如狂。然其血若自下，小腹不急结者，无需服药而能自愈，因血下则邪热随血而解也。如"太阳病，脉浮紧，发热，身无汗，自衄者，愈。"及"妇人伤寒，经水适来，谵语如见鬼状者，毋犯胃气及上二焦，必自愈"者皆是也。今此证其血虽自下，然急结不散，故非下之则不愈。犹少阴篇饮食入口则吐，心下温温欲吐，复不能吐者，非吐之则不愈。自利清水，色纯青，心下必痛，口干燥者，非下之则不愈也。故曰：下之则愈。然其人外证不解，犹有恶寒，头痛，脉浮等候者，不可妄下之。当先与桂枝汤以解外，外解已，但热结膀胱之证不去者，乃始可攻。若外未解而下之，则必变为坏病，如结胸，痞硬，挟热痢等证是也。按此条上文言热结膀胱，不言小腹急结，下文言小腹急结，不言热结膀胱，本论错综之妙如是。

求真按 此说解本条，虽近于详悉，无遗憾。然以急结为硬满，非也，不可从之。

桃核承气汤方

桃仁 7 克，桂枝、芒硝、甘草各 6 克，大黄 12 克。

上细锉，以水二合五勺，煎一合，去滓，一日分三回，温或冷服。

桃核承气汤之腹证

仲景曰：热结膀胱，又称少腹急结。然由余多年之经验，此急结存于膀胱部位者较少，而常位于下行结肠部，即以此部分沿其横径，向腹底以指头擦过的强按压，而触知坚结物，病者诉急痛者，当以之为少腹有急结。此虽即为急结之正证，然不仅有大、小、广、狭、长、短之不同，且时上迫左季肋下及心下部，使上半身亦有病，又下降于左肠骨窝及膀胱部，不无使下半身病者，故诊时必须用意周到也。

和久田氏曰：由左脐旁，天枢边（**求真按** 天枢者，假定脐广一寸，更在其外端侧方一寸之部位也）上下二三指间，以三指探按得有结者，由此邪按（**求真按** 邪按者，谓沿其横径而按也）痛甚上引者，为桃核承气汤之腹证也。或脐上、脐下亦有结，按之痛，但得于左脐旁者为正候，而及于脐之上下者，可知其结之甚也。但按之虽得结，不觉痛者，非急结也。又按之虽痛甚，然其结处指头觉软者，虽为血结，非此方证也。又按之痛引腰背少腹者，亦非此证（**求真按** 此未必然，不可信之）也。且其结有大小，不能一定，不可草率诊过。此结因瘀血而逆上于胸腹，甚者迫于胁下（**求真按** 迫于左胁下之略），自胸胁彻背而痛，发作有时，不问男女，均称肝积，攻左肝经。此证多因血气上冲而急迫

（**求真按** 当为瘀血上冲），性情急暴不堪；或眼白多，其人如狂，触事易怒；或掷器物，泄散其怒之类，常使心腹间急；或有头痛、头重、衄血、龈血等患；或毒及下部，有痔疾、脱肛、妇人经水不利之患；或剧时胸胁逆满，挛急而痛，甚有噤口、断齿、卒倒者；或有攻于心胸，胸背彻痛，时时吐苦酸水者。此证似于水气上冲左胁下，转下降于左脐旁，治之以热酒或牡蛎末、辛蠃末等，虽即能见效，然经时再发，有似留饮。但留饮止于心下，此证留于左脐旁，以分辨之。动气自左，服此方有应效者，动气复于任脉之行（**求真按** 有本方证者，腹部大动脉之搏动偏倚于左侧腹部，然服本方有效者，是复于正位也），是引病也。其他伤寒，瘟疫，痢疾及一切杂证，胎前产后，落马坠损等证，有用此方者，亦须审其腹证耳。

此说概佳，宜精究之。

先辈之论说治验

《古今录验方》曰：往来寒热，胸胁逆满者，桃仁承气汤主之（**求真按** 此即本方也）。

求真按 非往来寒热，胸胁苦满也，是小腹急结，逆满于胸胁（左侧）而使往来寒热也。故有似于柴胡汤证，而实非也。

《总病论》曰：桃仁承气汤，又治产后恶露不下，喘胀欲死，服之，十有十效。

求真按 此恐是肺栓塞。

《三因方·阴㿗门》曰：黄金丸（**求真按** 此即本方之丸方），治热入膀胱，兼及脐腹上下，胁肋疼痛，便燥，欲饮水，按之而痛者。（中略）妇人血闭疼痛，亦宜服之。

《伤寒六书》曰：伤寒，按之当心下胀满。不痛者，宜泻心汤加桔梗，是痞满也（**求真按** 加桔梗，蛇足也）。以手按之，小腹苦痛，小便自利，大便兼黑，或身黄，谵妄，燥渴，脉沉实者，为蓄血，以桃仁承气汤尽下黑物则愈。

《小青囊》曰：桃仁承气，治伤寒呃逆，舌强短者。又治疟发于夜者。又治脏毒下瘀血。又治痘后失血证，乃余毒热邪，迫经血妄行，自大便出。又治痘后狐惑证，其人好睡，不欲食，上唇有疮，虫食其腑，下唇有疮，虫食其脏（**求真按** "上唇有疮"以下，后世医之妄语也，不可取），其声哑嗄，上下不定，故名狐惑。此候最恶，麻疹后犹多，如大便不通，则以此下之。

《识病捷法》曰：桃仁承气汤，治噎膈有积血者。

求真按 瘀血性癌肿，犹未衰脱者，则用本方佳。

《医史·撄宁生传》曰：一妇人体肥气盛，因无子，服暖子宫药，积久火甚，迫血上行而为衄，每衄必数升，面赤脉躁疾，神恍如痴。医者犹以为上盛下虚，治以丹剂镇坠之。滑寿曰：《经》云"上者下之。"今血气俱盛，溢而上行，法当下导，奈何可实实耶？

即与桃仁承气汤，下积瘀三四次，继服既济汤二十剂而愈。

《证治准绳》撄宁生厄言曰：血溢，血泄，诸蓄妄证（**求真按** 血溢者，血自上部出也；血泄者，自下部出也；诸蓄妄者，谓诸蓄血妄行也），其始也。余率以桃仁、大黄行血去瘀之剂折其锐气，而后区别治之，往往获中，然犹不得其故。后来四明，遇故人苏伊举，共论诸家之术，伊举曰："吾乡有善医者，治失血、蓄妄，每必先以快药下之。或问：'失血而复下之，则虚何以当乎？'答曰：'血既妄行，迷失故道，若去蓄而不利瘀，则以妄为常，何以御之？且去者自去，生者自生，何虚之有乎？'"余闻之，愕然曰："名言也。"昔日之疑今始释然。

求真按 快药者，即指本方也。

《诸证辨疑》曰：一妇长夏患痢疾，痛而急迫，其所下者皆黄黑色，诸医以藘苓汤倍用枳壳、黄连，其患愈剧。因请余治，诊脉两尺脉紧而涩，知寒伤荣也。细问之，妇答曰："行经时饮冷水一碗，遂得此证。"今方觉悟，血被冷水所凝，瘀血归于大肠，热气所以坠下也（**求真按** 说此病理，不足取），遂用桃仁承气汤内加马鞭草、玄胡索（**求真按** 加味，蛇足也），一服后，次早下黑血数升许，痛止脏清，次用调脾活血之剂，其患遂痊。今后治痢，不可不察焉。

求真按 本方有效于大肠炎者，虽如治验，然以想象为治本者，非也。

《传心尤易方》曰：桃仁承气汤，治淋血。

《心法附录》曰：吐血，胸中觉气塞，上吐紫血者，桃仁承气汤下之。

《名医方考》曰：桃仁承气汤，痢疾初起，质实者，此方主之。若初起失下，反用固涩之药，以致邪热内蓄，血不得行，腹痛欲死者，急以此汤攻之。

《证治大还》曰：吐血，势不可遏，胸中气塞，上吐紫黑血者，此因瘀血，内热盛也，桃仁承气汤加减下之（**求真按** 加减者，加减方中之大黄、芒硝乎）。打扑内损，有瘀血者，必用之方也。

《张氏医通》曰：齆蛀，数年不愈，当作阳明蓄血治。以桃仁承气为细末，炼蜜丸如梧桐子大，服之。好饮者，此方屡服有效。虚人虽有瘀血，其脉亦芤，必有一部带弦，宜兼补以去其血，以桃仁承气加人参五钱，分三服，缓缓攻之，则可十救其二三。

求真按 由余之经验，此虚证当以小柴胡汤与桃仁承气汤合用之。

《柯氏方论》曰：桃仁承气汤，与女子月事不调，先期作痛，经闭不行者最佳。

《种痘新书》曰：桃仁承气汤，治因痘大便秘结者。

《瘟疫论》曰：大小便蓄血、便血者，不论伤寒时疫，尽因失下，邪热久羁，无由以泄，血为热搏，留于经络，败为紫血，溢于肠胃，腐为黑血，便色如漆，大便反易（**求真按** 宜参考抵当汤条）。虽为结粪，得瘀（**求真按** 瘀为瘀血之略）润下，结粪虽行，真元已败，多至危殆。其有喜笑如狂者，此为胃热波及血分也。血属心，血中留火，易蔓延心家也。其有是证者，仍从胃治（**求真按** 从胃治者，选用大、小、调胃承气汤也）。

求真按　此述所谓热溶血证初期之证治也，选用大、小、调胃承气汤。虽如吴氏说，然本方之原方为调胃承气汤，而转为祛瘀血剂者，故知亦有应用于此证之机会。

胃实失下，至夜发热者，热留血分也。若更失下，必致瘀血。

求真按　至夜发热者，多因瘀血，概属本方证也。

初则昼夜发热，日晡益甚，既投承气，昼日热减，至夜独发热者，瘀血未行也，宜桃仁承气汤。服汤后，热除则愈，或热时前后缩短，再服再短（**求真按**　热时前后者，发热时为前，解热时为后也。缩短者，迟发热，早解热也），蓄血尽，热亦尽矣，大热已去，亡血过多，余焰尚存者，宜犀角地黄汤调之。

求真按　用犀角地黄汤，不如用桂枝茯苓丸。

至夜发热，亦有瘅疟者（**求真按**　瘅疟，温疟也），有热入血室者，均非蓄血证，皆不可下也，宜审之。

东洞翁本方定义曰：治血证，小腹急结而上冲者。

求真按　本方原方为桂枝甘草汤，所以有上冲也。

《方机》本方主治曰：小腹急结如狂者。胞衣不下，气急息迫者。产后小腹坚痛，恶露不尽，或不大便而烦躁，或谵语者。痢疾，小腹急痛者。

《芳翁医谈》曰：齿痛难堪，有宜桃仁承气汤者。

《成绩录》曰：一男子，年六十五，喘息咳唾，不得安卧已数十年，近时身热，或休或作，数日不愈，遂吐痰血，一日齿缝出血，连绵不止，其色黑如败絮，以手引之，或一二尺，或三四尺，剧时鼻、耳悉出血，大便亦下黑血，如是三日夜，绝谷好饮，有精神，如无病然，平日所患之喘息顿止，得以平卧而不能转侧，乃与桃仁承气汤，不日而愈。

求真按　此以瘀血外发，喘息自愈也，可知其多因瘀血矣。

一男子，恶寒身热，汗出后卒发腹痛，脐旁殊甚，自小腹至胁下拘急，二便不通，食即吐，舌上白苔，剧则痛至胸中如刀割，头汗流出，先生与以桃仁承气汤，诸证痊愈。

一妇人，常患郁冒，心中烦悸，但欲寐，饮食或进或否，一日卒然如眠，人事不知，脉微细，呼吸如绝，血色不变，手足微冷，齿闭不开，经二时许，神气稍复，呻吟烦闷，言苦于有物在胸中，胸腹动气甚，胁下挛急，与桃仁承气汤。一昼夜，服十二帖，下利数行，诸证渐退，后与茯苓建中汤而全治。

一妇人，每好饮酒，一日大醉，忽然妄语如狂人，后卒倒直视，四肢不动，吸吸少气，人事不识，手足温，脉滑疾，不大便已十余日，额上微汗，面部赤，自胸中至少腹硬满，不能食。与桃仁承气汤，服五六日，瞳子少动，手足得以屈伸。至七八日，大便通而呻吟。十余日，诸证渐退。

一人患疫，迎先生治，诊之，脉微细，身热烦躁，时时谵语，口燥而渴，大便秘闭，乃与桃仁承气汤。后大下血，家人惊愕，告先生。先生恬然置之，益使服前方，不日痊愈。

求真按 是看破其将起热溶血证，以先制其机也。

一妇人患疫，身热如灼，口舌糜烂，渴好热饮。一日妄语如狂，自胸下至小腹，硬痛不可近手，十余日不大便。先生投以桃仁承气汤，黑便通快，诸证悉去。

一男子年十五，头痛发热，翌日，发谵语，其状如狂。医诊曰："此痫也。"与药数日，病益甚。先生诊之，脉洪数，舌上黑苔，身热如灼，胸腹有急迫状而无成形者，与以黄连解毒汤。翌夜，病势益甚，再请先生诊之，眼中带赤色，不能语言，饮食殆绝，热劳郁伏，脉益洪数，头汗出，手足不动，乃与桃仁承气汤。至明日，尽五帖，遗尿一次，臭不可近，放屁五六次，言语尚不通，目闭不开，拨视之满眼皆赤，头面手足微冷，汗不复出，唇稍焦黑，而神气不全昏，呼之则应，心胸下硬，按之则蹙额，手足搦地。经二时许，复诊之，心胸下有痛状，仍进前方，至明日大便一行，四肢微冷，人事不知。先生曰："勿怖，所谓瞑眩耳。"益进前方，数日而愈。

求真按 对此险证，始终主持一方而自若，非凡庸所能得也。可以想见南涯翁之手腕矣！

一妇人年四十许，病疫，经三日，舌苔已黑，独语绝谷，医与三消饮，下利十余行。病妇不知其下剂，惊愕更医，医与人参养荣，汤服一日，下利即止，而自汗出，烦渴引饮，病状似更危笃，因又迎医，与柴胡白虎合方，诸证稍蹙，食亦少进，病妇少安，以为渐愈矣。未几，险证复发，殆不可救。又更医，医诊曰："大虚也。"与真武加人参汤，下利黑血六七行，余证自若，凡更医十余，无微效。后请先生诊之，腹微满，舌尖赤，稍肿，大便滑而渴，乃与桃仁承气汤。服数帖，下燥屎如漆者数枚，经三日，诸证大蹙，但心下痞硬，不欲饮食，因与人参汤，数日复常。

一女子年九岁，有寒疾，求治于先生。门人某诊之，发热，汗出而渴，先与五苓散。服汤后，渴稍减，然热、汗尚如故，其舌或黄或黑，大便燥结，胸中烦闷，更与调胃承气汤。服后下利数行而益烦，加食即吐，热益炽，将难救疗。先生曰："调胃承气汤非其治也，此桃仁承气汤证也。"服而痊愈。

求真按 本方为调胃承气汤加桃仁、桂枝，而主治有如是之不同。此古方之所以精妙，不可不精究也。

《续建殊录》曰：一男子其项生疡，医针治之，明日如寒疾状，发热炽盛，或有恶寒，疮根凸起，自项至缺盆，悉见紫朱色，且谵语，大便不通，病状危笃。一医以为瘟疫，疗之无效，乃请先生，先生曰："非疫也，疮毒上攻也。"与葛根加桔梗汤，兼用梅肉散，得汤稍蹙，后再诊之，转与桃仁承气汤，兼以梅肉散，峻下五六行，热乃退。盖此人谵语烦闷，眼中碧色，为血证之候也。

求真按 由此人初于项部有疮疡，后昏冒不识人事，眼中碧色观之，其为疮毒内攻性脑静脉窦炎也明矣。然本方能易治之，以是可知古方之绝妙也。

某男年十七，毒发脑户。十余日后，针之，脓出肿减，寝食稍复如平日。然疮口不闭，脓水如涌，一日大战栗，身热殊甚，肿复凸起，延及颜颊，疮头结口，脓滴不出，谵语烦躁，大便秘涩。众医以为伤寒，治之无效，因迎先生请治，其父问曰："儿病众医皆以为伤寒，先生以为然否？"曰："否。此疮毒所致，非伤寒也。"乃与葛根加桔梗汤及应钟散，下利三四行，诸证顿减。尔后困顿如眠，脉细数，热不去，饮食大减，于是与梅肉散，大便快利，热去肿减。半日许，渐昏冒，人事不识，唇燥舌干，狂言妄语，坐为演戏之状，乃以桃仁承气汤攻之，下利臭积，稍觉人事。三日后下黑血，饮食渐进，神气爽然。服二月余，转当归芍药散，数日痊愈。

一妇人小产后，胞衣不下，忽上攻，喘鸣促迫，正气昏冒，人事不知，自汗如涌。众医以为必死，因迎先生。诊之心下石硬而小腹濡（**求真按**　是急结迫于心下也），眼中如注蓝。乃与桃仁承气汤。须臾，胞衣忽下。至明日，爽快如常。

求真按　流产后胎盘不剥离，忽然喘鸣促迫，正气昏冒，人事不知，眼中如注蓝。由是观之，此即脑及肺栓塞也。

一童子年八岁，大吐食后，发热，微汗出。明日，无热，谵语咬牙，烦躁尤甚，呕不能食，四肢擗席，胸胁烦胀，按之无腹力，两便不通，与桃仁承气汤。服后神气复常，诸证悉退。

《方舆轺》曰：桃仁承气汤，治恶露涩滞，脐腹大痛，胎死腹中，胞衣不出，血晕等证亦佳。

产后恶露涩滞，脐腹大痛，手不可近者，服桃仁承气汤二三帖，即愈。此证脉多洪数，虽闻有细数者，当舍脉从证。又死胎，及胞衣不下，血晕等证亦可通用。

此方证《本论》曰血下，曰小腹急结，若比抵当汤证，其血犹未沉痼也。兹举余所屡验之一治验于下：经血欲来，腹痛不可忍，甚至失心妄语者，以桃仁承气攻之，二三帖，痛失如神。此证经年不瘥，久患成宿疾者，皆由轻剂微汤无效故也，宜每月经期时，用桃仁承气二三帖或四五帖，得以定痛即停服，至下月经期之间，缓服逐瘀丸散之类，至期时复服桃仁承气汤，过期后复服缓攻之药如前，如是回环四五月，则数年之滞患亦得痊愈。

求真按　本方治月经困难证有神效，虽如有持氏说，然本方宜长服至证尽为止，不可间歇。

痢疾，腹痛甚，里急后重亦剧，而下紫黑色者，瘀血也。李梃曰：诸痢皆知为瘀血，要惟黑色为瘀甚耳，此证非桃仁承气汤则不能立功。吴氏《医方考》云：治初起质实者，然可不拘日数，但认其质实，不问初中末，且所下如紫黑，或如鱼脑者，知因瘀血也，即可用此汤。

求真按　本方有效于赤痢及大肠炎等。虽如有持氏说，然用本方者，宜以腹证为主，不可以排泄物为主也（但以之为参考，则极佳）。

痘毒，深剧酷烈，庸工不能疗者，此汤有回生之效。是时当用药数帖峻攻之，不然，则无效。余初年用凉膈散，然不能及，自中年用此方救之，屡奏神验。

《古方便览》曰：一妇人，阴门肿痛如剜，上冲头痛，日夜号泣不愈。数日后，余诊之，腹硬满，少腹急结，用此方三剂，夜痛益剧，及天晓，忽出脓血，病顿愈。

求真按 服本方痛反增剧者，是即瞑眩也。

一妇人，经水不通已三月矣，小腹硬满，结痛如刺，叫号动邻，余与此方五十余剂，痊愈。

一男子，小腹坚结而上下痛，气上逆，不欲食，三月许不愈，与此方五十余剂而瘳。

《青州医谈》曰：一男子入井中，上井时井石自上下落，其人颇有力，立即以手承石，幸未受伤，然出井后，忽精神昏愦而失人事，四肢痿弱。请南涯翁治之，投以桃核承气数帖，神气恢复云。盖此人虽未受损伤，然初受石时，因有意努力，损其经络，又因其变动，血阻经络，故致四肢痿弱。桃核承气证，有血迫经络者，本条云：热结膀胱，其人如狂，血自下者愈。

《青州治谈》曰：妇人久患头痛，诸药不效者，与桃仁承气汤，兼用桃仁散，有效。

火患头疮，药无效者，与桃仁承气兼用桃花散，颇有应效者。外贴桃仁油亦可。

《生生堂医谈》曰：一妇人，初吐泻如倾盆，状似霍乱，全身冰冷，厥逆脉绝。半日许，烦躁弃衣，不食，大渴，饮水则吐。四五日许，依然不死，请余治。见前医所与之附子理中汤，尚剩一二帖于炉边，诊其腹，脐下如石硬。余曰："是血证也，理中汤不可与之。"作桃仁承气汤，下臭秽物颇多，三日内厥回，诸证退而痊愈。经二年又发如前，余又与桃仁承气汤而愈。此等证若不审证的确，则必杀人，可不慎乎！今之医家，大概若见四肢厥逆者，则用四逆汤；身大寒，反不欲近衣者，则用白虎汤；其次者附子理中、或真武汤、当归四逆之类；见有水逆者，不出五苓散之类；若不愈则用参附、独参之类，此皆现今医家之通弊也。

求真按 此证虽似寒厥，实为瘀血的热厥也，分别处不可不精究焉。

一妇人三十余岁，全身肉胀，而脚最巨大，四体不仁，苦于起居已有年矣。请余治，余乃放瘀，每日取血自二三合至四五合，约三十日许，血几八九升，且与桃仁承气汤而痊愈。

求真按 由此治验，可知知觉麻痹之多因于瘀血者。

一人走来叩门，谓先生曰："急事请速来。"因仓皇，不告其故而去。先生至，则堂上下男女狂躁，而有一妇人毙于旁。先生怪，问之，曰："有一恶少年，屡来救乞，不餍。我今骂之，恶少怒，将打我，拙荆惊遮之，渠扼其喉立毙。恶少骇走，事急矣，先生来速，幸甚，乞救之。"先生命旁人汲冷水盈盘枕之，灌水于颈项，半时许，刺之即苏，再使安卧，又以巾浸水敷颈，觉温即换，不使瘀血凝结，与桃仁承气加五灵脂汤而去。明日复往视之，妇人大喜且谢曰："余幸蒙神救，得以不死。今咽喉已无恙，唯胸肋体湾觉微疼耳，饮食亦已如常矣。"师复以巾灌冷水，蔽胁肋如初，经三日而愈。

求真按　能得方意而活用之，则其效出于意外者如此，不可不深思之。

《方伎杂志》曰：一妇人请诊，家人云妊娠已六月。初，月初下瘀血，众治无效，经三十月许而产，恐因温热故，致子胎糜烂，以逆产，惟头不出，身体出耳，其后虽用种种方法，而首总不出，究因何故，请先生诊之。身体无血色而柴瘦，唇舌干燥，脉微弱，按抚腹部，其头游移旋转，恰如西瓜之浮于水中，余谓病家曰："宜强出之。"因按抚其腹部，或不至于发血晕，故宜以药下之。一夜服桃核承气汤三帖，翌朝快利，头忽出，病者及病家，感谢不已。余视此证亦属初次，此古方之妙，诚不可思议矣，余自十三岁至七十余岁，信仰古方，由此故也。

一妇乞诊，余至其家，呻吟之声彻于四邻，姑氏云："自三月经水阻滞，时时腹痛，至八月，请医服药，则瘀血下，后又发腹痛，数日不止，渐增剧，药更无效，故辞医治，因乞先生疗之。"余诊其腹，拘满挛急，及于胸胁，小腹满，苦痛甚，困惫极，惟食少许糜粥。因为药之瞑眩，与桃核承气汤兼用当归建中汤，日服两方三帖，果腹痛倍前，下利日三四行。三日许，其痛截然而止，病家悦甚。然腹满挛急依然，仍用前剂，三十日许，腹中渐软，饮食大增。因寒中故，觉腰腹冷，两脚麻痹，是以去当归建中汤，而兼用当归四逆加吴茱萸生姜汤，病渐去。岁末，梳浴尚未自然，因使更服前方三十日，翌年春正，母子相携来诊，腹部已软，胎儿隆然，母子大喜而归。

《类聚方广义》本方条曰：治痢疾，身热，腹中拘急，口干唇燥，舌色殷红，便脓血者；治血行不利，上冲心悸，小腹拘急，四肢麻痹，或痼冷者。

淋家，小腹急结，痛连腰腿，茎中疼痛，小便涓滴不通者，利水剂不能治，若用此方则二便快利，苦痛立除。小便癃闭，小腹急结而痛者；或打扑疼痛，不能转侧，二便闭涩者，亦良。会阴打扑，速宜驱逐瘀滞，若不洗涤血热，则瘀血凝滞，焮热肿胀，必致小便不通也。若尿道焮闭，至于阴茎肿痛亦甚，不能用导尿管，徒见其死耳。故若遇此证，不问二便之利不利，早用此方，以驱瘀滞，解热闭，即不至于凝肿溺闭，是为最上乘之法，且打处即以铍针轻轻乱刺，放血为佳。

《勿误药室方函口诀》本方条曰：此方治伤寒蓄血，小腹急结外，亦可运用于诸血证，譬如吐血、衄血不止，不用此方则无效。又走马疳，龈疽，出血不止者，非此方不能治，痈疽及痘疮，紫黑色欲内陷者，以此方快下之，则能向外挥发也；又妇人阴门肿痛，或血淋，有效；若产后恶露下少，腹痛者，与胞衣不下经日者，宜此汤加清酒徐徐与之；又用于打扑、经闭等之瘀血腰痛，以瘀血为目的者，必昼轻而夜重；痛风等，昼轻夜痛者，由于血也；又数年齿痛不止者，此方为丸服有验；其他加荆芥治痉病及发狂（**求真按**　加荆芥，蛇足也）；加附子治血沥腰痛及月信痛（**求真按**　必不可加附子），其效难以枚举。

桃仁之医治效用

《本草纲目》曰

桃　核仁

【气味】苦甘平，无毒。

【主治】瘀血血闭，癥瘕邪气，杀小虫。（《本经》）

止咳逆上气，消心下坚硬，去卒暴击血，通月水，止心腹痛。（《别录》）

治血结、血闭、血燥，通润大便，破蓄血。（元素）

杀三虫。（孟诜）

主血滞风痹，骨蒸肝疟之寒热，鬼疰疼痛，产后血病。（时珍）

【发明】杲曰：桃仁，（中略）苦以泄滞血，甘以生新血。故破滞血用之，其效有四：治热入血室，一也；泄腹中滞血，二也；除皮肤血热燥痒，三也；行皮肤凝聚之血，四也。

《本草备要》曰：桃仁，苦比甘重。（中略）苦以泄血滞，甘以缓肝气而生新血，通大肠血秘。治热入血室，血燥，血痞，损伤积血，血痢，经闭，咳逆上气（血和则气降），皮肤血热，燥痒，蓄血发热如狂。（中略）血虚者禁用。

《续药征》曰：桃仁，主治瘀血，少腹满痛，故兼治肠痈及妇人经水不利。（中略）据此诸方，则桃仁主治瘀血急结，少腹满痛也明矣。凡毒结少腹，则小便不利或如淋，其如是者，后必有脓自下也。或泻血，或妇人经水不利者，此又因脐下久瘀血所致也。

据以上诸说观之，则本药为消炎性祛瘀血的解凝药，兼有镇咳，镇痛，缓下，杀虫，杀菌作用矣。

桂枝茯苓丸之注释

妇人宿有癥病，经断未及三月，而得漏下不止，胎动在脐上者，为癥痼害。妊娠六月动着，前三月经水利时，胎也。下血者，后断之月，衃也。所以血不止者，其癥不去故也，当下其癥，桂枝茯苓丸主之。（《金匮要略》）

【注】原文"癥痼害妊娠"下有"六月动者，前三月经利时胎也；下血者，后断三月衃也"二十一字，程林云：当有缺文，意义全不通，故去之。宿者，从前也。癥及癥痼者，如已述血寒之谓也。全文之义，谓妇人由从前脐下部有血塞，偶当妊娠，未满三月时，子宫出血不止，且脐下有胎动者（本论在脐上，恐为脐下之误，何也？因未满三月之妊娠，子宫未尝有达于脐上之理故也），因血塞障害妊娠也。若子宫出血不止，而亦不去者，当以本方下其血塞也。则其治出血与妊娠障害之意，在言外矣。

桂枝茯苓丸方

桂枝、茯苓、牡丹皮、桃仁、芍药各 2.4 克。

上为细末，以蜂蜜及米糊为丸，一日三回分服。但现今普通将上用量之二或三倍，以水二合五勺，煎一合，去滓，一日分三回，温或冷服。

桂枝茯苓丸加大黄汤方

前方中加大黄 2.5 克以上。

煎法用法同前。

【主治】治前方证之可下者。

桂枝茯苓丸之腹证

因本方中有芍药，当然有腹直肌挛急之症，然其挛急与由水谷二毒之挛急异，是由于血毒之故，所以仅有左腹直肌挛急耳，而右侧全不挛急也。假令有之，亦必比左侧弱度为常。又有桃仁、牡丹皮，故得征知有瘀，即血塞在脐直下部，然不如大黄牡丹皮汤之小腹肿痞，及抵当汤之小腹硬满等之高度，而呈比较的软弱凝块，按之微痛为止。又以有桂枝、茯苓，则可能有如苓桂术甘汤证之上冲、眩晕、心下悸等证。然与彼必伴水毒，沿右腹直肌上冲，而致胃内停水者异，必凭左腹直肌上冲，且无胃内停水也，故病者若诉上冲、心悸、心下悸等证，横经其左腹直肌而按之，认为挛急疼痛，且在脐下部触知软弱凝块，亦诊得压痛者，不问男女老少，以之为本方之腹证。

先辈之论说治验

《妇人良方》曰：夺命丹（**求真按**　此即本方也），治妇人小产，下血过多，子死腹中，其人憎寒，手指、唇口、爪甲青白，面色黄黑；或胎上抢心，则闷绝欲死，冷汗自出，喘满不食；或食毒物，或误服草药，伤动胎气，下血不止。若胎尚未损，服之可安；已死，服之可下。此方系异人传授，至妙也。方后又曰：胎糜烂于腹中，至甚危者，立可取出。

《济阴纲目》曰：催生汤（**求真按**　此即本方之煎剂也），候产妇腹痛，见胞浆已下，水煎热服。又夺命丸（**求真按**　此亦本方也），治胞衣不下，并治胎死。

东洞翁本方定义曰：治经水有变，或胎动，拘挛上冲，心下悸者。

求真按　本方当治男女有瘀血而腹拘挛，上冲，心下悸者，为定义。

《方机》本方主治曰：漏下不止，胎动在脐上者；妇人冲逆、头眩，或心下悸，或肉筋惕者；经水不利，面部或足肿者；病有血证之变，手足烦热，小便不利者。

《续建殊录》曰：一妇人身体羸瘦，腹中挛急，经水少而不绝，上逆目眩，饮食如故，大便秘结，唇口干燥，乃与桂枝茯苓汤兼用䗪虫丸，经日，诸证愈。

《方舆輗》本方条曰：《金匮》此条似有衍文脱简，姑从断章取义言。经断定为妊娠，未及三个月，而血下胎动。夫血下胎动，恐将小产。然其胎动宜在脐下，今在脐上，是因素有癥害，累于胎也。以桂枝茯苓丸制其癥，则血反止而胎得安矣。虽为妊娠，若有病则不可不攻。癥者，为旧血积聚之称。痼者，凝固也。

此方于产前则催生，在生后则治恶露停滞，心腹疼痛，或发热憎寒者。又出死胎，下胞衣，及胎前产后诸杂证，功效不可具述。

求真按 本方不仅产前、产后有伟效，苟见腹证，则不论男女老少，不问如何病证，未尝无效也。经水不通，即通亦少，或前，或后，或一月两至、两月一至等，蓄泄失常者，用之皆有效，每加大黄，水煎可也。如积结久成癥者，非此方所主也。

《青州医谈》曰：留饮有蓄血者，若非此腹候，则难得。有心痛等证者，以甘草干姜汤加牡丹、桃仁，或桂枝茯苓丸之类为宜。

求真按 余屡以本方合用大小柴胡汤，治此证效甚速。

《生生堂治验》曰：医人藤本氏之妻，始患瘟疫，余邪未除者有日矣。神气忧郁，懒于动作，饮食不进，好居暗处。来见先生曰："余阅《金匮》《千金》诸方，苟有相似之方，无不行之，然无寸效，烦先生赐诊为幸。"诊之脉细有力，小腹急结（**求真按** 急结二字不妥），曰："邪已除矣，今所患者，唯血室有残热耳。医治苟有错误，恐将变为骨蒸。夫骨蒸瘵疾者，余虽往往见之，然真者稀有之，多是问切不审，药剂不中，误治而成，子其可忽乎？"即与桂枝茯苓丸加大黄汤。后复来曰："诸证虽退，更患疫痢之厄，其腹绞痛，里急后重，所下者赤白糅然。"先生复诊之，曰："鹥鸪菜汤证也。"与十三帖，果下蛔虫数条，乃愈。

《方伎杂志》曰：一农家妇，产后患痿躄三年矣，病中又妊娠，腹随而大，时坐便桶，来乞诊。诊毕曰："此证非产后不能速治，腹部足部，暂缓置之，产后足可立也。"以桂枝茯苓丸加大黄煎汤使服，大小便快利，气分全体，均大舒适，至月末而分娩。于产后时，转方桃核承气汤，由恶露下毒便，昼夜二行，一切闭塞之毒皆涣解，气血亦次第宣通，故腰膝亦渐渐而动，服药二十日许，起步如常矣。古人云："跛者不忘履，盲者不忘视。"病人欣悦，不可名状。

《类聚方广义》本方条曰：又孕妇颠仆，子死腹中，下血不止，小腹挛痛者，用之则胎即下。又血淋、肠风、下血选用之，皆有效。以上诸证，加大黄煎服为佳。

牡丹皮之医治效用

《本草纲目》曰

牡丹　根皮

【气味】辛寒，无毒。

【主治】（上略）除癥坚瘀血，（中略）疗痈疮。（《本经》）

除时气头痛客热，五劳气，头腰痛，风噤癫疾。（《别录》）

（上略）散诸痛。女子经脉不通，血沥腰痛。（甄权）

通关腠之血脉，排脓，消扑损瘀血。（中略）除风痹，治胎，下胞，产后一切冷热血气。（大明）

治神志不足，无汗之骨蒸，衄血，吐血。（元素）

和血，生血，凉血，治血中之伏火，除烦热。（时珍）

《本草备要》曰：牡丹皮，辛苦，微寒。（中略）泻血中之伏火，和血，凉血，生血，破积血，通经脉，为吐衄必用之药。治五劳，中风，瘛疭惊痫（筋急而缩为瘛；缓而伸为疭；伸缩不已为瘛疭；卒然眩仆，瘛疭抽掣，或口眼㖞斜，吐涎身软，时发时止者为痫），除烦热，疗痈疮，退无汗之骨蒸。以单瓣花红者入药，肉厚者佳。

如以上诸说，本药之作用酷似桃仁。其所异者，彼以祛瘀血、镇痛、缓下作用为优，此则以消炎、止血作用为优，又不如彼含阿米苛他林（Amygdalin，$C_{20}H_{27}NO_{11}$），故无毒性。

大黄牡丹皮汤之注释

肠痈者，少腹肿痞，按之即痛如淋，小便自调，时时发热，自汗出，复恶寒。其脉迟紧者，脓未成，可下之，当有血。脉洪数者，脓已成，不可下也，大黄牡丹皮汤主之。（《金匮要略》）

【注】肠痈，即阑尾炎也。下腹部肿痞，按压之则痛，其压痛，或自发痛，如淋状，放散于膀胱、尿道部，非真淋病，故尿利无变化也。时时发热，自汗出，反恶寒，其脉迟紧者，为未全化脓，故用本方泻下之，即下瘀血而治矣。然脉洪数者，为已化脓，不可以此方下之，以薏苡附子败酱散、排脓散、排脓汤等为主治之意，在言外矣。

大黄牡丹皮汤方

大黄、冬瓜子各 9.5 克，牡丹皮 7 克，桃仁 6 克，芒硝 11 克。

上细锉，以水三合，煎一合，去滓，入芒硝，溶之，一日分三回温或冷服。有脓当下，如无脓当下血。

求真按 由"有脓当下"观之，则前之脓未成者，当谓脓未全成也。

大黄牡丹皮汤加薏苡仁方

前方中加薏苡仁 9.5 克。

煎法用法同前。

【主治】治前方证，有薏苡仁证者。

大黄牡丹皮汤去芒硝加薏苡仁方

前方中去芒硝。

煎法用法准前方。

【主治】治前方证，无坚块者。

大黄牡丹皮汤去大黄芒硝加薏苡仁方 **求真按** 《千金方》名肠痈汤。

前方中去大黄。

煎法用法同前。

【主治】治大黄牡丹皮汤加薏苡仁方证之不可下者。

大黄牡丹皮汤之腹证

仲景谓小腹肿痞。东洞翁以本方治脐下有结毒，按之则痛，及便脓血者为定义，脐下部有凝块，或有坚块，按之则疼痛者，即本方腹证也。然系故恩师和田先生之创见，故余从而实验之，如前说者，比较的稀有。而对于盲肠或阑尾部之左侧腹部各有一个之凝块或坚块，按之则疼痛者，为反多，故合此二说，以为本方之腹证。苟见此腹证时，不问为阑尾炎或其他如何之病证，均当以本方治之。而大黄牡丹皮汤去芒硝加薏苡仁方之凝块或坚块之坚度，比较的稍弱；大黄牡丹皮汤去大黄芒硝加薏苡仁方，为尤弱也。

先辈之论说治验

《产育保庆》曰：牡丹皮散（**求真按** 此即本方也），治产后血晕，闷绝狼狈。若口噤者，则拗开灌之，必有效。方后曰：欲产者，先煎下，以备缓急。

《方机》本方主治曰：腹痛，按之即痛，时时发热，自汗出，复恶寒者；腹中有坚块，经水不顺者；腹胀满如鼓，而生青筋，或肿而小便不利者；小腹有坚块，小便淋沥者。

《建殊录》曰：一老人年八十余，尝以卖药出入先生家。数日不来，使人问之，谢曰："因病愠郁，故不出。"隔数日，复问之，脐上发痈，径九寸许，正气乏绝，邪热如炽。先生悯其贫困，无力服药，使饮大黄牡丹皮汤及伯州散。数日，脓尽肉生，躄铄能行。

一人素刚强，脐下发痈，疡医治之无效，乃自用刀剜之，且灸其上，汁出而愈。然按之如硬石，亦无痛苦。之东都，经道诹访，浴于温泉，即大痛不可忍，于是再剜之，并灸其上数十壮，自以为初剜犹浅，其根未尽也，少焉而肠烧烂，血水迸出。然能食，食则清谷出，故常以绵絮其腹。先生诊之，作大黄牡丹皮汤及伯州散使饮之，数日痊愈。

求真按　此证，即小肠腹壁瘘。以本方及伯州散能速疗之，可知中药方内服之奇效矣。

《成绩录》曰：一妇人腹痛，十有三年，诸药无效，小腹硬结。与大黄牡丹皮汤后，数日下如碗状者，割碎视之，有牛蒡根一撮。问之，答曰："十余年前，食牛蒡所伤，遂发腹痛而至今，后不复食牛蒡矣。"下后腹痛乃已，食牛蒡如故。

一妇人，患鼓胀者三年，百治不效，乃弃置而不治者数月。后闻先生有起废排痼之术，来求诊治。其腹胀大，现青筋，不能行步，使服大黄牡丹汤，旬余，小便通快。经一月许，旧痾如失。

一妇人，患鼓胀已五年，胀势最甚，治之无效，乃请先生。先生诊之曰："非不治证也，然已成痼疾，非久服药，则病必不除，敢从否？"妇人诺。乃使服大黄牡丹汤，十余日，小便通快。续服数帖，随服随减，进前方数十日，疾去如平日。

一妇人，腹满八九日，饮食如故，小便自利，色如柏汁，请先生治。诊之曰："此瘀血也。"与大黄牡丹汤，十日许，下赤白秽物，益进前方，遂下如鱼肠状者数枚，腹满渐减，经三十余日，诸患悉退。

一商人，年三十许，腹大满，四肢枯燥，众医疗之，岁余，无寸效。请先生治，诊之，作大黄牡丹汤与之，兼用夷法丸。秽物下，腹满减，终复常。

一妇人，年甫十九，已八月经水不来，大便不通，小便自调，饮食如故，时腹自痛，至十一月，大便始一通，他无所苦。医时与下剂，则大便少通。明年自春至夏，大便仅一次，经水亦少来。至七月下旬，请先生治。诊之腹软弱，小腹突兀如有物状，按之即痛。与大黄牡丹汤，一月许，诸证尽治。

求真按　腹软弱，小腹突兀有物，按之即痛者，为小腹肿痞之变态，是亦本方所主治也。余尝遇斯证，投以此方，腹剧痛后，块物脱落，而得速效。

《古方便览》本方条曰：有一男子，患风毒肿，愈后疮口未收而出水，后脚挛急，疼痛不可忍，余用此方，痛除，疮口亦痊愈。

一女子，十四岁，初发左腿肿毒，溃后，余毒不消，脓汁淋漓不瘥，脚强直如棒，不能登厕已有六年。诸医不能疗，求余治，即作此方使饮之，时时以虎黛丸攻之，两月余，痊愈。

求真按　余曾治一十六岁女子，左股关节疼痛强直，发赤肿胀，烦痛不可按，历访诸大学名家，年余无寸效。因其腹证，与大柴胡加石膏汤、大黄牡丹皮汤、桃核承气汤之合方，兼用黄解丸，数月痊愈，唯左脚稍短缩，行时微跛耳。

一男子，患热病，大半愈后，一日，腹大满，脐旁如刺，与此方三剂而愈。

《方舆輗》曰：瓜子仁汤（**求真按** 此即大黄牡丹皮汤去大黄芒硝加薏苡仁方也），治产后恶露，或经行瘀血作痛，或作肠痈者。此方《千金》第二十三卷名肠痈汤，腹中疞痛，烦痛不安，或胀满，饮食不下，小便涩，此病多是肠痈，人多不识。或妇人产后虚热者，多为此病。纵非痈疽，便服此方，无损也。

"大黄牡丹皮汤，脉迟紧者，脓未成，可下之；脉洪数者，脓已成，不可下也"四句，示大法也。然临证者，无界限可划，是以方后再云"有脓当下，无脓当下血"，此是活用大黄牡丹汤之意也。痢，经日下脓血或如鱼脑髓之恶物者，可用大黄牡丹汤。盖此恶物留于肠胃，肠胃面之皮肉为热毒糜烂腐败而下（**求真按** 如下鱼脑髓者，虽由于有持氏说之机转，然多瘀血乘机自发也），毕竟为肠痈之类，故以治肠痈之法治之为妙，此为奥村翁发千载所未发之理。今虽举一大黄牡丹方，然瓜子仁汤、排脓散、薏苡附子败酱散等，亦可参酌用之。

《生生堂治验》曰：一男子二十一岁，一日更衣，忽腹痛，四肢急缩，不能屈伸。家人闻其闷呼，就观之，昏绝而四肢厥，即扶之，卧于室内，延医针灸，徐徐厥回，脉应，腹复迫痛，闷呼不忍闻，肛门脱出，即下如腐烂鱼肠者，杂以脓血，心中懊憹，饮食不能下咽。医谓噤口痢，疗之数日。时闻先生多奇术，使人迎先生往。诊之，脉迟而实，按之阖腹尽痛，至于脐下，则挠屈拗闷，曰其痛不堪，先生曰："肠痈也。"先渍食于冷水，使食之，病者鼓舌尽一盂，因与大黄牡丹皮汤，五六日，痊愈。

一妇人，年三十许，有奇疾，后窍闭塞不通，大便却由前阴泄，如是者旬许，腰腹阵痛，而大烦闷，于是燥屎初通，前阴泄止。嗣后周年又发，患十余年。百方医治，形容日羸，神气甚乏。师诊之，脉数无力，按其脐下，即有粘屎自前阴出，再按之，有一块应手。师问曰："月事不行者几年矣？"曰："十余年矣。"先与大黄牡丹皮汤缓缓下之，佐以龙门丸泻之者，月一次，由是前后得所。经数旬，自谓曰："余有牡痔，方临厕，即痛不可忍。"师视之，肛旁有如指头者，以药线截治之，仍服前方一年许，块亦自消。

求真按 是直肠痔瘘也。

《麻疹一哈》曰：一女子，年二十许，疹后经十四五日，鼻内生息肉，如赤小豆粒大，五六十日不愈，医疑为梅毒，用药不知，更请余治。按腹状，脐腹有块如盘，按之坚硬，腰脚酸痛，小便淋沥，大便难，经水不利。因作大黄牡丹汤使饮之。约百日许，大便下利二三行，经利以多，息肉徐消，鼻内复故，诸证自宁。

求真按 虽局部精诊，然亦不可不顾及其腹内，耳鼻科医以为何如？

《方伎杂志》曰：一妇人，经水不来已三四月，一医以为妊娠。至五月，皆以为孕，而施镇带等。至十一月，无产气，乞诊于余。余详诊之，腹状虽如孕样，然非妊娠，因经闭也。夫妇大惊，乞药。乃与大黄牡丹皮汤，日四服，四五日，下紫血、虾血颇多。二十日许，血止腹状如常。翌月，月经来。后受孕，举一子，无瘀血。因先已下尽故也。

《类聚方广义》本方条曰：大黄牡丹皮汤，治诸痈疽，疔毒，下疳，便毒，淋疾，痔疾，脏毒，瘰疬，流注，陈久疥癣，结毒，瘘疮，无名恶疮，脓血不尽，腹中凝闭，或有块，二便不利者。随证兼用伯州散、七宝丸、十干丸等，或以七宝、十干，如法用之。其间暂停汤药，或用薰药，用毕，咽口腐烂甚者，宜用泻心汤、调胃承气汤等，可以疏涤残毒，且用含漱剂为佳。治产后恶露不下，小便不利，血水壅遏，少腹满痛，通身浮肿，大便难者。又产后恶露不尽，过数日，寒热交作，脉数急，小腹或腰髀痛剧者，将发痈之兆也。能审病机，可早以此方下之。已溃脓者，亦宜此方。治经水不调，赤白带下，赤白痢疾，小腹凝结，小便赤涩，或有水气者。

福井枫亭疝气八味方条曰：此方多用于小腹以下病。夫寒疝之目的，绕脐痛，此证本因水气与瘀血而作痛之病名也。实证者，脐下及脚挛急，阴囊肿或痛，妇人有腰痛等证，可用此方。又小腹有瘀血块，而脚挛急，如寒疝形者。或妇人引阴门，时时作痛，或阴中突出者。又可用于肠痈等证。此方之立意，自大黄牡丹皮汤中，取牡丹皮、大黄、桃仁；牡丹五积散中之桂枝，《本事方》无忧散中之牵牛、木通，四乌汤及乌沉散中之乌药，用乌药，所以温肉顺气也，又用延胡以和瘀血之痛，共八味而成。若腹痛者，用莪术，难用将者，去之，而名疝气七味方。夫牵牛比大戟、甘遂之药力不剧，用于小腹以下痛者，有速效。

求真按　福井氏以为自制此方，附加种种理由，其实活用仲景方也。若能活用大黄牡丹皮汤及其去加方，或合用桃核承气汤、桂枝茯苓丸、当归芍药散中之一方，则无此方之必要。故可知其适应证即为上列诸方或合方之适应证也。

《勿误药室方函口诀》大黄牡丹皮汤条曰：此方虽用于肠痈溃脓以前之药，然其方与桃核承气汤相似。故先辈运用于瘀血冲逆。凡桃核承气证，小便不利者宜此方，其他用于内痔、毒淋、便毒有效，皆因排血利尿之功故也。又痢疾下如鱼脑者，用此方即奏效。若虚者，宜驻车丸之类。凡痢疾久不痊，肠胃腐烂，下赤白者，为后藤艮山之发明。奥村良筑本其说，阳证用此方，阴证用薏苡败酱散，而即愈云，可谓自古未有之新发明也。

同书肠痈汤条下曰：此方因肠痈用大黄牡丹汤等攻下之后，精气虚败，四肢无力，余毒未解，腹痛淋漓不已者。因是可运用于肺痈之虚证，臭脓未已，面色萎黄者。又如后藤艮山说，痢疾可与肠痈同治，故有用于痢后余毒不尽者。又妇人带下证，疼痛不已，睡卧不安，已经数日，亦有与肠痈一揆而用之者。故灵机活法，存乎其人耳。

冬瓜子之医治效用

《本草纲目》曰

白瓜子　《别录》曰：冬瓜仁也，八月采之。

【气味】甘平，无毒。

【主治】使人悦泽，好颜色，益气，不饥。久服，轻身耐老。(《本经》)

除烦满不乐，可作面脂。(《别录》)

去皮肤风及黑䵟，润肌肤。（大明）

治肠痈。（时珍）

《本草备要》曰：冬瓜，寒泻热，甘益脾。利二便，治水肿，止消渴，散热毒痈肿。子，补肝明目（凡药中所用之瓜子，皆冬瓜子也）。

由以上诸说观之，则本药为消炎性利尿兼缓下药，而主治痈肿有特能焉。

大黄甘遂汤之注释

妇人少腹满如敦状，小便微难而不渴。生后者，此为水与血俱结在血室也，大黄甘遂汤主之。(《金匮要略》)

【注】敦字注：和久田氏云：敦者，对也，祭时用盛黍稷之器，而似腹者也。又尾台氏云：如敦状者，少腹高起，形如敦，而不急结，不硬满者也，"敦"音"对"，器名。《礼·明堂位》曰：有虞氏之两敦。郑注曰：盛黍稷之器也。《周礼·天官》曰：珠盘玉敦。郑注曰：敦，盘类也。故以盘盛血，以敦盛食也。

生后者，产后也。全文之义，妇人于产后如敦状，下腹部膨满，小便少，难通，不渴者，为水血二毒并结于子宫，即以本方为主治也。

大黄甘遂汤方

大黄 5.2 克，甘遂、阿胶各 2.8 克。

上细锉，以水一合五勺，煎五勺，去滓，顿服。其血当下。

先辈之论说治验

东洞翁本方定义曰：治小腹满如敦状，小便微难，或经水不调者。

《方机》本方主治曰：治小腹绞痛坚满，手不可近者。

《续建殊录》曰：一妇人，产后忽烦闷，二便闭，小腹硬满，按之则痛，不可近手，两足浮肿，不能屈伸，干呕短气，命迫旦夕。与八味汤，兼用大黄甘遂汤，两便快利，小便昼夜六七行，恶露续下，小腹满大减，按之不痛。经日，浮肿不去，乃与木防己汤，兼以夷则丸，诸证痊愈。

《成绩录》曰：一妇人，产后烦闷，二便闭，小腹硬满，手不可近，两足浮肿，不可屈伸，干呕短气，命迫旦夕。先生诊之，投桃核承气汤兼大黄甘遂汤，二便快利，小便昼夜六七行，恶露续下，小腹满去，按之不痛。经日，足肿未除，更用木防己加茯苓汤，诸证痊愈。

《古方便览》本方条曰：一僧，年二十八，患淋沥数年，时出脓血，或如米泔水，大便下利，有时闭结，若下利时，淋沥稍安，闭结则甚。余诊小腹满如敦状，按之则茎中引痛，乃作此方使饮之，大下利后，病顿退，数日痊愈。

《类聚方广义》本方条曰：按大黄甘遂汤与抵当汤皆主小腹满，而抵当汤证，硬满小便自利；此方证小腹膨满甚而不硬，小便微难，因此可见瘀血与水血结滞之异。此方不特产后，凡经水不调，男女癃闭，小腹满痛者，及淋毒沉滞，梅淋，小腹满痛不可忍，溲脓血者，皆能治之。子炳曰：此方与甘遂半夏汤，同证而小异，妇人则用此方，男子则用甘遂半夏汤。夫甘遂半夏汤，主心下坚满；此方主小腹满如敦状，虽为同用甘遂，其证、其部位本自悬殊，何可混同，且随证处方，岂问男女耶？子炳不特不知药方之主治，又陷胶柱之误说也。

《勿误药室方函口诀》本方条曰：此方主去水血二物，然重水气，而以血为客也。"微难"云者，非一向不通之谓。此证颇多，然妇人急于小腹满结，小便不利者，有速效。又男子疝证，小便闭塞，小腹满痛者，此方尤有验。

下瘀血汤之注释

师曰：产妇腹痛，法当以枳实芍药散。假令不愈者，此为腹中有干血著脐下，宜下瘀血汤主之。亦主经水不利。（《金匮要略》）

【注】详总论瘀血之毒害及少阳病篇枳实芍药散条。

下瘀血汤方

大黄二两，桃仁二十枚，䗪虫二十枚。

上三味，末之，炼蜜和为四丸，以酒一升，煎一丸，取八合，顿服之。新血下如豚肝。

如上，本方本为煎方，今改为丸方如下。

下瘀血丸方

大黄 16 克，桃仁 7 克，䗪虫 21 克。

上为细末，以蜂蜜为丸，一回 1～5 克许，一日一回，乃至三回，酒，又白汤服用之。

下瘀血汤之腹证

如仲景所谓有干血着脐下，则本方证之瘀血块，密着于脐下部之腹底，按之则有抵抗而压痛，然往往因知觉过敏，难以触诊，与其他之瘀血证有别也。

先辈之论说治验

东洞翁本方定义曰：治脐下毒痛，及经水不利者。

稻叶克礼著《腹证奇览》本方条曰：有瘀血着脐下，则小腹急痛不可忍，甚则手不可近者，本方之所主也。（中略）此证探诊脐下，指头触之，觉坚而急痛者，此方之正证也。余考此大血证，妇人多因经水不通，男子亦多血证者。其人或因腰痛久不止，或有淋疾、痔、脱肛等之患者，或发大建中汤证者，间亦有此证。余前在东都时，一男子三十四五岁，因大腹痛而脐下痛者三年，百治无效。余诊之，暗然觉冷气，腹皮强急，如有头足，乃与大建中汤。一月许，渐愈。又觉脐下痛不可忍，乃与下瘀血汤，数日痊愈。

《成绩录》曰：一妇人，月经过度，或每月再见，肩背强，腹中挛急，或硬满，饮食能进，大便秘结，阴门时痒，患已数年，不得治效。先生与当归芍药散，兼用下瘀血丸，宿疴遂愈。

《类聚方广义》本方条曰：此方《本草纲目》䗪虫条称大䗪虫丸，治产后腹痛有干血者。又《大观本草》亦称大黄䗪虫丸，主久瘕积结。按此本为丸方，非汤方也。其制亦与抵当丸相似，故当称丸也，其称下瘀血者，疑为后人以其效名之，亦犹陷胸、备急之类耳。又倪珠谟《本草汇言》曰：仲景方，治五劳虚极，羸瘦腹满，不能饮食，内有干血，肌肤甲错，以干漆、大黄各一两，䗪虫十个，酒煮半日，捣膏为丸，黍米大，每服十丸，白汤送下。此比《金匮》大黄䗪虫丸药味寡少，而功力专也。虽似后人裁酌，然简捷而有效。

产后，腹中结实拘挛，或烦满而痛者，当以枳实芍药散和之。若不愈者，其人必有干血，宜下瘀血汤。

䗪虫之医治效用

《本草纲目》曰

䗪虫

【气味】咸寒，有毒。甄权曰：咸苦。

【主治】（上略）血积癥瘕。破坚，下血闭，生子，大良。（《本经》）

月水不通，破留血积聚。（《药性》）

通乳脉。（宗奭）

行产后血积，折伤瘀血。治重舌、木舌、口疮，小儿腹痛夜啼。（时珍）

【发明】颂曰：张仲景治杂病方，及久瘕积结。有大黄䗪虫丸，又有大鳖甲丸及妇人药并用之，以其有破坚下血之功也。

由以上诸说，对照仲景论时，则本药为一种之祛瘀血药，比桃仁、牡丹皮则主治其更陈旧者也。

土瓜根散之注释

带下，经水不利，少腹满痛，经一月再见者，土瓜根散主之。(《金匮要略》)

【注】带下者，带下病也。尾台氏曰:《本草纲目》于土瓜根附方"一月"之上，有"或"字。

土瓜根散方阴癞肿亦主之。

土瓜根、芍药、桂枝、䗪虫各4克。

上为细末，一日三回分服。或增量二倍以上，以水二合五勺，煎一合，去滓，一日分三回，温或冷服。

【注】阴癞者，《类聚方广义》本方条曰：癞，同㿗，阴囊肿大也。刘熙《释名》曰：阴肿曰隤，气下隤也，然则"隤"亦与"癞"通。按《本草纲目·鲮鲤条》引《摘玄方》曰：妇人阴癞，硬如卵状云云。一妇人自言阴户左边突起凝靷者十余年，年年发痛，众治无效。诊之，形如鹜卵，即癞疝也。发则其大倍常，坚硬疼痛，寒热交作，痛自小腹达脐旁，甚则及于心胸，苦楚不可忍年年二三发，发则每用桃核承气汤、大黄附子汤、芍药甘草汤之合方，痛退肿消。又有一妇人，年十七，阴户右边隆起，形如睾丸，亦阴癞也，与大黄牡丹皮汤而愈。可见阴癞男女皆有之。

如上说，则于鼠蹊，或阴囊、阴唇部，如假性肿瘤之小肠气（Hernia），可谓亦属于是矣。

先辈之论说

《腹证奇览》曰：有脐旁小腹满而拘挛者，妇人有经水不利，或下白物，或有带下之患。男子因血证而时腹痛者，此证间有之，且有小腹拘急者，可考。

求真按　此小腹拘急，可知为左腹直肌（下部）挛急也。

《类聚方广义》本方条曰：土瓜根散与抵当汤同治瘀血而有其别。抵当汤证，瘀血凝结不动者，此方证未凝结也。故治带下，及经水不利或再见，阴癞肿，白带等证，以是可知其不同也。

求真按　本方及下瘀血汤，治血塞未组织化者；抵当汤及丸，治其半组织化也。不可混同。

土瓜根之医治效用

《本草纲目》曰

王瓜（《释名》土瓜）根

【气味】苦寒，无毒。

【主治】消渴内痹，瘀血月闭，寒热酸疼，益气，愈聋。（《本经》）

疗诸邪气，热结鼠瘘，散痈肿留血，妇人带下不通，下乳汁，止小便不禁，逐四肢骨节中水。（《别录》）

天行热疾，酒黄病，壮热心烦闷，热劳。排脓，消扑损瘀血，落胎。（大明）

利大小便，治面黑面疮。（时珍）

《本草备要》曰：王瓜（即土瓜根），苦寒。泻热，利水。治天行热疾，黄疸，消渴，便数带下，月闭瘀血。利大小肠，排脓消肿，下乳（通乳，药多用之，单服亦可），落胎。

列观上说，则本药为祛瘀血的利尿药，兼有消炎排脓作用矣。

抵当汤之注释

太阳病六七日，表证仍在，脉微而沉，反不结胸，其人发狂者，以热在下焦，小腹当硬满，小便自利者，下血乃愈。所以然者，以太阳随经，瘀热在里故也，抵当汤主之。（《伤寒论》）

【注】刘栋曰："所以然者"以下十五字，为后人之注文，误入本文也。

山田正珍曰：此辨太阳病有蓄血者，比桃核承气汤证则更重也。彼则小腹急结，此则小腹硬满；彼则如狂，此则发狂；彼则在于汗后，此则因于下后，自有差别也。且桃核承气汤证，其血自下，故其为瘀血病也，不俟辨矣；此则血不下，故因小便之利不利，以断其为是否瘀血也。桃核承气主治伤寒病中，热邪结于下焦，其血因之不行而滞为瘀者；抵当汤丸主治素有瘀血而邪热乘之者。故阳明篇曰：其人喜忘者，本有久瘀血，宜抵当汤。其别如是，下焦本有积血之人，适病伤寒，热乘瘀血、秽气上而乘心，使人发狂也。按刘向新序云：楚惠王因食寒菹而得蛭，遂吞之，有腹疾不能食，令尹入，问曰："王安得此疾？"王曰："我食寒菹得蛭，念谴之，不行其罪乎？是法废威不立也；谴而行其诛乎？则庖宰食监，法皆当死，心又不忍也，故吾恐见蛭，因遂吞之。"令尹避席再拜而贺曰："臣闻天道无亲，惟德是辅。君有仁德，天所奉也，虽病不伤。"是夕，惠王自后出蛭，故其久病心腹之疾皆愈。王充《论衡·福虚篇》云：蛭性食血，惠王心腹之积，殆积血也。故食血之虫死，而积血之病亦愈矣。由此观之，虽男子亦有积血之疾，自古已然，第妇人最多，不及言耳。此章大意：太阳病六七日，下之后，仍有头痛、发热、恶寒等证，脉沉而微者，当变为结胸，如大陷胸汤条之脉沉而紧也。夫结胸之脉多沉，今反不结胸，其人发狂者，此为热乘蓄血也。试看小腹虽硬满，小便则快利如常，是以决其为蓄血而宜下之也。何以知其已经攻下耶？以"仍在"二字，及"反不结胸"四字知之，且下篇云：病发于阳，而反下之，热入，因作结胸是也。再按结胸，必为下后之病也。伤寒下法虽有种种，然皆宜俟其表解后下之。今此条表证仍在，而用下法者，何也？因其脉已变为沉微也。若犹浮大者，未可下之也。下条曰：太阳病，身黄，脉沉结。亦以其脉，假在于表，而实则决其已解也。

　　求真按　患太阳病，经过六七日，下之，而后尚有头痛、发热、恶寒等证，若加脉微而沉者，因误下，表热内陷于下腹部，与已存之瘀血相合，而成少腹硬满，其余波波及于上部而使发狂。其热专迫于血，不与水结，故在上不成结胸，在下无小便不利，且表证虽如仍在，但止有其痕迹，余皆陷入内部，与瘀血相合，使成诸证者。故用本方下其瘀血，则热亦随而泄，前证悉愈也。

　　太阳病身黄，脉沉结，少腹硬，小便不利者，为无血也。而小便自利，其人如狂者，血证谛也，抵当汤主之。（《伤寒论》）

　　【注】成无己氏曰：身黄脉沉结，小便不利者，胃热发黄也，宜与茵陈汤。身黄脉沉结，小腹硬，小便自利，其人如狂者，非胃中有瘀热，为热结下焦而蓄血也，与抵当汤以下其蓄血。

　　钱潢氏曰：此由小便之利不利，以别是否为血证。身黄者，遍身俱黄也。

　　求真按　本条是述血性黄疸之证治也。

　　阳明证，其人喜忘者，必有蓄血。所以然者，本有久瘀血，故令喜忘，屎虽硬，大便反易，其色必黑，宜抵当汤下之。（《伤寒论》）

　　【注】成无己曰：《内经》（《素问·调经论》）曰：血并于下，则乱而喜忘。此本下有久瘀血，所以喜忘也。

　　程应旄曰：血蓄于下，则心窍易塞，而智识昏，故应酬问答，必失常也。病属阳明，故屎硬。血与粪并，故易黑。

　　《伤寒准绳》曰：按邪热燥结，色未尝黑，但瘀血则溏而黑黏如漆，若燥结则硬，黑晦如煤，此为明辨。

　　山田正珍曰：喜忘者，谓数忘也。（中略）此是阳明证，论下焦有蓄血也。凡论中称少阴证、阳明证者，皆于章中言之，其为起首者，特此一条耳。"阳明"二字以其久不大便言，言病人久不大便，喜忘前言往事者，下焦久有瘀血也，抵当汤下之则愈矣。

　　病人无表里证，发热七八日，虽脉浮数者，可下之。假令已下，脉数不解，合热则消谷善饥，至六七日不大便者，有瘀血也，宜抵当汤。（《伤寒论》）

　　【注】病人无表证及半表半里证七八日，继续发热者，明为里证也。故虽有浮数脉，亦可以适方下之。假令虽已下之，唯浮脉去，而数脉不解者，此为热合瘀血，必发多嗜

证。至六七日不大便者，明为有瘀血，宜用本方下之也。

妇人经水不利下者，抵当汤主之。（《金匮要略》）

【注】虽无特解之必要，然此经水不利，对于下瘀血汤及土瓜根散之经水不利而言，是示其障碍更高度也。

抵当汤方

水蛭、虻虫、桃仁各1.6克，大黄4.8克。

上为细末，以水一合，煎五勺，顿服之。

抵当汤之腹证

仲景谓本方之腹证为小腹硬满或小腹硬，然视触诊上，与大黄牡丹皮汤之小腹肿痞多不能区别，宜参照脉证、外证而决之。

先辈之论说治验

《金匮要略》本方小注曰：亦治男子膀胱满急而有瘀血者。

《瘟疫论》曰：按伤寒太阳病不解，从经传府，热结膀胱，其人如狂，血自下者愈。血结不行者，宜抵当汤。

求真按 是以桃核承气汤无效者，宜抵当汤也。

（上略）然抵当汤为行瘀逐蓄之最者，前后二便不分，亦可取用。然蓄血之结甚者，非桃仁之力所可及，宜抵当汤。盖非大毒猛厉之剂，则不足以抵当之，故名。

东洞翁本方定义曰：治瘀血者（凡有瘀血者，二焉。少腹硬满，小便快利者，一也；腹不满，其人言我满者，二也。急则以汤，缓则以丸）。

求真按 若不改作治最陈久之瘀血者，则难为定义。又腹不满，其人言我满者，为瘀血之一般征候，非特此方为然也。

《方机》本方主治项中曰：小腹硬满，小便自利，发狂者；喜忘，大便硬，反易通，色黑者；脉浮数，善饥，大便不通者；经水不利者。

《漫游杂记》曰：一妇人，三十余岁，月事即断，年年肥大，腰带数围，每月必发大头痛一二次，药食皆吐，不能下咽。余诊之，腹脉坚实，心下硬塞，推之难以彻底，与抵当丸、湿漆丸数百帖，血亦不来，乃以瓜蒂末一钱，大吐一日。翌日，按心下硬塞减半，又作抵当汤与之。数日，大便溏泻，日五六次。十日后再与瓜蒂五分，又与抵当汤如前，肚腹剧痛，代用以丸，日三五分。三十余日，经水来已如常，头痛亦除。

《古方便览》曰：一妇人，年三十，患癞病三年，眉毛脱落，鼻梁肿大，一身尽肿，赤斑如云，手足麻痹，月经不通。余乃作抵当丸使饮之，日服三钱，三十日，血下数升，百日痊愈。

《方舆輗》曰：抵当汤，此方云蓄血与小腹硬满，若比桃核承气汤证，则其病沉结，而根深蒂固矣，此时若不以水蛭、虻虫之类，不能破之。以上二方，详考本论，则可尽其变化。

上证有体虚者，夫体虚之人，虽有瘀血在小腹，亦不可专攻，然不攻则病不去，善哉。陈自明以此方去大黄，加地黄，名通经丸。去加仅一味，即有攻守兼施之妙，岂非孙吴之兵法乎！余尝以此四味煎水，有疗干血劳者。

《伤寒论述义》曰：瘀血者，血失常度，瘀留下焦是也（《说文》曰：瘀血，积血也。然瘀血之瘀，与瘀热之瘀，恐同其义）。

盖邪热壅郁血中，则相搏为瘀。唯其瘀也，血为水之类，故必就下。以结于小腹，其证有结日浅而病势剧者，有结日深而病势漫者，治之之法亦随而别。结日浅，病势剧者，桃核承气汤证是也。此盖因失汗，邪热内并所致，其结未紧，故热未敛，而势殊剧，故以此方逐利之也（膀胱者，犹言下焦也，盖与胃中有燥屎同例）。结日深而病势漫者，抵当汤丸证是也。大抵亦由于失汗所致，其结既紧，其热已敛，故势殆漫，所以专破溃之，但更有轻重之异，是以有汤、丸之分也（六七日，仍有表证者，盖发汗不彻故耳。仍有表证一句之内，蕴有"其外未解者，不可攻"之义，宜与桃核承气汤条互看。脉微而沉之微，所谓沉滞不起之状，而非微弱之微也。杨士瀛曰：挟血者，脉来乍涩乍数，闪烁明灭，或沉细隐伏是也，反不结胸之义，未莹。（中略）程氏曰：脉沉者，结胸之脉也。脉沉而不结胸，则邪已深入，可知直结于下焦血分矣）。桃核之血，多结于得病之后；抵当之血，多结于得病之先，然未可一例而论也（张兼善曰：或云桃核承气及抵当汤证，俱系下焦畜血，中间虽有轻重，然未知缘何致此耶？此皆发汗未得其宜，或当汗不汗，或汗迟，或脉盛汗微，或覆盖不周而不汗，其太阳之邪，从而不出，故随经入府，结于膀胱）。要之病虽在下，然均是属实，乃阳明病之类变也。

《类聚方广义》本方条曰：腹不满，其人言我满者。此不特血块也，而瘀血专在于络之证也。若验其证，自能知之。子炳云：心下痞，按之濡，腹不满，其人言我满者，于证则同，于方则异，男子必用三黄丸，妇人则用浮石丸或抵当丸，误也。心下痞与瘀血壅滞，岂同证耶？况二方主治所不同，而方用岂可拘泥耶？堕扑折伤，瘀血凝滞，心腹胀满，二便不通者；或经闭而少腹硬满，或眼目赤肿，疼痛不能瞻视者；或经水闭滞，腹底有癥，腹皮见青筋者，皆宜此方。若不能煮服者，为丸以温酒送下亦佳。

水蛭之医治效用

《本草纲目》曰

水蛭

【气味】咸甘平，有毒。

【主治】逐恶血、瘀血、月闭，破血瘕、积聚、无子，利水道。（《本经》）

坠胎。（《别录》）

治女子月闭，欲成血劳。（《药性》）

赤白游疹，及哑痈肿、毒肿。（藏器）

治折伤，坠扑，蓄血。（宗奭）

由以上诸说及活蛭吸盘制止血液凝固作用观之，则本药有溶解凝血作用也明矣。

虻虫之医治效用

《本草纲目》曰

蜚虻（《释名》虻虫，"蜚"同"飞"）

【气味】苦，微寒，有毒。

【主治】逐瘀血，破血积坚痞癥瘕。（中略）通利血脉及九窍。（《本经》）

除女子月水不通，积聚贼血之在胸腹五脏者，及喉痹结塞。（《别录》）

破癥结，消积脓，坠胎。（日华）

由以上诸说观之，则本药与水蛭，可谓大同小异耳。

抵当丸之注释

伤寒有热，少腹应满，小便不利，今反利者，为有血也，当下之，不可余药，宜抵当丸。"有热下"，《玉函》《外台》俱有"而"字，为是。（《伤寒论》）

【注】方有执曰：由上条之方，变汤为丸，名虽为丸，而犹煮汤也。

山田正珍曰：比抵当汤轻一等也，故无发狂、如狂等证，唯满而不硬，故方亦为四分之一耳（**求真按** 本条不举发狂、如狂等证者，是省略也，非谓无此证也。故与汤所异者，只有缓急之差，而无轻重之别）。若伤寒有热，小腹满，小便不利者，五苓散证也（**求真按** 猪苓汤证亦然）。若身发黄者，茵陈蒿汤证也。今小便反利，故知其为血证也。

抵当丸方

水蛭、虻虫、桃仁、大黄各 6 克。

上为细末，蜂蜜为丸，一回 4 克，一日三回服用。晬时当下血。若不下者，更服之。

【注】陶弘景曰：晬时，周时也，由今旦至明旦也。

先辈之论说

《类聚方广义》本方条曰：余家用此方，取上四味（**求真按**　指水蛭、虻虫、桃仁、大黄四味也）为末，炼蜜和分八丸，以温酒咀嚼下，日服二丸，四日服尽。不能酒服者，白汤送下。

产后恶露不尽，凝结为块，有成宿患者，平素用药，其效难收。当再孕分娩后，用此方，不过十日，其块尽消。

求真按　平素用之非全无效，唯不如产后之捷效耳。

大黄䗪虫丸之注释

五劳虚极，羸瘦，腹满，不能饮食，食伤，忧饮伤，房室伤，饥伤，劳伤，经络荣卫气伤，内有干血，肌肤甲错，两目黯黑者，缓中补虚，大黄䗪虫丸主之。（《金匮要略》）

【注】程氏曰："五劳虚极"一句是一章之题目，"羸瘦，腹满，不能饮食"是其证候，"食伤，忧伤，饮伤，房室伤，饥伤，劳伤"是其所因。盖此诸因之一，皆足以经络荣卫气伤而血脉凝积，以致内有干血，遂为五劳虚极，更有肌肤甲错，两目黯黑之二证，俱为干血之征。盖其脉数，蒸热，亦概可知也。

求真按　忧伤者，伤头脑；食伤，饮伤，饥伤，伤消化器；房室伤，伤生殖器也；劳伤者，神身过劳也；而经络荣卫气伤者，谓伤害血管系及血液淋巴也。

大黄䗪虫丸方

大黄 20 克，黄芩 12 克，甘草 24 克，桃仁 65 克，芍药 32 克，地黄 80 克，干漆 8 克，虻虫、蛴螬各 107 克，水蛭 166 克，䗪虫 71 克。

丸法用法同抵当丸。

先辈之论说治验

程氏曰：妇人虚劳，大半内有干血，男子亦间有之，审其可攻而攻之，则厥疾可愈。

求真按 攻之者，以本方攻之也。

魏氏曰：此在妇人、女子、寡妇、女尼，因不月而渐成虚劳者，尤宜投之。

求真按 尤宜投之者，尤宜投以本方之略也。

《医学纲目》本方条曰：结在内者，手足之脉必相失，宜此方。

求真按 由余之经验，血结甚者，左手脉常相失。

《兰台轨范》本方条曰：血干则结而不流，非草木之品所能下，必用食血之虫以化之，此方专治瘀血成劳证。若瘀不除，则正气永无复理，故去病即所以补虚也。

求真按 此说治病之规矩准绳也，宜熟思之。

《方舆輗》本方条曰：喻嘉言曰，此世俗所称干血劳之良治也。余按"腹满"二字，是诊干血劳之第一义。曾有一妇人，年十七八，寒热尪羸，时时盗汗，食少，一身倦怠，劳状稍具，然唯脉不细数，而腹满太甚。余谓妇曰："是干血劳也。然大肉未脱，元气未败，亟宜服大黄䗪虫丸。夫恶泻喜补者，庸俗之常态也，汝若非庸俗，则治如反掌耳。"妇信余言，即欲用之，但囊中无此丸，使服四物鳖甲汤加芒硝，不月得愈。

求真按 四物鳖甲汤，由虎杖、鳖甲、桃仁、大黄而成，后世方也。

《续建殊录》曰：一妇人，年二十余，去春以来，谷肉之类，一口不能食，若食则心下满痛，或胸中满痛，吐之则止，每好饮热汤或冷水，若过饮，则必腹痛而吐水颇多，腰以下羸瘦甚，胸以上如平人，行步如常，按腹脐旁少腹坚如石，大便秘闭。若用下剂，徒水泻耳，其妇自言腹苦满，然按之不满，因与茯苓泽泻汤，兼用硝黄汤。服五六十日，渴稍减，少食糖果，腹痛如故，微有咳而吐络血，后投当归芍药散，兼用䗪虫丸，诸证渐退。

《腹证奇览》曰：似小建中汤证，而虚羸甚，肌肤干，腹满挛急，按之坚痛者，为干血，大䗪虫丸证也（今之《金匮》，误作大黄䗪虫丸。大黄䗪虫丸者，下瘀血汤之本名也，证类详于《本草》）。证曰：五劳虚极，羸瘦腹满，不能饮食，内有干血，肌肤甲错，两目黯黑者，缓中补虚（甲错者，如鲛肌也。黯黑者，黑白不明也。此证比小建中汤，则为更重之血证，方中四虫及干漆、桃仁者，皆破血结癥瘕也）。此方可转用于鼓胀血瘕，产后之血肿，水肿，瘰疬，小儿之癖瘕等。或曰劳咳，吐白沫中杂血线者，试之有效。

求真按 肺结核性咯血，用之得效。

《类聚方广义》本方条曰：治妇人经水不利，心腹渐胀满，烦热咳嗽，面色梅黄，肌肤干皮细起，状如麸皮，目中昏暗，或赤涩羞明怕日者。

治小儿疳眼生云翳，睑烂羞明，不能视物，并治雀目。

蛴螬之医治效用

《本草纲目》曰

蛴螬

【气味】咸，微温，有毒。

【主治】恶血，血瘀，痹气，破折血在胁下，坚满痛，月闭，目中淫肤，青翳白膜。(《本经》)

疗吐血在胸腹不去，破骨折血结，金疮内塞，产后中寒，下乳汁。(《别录》)

取汁滴目，去翳障，主血止痛。(日华)

汁主赤白游，擦破，涂之。(藏器)

取汁点喉痹，得下即开。(苏颂)

主唇紧口疮，丹，破伤风疮，竹木入肉，芒物眯目。(时珍)

【发明】颂曰：张仲景治杂病，大黄䗪虫丸方中用之，取其去胁下坚满也。

由上说观之，则本药之作用，可谓与水蛭、虻虫大同小异也。

干漆之医治效用

《本草纲目》曰

干漆

【气味】元素曰：辛平，有毒。

【主治】疗咳嗽，去瘀血痞结之腰痛，女子瘕疝，利小便，去蛔虫。(《别录》)

杀三虫，主女人经脉不通。(甄权)

治传尸劳，除风。(大明)

削年深坚结之积滞，破日久凝结之瘀血。(元素)

【发明】时珍曰：漆性毒而杀虫，降而行血，所主之证虽繁，其功只在二者耳。

《本草备要》曰：干漆，辛温，有毒。功专行血杀虫，削年深坚结之积滞，破日久凝结之瘀血(能化瘀血为水)，续筋骨绝伤(损伤则瘀血停滞)，治传尸劳瘵，瘕疝，蛔虫。

由以上诸说，则本药为祛逐陈旧瘀血，及发挥杀虫杀菌作用者矣。

起废丸方

干漆、桃仁、反鼻霜各1克，大黄2克。

上为细末，混合之，以蜂蜜及米糊为丸，一日三回分服。

【主治】主治陈久性瘀血，与下瘀血汤、抵当汤丸无大差。有干漆，故带杀虫杀菌作用；有反鼻，有兼治瘀血性皮肤病、疮疡之特能。而本方本称蝮蛇起废丸，由蝮蛇、生漆、大黄三味组成，然生漆作用猛烈，不能耐忍者不鲜。故余以干漆代之，基于下瘀血汤等之方意，新加桃仁也。

第二起废丸方

干漆、桃仁、反鼻霜、地黄各1.5克。

丸法用法同前。

【**主治**】治大黄䗪虫丸证及前方证之虚者。

先辈之论说治验

《松原家藏方》曰：起废丸（**求真按** 是缺少蝮蛇起废丸之蝮蛇也。以下同此），治一切痼疾。

求真按 痼疾多因瘀血而成，故云尔。

蝮蛇起废丸，治痼疾难动者。

同书哮喘条曰：起废丸，治年久不愈者。

同书中风条曰：起废丸，治年久不愈者。

《芳翁医谈》曰：起废丸主治甚多，不论血块积聚，凡腹中有块，外发牵急、气促诸证者，皆必用之。世所谓劳瘵者，多因于瘀血，故又名干血劳。其腹必有块，而腹中拘急，形体瘦小者，皆宜长服此丸。盖治劳之方，未有良于此者。反胃难治者，每于吐食后，宜贪食之。世医以为脾胃虚，法当长服小半夏加茯苓汤，然非此方则难尽也。唯有驱逐其停饮耳。

虚劳（中略）咳甚者，宜麦门冬汤，并宜兼用起废丸，凡此丸，男女皆可用之。

求真按 不可必定兼用起废丸。

《方舆𫐐》曰：起废丸（**求真按** 此即蝮蛇起废丸），疗癫痫及血毒诸证，此药实有排山决海之力，起废之称不诬也。一方无反鼻，加面粉，名曰赤丸，又呼湿漆丸，治血癖癥痼为痛者，并治蛔虫。

《百疢一贯》曰：起废丸，用此方有效者，必发赤疹可征。本治瘀血久腹痛，又与诸痼瘀血用抵当汤证小有异同。抵当治因经闭之瘀血者，似有效；起废丸一切瘀血，用之皆良。是故活用抵当于癫时，起废丸有大效。又湿劳亦用之，由于胎毒瘀血而成劳也。起废丸用于瘀血腹痛及一切痼疾因瘀血者。（中略）用此方后，瘙痒出者，妙。此方兼用鹛鸪菜汤等，亦能治虫积而下虫也。若病人精气脱，难用大黄者，用《千金》地黄煎丸。其方主治月经不通，脐下坚结如杯盘，发热往来，下利羸瘦而成血瘕者。以地黄（三十钱取汁）、干漆（一斤为末）二味，纳漆末于地黄汁中，微火煎熬为丸，每服以酒下梧子大三丸，不知加之，常以食后服。盖干血劳之目的证，月水不调，小腹急结，肌肤甲错，手掌斑纹，唇口干燥，消谷善饥也。

《丛桂亭医事小言》曰：生漆五十钱，和味淋酒一升，七日饮尽，一身发疹如癫，瘀浊外泄，宿疾顿治。多年之血枯腹痛等证，用之妙，赤丸效亦同。

赤丸，为治血癌腹痛之方。

生漆、大黄、面粉（各等分）。

上三味，和蜜调为丸，每服五分，白汤送下，日二夜一，发赤疹为知。

《生生堂治验》曰：一男儿，年三旬，不语岁余，凡百治疗，以及符咒祷祝，无所不尽。先生诊之，心下急，腹内如盘，试开口发声，舌辄随而挛缩，与大陷胸加乌头汤兼用漆膝丸（**求真按**　起废丸加牛膝也），五六日，通身发紫斑灼然，如虾鱼之发于新鼎，闷痒不堪，搔抓衅隙，病者弥愤，突然喝曰："伽由吕（和言，谓痒为伽由吕）。"与沉吟之声交发，一座大骇，复使言，即如搔口欲出者状。至翌日，喉舌旋转，言足达意矣，斑亦经日愈。服前方百余帖，他医所拒之病，竟辞药矣。

麻子仁丸之注释

趺阳脉浮而涩，浮则胃气强，涩则小便数，浮涩相搏，大便则硬，其脾为约，麻子仁丸主之。（《伤寒论》）

【注】山田正珍谓：上四条（**求真按**　本条亦四条之一）为叔和所搀，当删之。

尾台氏亦云：谨按此章，非仲景氏之辞气，方意亦不明，疑非仲景之方。《外台》引《古今录验》，而不引《伤寒论》，亦可为证。

然赋质脆薄之人，或久病虚羸，及老人血液枯燥者，以此方使缓缓转泄，亦佳。

如上说，则论、方皆非出仲景手，然从惯例，兹载之。

麻子仁丸方

麻子仁 4 克，芍药、枳实、厚朴各 1.6 克，大黄 3.2 克，杏仁 2.4 克。

上为末，以蜂蜜及米糊为丸，4 克许，一日三回服用。

先辈之论说

东洞翁本方定义曰：治平日大便秘者。

求真按　可改作治无病毒而大便秘者。

蜜煎导及大猪胆汁之注释

阳明病，自汗出，若发汗，小便自利者，此为津液内竭，虽硬不可攻之，当须自欲大便，宜蜜煎导而通之。若土瓜根及与大猪胆汁，皆可为导。"硬"字之上，《玉函》有"大便"二字，是也。（《伤寒论》）

【注】成无己曰：津液内竭，肠胃干燥，大便因硬，此非结热，故不可攻，宜以药外治导引之。

方有执曰：竭，亦亡也。

《医宗金鉴》曰：大便虽硬，若无满痛之苦，则不可攻之。

求真按　阳明病，自汗出，又误发汗，体液亡失，故尿量减少。今反常而尿利过多（小便自利者，即尿利比寻常为多也），体液益失，以致体内涸竭。假令大便虽硬，不可以大承气汤攻下之，待病者自催便意，宜以蜜煎导及土瓜根、大猪胆汁诱导之。

蜜煎导方

蜜七合。

上一味，纳铜器中，微火煎之，稍凝似饴状，搅之勿令焦著，俟可丸。并手捻作挺，令头锐，大如指，长二寸。当热时急作，冷则硬，以纳谷道中，以手急抱之，欲大便时，乃去之。

大猪胆汁方

大猪胆一枚。

泻汁，和醋少许，以灌谷道中，如一食顷，当大便出。

先辈之论说

东洞翁此二方定义曰：治肛中干燥，大便不通者。

求真按　当订正为"治直肠内干燥，大便不通者"。

《类聚方广义》蜜煎导条中曰：伤寒，热气炽盛，汗出多，小便自利，津液耗竭，肛中干燥，硬便不得通者；及诸病大便不通，呕吐不入药汁者；老人血液枯燥，大便秘闭，小腹满痛者，皆宜此方。以蜜一合温之，改用唧筒射入肛中，较为便利。

求真按　可知灌肠法中医早已采用，且其用途与下剂所行，俨然有别，不如西医之无所分别也。

己椒苈黄丸之注释

腹满，口舌干燥，此肠间有水气，己椒苈黄丸主之。(《金匮要略》)

【注】《勿误药室方函口诀》本方条曰：此方是治有留饮在肠间而变水肿者有效。由四肢浮肿，致腹胀满者为主，腹坚实者，宜加芒硝，与木防己去石膏加茯苓芒硝同意，以挫实利水为主也。有加于方后渴者，可不拘。

己椒苈黄丸方

防己、椒目、葶苈、大黄各 8 克。

上为细末，以蜂蜜及米糊为丸，一回 4 克许，一日三回服用但作煎剂亦可，稍增尾台氏曰：疑"稍增"之上脱有"不知"二字，此说是也，口中有津液，渴者加芒硝半两。

先辈之论说

东洞翁本方定义曰：治腹满，口舌干燥，二便涩滞者。

椒目之医治效用

《本草纲目》曰

椒目

【气味】权曰：苦辛有小毒。

【主治】利水腹胀满之小便。(苏恭)

治十二种水气，及肾虚，耳卒鸣聋，膀胱急。(甄权)

止气喘。(震亨)

《本草备要》川椒条曰（**求真按**　川椒者，谓产于四川之山椒也）：子名椒目，苦辛，专行水道，不行谷道，能消水盅，除胀，定喘，及肾虚耳鸣。

由上说观之，则本药为温性刺激的利尿药，主治腹水有特能。

走马汤之注释

《外台》走马汤，治中恶心痛腹胀，大便不通。(《金匮要略》)

巴豆二个（去外皮），杏仁二个。

上二味，以绵缠槌令碎，纳于五勺热汤中，捻汁顿服之，当下。老小量之。通治飞尸鬼击病。

【注】中恶者，《肘后方》云：中恶者，人得之道间、门外，心胸刺痛，气冲心胸，而使胸胀。若不治，则害人。

是飞尸、鬼击病，述于太阳病篇麻黄汤条下。此皆不过证候的病名耳，其实水毒急剧，充塞于体内而然。故无须眩惑于此等病名，以腹胀剧烈，而上迫胸咽，或心痛，或障碍呼吸，下则二便闭涩为目的而宜运用之。

先辈之论说治验

《肘后百一方》曰：若水病，唯腹大，动摇则水声，皮肤黑，名曰水蛊。以巴豆十枚，杏仁六十枚，熬黄和之，服小豆大一枚，以水下为度。

《外台秘要》曰：文仲疗卒得诸疝，小腹及阴中相引绞痛，自汗出，欲死之方。沙参捣筛，酒服方寸匕，立愈。又若不瘥，则服诸利丸下之，走马汤亦佳，此名寒疝，又名阴疝。

东洞翁本方定义曰：治胸腹有毒，或心痛，或腹痛者。

求真按　此说虽不敢不可，然若不添腹胀猛剧之意，则不全。

《方机》本方主治曰：中恶，心痛腹胀，大便不通者；喘鸣息迫者（**求真按**　宜改喘鸣息迫剧者为妥）；所谓中风，吼喘息迫者。

吉益南涯曰：马脾风，胸腹暴胀，喘急不大便者，宜此汤。

《蕉窗杂话》曰：有一女子上山采艾，不意足滑颠坠于谷底，见体面手足皮肉虽伤而未碎，呼吸虽有，闷绝而急，神识昏沉，故载于门板而归，请诊。时六脉若有若无，试其胸腹，时有物自下部上冲胸中，若此物上冲时，必使烦闷而脉伏，强按其上冲者，则即下降而腹中雷鸣，乃以《外台》走马汤，以沸汤渍之。一夜中使饮之，吐下之水颇多，而血全无，随吐下而所上冲者，亦随而弛缓，烦躁亦渐安静，面色亦渐渐复原矣。至翌朝，上冲虽止，因腹底邪水有所未尽，留药而归。至第三日，精神已复，于是停服走马汤，而用调理之剂，经日全快。自是之后，信水气之变动者，非苏木、桃仁所得而治也。余至今日，经验甚多。走马汤之用法，药入袋中，渍以沸汤，绞出其白沫，即以其所出之白沫服之可也。

求真按　打扑外伤，有以瘀血为主，水毒为客者；有以水毒为主，瘀血为客者；有以炎证为主，水血客之者。常无一定，不可偏执。

《静俭堂治验》曰：一男子，年五十一二，三日来，心下痞硬，时拘痛，黄昏时遽痰涎涌盛，呼吸急迫，烦躁闷乱，咽喉如锯，身体壮热，手足厥冷，头面胸背，绝汗如雨，不能横卧，呻吟不止，旁人自背抱持，其命如风前之烛，急使请余治。即往诊视，虽恶证蜂起，然脉沉细有神，眼睛亦未至脱，以为尚可措手，急作走马汤，如法绞白沫一小盏与之，痰喘十减七八，寻与大剂麻黄杏仁甘草石膏汤三帖，一宿诸证脱然如失。若此证因手足厥冷与脉沉细而用四逆辈；又见痰涎涌盛，呼吸急迫，用沉香降气汤、正脉散（**求真按**　正脉散，恐生脉散之误）等；或见烦躁自汗，用承气辈，则变证忽生矣，如此之证不可不详也。

《类聚方广义》本方条曰：此方与备急圆，其用大抵相似，唯病专在胸咽者，宜此方。卒中风，急惊风，脚气冲心，痘疮内陷，疥癣内攻，干霍乱，以及诸般卒病，其势险急，而迫胸咽不得息者，皆宜此方。按《外台》走马汤云：疗卒得诸疝，小腹及阴中相引绞痛，自汗出欲死，此名寒疝，亦名阴疝。此证殆与诸乌附剂证相似，然无恶寒、手足不仁、逆冷等证，是其别也，宜审其证候以施之。

求真按　用本方治脚气冲心，得速效。

《勿误药室方函口诀》本方条曰：此方为紫圆之元方，一本枪药也。凡中恶卒倒，诸急证，牙关紧急，人事不省者，浇此药二三滴，即奏效。又用于打扑坠下，绝倒口噤者。

紫圆方

巴豆、代赭石、赤石脂各1克，杏仁2克。

上混合为细末，以米糊为丸，顿服1克。

本方虽为唐孙思邈之创方，实系仲景之走马汤加沉降性收敛药之代赭石、赤石脂耳。其作用虽相酷似，然比于彼，则稍有缓弱之差，此孙氏所以称紫圆为无所不疗，虽下之，亦不致虚也。

先辈之论说治验

东洞翁本方定义曰：治胸腹结毒，或腹满不大便，或有水气者。

《建殊录》曰：一女子患痘，布根稠密，起发不快，烦躁痒渴不少安，已而疮窠黑陷，复无润色。众医皆以为必死。先生诊之，作紫圆饮之，下利数十行，翌早尽红活，诸证皆退。

一男孩生三岁，痘前大热，喉干口燥，有物自脐下上冲心胸，则咬牙喘渴，不胜闷苦，痘亦灰色无光。众医皆谢去，先生为紫圆饮之，从厕之后忽发红泽，诸证顿退。

《险证百问》曰：师曰：疟久不愈者，方不当也。又有毒结，而药力不达者，治之汤药随其证，先发时与紫圆五六分吐下之，则必治矣。若再发，则复与如初，虽剧病，二三发后必截也。

师曰：卒中风，痰涎壅盛，不能息，正气昏冒者，不问其证，先去痰涎为宜，与桔梗白散或紫圆，吐黏痰数升即得治。痰涎壅塞，药汁不下，口开眼闭，四肢不动，厥不复者，即日必死。虽厥复，半身动，口如平，药汁得下，而眼不开，神气不正，吼喘不止，面色如醉，足大热者，一二日死。引其日者，病不剧也。虽有吼喘、鼻息鼾睡等证，然吐泻得度，厥复不大热，吼喘稍退，身体安静者，必起。其半身不遂者，宜桂枝加术附汤或乌头汤，兼用南吕丸或姑洗丸，时时以白散攻之，随证瓜蒂散亦可用，先人多用紫圆。所谓卒中风之稍轻者，诸恶证缓解后，脉洪大，面色赤，他医施治既引日者，病毒凝结，不治也。又有一种，诸证大同，脉沉微，面色如常，四肢拘急，或疼痛，或麻痹，手足冷者，此病人虽有痰饮之变，非主证也，宜用附子汤兼用应钟，时时以紫圆攻之；其不奏效者，可以七宝丸攻之。虽麻痹偏枯之类有缓急，而治法无异也。

求真按 虽有桂枝加术附汤、乌头汤、附子汤等证，但可初用之，此论不可盲从。

师曰：手之二三指得大屈，不得小屈者云云，此证颇多。若不久服则无效，以桂枝加术附汤兼应钟可也。头不能正，或大仰，或大俯之证，此毒皆在胸中，宜以紫圆攻之。

师曰：一女子八九岁，忽然四肢痿弱，身体如无骨，足不能坐，口不能言，神色如常，而无苦容。先人与桂枝加术附汤，兼用紫圆五六分，下利秽物，二旬复常。

小儿发热呕吐，诸药无效者，数日必下利如倾盆，而热益盛，其腹心下陷而全无力，唯有坚块如拳者，时时上冲，世人谓之慢惊风，皆不治。师曰：小儿发热呕吐云云，此证为毒迫心胸之剧证，而实难治者也，多属黄连证。先人不拘于下利，以紫圆攻之，下利秽物，间有得治者。若虽下利，不下秽物则不治。

小儿忽发大热，呼吸促迫，颐下大肿者，实如发颐，而弄舌闷乱，顷刻死者。师曰：小儿忽发大热云云，实难治也。此等证先人必投紫圆，余与桔梗白散，有大吐黏痰而治者。

小儿乍搐搦上窜，人事不知，日数发，或每发叫呼，或羞明，脉象皆数实。夏月最多，世谓之惊风，或称癖疾，或中暑，或痫，甚则弄舌厥冷而死，虽有少异，大抵相同。师曰：小儿乍搐搦云云，吾尝投紫圆，有得治者，非他缓剂所能治也。

小儿一身颤振不已者，初生多有之，二三岁者亦有之。师曰：小儿一身颤震云云，虽大人、小儿不异治，按此毒上迫心胸所致也，先人投紫圆。此证经数年者难治，有与真武汤而治者；妇人兼身体挛痛，有与当归芍药散而治者。

心痛彻背如刀刺，心下痞，恶心嘈杂，时时下利，或呕吐不食，腹中拘急，诸治无效，遂死，此证甚多。师曰：心痛彻背云云，以紫圆或备急圆，间有得治者。与瓜蒌薤白半夏汤，吐痰饮数升而治者亦有之。足下所谓诸药无效者，何证乎？

《成绩录》曰：京师一童子，十余岁，起居无常，面目失色，因请先生。按其腹，如物在囊中，累累相叠，气力羸弱，能至盘薄，不能寝卧，乃与鹧鸪菜汤兼用紫圆，吐蛔数十头，又下数百头，不日而愈。

《蕉窗杂话》曰：一妇人年三十五，因缠于病毒，致形体如十二三岁之女子，脊偻龟背，两膝屈而不伸，脚肉瘦削，凝于膝头，而非鹤膝，月事不通，行动难以自由，脉沉紧，腹虚濡而贴于背，探肋下，筋挛急，内陷胸背。谓之曰："此证若不上推胸膈，而下疏涤之，则不能治。"与家方理气汤加山慈姑，兼用紫圆，数月痊愈。此等证，因腹中癖块，上引胁肋甚而底挛急也。不可专以胸膈故而行大黄附子汤，是以用理气汤推下胸中之癖物，以紫圆疏涤蓄积之水毒也。

求真按　理气汤，为半夏厚朴汤、橘皮枳实生姜汤之合方也。

紫圆之功能，先以赤石脂、代赭石，镇坠胸膈之气；再以杏仁之利气，则胸中疏利，而上下之气得以升降；更以巴豆下行之也。

小儿初生时见薄弱者，亦不可惟虑其虚，多由胎毒而薄弱也。余长女初生下时，其形至小而甚薄弱，故人皆以为天禀之薄也，余谓不然，是因胎毒而然。即于初生之日，用紫丸一粒，第二日是旦至暮不通气，全身色白，如死状，然呼吸不绝，候其腹，心下有动气，余又谓是蓄毒所成，即又用紫丸三粒，心下动气即下，而面赤，甚瞑眩而频啼，大吐下其黑物，翌日，又不通，再用紫丸三粒，已上经三日，于是两便快利，全身见赤色，渐渐生长矣。

求真按　余第三女亦类此案，身体瘦小，而腹部膨满，不乳便秘，时时涕泣。因与本方，涕泣立止，便利哺乳，反复数回，诸证全去，渐渐成长，以至于今日。

《春林轩丸散便览》本方条曰：此方，取自胸膈至脐下间之毒也。用于因结毒而以手触之，心下有凝结物或紧张者，又欲利不利，及小儿惊风之类，或有块，或紧张者。总之腹部有块者，无不可用之。又此药本来主治反张，故用于积聚等证，但治自下冲上也。又此方治喘，压下自下逆上及在上者之病毒，故能治吐也。惣之不得言，或昏冒者，皆病附于心也，此方主之。

《青州医谈》曰：解颅初起，如惊风，有发热、直视、搐搦等证，有头肿者，急与葛根加术附，以紫圆下之则治矣。若治迟，则渐渐肿而不治矣。又小儿发热之后，有四肢痿弱者，其证虽异，其毒与解颅同，其初起亦同，后有脊骨大起等证者，早与前方亦治矣。

求真按　解颅者，脑水肿也。小儿发热之后，四肢痿弱者，小儿麻痹也。

师曰：（中略）用紫丸（**求真按**　紫丸与紫圆同方）证，纸上虽难述，（中略）大概宜用紫丸者，脐下有凝结，而有微满之情形。错杂之腹，则难与之，久习自能明了。

治龟背龟胸方，紫圆每服二分，乃至五分，五日一次，或十日一次。以肩发痛为验。用之半年或一年。所谓不食痫者，以紫圆后，用消癖汤则痊愈。

求真按　此不食痫，若因食毒停滞而然者，则与紫圆后随证治之，不可预定消癖汤也。

《方伎杂志》曰：紫圆之效验、服法，详见《千金方》。宋之杨士瀛、王硕，清之陈复正辈善用之，余载其事于《橘黄医谈》。世医有甚惧而不用者，又有不知方而多惧嫌者，当是迷信西洋之妄说。谓巴豆糜烂肠胃之所致，其无识不堪一笑，若用熟时，然后可知其用之广矣。

小儿风邪，或乳食停滞，而发大热，脉数急而眠惝惝，有忽然发惊风者，虽有表证，宜早以紫圆下之，热去，胸腹和稳矣。仅系风邪，则用葛根加石膏汤；若系咳嗽，则用麻黄汤；渴者，大青龙汤；前证呕吐者，麻杏甘石加半夏汤；如前证而有任何一切停滞者，则宜兼用紫圆也。

肠胃为受容饮食消化之器，故虽能熟化转输，然不能不生淀浊瘀液，是亦自然之势也。夫感痢疾等证者，因此毒有留滞故也。若无留滞，则气血宣通，毛蒸理泄时，决无此患。能预于疫痢流行时，使服紫圆六七分至一钱，取峻泻八九行，荡涤其腹中，翌日糜粥将养一日时，则神气爽快，可免痢疾之厄。试用之，可知余言之不谬。

求真按 诸病关系于自家中毒证者，虽如此说，然以紫圆一方应之，非也，宜随证预防之。

《橘窗书影》曰：某女，发疹一日，没而无迹，心下痞硬，直视喘鸣，脉洪数，须臾闷绝如死，父母相拥而泣。余诊之，脉未绝，因与紫圆，忽吐泻如倾，喘满若失，寻与麻杏甘石汤而安。

备急丸方之注释

三物备急丸方 见于《千金》，司空裴秀为散用亦可。先和成汁，乃倾口中，使自齿间入，至良验。（《金匮要略》）

大黄、干姜、巴豆（去外皮）各 1 克。

上为细末，混合为散或蜜丸，以温汤或酒，顿服 1 克。

主心腹诸卒暴百病。若中恶客忤，心腹胀满，卒痛如锥刺，气急，口噤，停尸卒死者，以暖水，若酒，服大豆许三四丸。或不下，捧头起，灌令下咽，须臾当瘥。如未瘥，更与三丸，当腹中鸣，即吐下，便瘥。若口噤，亦须折齿灌之。

【注】 停尸卒死者，是突然陷于假死之诸急证也。其他注释详于太阳病篇麻黄汤及本篇走马汤条。

本方及走马汤、紫圆三方，皆以巴豆为主药，其所主治，虽大相类似，然其间不无小异焉。夫走马汤以治水毒作用为主，驱逐食毒作用为客；本方则以驱逐食毒作用为主，而治水毒作用为客也；紫圆与走马汤甚近似，而与彼唯用巴豆、杏仁为异耳，且另含铁盐类之赤石脂、代赭石，带有沉降、收敛、强壮、解凝诸性，故作用不如彼之猛烈，而能有深达之差，是此方之特能，反于前二方之专用于急性证，而能通用于急、慢二证也。又虽主用小儿，然以大实大满为目的，则一也。且此三方大实大满之目标，甚疑似于大承气汤证，然大承气汤有里热，腹胀满为目的，此三方则无里热也。是以其目标，不难分别之。

先辈之论说治验

《外台秘要》曰：许仁则云：霍乱有两种，一名干霍，一名湿霍。干霍死者多，湿霍死者少，俱系由饮食不节，将息失宜所致。干霍之状，心腹胀满，搅刺疼痛，烦闷不可忍，手足逆冷，甚者汗流如水，大小便不通，求吐不出，求利不下，须臾不救，便有性命之虞。巴豆等三味丸，对于干霍，大小便不通，烦冤欲死者，使服之，以取快利。

《伤寒绪论》曰：下利瘥后，至其年月日复发者，此痼寒留结也，备急丸。

求真按　此证似大承气汤证，然痼寒留结，即由于水毒留结，而非有热毒也。故不用彼，而与本方。

《得效方》曰：备急圆，治妊娠因热而大便秘，脉实，死胎，人事不知者，以温水下七圆即活。

求真按　病证危急者，不拘热之多少，宜以本方救之，所以有备急之名也。

《圣惠方》曰：备急丸，治因食热而饱，及饮冷水过多，上攻肺脏，喘急不已。

求真按　此食热而饱，是投热剂之意，颇难解，恐是错误。《得效方》说亦然。

《圣济总录》曰：备急三物丸，治喉痹，水浆不下，小儿重舌、木舌肿胀，而语声不出，水饮不下者。

《幼幼新书·指迷论》曰：寒热如疟，以时无度，胀满膨脖，起则头晕，大便不通，或时腹胀，膈痞闷者，此因宿谷滞留不化，结于肠间，气道不舒，阴阳反乱，宜备急圆。

东洞翁本方定义曰：治心腹卒痛者。

求真按　此定义极不完全，因心腹卒痛者，非仅以本方为主治故也。

《方机》本方主治曰：食滞腹痛者；心痛，诸卒痛者；霍乱吐下而心痛者。

求真按　本方主治，亦非完璧。

《建殊录》曰：有恕首坐者，伯州人，游学京师，与我辈善。一日首坐谒先生曰："顷得乡信，贫道戒师某禅师病肿胀，二便不通，众医皆以为必死，将还待汤药，愿自先生处得备急圆往，可乎？"乃作数剂与之。首坐还视，禅师呼吸仅存，即出备急圆服之，下利数十行，肿稍减，未及十日而痊愈。于是里中有患癫疾者，见奇效，谒首坐求治。首坐谢曰："京师有东洞先生者，良医也。千里能瘳疾，无所不治，禅师所进者，亦彼之药也，今再为汝请求之。"其人恳托而退，首坐复来京师，辄谒先生，详告证候且恳其治，先生乃作七宝丸二剂赠之，服后痊愈。明年来京师，辄谒先生，则已如未病者矣。

一男子一日卒倒，呼吸促迫，角弓反张，不能自转侧，急作备急圆使饮之（每服重五钱），下利如倾，即复原。

《漫游杂记》曰：一男子病疥癣，以散药摩擦，数日而愈。后作汤药浴，浴后中风，即发寒热，毒气内攻，满身暴胀，两便断而不下，气急脉数，一步不能移，请余治。余谓家人曰："此证死不旋踵，若不用峻攻之药，则难与争锋。"与备急圆五分，快利三行。明日，东洋先生作赤小豆汤，使服三大碗，又利二行。明日，又与备急圆，利十余行，毒气渐减，疮痕发脓，续与赤小豆汤，二十余日，而痊愈。

求真按 东洋与赤小豆汤，不如用麻黄连轺赤小豆汤加反鼻也。

一商人，感暑而泄利，时医皆以为虚火上冲，与益气汤三十余日，利下虽断，而心下绞痛三日夜无间断，四肢拘挛，口不能言，服附子理中汤数帖，不愈而欲死。请余，余曰："是邪毒胶结而上攻也，可下之。"医生暨旁人，皆以为不可。商人曰："下死与不下死，一也。不如服之，可无遗憾。"于是与备急圆二十粒，服后烦闷，食顷，绞痛不发，便不肯来。余诊其腹，脐下隐然怒胀，曰："心下虽解，药力为疝所闭也。"乃进黄连泻心二帖，至夜二更，便下，家人来告。余曰："将有五六行，无他故也。"至明日共下六行，神气轻健，可以行步矣。更与半夏泻心加大黄汤，二十日而愈。

《续建殊录》曰：一男子当食时，忽咽痛，不久，手足厥冷如死状。二医诊之，一医为寒疾，一医为缠喉风，曰此证宜备急圆，然未试，故辞而不治，乃迎先生。先生曰："备急圆固的当也。"与之，一时许，大便通快，而疾如失。

《方舆锐》曰：备急丸，《外台》许仁则曰：干霍之状，腹满疼痛，烦闷不可忍，手足逆冷，甚者流汗如水，二便不通，求吐不吐，求利不利，须臾不救，即有性命之虞。按此丸本酒服之方也，今医多以白汤送下，若用酒下之，则可助药力而增其效。一男子伤食，社中医生虽用备急、走马等无寸效，技穷之余，试饮以酒，诱服前药而快，得快吐下而复康。余谓医生曰："罗谦甫云：'守常者众人之见，知变者智者之事。'今可与子言之。"

《丛桂亭医事小言》曰：恶证霍乱，虽药、水皆吐，然以干呕而不吐，所谓无吐泻之干霍乱为尤剧。虽不必死，若为恶证，则多难救，须合脉、腹考之，可断吉凶。其因皆由伤食，若饮食有节，则霍乱可免，不因暑伤而食伤，所以贵有吐泻也。故宜先于心腹卒痛时，以备急丸为先锋，若能快吐下，则手足能忽然温暖，脉亦渐出矣。虽死证，以备急、紫圆之力，亦不致误。

《春林轩丸散便览》曰：大吕丸，治毒迫心下，心腹卒痛，气急者。

此方，所谓备急圆是也。后世家之徒，亦多能知所用，然多用于食毒，其实不限于食毒，一遇有毒迫于心下而急痛者，即可用之。其最效者为不大便，或腹满急痛，四肢逆冷者；或暑毒迫于心下而急痛，用理中、香薷饮等难效者，皆宜用此方也。

《类聚方广义》本方条曰：此方，治饮食伤、霍乱、一切诸病暴发而心腹满痛者；妊娠水肿，死胎冲心，便秘脉实者。若用之则下矣，紫圆亦佳，但宜审其人之强弱以处之。

巴豆之医治效用

《本草纲目》曰

巴豆

【气味】辛温，有毒。

【主治】（上略）破癥痕、结聚、坚积、留饮痰癖、大腹，荡涤五脏六腑，开通闭塞，利水谷道，去恶肉，除鬼毒、蛊疰、邪物，杀虫鱼。（《本经》）

疗女子月闭，烂胎。（《别录》）

治十种水肿，痿痹，落胎。（《药性》）

通宣一切病，泄壅滞，除风，补劳，健脾，开胃，消痰，破血，排脓，消肿毒，杀腹脏虫，治恶疮息肉，及疥癞丁肿。（日华）

导气，去脏腑之停寒，治伤生冷硬物。（元素）

治泻痢惊痫，心腹痛，疝气，风喝耳聋，喉痹牙痛，通利关节。（时珍）

《本草备要》曰：巴豆，辛热，有大毒。生猛，熟少缓。可升可降，能止能行。开窍宣滞，去脏腑之沉寒，为斩关夺门之将。破血痕痰癖，气痞食积，伤生冷硬物，大腹水肿，泻痢惊痫，口喝耳聋，牙痛喉痹。其毒性又能杀虫解毒，疗疮疡蛇蝎诸毒。若峻用可劫大病，微用亦可和中。通经，烂胎。

本药含巴豆油，为泻下作用之峻烈者，虽西医亦所知悉，然不知阴阳虚实之法则，不通药物配合之机微，故仅单用于顽固之便秘。噫！本药之应用，岂如是其狭窄乎？是以宜熟读玩味仲景之论及上记诸说，以扩充其用途也。然性峻烈不比他药，故初学者不可轻用。

大黄附子汤之注释

胁下偏痛，发热，其脉紧弦，此寒也。以温药下之，宜大黄附子汤。（《金匮要略》）

【注】胁下偏痛者，谓疼痛偏在季肋下部之左或右也。以下之意，凡发热者，其脉当浮数，今反弦紧者，是水毒壅塞之明征，故宜以温药之本方下之也（"此寒也"者，此是寒实之意也）。然尾台氏对于本方云：此方实能治偏痛，然不特偏痛已也。亦能治寒疝，胸腹绞痛，延及心胸腰脚，阴囊焮肿，腹中时时有水声，而恶寒甚者。若拘挛剧者，合芍药甘草汤。如上所云，不仅治偏痛，亦能治两侧胁下及腰腹痛，故不可拘泥于"偏痛"二字也。

大黄附子汤方

大黄、附子各 11 克，细辛 7 克。

上细锉，以水二合五勺，煎一合，去滓，一日分三回，温服。

芍甘黄辛附汤方

大黄、附子各 11 克，细辛 7 克，芍药、甘草各 14.5 克。

煎法用法同前。

【主治】本方为吉益南涯之创方，是大黄附子汤与芍药甘草汤之合方也，主治此二方证之相合者。

先辈之论说治验

东洞翁大黄附子汤定义曰：治腹绞痛，恶寒者。

《方机》大黄附子汤主治曰：胸下偏痛，发热者；恶寒甚，腹痛，大便不通者。

《漫游杂记》曰：有一男子，膝胫刺痛，腹脉无他异，经三四年不愈。请余治，诊之是湿气也，后将成为脚气。与大黄附子细辛汤（**求真按**　此即本方也），一百日愈。

《方舆𫐌》曰：大黄附子汤，胁下偏痛者，即久寒成聚，著于一偏而痛也。此证虽发热，而脉弦紧，故取其寒，宜以温药下之，大黄附子汤其主方也。此寒与当归四逆加吴茱萸条云"内有久寒"同，指平素而言也。然当归四逆条从问得之，或有据现证得之者，此条脉弦紧，确征也。凡仲景书中有以论证起者，有以说脉起者，然今时之医，惟取证措脉者，何耶？曾有一男子，自右胁下连腰疼痛甚，经四五十日，诸治无效。余诊脉紧弦，因与此汤而奇效，滞淹之患，十余日痊愈。按《金匮·寒疝》第一条曰：下焦闭塞，大便难，两肽疼痛，此虚寒从下上也。当以温药下之（**求真按**　此文与《金匮》原文不同，即"趺阳脉微弦，法当腹满。不满者，必便难，两肽疼痛，此虚寒从下上也，当以温药服之"），此证虽言两肽疼痛，亦可用大黄附子汤，不可拘于偏痛之偏字也。

《蕉窗杂话》曰：一男子，年二十五，右膝微肿，行步艰难，已四年矣，其状稍类鹤膝风。诊候其腹，右脐下拘挛尤甚，按之痛引右脚，又右膝所肿亦比左膝不同，如贴肌肉然者。因抱病已久，性情甚急，初用大黄附子加甘草汤，后加用四逆散加良姜、牡蛎、刘寄奴而得愈。夫此证多由肝气而成者，故唯注意其足者多不治，是以用威灵仙、杜仲、牛膝等者，皆治标之法也。若能取去右腹里之癖物，以治其本，则用药至简约，而得效甚的确也。凡遇此等病，其病毒皆系沉痼不动者，必须先用大黄附子汤，以浮动沉于腹底之癖物，且此证沉痼于小腹之癖物等，尤须以附子浮动之。亦能自觉此沉痼物有翼翼之情形，然附子仅能激动其病根，故当更用大黄削取其摇动处而拔下之，又以附子加入于大黄中，互相扶持而上之，此药方之妙用也。又云附子有挽回脱阳之能者，亦与此同义。故成四肢厥冷证者，是不能浮出于腹也。因沉于腹，致成厥冷而脱阳，若浮其沉，即为回阳，故脱阳云者，非脱于外之谓也。

求真按　此说虽不免为后世医家的口吻，然尚属卓论，宜熟读。

工作舂米等事时，误伤会阴上，小水点滴不通，只出血少许证，先用桃核承气汤等佳。若不治，宜用大黄附子汤。此用附子，进藤玄之曾数试之，一帖用附子二钱许，即有通利者，用至血止佳。又因证，有用八味者。

求真按　此尿闭，与桃核承气汤者，为欲去瘀血之急迫也。用本方或八味丸者，为欲恢复尿道麻痹也，而期于利尿则一。

《古方便览》大黄附子汤条曰：一男子年五十余，腹痛数年。余诊，心下痞硬，腹中雷鸣，乃作半夏泻心汤使饮之，未奏效。一日，忽然大恶寒战慄，而绞痛二三倍于常，于是更作大黄附子汤，痛顿止，续服数日，病不再发。

《榕堂翁疗难指示前录》曰：答：胁下偏痛者，固大黄附子汤之所主。然痛引胸中且咳者，虽恶寒，脚冷，脉微，宜与十枣汤；痛连脐旁，或牵小腹者，宜乌头汤。又有宜当归四逆加吴茱萸、生姜汤者。盖有宜攻击者，有宜调和者，有宜攻和兼施者，诸病皆然，治疗固非一途也。须审明病情以处治，若举措一失，则可治者，反因而增剧也。

求真按　大黄附子汤证，往往易误为大黄牡丹皮汤证，因后证若剧时，其疼痛放散于右胁下，所谓疑似胁下偏痛故也。

《橘窗书影》曰：一老医曰：产后及诸病后，有脚不立证，用桂枝加术附汤，或大黄附子汤，宜随证时时用紫圆，总之宜用附子剂。

一男子腰脚拘急痛甚，两脚挛急不能起，昼夜呻吟，余与芍甘黄辛附汤，二三日，痛全安。盖此证属寒疝，而寻常之疝剂缓慢难效。余平常治寒疝用此方及附子理中汤，治热疝用四逆散加茴香、茯苓，及大柴胡汤加茴香、甘草，而咄嗟奏效，古方之妙，如此。

求真按　此加味法太复杂，宜随证加味或合方为是。

一男子左脚肿痛挛急，难以屈伸，数月不愈。医多以为风湿，余诊曰："不热不痹，病偏筋脉，恐由疝毒流注乎？"以芍药甘草汤合大黄附子汤使服之，外以当归、蒸荷叶、矾石为熨剂，数旬而愈。

芍甘黄辛附汤，吉益南涯之创方也。余用于由疝毒流注偏处者，屡奏效。其他如黄解散，亦南涯之发明也。

一女子年将三十，多年经事不调，腰痛引脚，不能俯仰步履。经数医无效，余以血沥痛，与桂枝茯苓丸加附子、大黄，兼用角石散，不应。一日诊之，脐下右旁有块，按之痛引腰脚甚，且因其块之缩胀而痛亦有缓急云，余断为肠中瘀毒所致，与芍甘黄辛附汤兼用趁痛丸，另以当归、蒸荷叶、矾石蒸熨块上，结块渐解，腰脚亦得屈伸，数年痼疾因是痊愈。余近年所诊病人，每年不下三千人，而误诊如此，真不堪惭愧焉。

求真按 本方所谓疝块，不外为肠之假性肿瘤，故时常缩胀，而痛亦有缓急也。然大黄牡丹皮汤是真结块，而非假性的，故无如此之变化，以是可以鉴别二方矣。

《勿误药室方函口诀》大黄附子汤条曰：此方主偏痛，不拘左右胸下各处，即自胸胁至腰痛者，亦宜用之。但乌头桂枝汤是自腹中及于偏腹者，此方自胁下痛引于他处者也。盖大黄与附子为伍者，皆非寻常之证，如附子泻心汤、温脾汤亦然，凡顽固偏僻难拔者，皆涉于阴阳两端，故为非常之伍。附子与石膏为伍亦然。

大乌头煎之注释

腹满，脉弦而紧，弦则卫气不行，即恶寒。紧则不欲食，邪正相搏，即为寒疝。寒疝绕脐痛，若发则白汗出，手足厥冷，其脉沉弦者，大乌头煎主之。（《金匮要略》）

【注】 本条解说。和久田氏云：弦者，强引也；紧者，缠丝急也；卫气者，守表之气也；弦脉者，为寒邪干入卫气不行处之候，即恶寒是也；紧脉者，为寒邪犯胃肠而使停滞谷食之候，故曰不欲食也。例曰：脉紧如转索无常者，有宿食也。又曰：脉紧云云，腹中有宿食不化是也。此脉弦而紧者，是寒邪外干卫气，内犯胃阳，与正气相搏之候。邪正相搏，有战争之势，所以腹痛亦剧也。名之曰寒疝者，是邪与正气并立，非真寒也。然寒干下焦，其毒绕脐而凝结，或现于小腹而弦急，因毒而发为痛也，痛发则自汗出，手足逆冷，而弦紧之脉，至于沉伏也，是故煎退寒逐水之乌头更和以蜜，治其急迫之毒也。

其义虽如上说，然其本意，是示肠闭塞之证治。故不问为内外嵌顿小肠气或肠捻转证等，苟有前证者，悉宜处以本方也。

大乌头煎方

乌头大者12克。

上细锉，以水九勺，煎三勺，去滓，纳蜂蜜六勺，再煎成六勺，顿服之。不瘥，明日更服，不可一日再服。

先辈之论说治验

东洞翁本方定义曰：治毒绕脐绞痛，自汗出，手足厥冷者。

《方机》本方主治曰：治腹痛，自汗出，手足厥冷，脉沉弦者。

《建殊录》曰：一男子年七十余，自壮年患疝瘕，十日、五日必一发，壬午秋，大发，腰脚挛急，阴卵偏大而欲入腹，绞痛不可忍。众医皆以为必死。先生诊之，作大乌头煎（每帖重八钱）使饮之，须臾，瞑眩气绝。又顷之，心腹鸣动，吐水数升即复原，且后不再发。

求真按　此是严重的嵌顿鼠蹊小肠气，然一举而使根治，可知古方之绝妙矣。

《类聚方广义》本方条曰：寒疝，腹中痛，叫呼欲死，面色如土，冷汗淋漓，四肢拘急，厥冷烦躁，脉弦迟者，用此方即吐水数升，其痛立止，此古方之妙，非后人所得企及也。

《霉疮治方论》曰：一僧，年五十余，患所谓长腹痛，昼夜三四发，腹中雷鸣刺痛，小腹结块，心下痞塞。一医疗之，与附子粳米汤及滚痰丸，半岁许，无寸效。因请他医，医曰："前医所为，误也。盖此病因小腹结块，而心下为之痞塞，腹中因之而痛，其余皆旁证耳。"乃与半夏泻心汤及消块丸，又半年许，病不动。于是转医数十辈，或服益气剂，或用补脾药，或曰疝，曰瘕，曰积，曰聚，治尽无效。已经四年，日甚一日。请余治，诊之，腹里有一痼毒，轻按不觉，重按则微觉之，余证如前，因先作乌头煎及三黄丸使服之。五十余日，更作化毒丸与之，且时时用流毒丸（此方由大黄、矾石、巴豆、轻粉而成之丸方）攻之。出入百余日，数年之腹痛忽然而退，小腹之结块忽然而解，腹里之痼毒亦消尽若失矣。

乌头桂枝汤之注释

寒疝，腹中痛，逆冷，手足不仁，若身疼痛，灸刺诸药不能治，抵当乌头桂枝汤主之。《千金》无抵当二字。（《金匮要略》）

【注】和久田氏曰：寒疝者，下焦寒毒凝结之名也。逆冷者，手足倒逆而冷，非谓手足逆冷也。此证之冷，不止手足，承腹中而言。不仁者，不知痛痒也。身疼痛者，由于气血不和也。抵，训当，以物当之也。此方以瞑眩剂而当病毒之凝结，是以谓之抵当，故曰灸刺诸药不能治，示笃剧之病状也。

丹波元坚曰：按乌头煎证，为寒气专盛于里。此条证是表里俱壅塞，所以须桂枝也。灸刺诸药不能治者，谓病势剧烈，不得以套法治之，非谓灸刺诸药之误治也。

乌头桂枝汤方

乌头 12 克。

上细锉，以蜂蜜一合二勺，煎六勺，去滓，以桂枝汤六勺和解之，顿服六勺。若无效，更服六勺。初服二合不知，即服三合，又不知，复加至五合，其知者如醉状，得吐者为中病。

先辈之论说治验

东洞翁本方定义曰：治腹中绞痛，手足逆冷，或不仁，或身疼痛者。

《古方便览》本方条曰：一男子年四十三，数月疝气，腰冷如坐水中，大抵每旬必一发，发则脐腹大痛，手足强，不能屈伸。与此方二十剂，大吐其水，病减大半，更以控涎丹下之而痊愈。

一男子年五十，左半身不遂，口眼歪斜，言语謇涩，手足振动，余用此方，大吐水而困倦。病家惊骇，余曰："不必畏，是药之瞑眩也。"后诸证尽除而收全效。

《腹证奇览》本方条曰：脐下现大筋，如张弓弦，其筋引睾丸、或股际、或上腹，而腹痛如绞，或有绕脐成块者，是寒疝也，兼有气血不和者，乌头桂枝汤证也。

按此方为乌头煎与桂枝汤之合方。所以为合方者，因身疼痛也。身疼痛者，由于肌表气血不和也。《论》曰：身疼痛者，急当救表，宜桂枝汤是也。

求真按 由此说，本方与乌头煎可以鉴别矣。

《类聚方广义》本方条曰：按身疼痛，《千金》作"一身尽痛"且无"抵当"二字，皆是也。

寒疝，绕脐痛，上连心胸，下控阴囊，苦楚不可忍，手足逆冷，汗如流者，非此方莫能救之。疝，水毒也。其发多由外感而来，或有兼瘀血而作者，或有挟蛔虫而动者，或有因宿食而发者，处治之际，宜甄别而下手之。

东洞先生曰：煎法宜从大乌头煎法。然余每从本论之煎法，而分量、服法，以意裁酌耳。

《勿误药室方函口诀》本方条曰：此方为寒疝之主剂，故用于腰腹阴囊苦痛者。后世虽用附子建中汤，不如蜜煎此方之有速效也。又失精家常腰脚冷，脐腹无力，脚弱，羸瘦，腰痛者，此方及大乌头煎有效，依证加鹿茸，或为末加入亦佳。

乌头汤之注释

病历节不可屈伸，疼痛，乌头汤主之。（《金匮要略》）

【注】历节者，和久田氏曰：历者，经也。历节者，各关节疼痛也。

如上说，诸关节疼痛之名称也。

乌头汤，治脚气疼痛，不可屈伸。（《金匮要略》）

《外台》乌头汤，治寒疝，腹中绞痛，贼风入攻五脏，拘急不得转侧，发作有时，令人阴缩，手足厥逆。（《金匮要略》）

【注】和久田氏曰：此章为《外台》文。绞者，转榨也。绞痛者，如转榨绞物而痛也。此"绞痛"二字，善能形容用乌头煎之腹痛状，则前二章（**求真按** 指大乌煎及乌头桂枝汤也）之腹疼，亦可想而知矣。此证因寒疝病而贼风入攻五脏，致身体拘急，不得转侧也，因此贼风之入，所以合用麻黄等四味。发作有时者，腹痛也。阴囊缩者，寒疝之毒使然也。

乌头汤方

麻黄、芍药、黄芪、甘草各 2.4 克，乌头 12 克。

上细锉，先以蜂蜜六勺，煎乌头成三勺，去滓，别以水一合八勺，煎余药成六勺，去滓，纳蜜煎中，更煎成六勺，顿服之。

先辈之论说治验

东洞翁本方定义曰：治骨节疼痛，不可屈伸，及腹中绞痛，手中厥冷者。

【按】当有自汗、盗汗、浮肿等证。

《方机》本方主治曰：历节疼痛，不可屈伸者；脚肿疼痛者（以上兼用蕤宾丸，时时以紫圆攻之，仲吕亦可）；腰以下肿而疼痛者（蕤宾，或仲吕，或桃花散）；腹中绞痛拘挛，不得转侧，身重，手足厥冷，阴缩者；小腹挛急，阴囊偏大者；自汗，盗汗出，浮肿者。

《成绩录》曰：一男子左脚挛急，不得屈伸，时时转筋入腹，自小腹至胸下，硬满上冲不得息，自汗如流，两足厥冷，二便秘闭，微渴，日夜不得眠，仰卧不能转侧，舌上微黑。先生与乌头汤，汗止厥已，诸证少缓，然两便不通，硬满如故，转筋益甚，更与桃仁承气汤，二三日，大便快利，小便亦能通，历十日许，诸证悉愈。

《续建殊录》曰：一男子心下硬痛，手足厥冷，头出冷汗，呕吐不能饮食，服紫圆二钱，下利数行，痛益甚，如绞，冷汗不止，乃与大柴胡汤，硬痛益甚，更作乌头汤使服之，诸证顿退。

《腹证奇览》本方条曰：以上三方（**求真按**　以上三方指大乌头煎、乌头桂枝汤、乌头汤是也），皆以乌头煎为本方，更随外证加味，即各异其意趣。要之，合桂枝汤以救表，谐劳卫；合麻黄、黄芪、芍药、甘草，所以祛风邪，逐瘀水，和筋脉；宣正气者为队伍，皆以乌头煎独为先锋，散凝寒，解结水，其势猛，非寻常之材也。故服之者，虽量少，亦能恶寒，身痹，口舌如嗽椒，温温欲吐，起则头眩。多服之则身体冷，自汗如流，吐泻呕逆，而脉沉伏，甚者如死状，轻则一二时，重则半日许乃可解。故方后曰：知者如醉状，得吐者为中病，是实瞑眩之剂也，不可不慎焉。若夫瞑眩时，不可妄骇，遂与他药，及以火暖之，宜静待其醒也。有醒后得吐者，有方瞑眩而吐泻并至者，但醒后发渴欲饮者，则宜与冷水将息之，若误中乌头附子之毒者，宜服味噌汁，或黑豆甘汤，或干姜甘草汤，亦不可不知也。或曰：若欲其缓，宜用川乌头。然病剧者若不用草乌头，则不能取功，但其分量及蜜水煎法，不可差误，慎之慎之。以上三方，可施于疝家偏坠证。

求真按　偏坠者，阴囊小肠气也。

一妇人，苦梅毒十余年，诸药皆无效。请余治，诊之，脉沉数，颜色憔悴，四肢拘急，肩腕腹背结毒，脓汁常出，臭气射鼻，因先作乌头汤及伯州散使服之。四十余日，更作化毒丸（**求真按**　此方，薰陆、大黄、雄黄、乱发霜、生生乳而成之丸方也）服之，凡八日，诸患减半。后二十日，再作化毒丸服之如前。至八日，止服，用紫圆隔日攻之。病减十之八九，毒犹未尽，周身微肿，因换越婢加术附汤，时以梅肉散攻之。五十日许，毒尽除。

《类聚方广义》本方条曰：脚气，痿弱不能起立，麻痹殊甚，诸乌附剂无效者，宜此方。

治痛风，百节疼痛，肿起，及偏枯，瘫痪，结毒，骨节酸疼，或隆起者，俱宜兼用七宝承气丸、十干承气丸。腹满便秘，或有块者，兼用夹钟圆或大承气汤；有经水之变者，桃核承气汤；偏枯证，心气不定，或健忘，心下痞者，泻心汤。

治痘疮，起胀灌脓，其势不振，灰白内陷，下利身冷，寒战咬牙，掉头不止者。

痈疽，累日脓不溃，坚硬疼痛，不可忍者；或已溃后，毒气凝结，腐蚀不复，新肉难生者；或附骨疽、瘘疮，瘀脓不尽者；或久年梅毒，沉滞不动者，皆主之，随宜兼用七宝、十干、梅肉等。又有宜用薰药者。

《方伎杂志》曰：破伤风，多由足发疮，如切疮、打扑、足伤等小疮，过五日、七日乃至十五日、二十日，自己亦已忘却矣，此时有发为风者，医每误诊之，甚者有角弓反张，两便不利，手足拘急，人事不省等证。此证轻者，宜用大剂葛根加附子汤；重证宜用乌头汤与大承气汤；拘挛而牙关紧闭者，宜与紫圆六七分或一钱。若不敏捷治疗，死亡即不旋踵。又有心下痞塞，时时郁冒者，宜用泻心汤。

一人乞诊曰："九月间，腰脚痛不能步行，托藩医治，以为疝病，疗三十日许，无效。又请他医，是气血水家也。其医云因气血之滞，所谓干脚气是也，服药三十余日，更无效。又视一医，问曰：'有无损伤乎？'答曰：'是矣。从前学习弓马枪剑柔术等时，腰足时觉疼痛，或由宿疾之发动乎？'于是服其药。亲族以为损伤之病，宜用镊以治其外，如是则内外并治，气血容易循环，即疾病亦可速效矣，然经五十日，亦无效云。"余诊之，伏枕已久，故全身大肉已脱，腰股仍甚痛，余用乌头汤兼七宝承气丸，服五六日，痛稍轻。用丸药十日，便少通，转用芍药甘草附子大黄汤六帖，二十日许，能扶杖行走于房内云。至十二月中旬，大概已愈。至廿四五，离床如案，可谓幸矣。

一妇人乞诊，病人云："三四年前，右胫发附骨疽，一疡科治之而愈。去年腊月往远方，感受风寒，腰臀两脚疼痛，恶寒甚，不知如何？仰卧时两脚虽可稍伸，然不能动，恐不因附骨疽所致，此是正月二日事也。"熟诊之，是附骨疽残毒发动所致，用葛根加术、附、反鼻霜治之。后长强骨边痛甚而漫肿，两足跟及十指头皆成黑色，想已当死矣。后暑热随退，饮食稍进，疮口亦渐愈，至九月天气清爽时而大快，然因久于伏卧，腰脚强直如棒，不能跪坐，饮食可不论，而两便亦不通，转方乌头汤兼用七宝丸，另请推拿揉筋术，故渐能屈伸，至十月末复原。

《勿误药室方函口诀》本方条曰：此方用于历节之剧证，有速效。又白虎风痛甚者，亦用之。白虎风证详于《圣济总录》，谓以不可屈伸为目的。一妇人臂痛甚，不可屈伸，昼夜号泣，众医不能治，余用此方，得速效。又腰痛数年不止，如佝偻状者，少翁门人中川良哉用此方，腰贴芜菁膏而痊愈。青州翁用于囊痈而奏效。此方若少用甘草，且不加蜜，则无效，因此二味能和血脉，缓筋骨也。

《橘窗书影》曰：一小孩八岁，去年起，右脚挛急，不能行步，渐致右臂骨突出，经筋痛不可按，其他如故。概作肝证治，与抑肝散之类。余以为胎毒所流注，如法使服乌头汤（蜜煎），兼用化毒丸。数十日，挛痛渐缓，得以起步矣。余近治此证十人，大抵以此法拔其痼疾，但足病如枯柴，或椎骨突出成龟背，或两足缭戾，指甲横斜者，其初不可不虑之。

一妇人产后手中疼痛不解，医为风湿，治之不愈。余诊曰："身无寒热，而不走痛，凝结肿起，恐为瘀血流注所致。"与桂苓丸料加大黄、附子，外以当归、蒸荷叶、矾石熨其痛处，肿散痛和，两足平复。但左手掌后肿后突出，不得屈伸而痛甚，与乌头汤，掌后贴芜菁膏，脓水出，痛止而复常。

太阴病篇

太阴病之注释

太阴之为病，腹满而吐，食不下，自利益甚，时腹自痛，若下之，必胸下结硬。《玉函》: 结, 作 "痞", 是也。(《伤寒论》)

【注】山田正珍曰：三阴诸证，多是平素虚弱人所病，故传变早而速也。少阴篇云：少阴病，得之二三日，以麻黄附子甘草汤微发汗，因二三日无里证，故微发汗也。可见三四日，便兼里证矣。里证者，即自利腹痛之类，如真武证等是也。则知少阴虽曰表病（**求真按** 此少阴，指少阴之表证也），其稍重时，则兼下利腹痛等证。太阴者，谓少阴之邪（**求真按** 少阴之邪，为少阴表邪之略也）转入于里者也（**求真按** 太阴病，非因少阴之邪转入于里，有因太阳病误下者，又有非因误下而自然成之者，又有自少阳变化者）。寒邪在里，则脏腑失职，是以腹满而吐，食不下，自利益甚，时腹自痛也。吐者，有物由胃中反出。食不下者，胃脘不肯容也。（中略）时腹自痛者，谓有时自痛也。时者何？因得寒则痛，得暖则止也。自者何？以内无燥屎也。盖阳明之腹满痛，由于内有燥屎，故非得寒而发，非得暖而止，所以不同也。可见 "时自" 二字，非苟下也。故后之论曰：腹满时痛者，属太阴也。其义益明，所谓若下之者，谓粗工见其腹满，以为阳明之满痛，而妄攻之。殊不知此满痛，固属虚寒，与阳明实热证，大有攻救之别。此必胸下结硬，因里虚益甚，心气为之郁结故也。前一百三十八条曰：病发于阴，而反下之，因作痞。是也。

求真按 此腹满虽与阳明证相似，然与彼阳实证不同。此因阴虚，故唯腹壁膨满挛急，若按其内部，则空虚无物，且无抵抗而不热也。又吐而食不下，似少阳柴胡汤，然与彼因阳热者不同，是因胃筋衰弱之结果，而停水使然。自利益甚者，不仅因肠筋痿弱而使停水，且不能保持故也。又时腹自痛者，以水毒之侵袭为主，故得寒即自痛，得暖亦时自止也。下之必胸下痞硬者，以如是之虚满证，误为阳明之实满，而泻下之，必至心下痞硬，此即警戒误下之辞也。

本条是说太阴病之大纲，故以下所列诸方，皆不出此定义之范围。然其证之剧者，或有与少阴病、或厥阴病兼发者，此阴病所以与阳病不同也（阳病有转入、转属、合病等证，然无兼发者，例如太阳病转入少阳，或与阳明合病，然无太阳病与阳明病、或少阳病兼发也）。

甘草干姜汤之注释

伤寒脉浮，自汗出，小便数，心烦，微恶寒，脚挛急，反与桂枝汤以攻其表，此误也。得之便厥，咽中干，烦躁吐逆者，作甘草干姜汤与之，以复其阳。(《伤寒论》)

【注】《医宗金鉴》曰：微恶寒者，表阳虚而不能御也。

方有执曰：厥者，谓四肢冷也。

程应旄曰：得之便厥者，真寒也。咽中干，烦躁者，假热也。

《类聚方广义》本方条曰：此厥只因误治，致成一时激动而急迫之厥，不比四逆汤之下利清谷，四肢拘急，脉微，大汗厥冷也。其甘草之分量倍干姜者，以缓急迫也。观咽干，烦躁，吐逆证，可以知其病情矣。

求真按　脉浮，自汗出，小便数，心烦，微恶寒，脚挛急者，是表里阴阳相半，为桂枝加附子汤证。故若据脉浮，自汗出，微恶寒证，为纯表证，以桂枝汤发表者，误也。若误与之，致四肢厥冷，咽喉干燥，烦躁吐逆者，是因误治激动水毒而急迫，故与本方以镇静缓和之，可复其血行也。

肺痿吐涎沫而不咳者，其人不渴，必遗尿，小便数。所以然者，以上虚不能制下故也。此为肺中冷，必眩，多涎唾，甘草干姜汤以温之。若服汤已渴者，属消渴。(《金匮要略》)

【注】肺痿吐涎沫，不渴，遗尿，小便数，皆因有水毒而无热，故谓此为肺中冷也。必眩晕者，因水毒之上冲急迫也。余虽不及解，若服汤已以下，谓肺痿证不渴者，服本方后至于渴者，是已非肺痿，而转化为消渴病矣。

甘草干姜汤方

甘草8克，干姜4克。

上细锉，以水一合，煎五勺，去滓，顿服。

先辈之论说

吴遵《程氏方注》曰：甘草干姜汤，即四逆汤去附子也。辛甘合用，专复胸中之阳气，其夹食，夹阴，面赤足冷，发热，喘咳，腹痛，便滑。内外之邪相合，难以发散，或寒药伤胃，宜合用理中。不便于参术者，皆可服之，真胃虚挟寒之圣剂也。若夫脉沉，胃冷，呕吐，自利者，虽不厥逆，仍属四逆汤也。

《外台秘要·备急》曰：治吐逆，水米不下者，干姜甘草汤(**求真按**　此即本方也)。

求真按　虽吐逆，水米不下，若无本方证，则不可用之。

《直指方》曰：干姜甘草汤（**求真按** 是本方加大枣也），治脾中冷痛，呕吐不食。

甘草干姜汤，治男女诸虚出血，胃寒不能行气归元，无以收约其血者。

《魏氏家藏方》曰：二宜丸（**求真按** 此即本方之丸方），治赤白痢，为末，蜜丸服。

《伤寒绪论》曰：伤寒，若心下结痛，无热证，不渴，不烦者，此寒实结胸也。甘草干姜汤不效，则用枳实理中汤。实人，三物白散。

求真按 本方及枳实理中汤（理中汤加枳实也）证，非寒实结胸也，不可从之。

《平易方》曰：头晕吐逆，胃冷生痰。干姜二钱半，甘草一钱二分，水煎服。

《证治要诀》曰：饮酒过多而衄甚，则用理中汤加干葛、川芎各半钱，或止用干姜、甘草二味。

求真按 饮酒过多而衄甚，必不可用本方及理中汤。又理中汤加干葛、川芎，画蛇添足也。

《朱氏集验方》曰：二神汤（**求真按** 此即本方也），治吐血极妙。男子、妇人吐红病，盖因久病或作急劳，损其荣卫，壅滞之气上，而血妄行所致，若投以藕汁、生地等之凉剂，是必欲求其死耶。

求真按 本方非吐血特效药，此说不可轻信。

东洞翁本方定义曰：治厥而烦躁，涎沫多者。

《方机》本方主治曰：吐涎沫而不咳，遗尿，小便数者（南吕）。

求真按 苓姜术甘汤是胚胎于本方，所以能治遗尿也，可知矣。

足厥，咽中燥，烦躁呕逆者，吐下后，厥逆烦躁，无可如何者。

《青州医谈》曰：甘草干姜汤，治毒迫心下而盗汗。又治胸中痛，左卧则左痛，右卧则右痛等证者，皆毒迫于心胸所致也，宜与此方。有气上迫而喘咳、汗出多证，涎沫亦多吐者，世医不知以此方治汗，此方所以能治汗者，因气逆盛，毒自内外发故也。

因痫而角弓反张，筋惕，气急，息迫，或叫呼者，甘草干姜汤可也。

《百疢一贯》曰：用四逆汤而呕甚者，有与甘草干姜汤而得效矣。腹陷于脊而拘挛，不论何种脉腹证，若用于有急迫处良。又以心烦为目的，及脊筋等痛而心烦者，亦有效。分量可等分，因《玉函》是等分也。呃逆有急迫貌，虽用橘皮竹茹汤，然有与甘草干姜汤而得大效者。用甘草干姜汤时，若用四逆汤除附子，亦可。

《类聚方广义》本方条曰：此方与生姜甘草汤虽同治肺痿，然结果适得其反，可知干姜与生姜，主治不同也。

老人平日小便频数，苦于吐涎，短气眩晕，难以起步者，宜此方。

《勿误药室方函口诀》本方条曰：此方药简而用广，如伤寒之烦躁吐逆，肺痿之吐涎沫，伤胃之吐血等，皆可用之。又以此方送下黑锡丹，治虚候之喘息及肺痿之冷证。其人肺中冷，气虚不能温布津液，因而津液聚化为涎沫，致唾多出，然非如热证者之唾凝而重浊也。又不咳，而咽必渴，遗尿，小便数者，与此方有奇效。又病人嫌服此方，不咳，只多吐涎沫而非唾者，用桂枝去芍药加皂荚汤，有奇效。又不烦躁，而但吐逆，难用苦味药者，用此方而弛缓，有奇效。

人参汤理中丸之注释

伤寒服汤药，下利不止，心下痞硬。服泻心汤已，复以他药下之，利不止，医以理中与之，利益甚。理中者，理中焦，此利在下焦，赤石脂禹余粮汤主之。复利不止者，当利其小便。(《伤寒论》)

【注】医以理中，《千金》作"以人参汤"；复利不止，《千金》作"利不止"，皆是也，兹随解之。服泻下之汤药，而下痢不止，心下痞硬者，此不外于甘草泻心汤证，故服之病即轻快。复以他药误下之，至下利不止，故治以人参汤，然不仅无效，反致下利益甚者，因理中汤丸本系理治自心下至脐之部分，此下利由于再三之误治，致脐以下之肠部虚衰，若不以赤石脂禹余粮汤收涩之，则无可如何也。然以此汤尚无效时，则为肾机能障碍之结果，不外于代偿性下利也，故用利尿剂而使利尿，则下利自治矣。

尾台氏曰：若欲利其小便，则可选用猪苓汤、真武汤等。

此说是也，可信。

霍乱，头痛，发热，身疼痛，热多欲饮水者，五苓散主之。寒多不用水者，理中丸主之。(《伤寒论》)

【注】霍乱(解在太阳病篇五苓散条)，头痛，发热，身疼痛等，热证多，欲饮水者，以五苓散主治之。然无是等热证，反多寒状，而不好水者，以本方为主治也。

大病瘥后，喜唾，久不了了者，胃上有寒，当以丸药温之，宜理中丸。(《伤寒论》)

【注】方有执曰：唾者，口液也。寒，以饮言。不了了者，无已时之谓也。

《医宗金鉴》曰：大病瘥后，喜唾，久不了了者，胃中虚寒，不能运化，津液聚而成唾。故唾虽日久，然无已时也，宜理中丸，以温补其胃。

山田正珍曰：按论中之"寒"字，有对热而言者，有指留饮而言者，有指痰而言者。此条与小青龙汤条、四逆汤条，皆以留饮而言也。

胸痹心中痞，留气结在胸，胸满，胁下逆抢心，枳实薤白桂枝汤主之；人参汤亦主之。(《金匮要略》)

【注】《丛桂亭医事小言》曰：胸中痞，留气结在胸而满，自下逆抢心，用枳实薤白桂枝汤治之。亦可用人参汤，二方方意大异，宜分缓急而用之。

《类聚方广义》本方条曰：按此条为枳实薤白桂枝汤之正证，若系人参汤证而胸痹者，可与人参汤。

《杂病辨要》胸痹条曰：若心中痞，逆满抢心者，枳实薤白桂枝汤主之。若中气虚寒，逆而抢心，心中痞，胸满者，人参汤主之。

今由上三说观之，本条虽为枳实薤白桂枝汤之正证，若胸痹有人参汤证，亦可用之者。因此证与彼之比较的实证不同，既因阴虚证而转化，虽亦心中痞，胸满逆而抢心，然皆比彼为缓弱，余以此为结论，可知本条之意矣。

人参汤理中丸方

人参、甘草、术、干姜各9克。

上细锉，以水二合五勺，煎一合，去滓，一日分三回，温服。又为细末，以蜂蜜为丸，一日分三回服。（但丸方不如煎剂之剂捷。）

先辈之论说治验

《千金方》曰：四顺理中圆（**求真按** 此即本方也），已产讫，宜服此方。新产脏虚，所以养脏气也。

求真按 若有本方证则可与之，不然即不可用，后世家往往有此语病，不可不慎。

《伤寒六书》曰：误下太阴，而结胸项强，因大陷胸丸一法者，频与理中丸。

求真按 误下太阴病，无结胸之理，亦无用大陷胸丸之语，恐似是而非。

《三因方》曰：病者因饮食过度而伤胃，或胃虚不能消化，致翻呕吐逆，而物与气上冲，瘅胃口而使决裂，吐出所伤，其色鲜红，心腹绞痛，白汗自流，名曰伤胃吐血。理中汤能止伤胃吐血者，因其效最能理中脘，分利阴阳，安定血脉也。方证之广，如《局方》，但吐血不出证，学者当自知之，或煮干姜甘草汤饮之亦妙。

求真按 吐血若是本方证则可处之，不然者，不可用。甘草干姜汤不外于本方之原方，故有类似之效，不难察之。

《医方选要》曰：理中汤，治五脏中寒，口噤失音，四肢强直，兼治胃脘停痰，冷气刺痛。

《卫生宝鉴·补遗》曰：仲景之理中汤，治伤寒阴证，寒毒下利，脐下寒，腹胀满，大便或黄、或白、或青黑、或有清谷，及寒蛔上膈而吐蛔者，此因胃寒，非实寒也（**求真按** 此非实寒者，是暗示本方能治阴虚证之轻证，而不能治重证也）。

《妇人良方》曰：人参理中汤（**求真按** 此即本方也），治产后阳气虚弱，小腹作痛，或脾胃虚弱，而少思饮，或去后（**求真按** 后，大便也）无度，或呕吐腹痛，或饮食难化，胸膈不利者。

《直指附遗》曰：理中汤，治柔痓之厥冷自汗。

《圣济总录》曰：白术丸（**求真按** 此即本方之丸方），治小儿躯啼，脾胃伤风冷，心下虚痞，腹中疼痛，胸胁逆满也。又理中汤，治风入腹，心腹疼痛，痰逆恶心，或时呕吐，膈塞不通。

《赤水玄珠》曰：理中汤，治小儿吐泻后，脾胃虚弱，四肢渐冷。或面有浮气，四肢虚肿，眼合不开。

《小青囊》曰：理中汤，治恶心干呕，欲吐不吐，心下映漾，如人畏船者。又治小儿慢惊，脾胃虚寒泄泻，及受寒而腰痛等症。

《外科正宗·咽喉门》曰：理中汤，治中气不足，虚火上攻，咽间干燥作痛，妨碍吐咽。及脾胃不健，食少作呕，肚腹阴疼等症。

《疡医大全》曰：理中汤，治痈疽溃疡，脏腑中寒，四肢强直者。

《痘疹金镜录》曰：理中汤，治痘因里虚寒而泄泻，方后曰：手足厥冷，泄泻甚者，加附子名附子理中汤。

东洞翁本方定义曰：治心下痞硬，小便不利，或急痛，或胸中痹者。

《方机》本方主治曰：心下痞硬者（大簇）；心下痞，喜唾，不了了者（南吕）；暑病（所谓霍乱），呕吐下利，心下痞硬者（紫圆）。

《成绩录》曰：一男子，项背强急，或腰痛，饮食停滞，时时胸痛，心下痞硬，噫气喜唾，先生与人参汤，兼用当归芍药散而愈。

求真按　项背强急，或腰痛者，为当归芍药散证，余皆本方证也。

《续建殊录》曰：一妇人，患胸痛一二年，发则不能食，食即不下咽，手足微厥，心下痞硬，按之如石，脉沉结，乃与人参汤，服之数旬，诸证渐退，胸痛痊愈。

求真按　此所谓胸痹也，

《古方便览》曰：一男子，一身悉肿，小便不通，心下痞硬，郁郁不欲饮食，以此方兼用三黄丸，二十剂而愈。

《证治摘要·鼓胀条》曰：人参汤加附子，腹平满而大便滑者。

求真按　本方主治之腹胀满，按之软弱而有多少之冷感，使仰卧之，则侧腹部膨起，其胀满即减退矣。

《类聚方广义》本方条曰：产后续得下利，干呕不食，心下痞硬而腹痛，小便不利者。及诸久病不愈，见心下痞硬，干呕不食，时时腹痛，大便濡泻，微肿等证者。又老人每至寒暑时，下利，腹中冷痛，沥沥有声，小便不禁，心下痞硬，干呕者，皆为难治证，宜此方。若恶寒或四肢冷者，加附子。

求真按　本方中含术、干姜、甘草，方意类似于苓姜术甘汤。以有小便不利，或自利证也，且本方证以老人为多。

《勿误药室方函口诀》本方条曰：此方为治胸痹之虚证方，然以理中丸为汤，宜用于中寒，霍乱，太阴吐利证，厥冷者，宜从《局方》加附子。术与附为伍时，有附子汤、真武汤意，效能祛内湿，与四逆汤意稍异，四逆汤是以下利清谷为第一目的，此方以吐利为目的也。

《橘窗书影》曰：一女子从来患痔疾，脱肛不止，灸数十壮，忽发热衄血，心下痞硬，呕吐下利。一医以寒凉剂攻之而增剧，余与理中汤而渐愈，一医欲以药缓攻，余答曰："痞有虚实。邪气为痞，宜用疏剂。若胃中空虚，客气冲逆为痞者，攻之有害。古方泻后膈痞者，用理中汤。"又以理中汤治吐血，洵有故也。

大建中汤之注释

心胸中大寒痛，呕不能饮食，腹中寒，上冲皮起出见，有头足上下，痛不可触近者，大建中汤主之。（《金匮要略》）

【注】由余之经验，本方证之病者，因屡见腹壁、胃、肠弛缓纵胀，而胃与子宫因而下垂者甚多。上冲皮起出见者，是胃肠蠕动不安之状，隐见于皮表也；有头足上下者，谓被气体充满之肠管，成假性肿瘤状，出没于上下左右也。然仲景此论，谓其发作之剧者，未必通常如是也。

稻叶克礼云：腹皮胀起，如有头足，譬如推看以袋包树枝也。其痛发时为大寒痛，呕而不能食，上下不可近手，或大便秘，或心胸大寒痛而上冲者。

时时如蛇或如鳗者游走腹中，其头似痛，尾似患伤，不能延伸之状。诸药无效，其余所患，因人而异，都非此方不能治。

或腹常平稳，发则腹皮如波纹者。或平常按腹无别状，发时忽如块物游走，上下往来，而疼不可近手者。又时如小囊，忽去，来时而痛难忍，忽似在腹中，忽似回于背，来去无定所者。

如上说，其休作有轻重缓急外，变证亦多，故宜就病者自述之。然假令虽有如上述之症状，若不认腹中有寒，即非本方证矣。

大建中汤方

蜀椒 6.5 克，干姜 17 克，人参 8.5 克。

上细锉，以水三合，煎一合二勺，去滓，纳胶饴一升，再煎为一合，一日分三回，温服。但胃部有停滞膨满感者，及嫌忌甘味者，饴宜减适量。

先辈之论说治验

东洞翁本方定义曰：治胸腹大痛，呕而不能饮食，腹皮起，如有头足者。

《方机》本方主治项中曰：心胸间痛，呕而不能食者。腹中寒，上冲皮起，出见有头足上下，痛而不可触近者（兼用紫圆）。

求真按 此阴虚证而兼用紫圆，非也，不可从之。

《古方便览》本方条曰：有一男子，年七十余，胸满，心下痛，发作有时，或吐蛔虫，而不能食，伏枕三月许，余与此方，病即愈。

求真按　此方能治胃肠神经痛，又能治蛔虫。古方之妙，宜深味之。

一妇人年三十二，饮食不进，日渐羸瘦，而患腹痛三月许，诸医作血积治，或用药以下瘀血，病渐甚。余诊之，脐旁有块物如张手足，心下及胁拘挛，重按即痛不可忍，轻按即若仿佛，乃作此方与之，病日消而痊愈。

《方舆輗》本方条曰：此方用于蛔虫之心腹痛有效。一女子患伤寒瘥后，腹痛大发，余视其胁下痞硬，与大柴胡及柴桂之类无寸效，于是潜心脉之，寸关洪大，盖因蛔所致，即用鹧鸪菜汤及槟榔鹤虱散，痛犹自若，然病家恳请，不能辞，乃与大建中汤，一帖知，三帖能思食，五帖痛若失。此女腹中虽无大建中汤之定候，然试之如神，故记之以备参考。

求真按　以此证为本方无定候，不外腹诊未熟所致，不然，曷得奏此奇效乎。

《类聚方广义》本方条曰：小建中汤治里急拘挛急痛，此方治寒饮升降，心腹剧痛而呕，故能治疝瘕，腹中痛者，又能治挟有蛔虫也。

《千金》作"治心胸中大寒大痛，呕而不能饮食。若饮食下咽，则偏于一面下流，有声决决然，若腹中寒气上冲，皮起出见有头足，上下而痛，不可触近其头者。"

《勿误药室方函口诀》本方条曰：此方虽与小建中汤方意大异，然因有胶饴一味，建中之意明了矣，治寒气腹痛者，莫如此方也。盖因大腹痛而冲胸有呕状，腹中如块凝结为目的，故诸积痛甚，自下而上者，用之有妙效。解急蜀椒汤，治此方证之更剧者。

求真按　解急蜀椒汤，本方中去人参、胶饴，而与附子粳米汤之合方也。此种去加法，后世家之浅见也。

蜀椒之医治效用

《本草纲目》曰

蜀椒（**求真按**　因产蜀者最良，故有此名，其实即山椒也。）

【气味】辛温有毒。

【主治】六腑之寒冷。（中略）心腹之留饮宿食，肠澼下痢，泄精。（中略）散风邪，瘕结水肿，黄疸，鬼疰蛊毒，杀虫鱼毒。（《别录》）

治头风下泪，腰脚不遂，虚损留结，破血，下诸石水，治咳嗽，腹内冷痛，除齿痛。（甄权）

破癥结，开胸。（中略）暖腰膝，缩小便，止呕逆。（大明）

散寒，除湿，解郁结，消宿食，通三焦，暖脾胃。（中略）杀蛔虫，止泄泻。（时珍）

《本草备要》曰：川椒，辛热纯阳。入肺，发汗，散寒，治咳嗽。入脾，暖胃，消食，除胀，治心腹冷痛，吐泻澼痢，痰饮水肿。（中略）治阳衰，溲数，泄精，癥结（下焦虚寒）。通经，安蛔（虫见椒则伏），杀鬼蛀（最能杀劳虫）、鱼虫毒。肺胃素热者忌服。

据上说观之，本药为温性刺激的杀虫杀菌药，兼有健胃祛风，解凝利尿作用。

吴茱萸汤之注释

食谷欲呕者，属阳明也，吴茱萸汤主之。得汤反剧者，属上焦也。（《伤寒论》）

【注】方有执曰：食谷欲呕者，胃寒也。

山田正珍曰："阳明"二字，本当作"中焦"，乃对下文上焦句而言。王叔和不知文法如是，妄谓中焦即阳明胃腑之位，遂改作阳明耳。食谷欲呕者，胃中虚寒，饮水淤蓄也。吴茱萸温中，生姜逐饮，即此故也。按太阳下篇云：伤寒胸中有热，胃中有邪气，腹中痛，欲呕吐者，黄连汤主之。由是观之，属上焦者，乃胸中有热之谓，宜与小柴胡汤者也。前一百五十四条为指小柴胡汤以治上焦之方，亦可以为征。

求真按 山田氏说甚是。本来此方为阴虚证之法剂，故其主治为食谷欲呕证，然服之呕反加剧者，非阴证也明矣。所以谓属上焦，暗示其以小柴胡汤为主治也。因本方证是属于内，由下方迫胃；小柴胡汤证是属于外，由上部迫之者，且有寒热之差，但皆有呕证，甚相疑似，判别不易。故师托说本方之证治，以示二方之类证鉴别也。尚有稻叶克礼之《腹证奇览》本方条云：用柴胡而不能治者，此证间有之，因胸胁苦满，而呕不已故也。然胸胁苦满而呕者，用柴胡而愈。如柴胡证，唯胸满者，是吴茱萸汤证也。又由亡师之爱儿，濒于危笃，用小柴胡加吴茱萸汤而得奇效观之，能窥其间之秘要故也。然尾台氏所著《类聚方广义》本方条云：得汤反剧者，益与此方，则呕气自止，但一帖药，二三次服为佳。此因注家徒执字句解，不能有所知也，学者宜亲验自得，此以本方暝眩之例证，曲解本条者也，不可妄从。

呕而胸满者，茱萸汤主之。（《金匮要略》）

【注】以产吴国之茱萸为佳品，故有吴茱萸之名。茱萸，即本名也。呕而胸满者，先呕而后胸满也，则以呕为主证，而胸满为客证矣，与小柴胡汤之胸胁苦满而呕者不同。须切记之，不可失误。

少阴病，吐利，手足厥冷，烦躁欲死者，吴茱萸汤主之。（《伤寒论》）

【注】本条载于少阴病篇，虽属至当。兹因便利而列之，其吐利，手足厥冷者，似于四逆汤证。

刘栋云：下利清谷，手足厥冷，烦躁欲死者，四逆汤主之。呕吐下利，手足厥冷，烦躁欲死者，吴茱萸汤主之。故吴茱萸汤以吐为主，四逆汤以利为主也，此下利二证之别，不可不识。

又尾台氏《类聚方广义》本方条云：吐利，手足厥冷，烦躁欲死者，与四逆汤证相似而不同，四逆汤以下利厥冷为主，此方以呕吐烦躁为主，是其别也。又治脚气冲心，烦愦呕逆，闷乱者。

如上说，其间自有分别。

又张璐本方条下云：为少阴兼厥阴之候也。

仲景单称少阴病，其实少阴病兼厥阴病可知。

干呕吐涎沫，头痛者，吴茱萸汤主之。（《伤寒论》）

【注】亦载于厥阴篇，然因与前条有连络，故列之。干呕吐涎沫，食谷欲呕者，与呕而胸满之三证，同为水毒由内之下方，迫于肺胃所致。头痛者，此毒更上迫，而侵及头脑之剧证，故仲景欲示此意，不揭于太阴、少阴篇，而载于厥阴篇也。然此头痛，《续医断》云：证有主客者，即物有主客也，治其主者，而客从矣，故治法宜分主客也。主者先见，客者后出，故吐而渴者，以吐为主；满而吐者，以满为主也。桂枝汤有头痛，有干呕；吴茱萸汤，亦有头痛，有干呕。桂枝汤以头痛为主，干呕为客，故头痛在首；吴茱萸汤，以干呕为主，头痛为客，故头痛在末。凡客者动，而主者不动，此头痛不过是客证，干呕实为主证也，以之可以鉴别其类证矣。

吴茱萸汤方

吴茱萸 4 克，人参、大枣各 2.4 克，生姜 4.8 克。

上细锉，以水一合五勺，去滓，顿服。

先辈之论说治验

《肘后方》曰：一方（**求真按**　此即本方也）治人食毕，即噫醋及醋心。

求真按　噫醋及醋心，吞酸嘈杂也。

《圣济总录》曰：人参汤（**求真按**　此即本方也）治心痛。

张元素曰：吴茱萸汤之用有三，去胸中之逆气满塞，止心腹感寒之疞痛，消宿酒也。

东洞翁本方定义曰：治呕而胸满，心下痞硬者。

《方机》本方主治曰：食谷欲呕者（方意，以气逆为主证）；吐利（吐泻也），手足厥冷，烦躁者；干呕，吐涎沫，头痛者（南吕）；呕而胸满者（紫圆）；脚气上攻而呕者（紫圆）；若因水肿而呕者，非此汤所治也。

《续建殊录》曰：一某客尝患头痛，痛则呕发，剧时语言不出，但以手自击其首，家人不知其头痛，皆以为狂。先生诊之，腹大挛，恰如引线之傀儡状，盖因头痛甚，有如狂状也，急与吴茱萸汤，二帖，药尽疾愈。

一人卒发干呕，医与小半夏汤，七日不瘥，声动四邻，于是迎先生。诊之心下痞硬，四肢厥冷，乃与吴茱萸汤，三帖而愈。

一人初患头痛，次日腹痛而呕，手足厥冷，大汗如流，正气昏冒，时或上攻，气急息迫，不能语言，先生与吴茱萸汤，诸证顿除。既而困倦甚，四肢掷席，乃更与当归四逆加吴茱萸生姜汤，数日而瘳。

《成绩录》曰：一男子，卒然如狂，捧头踊跃，如头痛状，不能言语，干呕，目闭，手足微冷，面无血色，周旋堂中，不得少安。先生与吴茱萸汤，五六帖，痊愈。

一男子，干呕头痛，胸中疠痛，周身微冷，面色青白。先生与吴茱萸汤，数帖，稍缓，兼用当归芍药散而痊愈。

《餐英馆治疗杂话》曰：《伤寒论》有"吐利，手足厥冷，烦躁欲死者，吴茱萸汤主之"之证，已见于前矣，虽与四逆汤证相同，然四逆汤证，吐利而元气飞腾，手足厥冷，虽烦躁而元阳欲脱，故手足之厥冷，有自底下冷起之气味，且腹软而心下无特别阻塞也；吴茱萸汤之目的，虽云手足厥冷，然不恶冷，且自手指表尖冷起者；四逆之证，自指里冷起，亦烦躁也。又吴茱萸汤证，必心下痞塞有物，宜以此为目的，因此痞塞，阻其上下气血往来之经脉，故手足厥冷也。此证《伤寒论》虽无脉，然两证之脉，当绝，或沉微、沉细之类，故若以脉辨证，虽似相同，实若冰炭也。夏月霍乱吐泻证，吐利后间有手足厥冷、烦躁等证，世医以为吐利后是虚寒证，连进四逆、附子、理中等，反增烦躁，心下膨满痞塞者，非虚塞证也，宜用吴茱萸汤。以吴茱萸之苦味，压心下之痞塞，则阴阳通泰，烦躁已，厥冷回，此余新得之法也。只宜以心下痞塞为标准，手足自指表尖冷起为目的。此证若黏汗出，而脱阳者，非附子则不治。夏月虽宜出汗，然通身出薄汗者，则宜吴茱萸汤。犹烦躁，厥已回，心下之痞虽开七八，尚有少少之痞不除者，宜《活人书》之枳实理中汤。总之吐下后，心下痞者，枳实理中汤妙，即理中汤加枳实也。

《类聚方广义》本方条曰：哕逆有宜此方者，按《外台》曰：疗食讫，醋咽多噫也。

霍乱，不吐不下，心腹剧痛欲死者，先用备急丸或紫圆，继投此方，则无不吐者。若已吐，则无不下者矣。已得快吐下，则苦楚脱然，其效至速也，不可不知。

《勿误药室方函口诀》本方条曰：此方主下降浊饮，故治吐涎沫，治头痛，治食谷欲呕，治烦躁吐逆。《肘后》治吐酸嘈杂。后世治哕逆。凡危笃之证，审因浊饮上溢，而处此方，其效难数。吴昆加乌头而用于疝，此证自阴囊上攻，有刺痛呕恶等证。凡一切上迫者，皆可为目的。又久腹痛，吐水谷者，此方加沉香有效。又霍乱后转筋，加木瓜有大效。

求真按 加沉香、木瓜，小策也。

《橘窗书影》曰：一男子患梅毒，瘥后，头痛，肩背强急，眼睛时时朦胧。医概为遗毒，连用仙遗粮及汞剂。血液枯燥，胃中空虚，一日，大发呕吐而绝食，心下痞塞，烦躁欲死，众医惊辞。余诊曰："体本无深毒，因其人惧此病，致医过攻，而生此变。所谓割鸡用牛刀也。先平其胃而下呕逆，或可得其活路。"因作吴茱萸汤加半夏、黄连（官参三分）。二日，呕吐止，食少进。余仍前方不动，某医笑为顽固，连服数旬，头痛、肩背强亦随而愈。

吴茱萸之医治效用

《本草纲目》曰

吴茱萸

【气味】辛温有毒。

【主治】温中，下气，止痛，除湿血痹，逐风邪，开腠理。(《本经》)

利五脏，去痰，冷逆气，饮食不消，心腹诸冷绞痛，中恶心腹痛。(《别录》)

治霍乱转筋，胃冷吐泻腹痛，产后心痛，遍身癣痹刺痛，腰脚软弱，利大肠之壅气，肠风痔疾，杀三虫。(甄权)

下产后之余血，治肾气脚气之水肿，通关节，起阳，健脾。(大明)

治痞满胸塞，咽膈不通。(好古)

开郁化滞，治吞酸，厥阴之痰厥头痛，阴毒腹痛，疝气，血痢，喉舌口疮。(时珍)

《本草备要》曰：吴茱萸，辛苦大热，有小毒。(中略)燥脾，温中，下气，除湿，解郁，去痰，杀虫，开腠理，逐风寒。治厥阴头痛，阴毒腹痛(痛在少腹也)，呕逆吞酸，痞满噎膈(胃冷)，食积泻痢，血痹阴疝，肠风痔疾，脚气水肿，口舌生疮，冲脉为病，气逆里急。性虽热而能引热下行，利大肠壅气，下产后之余血。然走气动火，昏目发疮，血虚有火者禁用。

由以上诸说观之，本药之作用酷似于蜀椒，然彼治水毒上攻之力微，而此药则力甚峻也。

干姜附子汤之注释

下之后，复发汗，昼日烦躁不得眠，夜而安静，不呕不渴，无表证，脉沉微，身无大热者，干姜附子汤主之。(《伤寒论》)

【注】本条虽不合太阴病之定义，然本方与甘草干姜汤皆为四逆汤之原方，故载之。其大意：论由汗下误施，表里皆虚，全陷阴证也。昼日烦躁不得眠，夜而安静者，非因瘀血也(因瘀血者，恐昼日明了，至夜则谵语烦躁，或病苦增进也，见二卷小柴胡汤条)。不呕者，无少阳证也。不渴者，无阳明证也。身无大热者，山田正珍云："身无大热者，谓皮肤之表无翕翕之热也。"如上说，是无表热之谓也。

《类聚方广义》本方条曰：干姜附子汤，因汗下误施，致变若是之证也。与甘草干姜汤之烦躁略相似，然彼因误治致病势激动急迫，此病因误治而不加重，又无急迫之证也。唯精气脱甚，所以甘草与附子相易。身无大热一句，以其头面至于四末，可见皆无大热也，此条宜参考栀子豉汤证，以见其异。

此亦发本条之义者，宜精思之。

干姜附子汤方

干姜、附子各 6 克。

上细锉，以水一合五勺，煎五勺，去滓，顿服。

先辈之论说

《外台秘要》曰：深师干姜丸（**求真按** 此即本方之丸方），治伤寒病，呃不止也。

《和剂局方》曰：姜附汤（**求真按** 此即本方也），治暴中风冷，久积痰水，心腹冷痛，霍乱转筋，及一切之虚寒，并皆治之。

《三因方》曰：干姜附子汤，治中寒，卒然晕倒，或吐逆涎沫，状如暗风，手脚挛搐，口噤，四肢厥冷，或复燥热者。

求真按 此燥热，所谓真寒假热也。

《易简方》曰：姜附汤（**求真按** 此即本方也），阴证伤寒，大便自利，而发热者，尤宜服之。

《名医方考》曰：附子散（**求真按** 此即本方之散剂），治寒痰反胃者。

《卫生宝鉴》曰：身冷，脉沉数，烦躁，而不饮水者，此名阴盛格阳，以干姜附子汤加人参半两治之。

《圣济总录》曰：附子散，治小儿冻足烂疮。以附子二枚，干姜二两，捣罗为散，入绵中，装如靴。若有疮脓，即以腊月之猪脂涂之。

《痘证宝笺》曰：朱子姜附汤（**求真按** 此即本方也），痘出传风，眼直斜视，牙关紧闭，不可用祛风药，应服此方以解之。

东洞翁本方定义曰：治下利烦躁而厥者。

《方机》本方主治曰：烦躁不得眠，脉沉微者。

四逆汤之注释

伤寒，脉浮，自汗出，小便数，心烦，微恶寒，脚挛急，反与桂枝汤以攻其表，此误也。得之便厥，咽中干，烦躁吐逆者，作甘草干姜汤与之，以复其阳。若厥愈，足温者，更作芍药甘草汤与之，其脚即伸。若胃气不和，谵语者，少与调胃承气汤。若重发汗，复加烧针者，四逆汤主之。（《伤寒论》）

【注】本方证，《医宗金鉴》云：若重发汗者，谓不止误服桂枝汤，而更误服麻黄汤也。或复加烧针，劫夺其汗，以致亡阳证具时，则非甘草干姜汤所能治，故又当与四逆

汤，急救其阳也。

若误桂枝加附子证，以桂枝汤发表，至有甘草干姜汤证者，不在此例。更与麻黄汤误汗，复加烧针，夺取正气，因使表里虚乏者，则以甘草干姜汤、干姜附子汤之合方，如本方者应之。

伤寒，医下之，续得下利清谷不止，身疼痛者，急当救里。后身疼痛，清便自调者，急当救表。救里宜四逆汤，救表宜桂枝汤。(《伤寒论》)

【注】解在太阳病篇桂枝汤条。

病发热头痛，脉反沉，若不差，身体疼痛，当救其里，宜四逆汤。(《伤寒论》)

【注】尾台氏曰：按此章意义不明，必有脱误，不可强解。

是本条有脱文明矣，然《医宗金鉴》云："身体疼痛"之下，当有"下利清谷"四字，方合当温其里。观太阳篇云：伤寒医下之，续得下利清谷不止，身疼痛者，急当救里，宜四逆汤。此虽未下，但脉反沉，故知里寒，必是脱简。

又柯氏曰：此太阳表证，得少阴里脉也，宜以麻黄附子细辛汤发之。若不差，而下利清谷，即有身体疼痛之表未解，亦不可更汗，当温其里，宜四逆汤。

由此观之，则本条当是"病发热头痛，脉反沉，与麻黄附子细辛汤。若不差，身体疼痛，下利清谷，当救其里，宜四逆汤也。"

脉浮而迟，表热里寒，下利清谷者，四逆汤主之。(《伤寒论》)

【注】此即真寒假热证也。故里有真寒，而现脉迟，下利消谷，虽表有假热，而使脉浮。此脉浮，表热，不可作为表证也。

自利不渴者，属太阴，以其脏有寒故也。当温之，宜服四逆辈。(《伤寒论》)

【注】张兼善曰：经言"辈"字者，谓同类之药性，有轻重优劣之不同耳。

《医宗金鉴》曰：凡自利而渴者，里有热，属阳也。若自利不渴，则为里有寒，属阴也。今自利不渴，则知太阴本脏有寒，故当温之。四逆辈者，指四逆、理中、附子等汤而言也。

山田正珍曰："脏"字，为泛指脏腑而言，注家以为脾之一脏，非也。厥阴篇云：下利欲饮水者，以有热故也，白头翁汤主之。今自利不渴，知其里有寒也。(中略)按自利而渴之一证，间有津液内亡而然者，惟其人小便不利，则属虚寒耳。余尝疗不利烦躁，小便不利者，每用四逆辈，屡收全效。若徒以渴为热，以不渴为寒，则为未尽然也。所谓自利不渴，为有寒者，特语其常耳，至于变证，则未必尽然也。

求真按　以其脏有寒之"寒"字，有二义，即一为寒冷之意，一为水毒之义，然水性本寒，故所归则一也。又当温之"温"字，亦有二义，即一如字义，一为除水毒也，然去之则自温暖矣，故所归亦一也。全文之意：凡自然下利不渴者，属于太阴病也，内脏因有水毒而寒冷，则选用四逆汤类似诸方，以去此毒，而使内脏温暖者，适当之处置也。

少阴病，脉沉者，急温之，宜四逆汤。(《伤寒论》)

【注】山田正珍曰：按本节不说病证，独说脉者，承上三条（**求真按** 上三条者，指"少阴病，得之二三日，口燥咽干者，急下之，宜大承气汤。少阴病，自利清水，色纯青，心下必痛，口干燥者，急下之，宜大承气汤。少阴病六七日，腹胀不大便者，急下之，宜大承气汤"之三条也）而发。谓少阴病虽有如上三条所述，若脉沉者不可下之，急宜温之也。乃上三条虽名曰少阴，可知其脉不沉矣。再按少阴病之脉沉，乃脉微细而沉也，"微细"二字，含蓄在"少阴病"三字中矣。

少阴病，饮食入口则吐，心中温温欲吐，复不能吐，始得之，手足寒，脉弦迟者，此胸中实，不可下也，当吐之。若膈上有寒饮，干呕者，不可吐也，急温之，宜四逆汤。（《伤寒论》）

【注】山田正珍曰："温温"，即"愠愠"，古字通用，当以"愠愠"为正。"膈上"，当作"膈下"，《脉经》第七卷不可吐篇，引此条云：若膈下有寒饮，干呕者，不可吐，当温之。本论劳复篇云：胃上有寒，当以丸药温之，宜理中丸。太阳中篇小青龙汤条云：心下有水气，干呕。合考之，"上"字，当作"下"字也。"复"，"反"也。"少阴病"三字，以始得之无热恶寒而言，谓少阴病饮食入口，则心下愠愠欲吐，反不能吐，始得之，手足寒，其脉弦迟者，此为邪气实于胸中。盖邪实胸中，则阳气为闭，不能通达于四末，是以使人手足厥寒，其脉弦迟也。如是者，当以瓜蒂散吐之，《素问》所谓"因其高者而越之"是也。若下之，则于治为逆，故曰不可下也。厥阴篇第三百六十三条云：病人手足厥冷，脉乍紧者，邪结在胸中。心中满而烦，饥不能食者，病在胸中，当须吐之，宜瓜蒂散。盖与本节同因而殊证耳，按小柴胡汤之心烦喜呕，黄连汤之欲呕吐，干姜黄连黄芩人参汤之食入口即吐者，皆胸中有热也；吴茱萸汤之食谷欲呕者，中焦有寒也；《金匮》大黄甘草汤之食已即吐者，亦由胸中有热也；此条饮食入口则吐，心中愠愠欲吐，反不能吐，始得之，手足寒，脉弦迟者，此为邪气实于胸中，阳气因之而闭，故不论其寒热，以吐达其郁闭也；若其人手足厥冷，不吐饮食，惟干呕者，此为膈下有寒饮，盖因脾胃虚寒，不能转化水浆也，不可吐之，宜以四逆汤急温之，中焦得温，寒饮自散矣。

《类聚方广义》本方条曰：少阴病，饮食入口则吐云云者，疑有调胃承气汤证，故曰不可下也。按"当吐之"之下，脱"宜瓜蒂散"四字。又按《千金方》引此条，"温温"，作"愠愠"，是也。《正字通》曰：愠，心被郁积而烦愦也。此条之"温温"，盖谓恶心愦闷状也。又《素问·玉机真脏论》曰：使人逆气，背痛，愠愠然。王注曰：不舒畅也。张注曰：悲郁貌也。《至真要大论》曰：愠愠，而复已萌也。张注曰：蕴积貌。合观之，亦可发温温之义矣。

由此二说观之，可知本条之意矣。

大汗出，热不去，内拘急，四肢疼，又下利厥逆，而恶寒者，四逆汤主之。（《伤寒论》）

【注】以下诸条，本宜载于厥阴篇，本篇所以列之者，因与前记诸条有连带关系也。

其意如山田正珍云。内者，腹内也。此证脉微欲绝者，主以通脉四逆汤也。

《类聚方广义》本方条曰：大汗出，热不去，是脱汗也。内，腹中也。《脉经》无"又"字。

由此可知本条之意矣。

大汗，若大下利而厥冷者，四逆汤主之。（《伤寒论》）

【注】成无己曰：大汗与大下利，内外虽殊，其亡津液，损阳气，则一。阳虚阴胜，故生厥逆，与四逆汤固肠退阴也。

求真按　此大汗，若因大下利而亡失体液，则致血行微细之结果而厥冷也。

下利腹胀满，身体疼痛者，先温其里，乃攻其表。温里宜四逆汤，攻表宜桂枝汤。（《伤寒论》）

【注】仲景虽列本条于厥阴篇，反近于太阴病者也。注释详太阳病篇桂枝汤条。

呕而脉弱，小便复利，身有微热，见厥者难治，四逆汤主之。（《伤寒论》）

【注】山田正珍曰：既云虽治，又处以四逆汤，《论》中断无此例，疑非仲景之言。

吐利汗出，发热恶寒，四肢拘急，手足厥冷者，四逆汤主之。（《伤寒论》）

【注】以下二条，揭于霍乱病篇。本条是论其里寒外热之甚者，不可误以"汗出，发热恶寒"为表证也。

既吐且利，小便复利，而大汗出，下利清谷，内寒外热，脉微欲绝者，四逆汤主之。（《伤寒论》）

【注】山田正珍曰：此是虚寒内盛，阳气外脱也。"四逆"之上，脱"通脉"二字。一说云"复利"，当作"不利"，是也。

《类聚方广义》本方条曰：既吐且利云云，疑"四逆"之上，脱"通脉"二字。

求真按　此二说是也。脉微欲绝者，不外于水毒急迫之剧，则以增量干姜之通脉四逆汤主治之，当然之理也。

四逆汤方

甘草4.8克，干姜3.6克，附子2.4克。

煎法用法同前。

先辈之论说

《医林集要》曰：干姜附子汤（**求真按**　此即本方也），治伤寒阴证，唇青面黑，身背强痛，四肢厥冷者，以及诸虚沉寒等证。

《济生方》曰：姜附汤（**求真按**　此即本方也），治五脏中寒，口噤，四肢强直，失音不语，或卒然晕闷，手足厥冷者。

《万病回春》曰：凡阴证，身静而重，语言无声，气少，难以喘息，目睛不了了，口鼻气冷，水浆不下，大小便不禁，面上恶寒，有如刀刮者，先用搜熨法，次服四逆肠。

《伤寒六书》曰：四逆汤，治脉浮热甚，反灸之，因火必动，咽燥吐血。

东洞翁本方定义曰：治四肢厥逆，身体疼痛，下利清谷，或小便清利者。

《方机》本方主治曰：手足厥冷者；下利清谷者；腹拘急，四肢厥冷，下利恶寒者；大汗出，热不去，拘急，四肢厥冷者；下利，腹胀满，身体疼痛者。

《古方便览》本方条曰：世医所谓中寒、中湿、及伤寒阴证、霍乱等证，若有厥冷恶寒，下利腹痛等，皆宜用此方。又可用于一年或二年，下利清谷不止者。

《类聚方广义》本方条曰：霍乱，吐利甚者，及所谓暴泻证而急者，死不崇朝。若仓皇失措，拟议误策，使人毙于非命，其罪何归乎？医者当研究于平素，始可救急而济变也。大汗出，热不去云云，可参考以下诸章。

霍乱病，虽因外感，盖伤食也，又有挟疝瘕激动者。其不吐不下，胸腹剧痛者，当先与备急圆、紫圆以吐下之；腹痛闷乱止，而呕不止，药汁不入者，宜以小半夏加茯苓汤止其呕；吐下后，头痛发热，身疼痛，渴而呕吐，小便不利，脉浮数者，宜五苓散；前证吐利不止，四肢微冷，好热饮者，人参汤；吐下止，大热大渴，烦躁，心下痞硬者，白虎加入参汤；前证头痛，汗出恶寒，身体疼痛，心下不痞硬者，白虎加桂枝汤；干呕不止，冷汗厥逆，转筋腹痛，脉微欲绝者，宜用四逆汤。苟精究攻伐之术，治安之策，不误于施设，而起其可起者，岂难事乎？

四逆汤，为救厥之主方也。然伤寒之热结在里者，中风卒倒，痰诞沸涌者，霍乱未吐下，内犹有毒者。老人食郁及诸卒病闭塞不开者，纵令全身厥冷，冷汗脉微，能审其证，以白虎、泻心、承气、紫圆、走马之类，解其结，通其闭，则厥冷不治而自复。若误认为脱证，遂用四逆、真武，则犹下井投石也。庸工杀人，常坐于此。呜呼！方技虽小，生死所关，若无高才卓识者，难以得其蕴奥也。

《勿误药室方函口诀》本方条曰：此方为阴证正面之治法，以四肢厥逆，下利清谷等为主证。其他假热证，有使冷服此方之法，亦近于加猪胆汁之意也。（中略）又此方加乌梅、蜀椒，名温中汤，治蛔厥。

附子粳米汤之注释

腹中寒气胀，雷鸣切痛，胸胁逆满，呕吐，附子粳米汤主之。（《金匮要略》）

【注】《金匮》无"胀"字，今从《外台》加之。腹中寒气胀者，腹中寒冷而为无形物之腹部胀满也。雷鸣切痛者，水声如雷鸣，疼痛如切也。胸胁逆满者，自下方向胸胁部气张之谓也。

附子粳米汤方

附子 2.5 克，半夏 14.5 克，甘草 2.5 克，大枣 6 克，粳米 24 克。

上细锉，以水二合五勺，煎一合，去滓，一日分三回，温服。

先辈之论说治验

东洞翁本方定义曰：治腹中雷鸣切痛，呕吐，恶寒者。

《方机》本方主治曰：治恶寒，或手足厥冷，而腹疼痛呕吐者。

《漫游杂记》曰：有一壮夫，病梅毒七年，两脚拘挛不起，易医三十余，不愈，因是漫然置之。余偶至其地，亲故来请诊。气色饮食如常，其脉迟缓，腹无他病，唯脐下有一癖筑筑然。余曰："是疝也。攻湿频年，为药所胁，沉结不解也。"与附子粳米汤，三十日，徐徐而脚伸，时余将去，书方与之曰："服之勿怠。"一年后，讯来，言服二百日即愈。

有一妇人四十余岁，下利腰痛，膝胫有时微肿，脉沉结欲绝，微喘潮热，食谷日仅一二盏，腹底有癥瘕，摇动则人事不省。余曰："此下利，由于癥瘕，腰间兼有积冷也。"与附子粳米汤，嘱曰："戒酒色，勿思虑。若由酒色、或思虑而复发者，我不知也，非药之罪也。"服五十余日，病除八九，其夫偶爱一女子，妇人觉之，妒忌忿恚，数日，诸证复发，惶遽请余。余曰："病因忿恚不散，用药颇难，如使该女子离去，三日后，再与粳米汤可也。"百余日而愈。

《腹证奇览》曰：下脘以下，绕脐周围，以及胁下、腰间，雷鸣切痛，或呕，或泻者，附子粳米汤证，是寒疝也。必当于腹中腰间，觉有冷气，且心下不痞硬，是其别也。

求真按 本方证若有呕吐下痢时，易疑于半夏泻心汤证。然彼为阳证，而心下痞硬，且雷鸣多在脐以上，而疼痛不剧；此为阴证，心下不痞硬，雷鸣多在脐以下，而腹痛剧也。

《类聚方广义》本方条曰：孙思邈以此方治霍乱四逆，吐少呕多者，有老工自脱套之手段也。寒气，即水气也。若痛剧及于心胸者，宜合大建中汤，有奇效。疝家、留饮家多有此证。

求真按 于前证，用上合方而得奇效。后世家去此合方中之人参、胶饴，名解急蜀椒汤，不可从之。

《勿误药室方函口诀》本方条曰：此方用粳米者，主切痛也。《外台》腹痛用秫米一味可征。此方不仅寒疝之雷鸣切痛，且宜于澼饮之腹痛甚者，又《外台》有用于霍乱吐泻者。

求真按 粳米不仅主切痛已也。

《橘窗书影》曰：一人因过食鱼肉，心腹刺痛欲死，与备急圆，吐利数行，痛稍安，因与黄连汤。一夜，大发呕吐，饮食不能入口，苦闷颇甚，乃使服甘草粉蜜汤，呕吐渐收。后发寒疝，少腹急痛，雷鸣甚，迫于胸中，自汗出欲绝，先与附子粳米汤，若发则兼用大建中汤。数旬，诸证全和，人始苏息。

一女子十九岁，小腹有块，自心下至小腹，拘急而痛，时时冲逆，而痛甚不可按，默默不欲饮食，脉微细，足微冷。医为郁劳，与药不愈，余曰："寒疝也。"乃与解急蜀椒汤，服数日，冲逆止，小腹之块稍减，但腹里拘急，饮食不进，因与小建中汤加蜀椒，渐次快愈。

求真按 用解急蜀椒汤，非也，当用附子粳米汤与大建中汤之合方。

薏苡附子散之注释

胸痹缓急者，薏苡附子散主之。（《金匮要略》）

【注】以下六方，虽不合太阴病之定义，然皆属于此类，故载之。

本条之缓急者，吉益南涯曰：胸痹，缓急者（略举胸痹证也。缓急者，所谓喘息咳唾，有休作也）。

尾台榕堂曰：缓急者，谓痛有缓急也。《本草纲目·薏苡仁条》引《金匮》作"周痹缓急"，按《金匮·水病篇》曰：身肿而冷，如周痹状。今胸痹之痛，有休作缓急者。或一身痹而恶寒，或浮肿疼痛者，用之皆有效，且此方与下方（**求真按** 下方，指薏苡附子败酱散也）皆宜㕮咀而煮服，更宜参看《灵枢·周痹篇》。

又如丹波元坚曰：此缓急，主在急字，非或缓或急之谓也。《史记·仓公传》曰：无可使缓急者。《袁盎传》：一旦有缓急，宁足恃乎？《游侠传》曰：且缓急人所时有，皆是一时切迫之谓，足以为证。

浅田宗伯曰：此方为散，瞑眩难堪，煎服治胸痹急剧证。肠痈急现脱候者，亦可用之。

上可分为甲乙二说，虽不明其是非，然恐以甲说为是，因甲说皆出于实验。而丹波氏以字义为先例也，浅田氏亦然（浅田氏有剽窃癖，此余所以不能深信也）。

薏苡附子散方

薏苡仁、附子各 6 克。

上二味为末，一日分三回服。或细锉，以水二合五勺，煎一合，去滓，分三回温服。

先辈之论说

东洞翁本方定义曰：治胸中痹，恶寒，或浮肿者。

《用方经验》本方条曰：与身体麻痹，如隔靴搔痒。或遍身生疣子之类，有效。

薏苡附子败酱散之注释

肠痈之为病，其身甲错，腹皮急，按之濡，如肿状，腹无积聚，身无热，脉数，此为肠内有痈脓，薏苡附子败酱散主之。(《金匮要略》)

【注】其身甲错者，谓肠痈病者之皮肤，尤其是腹皮，如鱼鳞也。腹皮急者，其腹皮虽挛急，然按之则软，如浮肿状，且腹内无凝结物，其挛急度极微弱也。身无热，脉数者，凡数脉为有热之候，此证无热而现脉数，故曰身无热脉数，而示其为阴证也。此为肠内有痈脓者，凡有以上诸证者，谓肠内有化脓证也。

薏苡附子败酱散方

薏苡仁 7 克，附子 1.5 克，败酱 3.5 克。
煎法用法同前，小便当下。

先辈之论说治验

东洞翁本方定义曰：治一身甲错，腹皮急，按之濡，如肿状，腹无积聚者。

鹤台先生《腹证图录》本方条曰：如图，腹胀，似属胀满，其身甲错，腹皮急，按之濡，此证间有之，若方证不相对，即经年亦不治。一妇人二十七岁许，患此证已三年，诸医术尽。后请余治，乃往诊之。腹满，身重如孕，虽不敢卧，然心烦而不能步行。余因术未熟，故见腹坚满，误以大承气汤攻之，无效。因转与大柴胡，凡半年，亦无效。病家忧然谓余曰："足下常以古医道自负，而治吾妇病如此其无效，将如何？"余闻之，愧言行不能一致，于是告师霍先生。先生乃往诊察，责余曰："汝术未娴，故后有病者乞治，必须告我。今此腹证大误，汝犹不知，投以峻剂，使病者受苦，至不仁也。夫大承气汤之腹证，坚满按之有力，且腹底有抵抗。又大柴胡汤证，胸胁苦满，腹实，少有拘挛。今病者虽腹满，按之濡，且腹底无力，身甲错，腹皮急，此即薏苡附子败酱散之正证也。而汝所投之药方，孟浪甚矣。"余惶恐谢过，慎与薏苡附子败酱散，不满二旬而愈。呜呼！先生之腹诊术，可谓微妙矣。于是诊察病者，必告先生，朝夕受教。自东洞先生复古后，霍先生娴其术，以传于余，可谓大幸矣。后治此病八九人，咸得速效。后有人以余称"古方家"，来舍多以古书试余，然不才惟学《伤寒论》耳，因侮余甚。一日，问余曰："鹅掌风，何以治之？"答曰："余未知名鹅掌风者。"因问其故，曰："手足皮痒，俗称'水虫'者。"余曰："虽言其外状，然须按其腹证，方可言方药。"其人许诺，且云："我治此证，百发百中也，足下不知，可传之。"翌日，引病人来，余乃候其腹，曰："薏苡附子败酱散证也。"其人大叹息曰："我之奇方即此也，世医知者鲜，初谒足下时，疑为大言者，今知误矣。"后属余门下，问医事，颇努力。

《用方经验》本方条曰：兼治遍身有疮疖，如癞风，肌肤不仁，不知痛痒者。

《类聚方广义》本方条曰：此方与大黄牡丹皮汤同为治肠痈之方，有轻重浅深之分，不俟论矣。彼云小腹肿痞，痛如淋；此云腹皮急，按之濡，如肿状。彼云时时发热，自汗出，复恶寒；此云身无热。彼云脉迟紧；此但云数。可见证有轻重，而毒所结亦有浅深也。肠痈可针者，当认肌层甲错处入针。若犹豫旷日，则腐溃蔓延，脓自脐孔出，荏苒而不愈，或致不起也。审断脓之浅深，其浅者，速入针为要。"肠内"二字，宜活看。

《方伎杂志》曰：一女子十九岁，乞诊，视之。病人云去年麻疹后，各处皆痛，如痛风然，治疗之，止发无定，迁延之间，水气出而腹痛甚。又更医，医云："误治矣，决不能逐水气，务宜先以补剂补元气，复精力，则水气自治矣。"虽服其药，自觉精神日衰耳。诊之，自腹迄于面部四肢皆肿，小腹之右方底部有酿脓之情形，谓之曰："若取其脓，十日亦恐不保。"病家惊而吐舌，谓前医未有言有脓者，但以补元气，逐水气为治。于是频乞用针。谓之曰："余知即用针于一月后，恐出脓后十日亦不能保，然死生数也。"故以铍针下寸许，则脓吹出，于是用薏苡附子败酱散，疮口插入如细笔管者，下盛以杯，虽日日出瘀脓，但精神渐脱，十一日而毙。此皆因医者辨证不明，含糊治疗，致病毒增剧，或变化为他证，而成不治者，医杀之也，岂不可叹哉？

《橘窗书影》曰：一人年六十余，少腹凝结，觉微痛，小便淋沥而不通快，若步行则小腹挛急，苦于汗出，身无寒热，饮食如故。邻医以为寒疝，或为淋毒，疗数旬，无效。余诊曰："肠间有一种垒垒然之凝固物，然无疝块，无积聚，按之濡活，似肠痈状。宜温和之，以观其进退。"因与归芪建中汤，以温启熨熨脐下，四五日，脐中忽突出赤色，其夜，脐中喷出白脓一合余，即投薏苡附子败酱散，二三日，脓尽，小腹之块若失。

败酱之医治效用

《本草纲目》曰

败酱根

【气味】苦平无毒（《别录》曰：咸而微寒。权曰：辛苦微寒而酸。时珍曰：微苦带甘）。

【主治】除痈肿浮肿，结热风痹。（中略）产后痛。（《别录》）

治毒风痼痹，破多年之凝血，能化脓为水，止产后诸病，腹痛，余疹烦渴。（甄权）

治血气心腹痛，破癥结，催生，落胞。血运，鼻衄，吐血，赤白带下，赤眼障膜，弩肉，聤耳，疮疖，疥癣，丹毒。排脓，补瘘。（大明）

由此观之，则本药为消炎、解凝、排脓性之利尿药，而带有祛瘀血作用也。

天雄散之补遗

《金匮要略·血痹虚劳病证治篇》曰

天雄散方

天雄、龙骨各 6 克，术 16 克，桂枝 12 克。

上为细末，以酒一回 2 克许，一日三回服用。或以水三合，煎一合，去滓，一日三回分服，不知，稍增之。

有此方而无证，其用途不明。

东洞翁本方定义曰：治失精，脐下有动，上冲恶寒，小便不利者。又按，失精家小便不利，脐下有动，或恶寒，或冲逆者主之。

是以本方以此说为主目的，参照他说运用之可也。今录东洞翁之论据如下：

《药征》曰：天雄散，《金匮要略》载在桂枝加龙骨牡蛎汤条后，而不载其证。李时珍《本草纲目》曰：此仲景治男子失精之方也，然则旧有此证，而今或脱也。"男子失精，女子梦交，桂枝加龙骨牡蛎汤主之"下，当云"天雄散亦主之"。以余观之，时珍之见，岂以术附为治失精梦交乎？此则观于《本草》可以知之。盖失精梦交，水气之变，故以术为主药也。

先辈之论说

《类聚方广义》本方条曰：治老人腰冷，小便频数，或遗溺，小腹有动者。阴痿病，脐下有动，或小便兼白浊者，严禁入房。服此方不过一月，必有效。作汤用反良。

《勿误药室方函口诀》本方条曰：此方治桂枝加龙骨牡蛎汤之属阴寒者。一人常苦阴囊冷，时精汁自出者，此方为丸药，长服而愈。

芎归胶艾汤之注释

师曰：妇人有漏下者，有半产后因续下血都不绝者，有妊娠下血者。假令妊娠腹中痛，为胞阻，胶艾汤主之。（《金匮要略》）

【注】尾台氏著《类聚方广义》本方条曰：此条当做四段读，曰漏下也；曰半产后，续下血不绝也；曰妊娠下血也；曰妊娠腹中痛也。《金鉴》曰：胞阻者，胞中气血不和，阻其化育也。

然则本方为主治子宫出血之颇甚者；流产后恶露虽尽，尚续，子宫出血不止者；妊娠中子宫出血者；妊娠中腹内疼痛者。胞阻者，子宫内有阻碍也。

芎归胶艾汤方

芎䓖、阿胶、甘草各 3.5 克，艾叶、当归各 5.5 克，芍药 7 克，地黄 11 克。

上细锉，以水、酒各一合，煎一合，去滓，一日分三回，温服。但用水煎加酒服亦可。又忌酒者，水煎亦可。

芎归胶艾汤之腹证

因方中有芍药、甘草，腹诊上虽认为腹直肌挛急，然与由于其他原因者不同。若因于瘀血者，则其挛急限于左侧，故虽似于佳枝茯苓丸证，然不如彼有桂枝，故无上冲之候。无茯苓，故无心悸。心下悸，肉瞤筋惕证，又与彼有桃仁、牡丹皮异。而含有芎䓖、当归、艾叶，故彼治比较的实证性瘀血，而此主阴虚性瘀血也，故腹部之实状不如彼，一般软弱无力也，脐下虽有瘀血块，亦软弱微小也。虽然，因有地黄，则烦热著，且有脐下不仁证。有阿胶，为治脱血颇有力也。

先辈之论说

东洞翁本方定义曰：治漏下腹中痛，及吐血、下血者。按凡治吐血、下血诸血证者，男子与妇人无别。

求真按 余之经验，本方主治吐血，不如主治下血也。

《方舆輗》本方条曰：妊娠下血一应者，任其下可也。如不止，名曰漏胞。此证恐将胞干子死。又妊娠中有忽然下血者，不速治，必致坠胎。以上二证，虽缓急异势，皆宜芎归胶艾汤。且此汤不仅下血，妊娠杂证效用甚多。《千金》卷三，妊娠诸病篇引曰：治妊娠二三月上至七八月，其人顿仆失踞，胎动不安，伤损腰腹而痛欲死，若有所见，及胎奔上抢心短气方。又数坠胎者，吾师以此为保孕之药。

求真按 本方有效于伤胎、坠胎者，虽如二说，若无如上之腹证，不可轻用之。

假令妊娠腹中痛，因下血而腹痛者，此证用胶艾汤。《千金方》已注明矣。

求真按 本方治下血有腹痛，无论矣。即不下血，而有腹证时，亦能主治腹痛，不可偏执。

明薛立斋曰：大产（**求真按** 生理的分娩也），如栗熟自脱。小产（**求真按** 流产也），如生采之，破其皮壳，断其根蒂也。半产后，所以有下血不绝证也，然大产后亦有下血不绝者。凡治血须看其色，紫色为旧瘀血，任其下可也；红，新血也，亟宜止涩之策。然紫者已尽，红必继之，红尽则淡，势必然也，宜斟酌治之。血如屋漏水，沉黑不红，或时来时断，或如水，或有块，淋沥不休者，虚候也，不可误与寒凉之药。如脉浮脱，宜用附子，此方载于《千金》卷三，名大胶艾汤。方后云：治妇人产后，崩伤，下血过多，虚喘欲死，腹中激痛，下血不止者之神方，主治详明，却超原论。

《类聚方广义》本方条曰：孕妇颠蹶，胎动冲心，腹痛引腰股，或胎觉萎缩状，或下血不止者，宜用此方。胎不殒者，即安；若胎殒者，即产。治肠痔下血，绵绵不止，身体萎黄，起则眩晕，四肢无力，少腹刺痛者。若胸中烦悸，心悸郁结，大便燥结者，兼用泻心汤、黄连解毒汤。血痢不止，无腹满热实证，唯腹中挛痛，唇舌干燥者，此方间有效。

求真按　腹痛引腰股，或觉胎有萎缩状，身体痿黄，起即眩晕，四肢无力，腹满无热实证者，为用本方之眼目，宜精思之。

妇人妊娠，每有堕胎者，有每产不育者，此证始终宜服此方。更能于五月以后，严慎枕席，可免不育之患。若浮肿，小便不利者，宜当归芍药散。

求真按　习惯性流产之原因颇多，若无上记之腹证，不可用本方。

《勿误药室方函口诀》本方条曰：此方为止血之主药，故不仅用于漏下、胞阻也。《千金》《外台》用于妊娠跌仆伤产，及打扑伤损，及诸失血。又《千金》之芎归汤、《局方》之四物汤，虽皆祖于此方，然其妙效，在于阿胶之滋血，艾叶之调经，加以甘草之和中也。是以先辈之四物汤，可谓板滞不灵矣。

芎劳之医治效用

《本草纲目》曰

芎劳　根

【气味】辛温，无毒。

【主治】治中风入脑，头痛，寒痹，筋挛缓急（**求真按**　筋挛缓急者，筋肉之挛缩，或急，或缓也），金疮，妇人血闭无子。（《本经》）

除脑中之冷动，面上游风去来，目泪出，涕唾多，忽忽如醉，诸寒冷气，心腹坚痛，中恶卒急肿痛，胁风痛，温中，去内寒。（《别录》）

腰脚软弱，半身不遂，胞衣不下。（甄权）

一切风，一切气，一切劳损，一切血。补五劳，壮筋骨，调血脉，破癥结宿血，养新血。吐血，衄血，溺血，脑痈，发背，瘰疬，瘿赘，痔瘘，疮疥。长肉，排脓，消瘀血。（大明）

燥湿，止泻痢，行气，开郁。（时珍）

《本草备要》曰：川芎，辛温，（中略）乃为血中之气药。助清阳，开诸郁，润肝燥，补肝虚，上行头目，下行血海，搜风，散瘀，调经，止痛。治湿气在头，血虚头痛，腹痛，胁风，气郁，血郁，湿郁，血痢，寒痹，筋挛，目泪，涕多，及痈疽疮疡，男妇一切血证。然香窜辛散，能走泄真气，单服、久服，使人暴亡。

由以上诸说观之，本药为温性强壮药，有去贫血性瘀血之特能。

当归之医治效用

《本草纲目》曰

当归　根

【气味】苦温，无毒。（杲曰：甘辛温，无毒。）

【主治】咳逆上气。（中略）妇人漏下，绝子，诸恶疮疡，金疮。煮汁饮之。（《本经》）

温中止痛，除客血内塞，中风痉汗不出，湿痹，中恶，客气虚冷。（《别录》）

呕逆，虚劳寒热，下痢腹痛，齿痛，女人沥血腰痛。止崩中，补诸不足。（甄权）

治一切风，一切气，补一切劳，破恶血，养新血。（大明）

治头痛、心腹诸痛，润肠胃、筋骨、皮肤，治痈疽，排脓，止痛，和血补血。（时珍）

主痿躄嗜卧，足下热而痛，（中略）气逆里急，（中略）腹痛，腰溶溶如坐水中。（好古）

《本草备要》曰：当归，甘温，和血；辛温，散内寒；苦温，助心散寒。（中略）治虚劳寒热，咳逆上气（血和则气降），（中略）澼痢（便血曰澼），头痛，腰痛，心腹诸痛（散寒和血），风痉无汗，痿痹癥瘕，痈疽疮疡，（中略）气逆里急，（中略）腹痛满，腰溶溶如坐水中，及妇人诸不足，一切血证，阴虚阳无所附者，润肠胃，泽皮肤，养血，生肌（血旺则肉长），排脓，止痛，（中略）使血气各有所归，故名。

如以上诸说所示，本药之作用殆与芎䓖无异，然强壮作用则胜之，此其别也。

艾叶之医治效用

《本草纲目》曰

艾

【气味】灸百病，可作煎。止吐血、下痢、下部䘌疮、妇人漏血，利阴气，生肌肉，辟风寒，使人有子。（《别录》）

捣汁服，止伤血，杀蛔虫。（弘景）

主衄血下血，脓血痢。任用水煮，及丸散。（苏恭）

止崩血、肠痔、血揭金疮，止腹痛，安胎。苦酒作煎，治癣甚良。捣汁饮，治心腹一切冷气鬼气。（甄权）

治带下，止霍乱转筋，痢后寒热。（大明）

治带脉病，腹胀满，腰溶溶如坐水中。（好古）

温中，逐冷，除湿。（时珍）

《本草备要》曰：艾叶，苦辛，生温，熟热。纯阳之性，能回垂绝之元阳，通十二经，走三阴（太、少、厥），理气血，逐寒湿，暖子宫，止诸血，温中，开郁，安胎。治吐衄崩带、腹痛、冷痢、霍乱转筋，杀蛔，治癣（苦酒煎服），灸之能透诸经，治百病。血热病者禁用。

由以上诸说观之，则本药为温性收敛性止血药，兼有强壮作用矣。

当归芍药散之注释

妇人怀妊，腹中疠痛，当归芍药散主之。（《金匮要略》）

【注】怀孕者，妊娠也。疠痛之疠，缓缓之义也。妇人妊娠，腹内挛痛者，虽以本方为主治，然此证未必皆以本方为主治。恐"腹中疠痛"之上，省略"其证"之二字。

妇人腹中诸疾痛，当归芍药散主之。（《金匮要略》）

【注】妇人腹内有诸种之急痛者，以本方为主治也。然此证未必皆以本方为主治，亦恐省略"有其证"等字。

当归芍药散方

当归、芎蔻各 1 克，茯苓、术各 1.3 克，泽泻 2.3 克，芍药 4.8 克。

上为细末，一日三回分服，或增量二倍以上，以水二合五勺，煎一合，去滓，一日分三回，温服。但腹痛不剧，无下痢者，不增量芍药。

当归芍药散之腹证

仲景不过示本方宜用于妇人之腹痛，然本方用途不如是少也。苟有腹证，不论男女老少一切之病证，皆可用之，实一日不可缺之要方也。余由经验归纳之，本方类似芎归胶艾汤，其主治亦相似。所异者，彼有当归、川芎之外，因有地黄、阿胶、艾药，故止血作用颇有力；此仅有当归、芎蔻，其作用比较的微弱也。然反于彼而含茯苓、术、泽泻，故有治冒眩、心悸、心下悸、肉瞤筋惕、小便不利之特能，是以本方能奏效于脑、神经、肌肉、心、肾、子宫等疾患也，腹证亦相酷似。然此证本因水毒停蓄，故腹部稍软弱而胃内必有停水，且他体部亦得认为停水之候，此其别也。

先辈之论说治验

《三因方》曰：当归芍药散，治妊娠腹中绞痛，心下急痛，及产后血晕，内虚气乏，崩中久痢，常服之则通畅血脉，痈疡不生，消痰，养胃，明目，生津。

【注】此血晕，脑贫血也。崩中，子宫出血也。消痰，去胃内停水也。明目，治弱视也。

《元和纪用经》云：本为六气经纬圆，能祛风，补劳，养真阳，退邪热，缓中，安和神志，润泽容色，散邪热、温瘴、时疫。安期先生赐李少君久饵药，后仲景增减之（**求真按** 增减用量也），为妇人怀孕腹痛之本方。

【注】补劳，本方治肺结核疑似证也。使润泽容色者，此方治贫血之结果也。而陈言谓退邪热，散温瘴、时疫，然由余之经验，本方解热作用不显著，仅能治有微热耳，此说不可妄信。

《续建殊录》曰：某人患腹痛，来谒先生。自手按其腹，良久，曰："余得斯疾，医索四方，吐下针灸，无不极尽其术，然百治无效，迁延七年矣，今请公赐诊，虽死无怨。"先生诊之，自脐旁至胸下，挛急疗痛，日夜无间。乃与当归芍药散，三日，沉疴顿去。

求真按 吾国用此方，殆自南涯氏始。余用之者，亦氏治验之赐也。

妇人年二十三，左脚挛急百日许。一日上攻，吐而不能言语，医作脚气治不效。先生诊之，胸腹有动，自小腹至胸下挛急，小便不利，乃作当归芍药汤（**求真按** 此即本方之煎剂）与之。二帖，上攻稍弛，言语复常，腹痛依然，因与硝石丸（**求真按** 是大黄芒硝之丸方也）。食顷，二便通快，尿色如血，诸证渐除，月余痊愈。

求真按 自小腹至胸下挛急，是左腹直肌挛急也。尿色如血者，瘀血自泌尿器排泄之证。

一妇人足趾疼痛，不得步行。一日，腹中挛急，上冲于心，绝倒不知人事，手足温，脉数，两便不通。与当归芍药散，小便快利，色如血，诸证顿除。

求真按 是仲景所谓厥阴病，即脑贫血之剧者。

《成绩录》曰：一男子，腹痛七年，上迫胸背，请先生治。与当归芍药汤，服十五六帖，下黑血而愈。

一男子，六七年来，病腹痛，汤液丸散，镵石桥引（**求真按** 镵石，用于治疗之砭针也。桥引，与导引同，按摩也），无所不至，未见小效，遂来求治。先生诊之，腹中挛急，不能俯仰，痛引胸背，其腹如刺，胸背如啮。与以当归芍药汤，时调下消块丸，以渐而愈。

一人病鼓胀，一医以大黄剂攻之，其胀自如，短气腹痛倍于前日。先生诊之，胀自胸胁起，波及于心下、小腹，其气沸腾抢胸，势如激波，日晡潮热，大便秘结，或咳，或眩，饮食如平日。使塾生诊之，皆曰："其治一在大黄、芒硝。"先生与以当归芍药散，告曰："若日散莞蓄之气，疏滞瘀之血，则病必愈。"病者买药去，服之三日，泻下数回，约去水五六升。数日，胀减半，然迫气未除，仍用前方兼消块丸，未几而愈。

求真按 实证有虚候，虚证有实候。若不达自得之域，则往往易失正鹄，学者不可不勉焉。

一妇人，日食三十余次，每食不过一二口，脚以下不遂，已二年许，胸下挛急，时迫心下，先生与以当归芍药散而愈。

一男子，眩而不能立，胸下急痛，肩背强，大便秘结，饮食如故，先生投以当归芍药汤，诸证顿治。

求真按　肩背强急，必非葛根汤之主治可知。

一贾人，当行路时，人误踏其足，遂为跛躄，众皆以为脚气。因延先生诊之，无短气倚息证，腹痛上迫，时时上窜，神气将乱。乃用当归芍药汤，小便通快，色如皂角汁，躄亦随愈。

《险证百问》曰：两脚或一脚，乍大酸痛，不能步行，如是凡二三日，或十日许，用药即止，不用亦止，然或每年一二发，遂成沉疴矣。师曰两脚或一脚，大酸痛云云。（中略）顷有一妇人患此证，不能步行，数月遂痛近胸腹，而腹挛痛，饮食俱吐，小便不利，唇口干燥，气息短迫，人事不知，自心下至小腹，手不可近。医以为脚气，投药数剂无寸效。余诊之，胸中无动悸，短气有缓急，非脚气冲心证也。乃以当归芍药散，作汤液与之，服三帖，痛退，腹中雷鸣，小便快利，其色紫黑，忽知人事，好饮不吐。翌日，腹满，大便不通，兼以消块丸，大便下黑血，腹满顿退。服煎剂十余日，行步如常。

《青州医谈》曰：当归芍药散之腹候，脐旁有拘挛，其痛推右移左，按左移右，痛彻心下或背之七八椎也。

求真按　青州氏为南涯翁之门人，故于仲景学说多有心得，虽未可悉从，然其言可味也。

《类聚方广义》本方条曰：治妊娠，产后，下利腹痛，小便不利，腰脚麻痹无力者，或眼目赤痛。若下利不止，恶寒者，加附子；若不下利大便秘者，加大黄。

求真按　下利不止，虽恶寒者，不可轻加附子。

有妇人经断，已三四月。诊之，腹中挛急，胎不应手，或腹中疼痛，类于血瘕，孕否难决者，用此方加大黄，则二便快利，不过十日，腹中松软矣；若怀孕者，胎气速张。又怀孕已累月，胎萎缩不长，腹中拘急者，亦宜此方。

妇人血气痛，小便不利，有宜此方者。

求真按　妇人之胃及子宫痉挛，有宜用本方者，多奇效。

眼目赤痛证，其人心下有支饮，头眩涕泪，腹拘挛者，又宜此方。

求真按　此眼赤痛证，只赤痛流泪耳，非炎证之剧者可知。

脱肛肿痛，出水不止者，有奇效。

求真按　脱肛若为胃肠肌弛缓之一分证，即水不出来者，亦可用本方，有奇效。

黄土汤之注释

下血，先便后血，此远血也，黄土汤主之。亦主吐血、衄血。（《金匮要略》）

【注】消化器或泌尿器之出血，先有大小便，而后出血者，为由深部之出血，以本方为主治也。然出血不问自深部或浅部，若存下记之腹证，皆可用之。余尝用本方，治痔出血也。治吐血、衄血、血尿、子宫出血，亦然。

黄土汤方

甘草、地黄、术、附子、阿胶、黄芩各5克，灶中黄土12克。

上细锉，以水二合五勺，煎一合，去滓，一日分三回温服。

黄土汤之腹证

本方证，因里虚而阴阳相半，故腹部软弱无力。心脏及腹部大动脉虽虚悸（黄土证），心下虽痞满（黄芩证），然脐下不仁而无力（地黄附子证），外表则烦热、恶寒；或烦热（地黄证）与恶寒（附子证）交互，四肢，殊以手掌足蹠烦热厥冷交代，尿利减少（地黄、术、附子证），泻下颇易，殆常现诸种之出血（地黄、阿胶、黄芩、黄土证），概在诸病之经过中或出血持久后致成此证者。故一般有贫血衰弱之候，脉亦准之多沉弱也。

先辈之论说治验

《方机》本方主治曰：下血，四肢不仁，或冷痛者。下血，手足烦热，心烦，不得眠者。吐血、衄血，若有前证，则以此汤主之。

《续建殊录》曰：有一妇人，两脚酸痛，自腘至膝膑，见紫色筋，妇云："有时脐下悸，上突胸间，剧则精神变乱，此时紫色处倏隐倏现。"先生使服黄土汤，因是下血，而苦疾全解。

求真按 止血剂反变祛血剂，可谓神妙矣。

《成绩录》曰：一男子，年二十余，喘咳数日，时时咯血，胁下结硬，旁有动。先生诊之，与黄土汤。四五日，血止，咳未解，乃与小柴胡汤，诸患已愈。后复发咳，于是作芩甘姜味辛夏仁汤与之而愈。

求真按 与小柴胡汤，误治也。

一男子，久咳数月，胸中痛，时少吐血，巨里动甚，微盗汗出，且下血亦二三次，面无血色，羸瘦骨立。先生与黄土汤兼赤石脂散而愈。

《用方经验》本方条曰：妇人崩血不止，男子下血久久不愈，面色萎黄，掌中烦热，爪甲干色（**求真按**　干色，恐为褪色之误），脉数胸动，或见微肿者，得效。是禁血之剂，不可漫投。

求真按　一切方剂，不可漫投，况附子剂乎。

《类聚方广义》本方条曰：治吐血下血，久久不止，心下痞，身热恶寒，面青体瘦，脉弱，舌色刷白，或腹痛下利，或微肿者。又治脏毒、痔疾，脓血不止，腹痛濡泻，小便不利，面色萎黄，日渐羸瘠，或微肿者。

《橘窗书影》曰：一妇人，伤寒数日不解，一日，下血数行，或如豚肝，或时漆黑，数块脱下，四肢厥冷，汗出喘鸣欲绝。余与黄土汤，下血止。

一妇人，暑疫数日不解，虚羸烦热，脉微细，手足微冷，不能饮食，仅啜米饮少许耳。（中略）元气稍复，食少进，一日，下黑血过多，舌上干燥，而身发热，精神恍惚，殆至危笃。余作黄土汤使服之。一昼夜，下血止，精神爽然矣。

求真按　上二治验，为肠伤寒之肠出血之剧者。然本方有如是之速效，西医以为何如?

黄土之医治效用

《本草备要》曰：伏龙肝（重涩。调中，止血，燥湿，消肿）。辛温，调中，止血，去湿，消肿。咳逆，反胃，吐衄，崩带，尿血，遗精，肠风，痈肿（醋调涂），催生，下胎，为釜心多年之黄土。

《腹证奇览》曰：有传欲得黄土之真物，须由山野僻地之民家，以不杂他土之生土作灶，烧用不断。凡廿余年，其色紫者，水干七次，去砂石灰，澄清用之。上黄土一味，名龙肝散，功能如下：

龙肝散之功能，可用于心痛、反胃、中恶等证。腋臭，小儿脐疮，频涂亦可用之。小儿重舌，和醋涂。又产后恶血攻心而痛者，以酒服二钱；崩漏带下，吐血咳血，及催生，下胞衣，有大效。

子玄子《产论》曰：病候日逼心下，呕吐者；治法曰以虎翼饮、伏龙肝汁煎服。

一妇临月，呕吐不止，请子为之，且托以坐草，子先与伏龙肝汁，不复呕矣。

由以上诸说观之，则本药为温性收敛药，有镇呕止血之特能。

少阴病篇

少阴病之注释

少阴之为病，脉微细，但欲寐也。（《伤寒论》）

【注】山田正珍曰："但"字之下，脱"恶寒"二字，宜补之。因原文所说"但"者，示无他事之辞也，如"但头汗出，余无汗""不恶寒但热"及"温疟身无寒但热"等语可见。少阴病岂得以"但欲寐"之一证尽之乎？若以"但欲寐"为少阴病，则所谓"太阳病十日已去，脉微细而嗜卧"者，亦名少阴病耶！其为缺文也明矣。但恶寒者，所谓无热恶寒者是也。故麻黄附子细辛汤条云：少阴病，始得之，反发热；通脉四逆汤条云：少阴病，反不恶寒。可见无热恶热，乃少阴之本证也。凡外邪之中人也，其人属实热者，则发为太阳；其人属虚寒者，则发为少阴。寒热虽不同，然均是外感之初证耳。故太阳篇辨之云：发热恶寒者，发于阳也；无热恶寒者，发于阴也。此二"发"字是示其初证也。今邪从虚寒之化，故其脉微细，但恶寒而欲寐也，与麻黄附子甘草汤，微发其汗也（**求真按** 山田氏谓麻黄附子甘草汤者，云少阴病有表证之处也，非谓治少阴病之全体也，不可误之）。

上说甚是，本条宜作"少阴之为病，脉微细，但恶寒欲寐也。"故假令一切之病证，苟有此证候时，皆宜作少阴病而施治之。以下所载诸方，亦不外此义，然其证剧者，不无兼发厥阴病，不可忘之。

少阴病，欲吐不吐，心烦但欲寐五六日，自利而渴者，属少阴也。虚，故引水自救。若小便色白者，少阴病形悉具；小便色白者，以下焦虚有寒，不能制水，故令色白也。（《伤寒论》）

【注】本条似非仲景之正文，然能示少阴病之病形，故列之。凡阴病者，为新陈代谢机能之沉衰，若此病渐达高度时，更使其机能衰减，因使尿中少固形成分，故尿中清白也。

附子汤之注释

少阴病，得之一二日，口中和，背恶寒者，当灸之，附子汤主之。（《伤寒论》）

【注】《医宗金鉴》曰：背恶寒者，为阴阳俱有证。如阳明病，无大热，口燥渴，心

烦，背微恶寒者，乃白虎加人参汤证也。今少阴病，但欲寐，得之二三日，口中不燥而和，其背恶寒者，乃少阴阳虚之背恶寒，而非阳明热蒸之背恶寒也，故当灸之，更主以附子汤也。

魏荔彤曰："少阴病"三字中，含有脉沉细而微与但欲寐之见证，却不发热，只该背恶寒，此为少阴里证之确据也，全篇亦视此句为标的。

求真按　二说虽俱是，然口中和者，是味觉与平常无异也，宜附加之。

少阴病，身体痛，手足寒，骨节痛，脉沉者，附子汤主之。(《伤寒论》)

【注】太阳病之身体骨节痛，必脉浮。今虽身体骨节痛，然手足寒而脉沉，则以少阴病之本方为主治也。

附子汤方

附子5克，茯苓、芍药各7克，人参5克，术9.5克。

上细锉，以水二合五勺，煎一合，去滓，一日分三回，温服。

先辈之论说治验

东洞翁曰：附子汤，治身体挛痛，小便不利，心下痞硬，或腹痛者。

求真按　治身体挛痛者，附子芍药术也；疗小便不利者，附子茯苓术也；医心下痞硬者，人参作用也。

附子汤方　是真武汤之去姜加参者也。真武汤条下有心下悸、头眩、身𥉷动证，则此汤证有脱证也明矣。

求真按　本方虽不可无心下悸、头眩、身𥉷动证，然不过是客证，故仲景不言及之。

《方机》本方主治曰：脉微细，其背恶寒者，身体痛，手足冷，骨节痛，脉沉者(应钟)，身体痛，小便不利(仲吕)，心下悸，或痞硬者。

《成绩录》曰：一男子两脚疼痛，不得屈伸，手足寒，腹拘挛，食颇减，羸瘦尤甚，时时痔血二三升，他无所苦。先生与附子汤，疼痛退，拘挛缓，食亦进，能行步，唯有痔血，乃投黄连解毒散而止。

《古方便览》本方条曰：一僧年三十六，请余诊治，曰："贫道二十前后，患淋疾二三年，愈后诸证杂出。此后腰下冷，如在冰雪中，虽盛夏，须覆重絮，每发时心腹疼痛，而手不得动，腰脊痛，痉而不得反侧，甚则不能息，又忽忽少气，终夜不安席，大抵每夜必发。且自幼即有痔漏，自初患至今，经十四年矣。"余诊以心下悸，痞硬，腹皮拘挛，乃使饮附子汤及平水丸，时时以紫圆攻之。服半岁许，诸证痊愈。

一妇人，年五十余，患胸痹，饮食无味，身体尫羸，半岁许不愈。余诊之，心下痞硬，心悸，小便少，即作人参汤及三黄丸使饮之，二十余日未见其效。病者欲速，乃更他医。医视之，率尔灸脐旁，忽心腹切痛，下利数十行，臭秽不可近，殆至欲死。于是复召，余乃以大承气汤下之。五六日，诸证顿退，饮食倍前。七八日，小便不利，遍身浮肿，心下痞硬，腹皮拘挛。余又用附子汤及平水丸，三十日，诸证痊愈。

一十岁儿，脊梁曲而伛偻，两脚挛急不能起，已二年矣。余以此方及紫圆使饮之，两月痊愈。

《类聚方广义》本方条曰：治水病，遍身肿满，小便不利，心下痞硬，下利腹痛，身体痛，或麻痹，或恶风寒者。

《金匮·妊娠病篇》曰：妇人妊娠六七月，脉弦，发热，其胎愈张，腹痛恶寒者，小腹如扇。所以然者，子脏开故也，当以附子汤温其脏。按扇，扉也。《正字通》曰：户之开合，犹如鸟羽之翕张，故从户从羽。今验之妊娠六七月间，小腹时时缩张而为痛者，多发热恶寒，小便不利。若用附子汤、当归芍药散，则小便快利，胀痛速瘥。又按"愈张"者，恐为"翕张"之误，此条似张氏之口气，用之即有效，学者试之。

真武汤之注释

太阳病，发汗，汗出不解，其人仍发热，心下悸，头眩，身瞤动，振振欲擗地者，真武汤主之。（《伤寒论》）

【注】山田正珍曰："擗地"二字，诸说纷纭。按（中略）《字典》云：擗，音僻。《类编》：仆也。《正字通》云：躃与擗通。又《字典》"擗"字注云：通做"擗"，合考之，"躃""擗""擗"三字通用，所谓擗地者，即躃地也。盖字以音为本，形则亚之。若音既同则互相通用，而不泥于字义。又按《脉经》作"仆地"，字异而义同。《宋版》注云：擗，一作僻，是亦同音，故通用耳。（中略）此条谓太阳病，以麻黄、青龙辈大发其汗，其人充实者，当汗出复常矣；若虚弱者，汗出，表证罢，病仍不解，发热，心下悸，头眩，身瞤动欲仆地者，此因汗出多亡阳故也，虽有发热，非表不解之发热也，乃虚火上炎之发热也，即后世所谓真寒假热者是也。心下悸者，胃阳虚，水饮停蓄也。头眩者，头中之阳虚也。《灵枢·卫气篇》所谓"上虚即眩"是也。身瞤欲仆者，经中之阳虚也（**求真按** 头眩，身瞤欲仆者，由阳虚者无论矣，然水毒之侵袭与大有力焉），茯苓桂枝白术甘草汤条所谓"发汗则动经，身为振振摇"是也。此为表里上下俱虚之候，故与真武汤以复其阳，行其水也。

求真按 患太阳病者，身体虚弱或误发其汗，或身体壮实因误汗，虽汗出病犹不去，病者续发其热（此非表证之发热，少阴之发热也），心下悸，身体亦肉瞤筋惕，震颤而欲倒地上者，为表里俱虚。若已陷于少阴者，则以本方为主治也，与"伤寒若吐若下后，心下逆满，气上冲胸，起则头眩，脉沉紧，发汗则动经，身为振振摇者，茯苓桂枝白术甘草汤主之"相似。而有阴阳虚实之别，不可误也。

少阴病，二三日不已，至四五日，腹痛，小便不利，四肢沉重疼痛，自下利者，此为有水气。其人或咳，或小便利，或下利，或呕者，真武汤主之。(《伤寒论》)

【注】尾台氏曰:《玉函》"或小便利"，作"或小便自利"。按"或下利"者，当作"或不下利"，否则与上文"自下利"语不相应故也。或下四证，亦皆为本方所治也。

此说是也。"或"以下，宜看作"或咳，或小便自利，或不下利，或呕者，真武汤主之"。余不及解。

真武汤方

茯苓、芍药、生姜各 2 克，术 7 克，附子 3 克。
煎法用法同前。

先辈之论说治验

《伤寒绪论》曰:不得眠者，皆为阳盛，切禁温剂。惟汗吐下后，虚烦，脉浮弱者，因津液内竭，则当从权，用真武汤温之。

《医史·撄宁生传》曰:宋可与之妻，暑月身冷，自汗，口干，烦躁，欲卧泥水中。伯仁诊其脉，浮而数，内之，豁然而虚数。曰:"(中略)此为阴盛隔阳，得之于饮食生冷，坐卧风露者。"煎真武汤，使冷饮之。一进汗止，再进烦躁去，三进而平复如初。

《易简方》曰:真武汤，不惟阴证伤寒可服。若虚劳之人，憎寒壮热，咳嗽下利，皆宜服之，因易名为固阳汤。

求真按　虽虚劳之人，憎寒壮热，咳嗽下利，然不认为阴虚证，则不可漫然服本方。

东洞翁本方定义曰:治心下悸，身瞤动，振振欲擗地，腹痛，小便不利，或呕，或下利者。

《方机》本方主治曰:腹痛(消块)，小便不利，四肢沉重疼痛，下利，或咳，或呕者。心下悸，头眩(应钟)，身瞤动，振振欲擗地者。舌上干燥而生黑苔，口中有津液，身热，头眩，手足振振，或下利者(紫圆)。

求真按　阳证舌之黑苔，以舌上干燥，口中亦干燥，而决无津液者。阴阳虚实，宜判别之。

《成绩录》曰:一僧年三十许，胸中烦闷数日，吐下黑血，诊之脉沉微，腹满，小便难，手足浮肿，沉重不仁，大便日二三行，默默不欲饮食，食即停滞胸间，入腹则气急，腹满殊甚，其状如世所谓黄胖病者。先生与真武汤，百患悉治。

一妇人腹痛，硬满挛急，时时发热，小便不利，手足微肿，微咳，目眩已百余日。一医投大柴胡汤，诸证日甚，热亦益炽。先生诊之，与以真武汤。一二日，热退利止，经五六日，小便快利，而肿随去，食亦渐进，腹已不痛，目亦不眩，但硬满挛急如故。兼以当归芍药散，诸证痊愈。

《古方便览》本方条曰：一男子，年四十二，患下疳疮后，左半身不遂，手足颤掉，欲掷地，且兼发痫，十日五日必一发，食时使人代哺之，仰卧蓐上已三年矣。余诊之，自小腹至心下硬满，心悸而拘挛，乃作此方及三黄丸与之，时时以备急圆攻之。服一月，痫不发。又作七宝丸服之，每月一次，凡七次而痊愈。

求真按 自小腹至心下硬满者，即右腹直肌挛急之谓也。

《类聚方广义》本方条曰：治痿躄病，腹拘挛，脚冷不仁，小便不利，或不禁者。腰疼，腹痛，恶寒，下利日数行，夜间尤甚者，此称疝痢，宜此方。又久痢见浮肿，或咳，或呕者，亦良。产后下利，肠鸣，腹痛，小便不利，肢体酸软，或麻痹有水气，恶寒发热，咳嗽不止，渐成劳状者，尤为难治，宜此方。

《方伎杂志》曰：某人年四十，乞诊云："二三年来，气分非常不舒，而食无味，夜不安眠。"诊之，面色青黑，一身无滋润气，少有水气，舌色刷白，声嘶息迫，脉不浮不沉，但无力如绵，所谓游魂行尸状，重患也。余说明之，使病人有所觉悟，先与真武汤。半岁许，少有气力，息迫亦缓，声音渐出矣。冬月腰痛，自脚至少腹麻痹而息又迫，转八味丸料，通计一年而全快。因思纵令难证，而尽力治之，亦有得效者，医人之于术，不可不勉焉。

《勿误药室方函口诀》本方条曰：此方以内有水气为目的，而与其他附剂不同。此因水饮，心下悸，身𥆧动，振振欲擗地，或觉麻痹不仁，手足牵引，或水肿，小便不利，其肿虚濡而无力，或腹以下有肿，而臂、肩、胸、背赢瘦，其脉细，或浮虚而大，心下痞闷，而饮食无味者。或四肢沉重、疼痛、下利者，用之有效。方名宜从《外台》，及《千金翼》，作玄武也。

《橘窗书影》曰：一人旅行后，婴瘟疫，医疗之，数十日不解。微热，水气，脉沉微，四肢微冷，精神恍惚，但欲寐。余诊曰："病在少阴。"因与真武汤加人参，二三日，精气大复，微热已解，而食大进，调理数旬而愈。余每逢此等证，不论热之有无，与真武加人参，每每奏效。或难曰："异于仲师之旨也。"余曰："唯认其为少阴病，与真武汤、附子汤等之正方耳，况发热一证，真武汤中具载耶！"

一妇人年垂七十，自春至夏，头眩不止，甚则呕逆欲绝，脉沉微，两足微肿，医二三疗之，不愈。余与真武汤兼用妙香数，数日，目眩大减，起居得安矣。

通脉四逆汤之注释

少阴病，下利清谷，里寒外热，手足厥逆，脉微欲绝，身反不恶寒，其人面赤色，或腹痛，或干呕，或咽痛，或利止，脉不出者，通脉四逆汤主之。（《伤寒论》）

【注】本条之病证山田正珍曰：此亦少阴兼病厥阴者，寒邪太盛，阳气虚脱也，是四

逆汤证之更剧者。"反不恶寒"四字，对少阴病言之，此证外虽发热，然非表有实邪也，乃后世方书所谓无根之虚火上泛也，若以此汤救其虚脱，则瘥矣。"或"字以下，则为所兼之客证耳。"里寒外热"四字，说其因也，非谓其证也。

虽为四逆汤证之更剧者，然所穷极者，不外为该汤证之急迫虚脱皆剧也。故亦如四逆汤，主用甘草，且增量干姜之本方以应之。中医之强心疗法，缓和无害，同时下利清谷、手足厥逆、腹痛、干呕等，亦皆治愈矣。

下利清谷，里寒外热，汗出而厥者，通脉四逆汤主之。(《伤寒论》)

【注】本条，亦少阴病兼厥阴病者。汪氏云：下利清谷者，为里寒也。外热者，为身微热，兼汗出也，此为真阳之气，外走欲脱也。

因虚脱而脱汗者，则有脉微欲绝之候也明矣。

通脉四逆汤方

甘草、干姜各 4.8 克，附子 2.4 克。

煎法用法同四逆汤。

先辈之论说

《心法附录拔萃》曰：附子理中汤(**求真按**　此即本方也)，治中风无汗而身凉者。

东洞翁本方定义曰：治四逆汤证，而吐利厥冷甚者。

《方机》本方主治曰：吐利，汗出，发热恶寒，四肢厥冷，脉微欲绝，或腹痛，或干呕，或咽痛者，通脉四逆汤主之。

《类聚方广义》本方条曰：通脉四逆汤，比诸四逆汤，则其证更剧，面赤色以下则兼证也。疑"其人"之下脱一"或"字。

《霍乱治略》曰：下利甚呕，腹中水鸣，或腹痛，小便不利，四肢冷，或挛痛者，真武加半夏汤(真武汤、小半夏汤之合方)。下利不止，厥冷烦躁，四肢转筋，腹拘急，面青肉脱，眼凹声嘶者，四逆汤，随证宜用四逆加人参汤(宜用直根人参)。下利转筋益甚，厥冷过臂膝，精神衰弱，脱汗缀珠，脉微细，或沉伏不见者，通脉四逆汤。前证，心胸气闭，干呕甚，或发呃逆者，宜通脉四逆加猪胆汁汤(无猪胆时，可用极上熊胆)，此证多死。若下利干呕皆止，厥冷烦躁，转筋自汗，呃逆不止，小便不利者，宜茯苓四逆汤，此证亦多死。然用此方，而小便通利，至于大便带黄色，诸证渐退，有回生者。

白通汤及白通加猪胆汁汤之注释

少阴病，下利脉微者，与白通汤；利不止，厥逆无脉，干呕烦者，白通加猪胆汁汤主

之。服汤，脉暴出者死，微续者生。（《伤寒论》）

【注】少阴病，下利，脉微者，可与白通汤。服此汤，尚下利不止，四肢厥逆，脉沉微而难触，干呕烦躁者，为白通加猪胆汁汤之主治也。服此汤后，脉暴出者，则必死，微现持续者，回生也。尾台氏曰：按，疑此条"下利"之下，脱"腹痛"；利不止下脱"若"字。此方证比四逆汤证，则下利稍缓，且无清谷大汗，四肢拘急等急迫证，故不用甘草也。葱白，陶弘景曰治伤寒头痛；陈子良曰止阴毒腹痛。

此说是也，可从之。

白通汤方

葱白 6.8 克，干姜、附子各 2.8 克。

煎法用法同前。

白通加猪胆汁汤方

葱白 6.8 克，干姜、附子各 2.8 克，猪胆或熊胆 0.8 克。

上细锉，以水一合五勺，煎五勺，去滓，和猪胆，顿服。以上二方，原方加人尿（童便），今去之。

先辈之论说

《活人书》曰：病人有谵语者，有郑声者。郑声为虚，宜用温药，白通汤主之；谵语为实，须调胃承气汤主之。

求真按 谵语者，未必以调胃承气汤为主治。

《名医方考》曰：白通加人尿猪胆汁汤（**求真按** 此即白通加猪胆汁汤），久坐湿地则伤肾，肾伤则短气，腰痛，厥逆，下冷，阴脉微者，宜此方。

东洞翁此二方定义曰：白通汤，治下利腹痛，厥而头痛者；白通加猪胆汁汤，治白通汤证而厥逆，干呕，烦躁者。

《餐英馆治疗杂话》白通加猪胆汁汤诀曰：一切大吐泻后，面色眼彩，属于虚寒而厥冷。其冷发自指里，完全不背虚寒，而心下有膨满烦躁证，夏月霍乱亦间有之，脉微欲绝，或全绝。世医于此证，虽知用附子理中等回阳药，然忘治心下之膨满，故药无效。此时宜用此方，有十倍参附理中之效。夫大吐泻后，何故心下痞塞乎？究其病源，因大吐泻后脾胃暴虚，气与余邪相搏结而聚心下，故用此方。以附子、干姜回阳，以猪胆汁压痞塞，以葱白温下元，用人尿镇坠下行之品，引肾中欲飞腾之阳气而归源。以一方而四能备，仲景之制方，其精密如此，如何世之庸盲者，岂不知耶？且此方不仅有效于霍乱吐泻证，凡中风卒倒，小儿慢惊，及其他一切暴卒病，脱阳证等，亦能建奇效。总以心下为目的而用之为要，今仅举其效能之一隅耳，圆机活法，存乎其人。

葱白之医治效用

《本草备要》曰：葱，生者辛散，熟而甘温。（中略）故发汗解肌，以通上下之阳气。治伤寒腹痛，（中略）阴毒腹痛，益目睛，利耳鸣，通二便，气通则血治，故治吐血、衄血、便血、痢血、折伤出血、乳痈风痹。通乳安胎。妇人妊娠伤寒，以葱白一物汤，发汗安胎，加姜亦佳。通气故能解毒，解药毒、鱼肉毒、蚯蚓毒，涂猘犬伤。（下略）

由此观之，则本药为温性兴奋药，而有杀虫杀菌作用。

熊胆之医治效用

《本草备要》曰：熊胆，苦寒凉心，平肝明目，杀虫，治惊痫瘈疭。通明者佳，性能辟尘，扑水上尘，投胆米许，则豁然开矣。

《一本堂药选》曰：熊胆，疗癥瘕、疝痞、疥癣、心胸痛、腹痛、伤食不吐不下、癫狂、疟疾、痢疾。杀虫，止呕吐，发痘疮。痔疾、惊痫、妊胀腹痛、产后腹痛、催生，点眼去翳，涂痔止痛，用于一切之急病，以唤起元气，开通蔽塞。

由以上诸说及余之实验观之，则本药为有力之兴奋药，而有镇痉、镇痛、解毒等之特能。又有时现镇呕、催吐、缓下之作用。实医家不可一日或缺之要药也。

桃花汤之注释

少阴病，下利，便脓血者，桃花汤主之。（《伤寒论》）

【注】本条之病证汪氏云：此条乃少阴中寒，即成下利证。下利便脓血者，虽协热者多，然今谓少阴病下利，则必脉微细，欲寐，而复下利也。下利日久，至于便脓血者，乃里寒滑脱也。

钱氏曰：见少阴证下利者，为阴寒之邪在里，湿滞下焦，大肠受伤也。故皮折血滞，变为脓血，滑利下脱，故以温中固脱之桃花汤主之。

尾台氏云：便脓血者，是肠垢（**求真按**　是指黏液）与血同出也。《病源·痢候》中所谓脓涕耳，肠痈与下利真脓血不同。

如上所言，为大肠黏膜（下行结肠以下）糜烂破溃，下痢黏血便，因而有衰弱，脉微细，但欲寐之病情也。

少阴病，二三日至四五日，腹痛，小便不利，下利不止，便脓血者，桃花汤主之。（《伤寒论》）

【注】本条之病证钱氏云：自二三日至四五日，为阴邪在里，气滞肠间，故腹痛也。下焦无火，气化不行，故小便不利，且下利不止，则小便随大便频出，膀胱不得潴蓄，小便不得分利也。下利不止者，气虚不固，而大肠滑脱也。便脓血者，邪在下焦，气滞不流，而大肠伤损也。此属阴寒虚利，故以涩滑固脱，温中补虚之桃花汤主之。

腹痛者，因肠溃疡面为病之异产物刺激而引起。小便不利者，因下利不止，消耗体液也。下利不止者，因于肠管麻痹，故用温性收敛剂之本方以治之也。

下利，便脓血者，桃花汤主之。（《金匮要略》）

桃花汤方

赤石脂 6.4 克，干姜 0.4 克，粳米 4 克。

上细锉，以水一合五勺，煎五勺，去滓，纳赤石脂末 4 克，顿服之。若一服愈，余勿服。

先辈之论说

东洞翁本方定义曰：治腹痛下利，便脓血者。

《方舆輗》本方条曰：此方用于脓血痢，久不止者。便脓血，痛在小腹者，良（**求真按** 本方证为大肠黏膜溃疡，故其痛在下腹部也）。盖脓血痢，有阴证阳证之别，阳证有柏皮汤（**求真按** 是后世方也）、白头翁加甘草阿胶汤，阴证有桃花汤、柏皮汤已如前粗辨之矣。桃花（**求真按** 是略汤字）、赤禹（**求真按** 是赤石脂禹余粮汤之略也）。痛在小腹，此与素有里热者，痛及小腹之下，而已成里寒肠滑等时，乃桃花汤之阴证也。因是痢疾痛在小腹者，纵令有里热，亦以赤石脂、阿片之类止之为良（**求真按** 有里热时，虽纵令痛在小腹，不可用赤石脂、阿片也）。此时热势大减，不渴，只脓血甚者，用桃花汤，其利脓血不甚，而下利尚不止者，宜赤石脂禹余粮汤。此时若误阳证之柏皮汤，而用此阴证之桃花、赤禹，则更加腹满，或为气肿，或为气块，或为瘘躄、鹤膝诸证，宜细辨之，不可有误。此余所试验也，后阅《本事方》，已有载之，且为丸用，但效验迟钝，故不如从论煎汤也。若有嫌恶此汤者，宜随分以轻剂服，较为有利。

痢疾经久，如阴证者，其痛在大腹，是理中、四逆、白通等方之所也，不可用赤禹之类。又经久无肠滑，只下真脓血者。

桃花汤之正证也（**求真按** 此方以黏血便为目的，非主真脓血也），以常下血，无脓，无痛，亦可知之。下重亦有里寒者，非一概热证也。盖痢有始终不痛者，逐毒乎？止利乎？决其可止者，有后重（谓但有下重者），又遗尿也（遗尿者，谓十次有二三次也），故有后重，亦有遗尿者，当遏止之。大概属阳证者，赤物多白物少，若系里寒，用赤石脂者，多带白物。此谓肠滑，而非后重也。

《类聚方广义》本方条曰：按，干姜分量甚少，可疑。《外台》载阮氏桃花汤，作赤石脂八两，粳米一升，干姜四两，余多用此方。吴仪洛曰：服时再加末方寸匕者，以留滞固肠胃也。痢疾累日后，热气已退，脉迟弱，或微细，腹痛下利不止，便脓血者，宜此方。若身热脉实，呕渴，里急后重等证犹存者，当先随证以疏利之剂，驱逐热毒，荡涤肠胃也。若执腹痛下利便脓血证，而用此方及禹余粮汤等方者，犹关门养盗，其患宁可测耶？学者思之。

求真按　此说有理，可信。

《勿误药室方函口诀》本方条曰：此方《千金》为丸用，至极便利也。脓血下利，非此方则治。若有后重，则非此方之所主也，宜用白头翁汤。后重而大腹痛，用之则有害。又此方与禹余粮汤稍有不同，病专下焦。称肠滑者，宜赤石脂禹余粮汤也。

赤石脂之医治效用

《本草备要》曰：赤石脂，甘温，故益气，生肌，调中。酸涩，故收湿，止血，固下。疗肠澼泄痢，崩带遗精，肠痔，溃疡，收口，长肉，催生，下胞。本药不外于过格鲁儿铁，故有收敛、止血、止泻作用。然无益气，生肌，催生，下胞之能，故不可不取舍之。

赤石脂禹余粮汤之注释

伤寒，服汤药，下利不止，心下痞硬。服泻心汤已，复以他药下之，利不止，医以理中与之，利益甚。理中者，理中焦，此利在下焦，赤石脂禹余粮汤主之。复利不止者，当利其小便。（《伤寒论》）

【注】在人参汤条。

赤石脂禹余粮汤方

赤石脂、禹余粮各6克。

上细锉，以水一合五勺，煎五勺，去滓，顿服。

先辈之论说

《幼科发挥》曰：自大肠来者，则变化尽而成屎，但不结聚，而所下皆酸臭也，宜禹余粮汤（**求真按**　此即本方也）。

《方机》本方主治曰：下利，小便不利者；小腹痛，小便不利者；若下利者。

《百疢一贯》曰：有一种肠滑证，续下而肠胃失固者，此证无毒，以脐下微痛为目的，用赤石脂禹余粮汤。

《类聚方广义》本方条曰：治肠澼滑脱，脉弱无力，大便黏稠如脓者，若腹痛干呕者，宜桃花汤，又合用二方亦妙。

禹余粮之医治效用

《本草备要》曰：禹余粮，甘平性涩。（中略）能固下，治咳逆下痢，血闭，血崩，又能催生。

由此说观之，则本药有收敛作用也明矣。

厥阴病篇

厥阴病之注释

厥阴之为病，消渴，气上撞心，心中疼热，饥而不欲食，食则吐蛔。下之利不止。（《伤寒论》）

【注】厥阴病者，吉益南涯曰：厥者，谓其病之暴迫也。血气暴迫，上攻内位者，谓之厥阴。消渴，气上撞心，心中疼热，饥不能食，此其候也。阳明与厥阴，均是暴急者也，厥起上行，直在内位，外不循气，四肢厥逆，此为阴气暴剧之状，因名曰厥阴。阳明者，阳气明实，故曰阳明，而不曰明阳也；厥阴者，厥而有阴状，故曰厥阴，不曰阴厥也。

吉益赢齐曰：里极，而无实状也。先于表里之位，血气不行，而成厥状。内之血气，不循于外而上迫，极则血气不得止，却反下行，而现下利，致成阳状也。故设厥阴篇，示其极后不实而上迫，有见阳状者。

如上所述，因阴证之极，病毒迫于上半身而及头脑，致现消渴（渴虽饮水，然尿利不增进者），心中疼热等证，且虽感空腹，然不欲饮食，强食时，则吐蛔虫；若误下之，遂致下痢不止也。一言尽之，此因阴虚证而致上热下寒之剧者是也。

伤寒脉迟，六七日，而反与黄芩汤彻其热。脉迟为寒，今与黄芩汤复除其热，腹中应冷，当不能食，今反能食，此名除中，必死。（《伤寒论》）

【注】本条山田正珍云："伤寒脉迟"句下，当有"发热"二字，可与下文"反与黄芩汤彻其热"语相应。盖黄芩汤本为治太阳少阳合病之方，岂可用于不发热者耶！"彻"与"撤"通，除去也。经典通作"彻"。（中略）除中者，谓中气蠲除也。（中略）除中反能食者，胃气将绝，引食以自救也。

如上说，脉迟发热者，为阴证之发热，所谓真寒假热证是也。误与黄芩汤除去其热，致腹中冷却，不能饮食，至当也。今反能饮食者，称为除中，恰如灯火将灭，一时反加明者，必死也。

凡厥者，阴阳气不相顺接，便为厥。厥者，手足厥冷是也。（《伤寒论》）

【注】山田正珍曰：阴阳之气，不相顺接者，谓血气痞塞，不能升降，所谓天地不交否者，是也。尝考《和兰解体书》，人身血行有二：一起心脏，以顺行周身，是谓动脉；一起动脉尽处，受动脉之血逆行，还入于心，是谓血脉（**求真按**　静脉也）。更出更入，

如环无端，若有痞塞，则出者不入，入者不出，厥逆于是发，脉道于是绝，乃至于死也。所谓阴阳二字，盖动脉，血脉是也。

病者手足厥冷，言我不结胸，小腹满，按之痛者，此冷结在膀胱关元也。（《伤寒论》）

【注】本条解如《金鉴》曰：病者手足厥冷，言我不结胸者，是大腹不满，惟小腹满，按之痛也。《论》中有小腹满，按之痛，小便自利者，是血结膀胱证；小便不利者，是水结膀胱证；手足热，小便赤涩者，是热结膀胱证也。此则手足冷，小便数白，知是冷结膀胱证也。

程氏曰：虽发厥不结胸，然小腹满，作实结痛者，则似可下矣。然下焦结多冷，不比上焦结多热也。况手足厥而上焦不结，惟结于膀胱关元处耶，故曰冷结也。

钱氏曰：关元者，任脉穴也，在脐下三寸。

求真按 本条是暗示厥阴病，冷结膀胱者，不可泻下之所以也。另示桃核承气汤、抵当汤之瘀血结在膀胱者，大黄甘遂汤之水与血结在膀胱者，大承气汤之热结膀胱者之鉴别法也。

伤寒发热，下利厥逆，躁不得卧者，死。（《伤寒论》）

【注】阴证之极，里寒外热，下利厥逆，加躁不得安卧者，必死也。

伤寒发热，下利至甚，厥不止者，死。（《伤寒论》）

【注】厥不止者，谓服药无效，则至死必然也。

伤寒六七日，不利便，发热而利，其人汗出不止者，死。有阴无阳故也。（《伤寒论》）

【注】山田正珍曰：不利便者，当作小便不利。有阴无阳故也，六字系后人之言，此说是也。

伤寒五六日，不结胸，腹濡，脉虚复厥者，不可下，此为亡血，下之，死。（《伤寒论》）

【注】山田正珍曰：濡，程应旄改作满，是也。若腹濡脉虚而厥，则皆无可下之理，而曰不可下，则为无谓矣。

此说亦是，可信。

伤寒脉促，手足厥逆者，可灸之。（《伤寒论》）

【注】山田正珍曰：以灸挽回阳气，继以四逆辈可也。

此说亦可信。

伤寒四五日，腹中痛，若转气下趣少腹者，此欲自利也。趣，《成本》作趋。（《伤寒论》）

【注】本条山田正珍曰：此乃心下有水，渍入肠中，为利之兆。盖承"厥而心下悸"条（**求真按** 伤寒厥而心下悸者，指先宜治水，宜服茯苓甘草汤条也）而发也。俚语有之，肠鸣者必下，盖喻事必有前兆也。此条之意与一百五十七条生姜泻心汤证曰胁下有水气，腹中雷鸣，下利，同是有水而雷鸣也。《金匮》曰：腹中寒气，雷鸣切痛者，附子

粳米汤主之。此条亦宜用粳米汤，不可用生姜泻心汤也。水虽则一，然证有痛与不痛之别也。

　　自患伤寒四五日，腹内疼痛，水鸣自上方下走于下腹部者，必为下利之先兆也。附子粳米汤证，虽如山田氏说，然此汤与生姜泻心汤，不但有痛与不痛之差，且有阴阳虚实之别也，不可不追加之。

　　下利，手足厥冷，无脉者，灸之不温，若脉不还，反微喘者，死。（《伤寒论》）

　　【注】本条宜作"下利，手足厥冷，无脉者，灸之不温，若服白通加猪胆汁汤，而脉不还，反微喘者，死也"。

　　下利清谷，不可攻表，汗出，必胀满。（《伤寒论》）

　　【注】山田正珍曰：下利清谷者，为里寒甚，宜与四逆汤温之。虽有表证，不可发汗，汗出，则表里俱虚，中气不能宣通，故令人胀满（**求真按**　胀满，即腹胀满也），亦四逆汤证也。

　　下利后脉绝，手足厥冷，晬时脉还，手足温者生，脉不还者死。不还之下，《玉函》《千金》有不温二字，是也。（《伤寒论》）

　　【注】本条下利后脉绝，手足厥冷，服通脉四逆汤，晬时脉还，手足温者生，脉不还，手足不温者死也。晬时者，《证类本草》弘景云：晬时，周时也，即今旦至明旦也。方有执云：晬，音醉，晬时，周时也，即一昼夜也。

　　伤寒下利，日十余行，脉反实者，死。（《伤寒论》）

　　【注】《金鉴》曰：伤寒下利，日十余行，则正气虚矣，其脉当虚。今反实者，邪气盛也，正虚邪盛，故主死也。

　　山田正珍曰：《素问·玉机真脏论》曰：泄而脉大，脱血而脉实，皆难治。

　　呕家有痈脓者，不可治呕，脓尽自愈。（《伤寒论》）

　　【注】《金鉴》云：心烦而呕者，内热之呕也；渴欲饮水而呕者，停水之呕也。今呕而有脓者，此内有痈脓，故曰：不可治呕，呕俟脓尽，而自愈矣。此是体内有化脓性疾患，而有呕吐脓汁者，决不可镇吐，而以适方排脓，脓尽时，则呕吐自治矣。

　　伤寒，哕而腹满，视其前后，知何部不利，利之则愈。（《伤寒论》）

　　【注】因呃逆而腹满者，视病者之前（小便）后（大便），知因何者不利，以适方利其不利，则呃逆腹满，皆自治矣。然哕而腹满，恐是"腹满而哕"之误。何则？有因腹满而呃逆者，然未有因呃逆而腹满之理也。又，若非腹满为主，呃逆为客，则下文"视其前后，知何部不利，利之即愈"数句全无意义矣。

乌梅圆之注释

　　伤寒，脉微而厥，至七八日，肤冷，其人躁无暂安时者，此为脏厥，非为蛔厥也。蛔厥者，其人当吐蛔，今病者静而复时烦，此为脏寒，蛔上入膈，故烦，须臾复止，得食而呕，又烦者，蛔闻食臭出，其人当自吐蛔。蛔厥者，乌梅圆主之，又主久利。（《伤寒论》）

【注】成无己曰：脏厥者死，阳气绝故也。蛔厥者，虽厥而烦，然吐蛔已则静，不若脏厥而躁，无暂安时也。病入脏寒，胃虚，蛔动上膈，闻食臭出，因而吐蛔，与乌梅丸温脏安蛔。

希哲氏曰："此为脏寒，蛔上入膈，故烦"十字，为一句。（中略）脏寒者，胃寒也。古书有指府（腑）为藏（脏）者，不可拘泥也。

《医宗金鉴》曰：伤寒脉微而厥者，厥阴之脉证也，至七八日不回，手足厥冷，更加通身肤冷，躁无暂安时者，此为厥阴。阳虚阴盛之脏厥，非阴阳错杂之蛔厥也。若是蛔厥，其人当吐蛔，今病静而复时烦者，不似于脏厥之躁无暂安时，则知为蛔上入膈，故其烦须臾复止也。得食而吐又烦者，是蛔闻食臭出，故又烦也。得食蛔动而呕，蛔因呕吐出，故曰其人当自吐蛔，主以蛔厥之乌梅圆也。又主久利者，此药之性味酸苦辛温寒热并用，故能解阴阳错杂，寒热混淆之邪也。

喻氏曰：脉微而厥，可知阳气衰弱矣，然未能定其为脏厥、蛔厥也。惟肤冷而躁，无暂安时者，乃为脏厥，用四逆汤及灸法，而厥不回者，则死矣。

参照上之四说，可知本条之义矣。

乌梅圆方

乌梅、细辛、附子、桂枝、人参、黄柏各12克，干姜20克，黄连32克，当归、蜀椒各8克。

上细锉，以蜂蜜及米糊为丸，一回4克许，一日三回服用。

先辈之论说治验

《内科摘要》曰：乌梅丸，治自胃府发咳，咳而呕，呕甚则长虫出。

《圣济总录》曰：乌梅丸，为产后冷热剂，治久下不止也。

《方舆𫐓》本方条曰：吐蛔证，先哲已有论之。或为寒，或为热，其治法由此丸分出。虽似各有确见，然余以此药由寒热各性，错综成方，即是立方之妙旨。故余常守故规，不为一味之去加，而屡得巧验，兹举一二例以证之。一人年二十余，久患虫积腹痛，更医数人不效，上呕下泄，羸困颇甚。余以此丸为料，用之十余帖而痊。以此丸为料用，不载于书，又不见世医为之，顷读陈复正《幼幼集成》"以乌梅丸方为末，水煎十分之一亦可"，此说可谓先得我心矣。

《百疢一贯》曰：以乌梅圆煎剂亦有效，蛔证虽有脏寒、热病之分，病末吐蛔，多难治而死，此处后世有用理中安蛔汤者，即古方之乌梅丸也。

《类聚方广义》本方条曰：胃反、噤口痢，间有宜此方者，以生姜汁汤送下为佳。

《勿误药室方函口诀》本方条曰：此方之蛔厥，全冷者也。痛、烦，有休发者。轻证起时，有厥者。柯琴谓不仅蛔厥，概为厥阴之主方，又厥阴多寒热错杂证，茯苓四逆汤、吴茱萸汤外，运用此方多能奏效。故虽别无蛔厥之候，亦用于胸有刺痛者，又反胃之坏证，以半夏干姜人参丸料，送下此方，有奇效。又能治久下利也。

乌梅之医治效用

《本草纲目》曰

乌梅（**求真按**　由梅实熏制而成也）。

【气味】酸温，平涩，无毒（杲曰：寒，忌猪肉）。

【主治】下气除热。（中略）止肢体痛，偏枯不仁，死肌，去青黑痣，蚀恶肉。（《本经》）

去痹，利筋脉，止下痢。（《别录》）

（上略）治伤寒烦热。（弘景）

止渴，调中，去痰，治疟瘴，止吐逆霍乱，除冷热痢。（藏器）

治虚劳骨蒸，消酒毒，（中略）治休息痢，有大验。（大明）

敛肺，涩肠，止久嗽、泻痢、反胃、噎膈、蛔厥、吐利，消肿，漏痰，杀虫，解鱼毒、马汗毒、硫黄毒。（时珍）

由此等说观之，本药为清凉性收敛药兼有杀虫、杀菌、赘肉腐蚀作用矣。

当归四逆汤之注释

手足厥寒，脉细欲绝者，当归四逆汤主之。（《伤寒论》）

【注】和久田氏曰：平素气虚之人，外邪袭入于心胸，正气为之抑压，自四肢厥逆，脉细欲绝者，以此方排心胸间之寒邪，导下水气，舒畅正气，则厥寒复温，脉带阳气而愈矣。与三味之四逆汤不同，彼已在内，有下利清谷证，故于四肢谓厥冷。冷者，自内冷也，属于内之词也；寒者，自外来也，属于外之词也。此证在心胸间，非腹内之变也，故变文而书厥寒，示其异也。细者，脉幅如丝也，故曰欲绝也，可以想见其情矣。

下利脉大者为虚，以强下之故也。设脉浮革，因尔肠鸣者，属当归四逆汤。（《伤寒论》）

【注】和久田氏曰：脉大者，所谓洪大无伦也。浅按则大，虽有幅，然重按则细如蛛丝之脉也。革者，谓弦大而芤之脉也。芤者，中空，如葱之切口也。此为虚寒之候，但此言下利脉大者，为虚之一语，例也。"以强下之"以下，谓此方证也，谓凡下利脉大者，

虚寒之例也。今病人以强下之故而胃肠衰，设脉浮革者，则不可以实论也。因尔者，因强下也。因强下，虽不下利，然脉浮革，而肠中水鸣者，当为虚寒，此方主之也。此证与前章"脉之细大"如相反，其归一也，而此脉较彼更虚也。余按凡虚寒证，脉浮大者，腹候时，其动气迫于心下，有浮大之状也，不可误为阳证。又案三味之四逆汤，因下而致下利清谷者，此方因下而但肠鸣脉有虚证者，亦内外之不同也。

当归四逆汤方

当归、桂枝、芍药、细辛、大枣各 5.5 克，甘草、通草各 3.5 克。

上细锉，以水二合五勺，煎一合，去滓，一日分三回温服。

先辈之论说治验

《伤寒六书》曰：伤寒少阴病，但厥无汗，强发之，必动其血，或自口鼻耳目中出，名曰下厥上竭，为难治；又咽喉闭塞，不可发汗，发汗则吐血，气欲绝，手足厥冷，踡卧而不能自温；又脉弱者，不可发汗，发之则寒栗不能自还，皆以当归四逆汤主之。

《幼幼集成》曰：当归四逆汤，治小儿血虚体弱，寒邪伤荣，以致眼目翻上，身体反张，盖太阳主筋病故也。

求真按 本方虽非主治太阳病，然不去于桂枝汤之去加方。

《续建殊录》曰：一童子年十余，有寒疾，初二三日，虽服药，发汗，然不解，而热反倍于前日，眼中赤，短气，躁烦，手足厥冷，大便秘涩。众医皆谓元气虚，曰若非参附及白术等，则不能补其虚。因与理中汤，得汤疾弥进。因求先生治，诊之曰："此所谓厥阴证血气内迫所致。"乃与桃仁承气汤，翌日下利如倾盆。续服数贴，后厥冷甚，殆将如死状。更与当归四逆汤，厥冷即愈，再用前方，疾痊愈。

求真按 下利如倾盆，厥冷甚，殆将如死者，是以桃仁承气汤强下之。则已存之本方证突然发现也，与前述之仲景原文对照，可明此旨。

《方舆輗》曰：当归四逆汤，用于下纯血痢之血便耳。伤寒下血，虽为恶候，然非痢疾之下血，可以此汤愈之。

和久田氏曰：腹皮拘挛，似桂枝加芍药汤及小建中汤之腹状，且左脐旁天枢（**求真按** 天枢者，脐作一寸宽，由其端左右各一寸之处也）上下有挛痛者，似当归建中汤、当归芍药散证，于右小腹腰间有结聚，手足冷，脉细无力者，当归四逆汤证也。按此方为桂枝汤方中去生姜，代以细辛，更加当归、通草而增大枣也。下焦之寒气，上在心下，正气抑塞，不充肌表，不及四肢，血脉涩滞，无决流之势。细辛能散中焦之冷气，排除抑塞胃口之水气；通草能引其水而利小便，通关节，便导其阳；余为和血脉，滋达正气者，桂枝汤之方意可知矣。但以当归为主，和以芍、甘二味，能解腹中之结血挛引者也。

《百疢一贯》曰：休息痢（**求真按**　此谓下痢与便秘之交代性者），有因疝来者，此时有用当归四逆汤等者，黑便与血交下，当归四逆汤有效。

五更泻（**求真按**　谓昼不下利，深更有之），有用当归四逆、真武等者，二方无效，死证也。

译者按　未尽然也。五更泻，有因于伏暑者，作伏暑治，都效。

《餐英馆治疗杂话》本方条曰：此方证，以热手按之，则如蛙鸣，又腹中或左或右，病人自觉有冷处，或自腰至足股处，或左足全体觉冷证，是用此方之标准也。此证属慢性，有历五年十年不愈，时发时止者，但起居形态不衰，精神疲怠耳。

《类聚方广义》本方条曰：治疝家，发热恶寒，腰腹挛痛，腰脚拘急，手足寒，小便不利者，兼用以消块。治妇人血气痛，腰腹拘挛者。治经水不调，腹中挛急，四肢酸痛，或一身习习如虫行，日头痛者。

《勿误药室方函口诀》本方条曰：此方虽为治厥阴表寒之厥冷药，然原系桂枝汤之变方，故用于桂枝汤证之血分闭塞者有效。是以先哲谓不仅厥阴病，亦可用于寒热胜复而手足冷，又加吴茱萸生姜汤。为后世疝积之套剂。阴癫（**求真按**　此阴癫，鼠蹊小肠气也），轻者以此方治之。

清川玄道曰：冻风，俗谓冻疮。《外科正宗》云：冻风者，肌肉寒极，气血不行，肌死之患也。冻风证，诸家有种种之治方，虽未必皆无效，然未闻有神方也。余壮年西游时，访远州见付驿古田玄道翁，翁笃信仲景（著有《伤寒论类辨》），伤寒勿论矣，即其他杂证，皆以《金匮》《伤寒论》为规矩。见翁治冻风，用当归四逆汤，奏速效。余问其所以，翁云："《伤寒论·厥阴篇》不云乎？手足厥寒，脉细欲绝者，当归四逆汤主之。"余因大有所得，别后殆将三十余年，于冻风每用此方，必见效。庚辰二年，一妇人年三十许，左足拇指及中指，紫黑溃烂，自踵跗上及脚膝，寒热烦疼，昼夜苦楚，不能寝食。一医误认为脱疽之类证，虽种种施治而无效。因是主人仓皇，邀余治，余诊曰："去年曾患冻风乎？"曰："多年有之。"余曰："决非脱疽之类，是冻风也，完全误治矣。"乃与当归四逆汤，外贴破敌中黄膏等，一月余，痊愈。此为冻风之最重者也，若平常紫斑痒痛者，仅用前方四五帖，效如桴鼓也，可谓神矣。

因云：当归四逆汤，如《伤寒溯源集》《伤寒论注》以下诸注家，疑方中无姜附，而有区区之论说，然余以为皆拘泥四逆之方名，而误其病候也。盖厥寒者，为寒在表，候之外冷，其人自觉寒也。厥冷者，寒在里，候之冰冷，其人自不觉也。夫手足厥寒，脉细欲绝者，由太阴所分歧也。太阴第二条（因于宋板之名号）云：自利不渴者，属太阴也，以其脏有寒故也，宜服四逆辈。此由太阳中篇第十条小青龙汤所岐分也（小青龙汤条云：伤寒表不解，心下有水气，或利）。由是观之，当归四逆汤，为桂枝汤加减之方，专以外发寒邪，非如他四逆汤，专救里寒之剂也，岂可怪方中无姜附耶？余今不敢诽谤古人，是欲活用仲景师之方剂，可治万病，此不过其一端耳。

当归四逆加吴茱萸生姜汤之注释

手足厥寒，脉细欲绝者，当归四逆汤主之。若其人内有久寒者，宜当归四逆加吴茱萸生姜汤主之。（《伤寒论》）

【注】参照下说可解本条之义。

和久田氏曰：久寒者，非水毒之寒也，乃下焦之虚寒、疝毒、宿饮之类，集于胃口，抑塞阳气，而妨饮食克化之利，是也。此证但谓久寒，不详其证，或虽有指吐利者。然由余所试验，或因宿饮滞于中焦而成吐酸、吞酸等证者；或因冷气冲逆，迫心下，攻胸胁，干呕，吐涎沫者；或为腹痛，或为吐利，或成转筋；妇人冷积血滞，经水短少，腹中拘挛，时迫心下胁下，肩背强急，头项重痛之类，概因久寒之所致。审其脉证而得手足寒，脉细者，若用本方，无不效也，不仅吐利一证也。吴茱萸、生姜、细辛，尽力以排除胸膈之宿饮停水，豁胃口，散冷气，下冲逆，使利其用也。一老翁患转筋，其证胸腹拘急，背膊强，头脑痛，口舌干燥，若弄舌濡唇，则忽转筋，强直欲死。使门生处方，虽进桂枝加芍药汤或瓜蒌桂枝汤无寸效，因服鸡屎白二钱亦无效。近邻有汤村生者，诊之曰："脉涩转筋，宜用当归四逆加吴茱萸生姜汤。其口舌燥者，由于舌筋不转，血分动而津液干，不宜作热候也。"乃作本方使服之，且加针治，病热稍减，续服一昼夜，翌夕愈而复常，翁大称叹汤村生之伟效。

当归四逆加吴茱萸生姜汤方

当归、桂枝、芍药、细辛、大枣各3.5克，甘草、通草各2.5克，吴茱萸12克，生姜9.5克。

上细锉，以水、酒各一合三勺，煎一合，去滓，一日分三回，温服。或如当归四逆汤，水煎，温服。

先辈之论说治验

《千金方》曰：四逆汤（**求真按** 此即本方也），治霍乱多寒，手足厥冷，而脉欲绝者。

《续建殊录》曰：某人一日患头痛，状如感冒。及次日，谵语烦躁，不得眠，翌日周身厥冷。于是求治于先生，诊之脉微细欲绝，眼中赤，四肢强直，口不能言而呕，乃与当归四逆加吴茱萸生姜汤。食顷，呕止，诸证稍瘥，但心下如石硬，按之则痛，不欲以手触之，更与桃仁承汤二帖，大便快通，硬痛顿除。于是复与前方，数日而痊愈。

一丈夫，恶寒身热而呕，腰痛，口干燥，一日，振寒发热，汗出而渴，如疟状，朝夕皆发，脉缓，恶寒，后呕止，身热，腰痛，口干燥如故，五六日，振寒再发，其状如初，与当归四逆加吴茱萸生姜汤，诸证少退。八九日，发悬痈，痛不可忍，与大黄牡丹皮汤，脓溃，数日而愈。

一男子，初患头痛，恶寒，手足惰痛，恍惚如梦，微渴，微呕，胸肋挛急而引胸下痛，咳嗽吐痰血，处以当归四逆加吴茱萸生姜汤兼用解毒散（**求真按**　此即黄连解毒散之略也），服之，诸证得以痊愈。

《成绩录》曰：一男子，寒热六七日，谵语，不大便，至八九日，昏冒不能言，舌上黑，腹硬满，按之痛不可忍，干呕而食不下，四肢疼痛，不得屈伸。先生诊之，与以当归四逆加吴茱萸生姜汤，兼用桃仁承气汤，大便快利，大下黑物，黑苔去，神气复，诸证乃已。

一丈夫患疫，四肢惰痛，身热恶风，干呕不能食，头汗出，腹挛急，按之即痛。先生与当归四逆加吴茱萸生姜汤。经五六日，不大便，小便日夜仅一行三四合许，谵语烦闷，喘咳潮热，心下硬满，舌上有黑苔，于是与大柴胡加芒硝汤，遂得全治。

《方舆輗》本方条曰：内有久寒者，男子为疝瘕，妇人为带下之类是也。此病痛引脐腹腰胯者，此汤甚良。戴氏《证治要诀》曰：治阴癪大如斗，诸药不能效者。余以为可疗一般之疝瘕。癪已至大者，犹蚍蜉之撼大树，是此方等不能敌也。

《类聚方广义》本方条曰：治当归四逆汤证，而胸满呕吐，腹痛剧。治产妇恶露绵延不止，身热头痛，腹中冷痛，呕而微利，腰脚酸麻或微肿者。

《方伎杂志》曰：（上略）水癪（**求真按**　此即阴囊水肿也），以针取水，是为上策，然有一度治者，有取二度三度而愈者。肠疝（**求真按**　此即小肠气也），则不宜用针，以当归四逆加吴茱萸生姜汤、大黄附子汤、芍药甘草汤合方之类，至小腹柔软为佳。然癪下成惯性者，不能治之。若施纽带，虽为姑息之事，但可救其苦痛。如癪下在左，则步行起居如常人。

求真按　本方未必为小肠气之特效药，不可妄信。

《橘窗书影》曰：一女子年十九，患伤寒，尼崎医员高井玄益疗之，十余日，精神恍惚，舌上无苔而干燥，绝食五六日，四肢微冷，脉沉细，按其腹，自心下至脐旁之左边拘急，重按则如有痛，血气枯燥，宛如死人。余以为厥阴久寒证，与当归四逆加吴茱萸生姜附子汤（**求真按**　此即本方加附子），服一日夜，心下大缓，始啜粥饮，三日，精神明了。始终服一方，其人痊愈。

一妇人，数年患头痛，发则吐苦清水，药食不下咽，苦恼二三日，头痛自然止，饮啖忽如故，如此一月二三次，两医交治之，无效。余诊曰："浊饮上逆，头痛也。饮留则发，饮涌则止，所以休作也，宜制其饮。"与当归四逆加吴茱萸生姜汤兼用半硫丸（**求真按**　是半夏、硫黄二味之丸方也），服一月病不发。继续二三年，积年之头痛得愈。

通草（木通）之医治效用

《本草纲目》曰

通草（《释名》木通）

【气味】辛平，无毒。（甄权曰：微寒。）

【主治】除脾胃之寒热，通利九窍、血脉、关节，（中略）去恶虫。（《本经》）

疗脾疸常欲眠而心烦，出音声，治耳聋，散痈肿，诸结不消，及金疮，恶疮鼠瘘，踒折，鼽鼻息肉，坠胎，去三虫。（《别录》）

治五淋，利小便，（中略）治人多睡，去水肿，脉浮大。（甄权）

安心，除烦，止渴，退热，明耳目，治鼻塞，通小肠，下水，破积聚血块，排脓治疮疖，止痛，催生，下胞，女人血闭，月候不匀，（中略）头痛目眩，羸劣乳结，及下乳。（大明）

利大小便，宽人心，下气。（藏器）

主诸瘘疮，喉痹咽痛，浓煎含咽。（珣）

通经，利窍，导小肠火。（杲）

《本草备要》曰：木通（古名通草），甘淡轻虚。上通心包，降心火，清肺热，化津液；下通大小肠膀胱，导诸湿热，自小便出，通利九窍、血脉、关节。治胸中烦热，通身拘痛，大渴引饮（中焦之火），淋沥不通（下焦之火），耳聋目眩，口燥舌干，喉痹咽痛，鼠鼷失音，脾疸好眠，除烦退热，排脓止痛，行经下乳，通窍催生。汗多者禁用。

由以上诸说观之，本药为消炎性利尿药，兼有镇痛、排脓、通经作用矣。

四逆加人参汤之注释

恶寒脉微而复利，利止亡血也，四逆加人参汤主之。（《伤寒论》）

【注】本条虽列于霍乱病篇，然不外于厥阴病，故载之。《金鉴》云：利止，当是"利不止"；亡血，当是"亡阳"；如利止亡血，如何可用大热补药乎？

此说甚佳，则本条当作"恶寒脉微而复利，利不止者，亡阳故也，四逆加人参汤主之。"复利者，如山田正珍云：复利者，其利暂止而复利也。

四逆加人参汤方

甘草4.8克，干姜3.6克，附子、人参各7克。

煎法用法同四逆汤。

先辈之论说

《景岳全书》曰：四味回阳饮（**求真按**　此即本方也），治元阳虚脱，危在顷刻者。

《卫生宝鉴·补遗》曰：四逆加人参汤，治伤寒阴证，身凉，额上手背有冷汗。

东洞翁本方定义曰：治四逆汤证而心下痞硬者。

求真按　以此说，可知本方之腹证矣。

《方机》本方主治曰：下利恶寒，脉微，手足厥冷，或心下痞硬者。

《方舆輗》本方条曰：血脱，及于手足逆冷者，（中略）宜亟与四逆加人参汤，若迟延即不救。

《类聚方广义》本方条曰：此方主因下利脱证，茯苓四逆汤主汗下脱证，然医者不必拘泥，唯能操纵自在，诸方莫不如是。按，此条疑有脱误。

《勿误药室方函口诀》本方条曰：此方以亡血、亡津液为目的，后世一名参附。然仲景阴虚主附子，阳虚主人参。（下略）

茯苓四逆汤之注释

发汗，若下之，病仍不解，烦躁者，茯苓四逆汤主之。（《伤寒论》）

【注】本条由下说可解。

《金鉴》曰：大青龙证，为不汗出之烦躁，乃未经汗下之烦躁，而属于实也。此条为病不解之烦躁，乃汗下后之烦躁，而属于虚也。然脉之浮紧与沉微，自当有别。

山田氏曰：发汗或下之后，仍不复常，反生烦躁者，为亡阳假热（**求真按**　亡阳假热，作阴虚为佳）之烦躁，与干姜附子汤之烦躁同（**求真按**　宜作与干姜附子汤之烦躁相似），而与干姜附子汤相比，则其证稍异。大青龙汤条所谓汗多亡阳，遂虚而恶风烦躁者是也，非实热之烦躁也，宜与茯苓四逆汤而回复其阳气。按干姜附子汤条，是汗下俱犯证，此则或汗，或下，仅犯其一耳，观"若"字可知，成无己作汗下两犯解，非也。此盖四逆汤证（**求真按**　宜作四逆加人参汤证）而兼烦躁耳，何谓四逆汤证乎？曰：下利清谷，或下利腹胀满，或自利不渴，或大汗出，腹内拘急，四肢厥逆而恶寒，或吐利汗出，发热恶寒，四肢拘急，手足厥冷，或膈下有寒饮干呕，或大汗大下利而厥冷之类是也。若夫言脉，则或浮而迟，或弱，或沉，或脉微欲绝之类是也。

茯苓四逆汤方

茯苓 4.8 克，人参 1.2 克，甘草 2.4 克，干姜 1.8 克，附子 1.2 克。

上细锉，以水一合，煎五勺，去滓，顿服。

先辈之论说治验

《圣济总录》曰：平胃汤（**求真按** 此即本方也），治霍乱，脐上筑悸者。

东洞翁本方定义曰：治四逆加人参汤证而悸者。

求真按 宜作治四逆加人参汤证而有茯苓证者。

《方机》本方主治曰：手足厥冷而烦躁者；肉瞤筋惕，手足厥冷者；心下悸，而恶寒，腹拘急，下利者。

《类聚方广义》本方条曰：治四逆加人参汤证，而心下悸，小便不利，身瞤动，烦躁者。

求真按 此说较东洞翁之定义，则更具体矣。

霍乱重证，吐泻后，厥冷筋惕，烦躁，无热，不渴，心下痞硬，小便不利，脉微细者，宜用此方。服后小便利者，得救。治诸久病，精气衰惫，干呕不食，腹痛溏泄而恶寒，面部四肢微肿者，产后失调，多有此证。治慢惊风，搐搦上窜，下利不止，烦躁怵惕，小便不利，脉微数者。

《勿误药室方函口诀》本方条曰：此方以茯苓为君者，以烦躁为目的也。《本草》云：茯苓，主烦躁也。四逆汤证（**求真按** 宜作四逆加人参汤证），汗出，烦躁不止者，若非此方则不能救。

《橘窗书影》曰：一女子患疫八九日，汗大漏，烦躁不得眠，脉虚数，四肢微冷，众医束手。余诊，投以茯苓四逆汤，服一二日，汗止，烦闷去，足微温。

一妇人四十许，经水漏下，一日，下血块数个，精神昏愦，四肢厥冷，脉沉微，冷汗如流，众医束手。余与茯苓四逆汤，厥愈，精神复常。

通脉四逆加猪胆汁汤之注释

吐下已断，汗出而厥，四肢拘急不解，脉微欲绝者，通脉四逆加猪胆汁汤主之。（《伤寒论》）

【注】吐下已断者，吐下已尽而自止也。吐下自断，汗出而厥者，殆因吐下，体液尽后，更由脱汗亡失之，益使血液浓稠，障碍其循环，故致厥冷也。四肢拘急不解者，四肢肌肉之挛急，服通脉四逆汤后，尚不解也。脉微欲绝者，即上血行障碍之应征也。

通脉四逆加猪胆汁汤方

甘草、干姜各4.8克，附子2.4克，猪胆或熊胆0.8克。

上细锉，先以水一合五勺，煎三味，成五勺，去滓，纳胆，和之，顿服。

先辈之论说

东洞翁本方定义曰：治通脉四逆汤证，而干呕，烦躁不安者。

《类聚方广义》本方条曰：霍乱吐泻太甚后，脱汗如珠，气息微微，厥冷转筋，干呕不止，烦愦躁扰，脉微欲绝者，死生系于一线，若非此方，则不能挽回。服后脱汗烦躁俱止，小便利者为佳兆。若无猪胆，则以熊胆代之。

诸四逆汤证，无不危笃，而此为最重极困之证，宜查照参究，以了其义。

子炳曰：慢惊风危笃者，此方有效，可信。然云猪胆代以水银、铅丹、金汁等，反有效者，误也。

《勿误药室方函口诀》通脉四逆汤及本方条曰：二方皆治四逆汤之重证，后世虽用姜附汤、参附汤等单方，然其妙旨在有甘草，有混合姜附多量之力，所以名通脉也。分布地、麦（**求真按**　地黄、麦门冬之略）之滋润，所以名复脉，非漫然也。

补遗篇

此篇名，余所定也。本篇虽为仲景之方剂，然临床上不紧要者，及疑非其方者，集录之。

葵子茯苓散之注释

妊娠有水气，身重，小便不利，洒淅恶寒，起即头眩，葵子茯苓散主之。(《金匮要略》)

【注】洒淅恶寒者，如被注水之恶寒也。起即头眩者，为茯苓之主治，似于苓桂术甘汤证，然无如彼之上冲证，唯眩晕而已。

葵子茯苓散方

葵子 20 克，茯苓 12 克。

上为细末，一回 4 克许，一日三回服用，小便利则愈。若增量二倍以上，作煎剂亦可。

先辈之论说

东洞翁本方定义曰：治小便不利，心下悸而肿满者。

《类聚方广义》本方条曰：妇人妊娠，每有因水肿而坠胎，若难用其他逐水剂者，宜煎服此方；喘咳者，合甘草麻黄汤为良。

葵子之医治效用

《本草备要》云：冬葵子，甘寒淡滑，润燥利窍，通营卫，滋气脉，行津液，利二便，消水肿，通关格，下乳，滑胎。

由此观之，则为黏滑性利尿药，兼有缓下作用也。

蒲灰散之注释

小便不利，蒲灰散主之。(《金匮要略》)

厥而皮水者，蒲灰散主之。(《金匮要略》)

蒲灰散方

蒲灰 10.5 克，滑石 12 克。

上为细末，一回 4 克许，一日三回服用。

蒲灰之医治效用

本药为香蒲草之烧灰存性者，兹列原植物之医治效用于下。

《本草纲目》曰

香蒲

【气味】甘平，无毒。

【主治】去热燥，利小便。(宁原)

补中益气，和血脉。(《正要》)

捣汁服，则治妊妇之劳热烦躁，胎动下血。(时珍)

由此观之，则本药为消炎性利尿兼止血药矣。

滑石白鱼散之注释

小便不利，蒲灰散主之，滑石白鱼散、茯苓戎盐汤并主之。(《金匮要略》)

滑石白鱼散方

滑石、乱发霜、白鱼今以鲤鱼代之各 4 克。

上为细末，一回 4 克许，一日三回服用。

乱发霜之医治效用

《本草备要》曰：发 (一名血余)，发为血之余，味苦微寒，入于少阴、厥阴，补阴消瘀，治诸血疾 (能去心窍之血)，烧灰吹鼻，止衄，合鸡子黄煎为水，疗小儿惊痫，合诸药为膏，凉血，去瘀，长肉。

据此说观之，则本药为清凉性止血药。

鲤鱼之医治效用

《本草备要》曰：鲤鱼，甘平，下水气，利小便，疗喘嗽脚气，肿胀黄疸。

《丛桂亭医事小言》曰：鲤鱼汤。治脚气上气而渴，脉大者。水肿亦用之，治一切水肿有光艳者。

生鲤鱼（一尺者去肠洗净）

上以水六合，煮至三合，去鲤，服一合，日二夜一，凡服，用漆器，随好，加生柚皮、独活芽、山椒等，以避腥臭。

《方舆𫐐》曰：一人病瘰病中脚气肿满，诸药不应，众医皆不能治。余亦诊之，笃疾交加，真无生理，然肿病则我将消之，须戒慎口味耳。与鲤鱼汤，小便稍长，肿胀渐消，病家大喜。过十余日尿复短少，余不解其所以然，反复问之，且究侍病妪。妪沉思稍久曰："病人养护，无异于前。但现今因煮过鲤鱼，弃之可惜，再用豆油煎为下饭耳。"余曰："水能浮舟，亦能覆舟。食药不得法，岂得无害乎？"因是益慎口腹，仍进前方，小便复利而肿全消。此人及水病愈，而向患之劳病，亦乌有矣！岂非奇事乎？

据以上诸说观之，则本药为一种之利尿药矣。

茯苓戎盐汤之注释

小便不利，蒲灰散主之，滑石白鱼散、茯苓戎盐汤并主之。（《金匮要略》）

【注】和久田氏曰：茯苓戎盐汤，治小便淋沥难通，或小便闭者，渴而好盐味者，此方为妙。

茯苓戎盐汤方

茯苓 24 克，术 6 克，戎盐 7 克。

上细锉，以水二合，先煎二味，为一合，去滓，纳盐，一日三回分服。

先辈之论说

东洞翁本方定义曰：治心下悸而小便不利者。

戎盐之医治效用

《本草纲目》曰

戎盐(《释名》胡盐、青盐。)

【集解】当之曰：戎盐，味苦臭，是海潮水浇山石，经久盐凝，着石取之。北海者青，南海者赤。

【气味】咸寒无毒。

【主治】助水脏，益精气，除五脏癥结、心腹积聚、痛疮疥癣。(大明)

据上说观之，则本药为一种解凝性利尿药。

麻黄醇酒汤之注释

《千金》麻黄醇酒汤，治黄疸。(《金匮要略·黄疸病脉证并治》)

【注】虽仲景以之治黄疸，然甚漠然。东洞翁下此定义为治喘而发黄，或身微痛者，此说有理，可信。

麻黄醇酒汤方

麻黄36克。

上细锉，以酒二合，煎一合，去滓，一日分三回，温服。

半夏麻黄丸之注释

心下悸者，半夏麻黄丸主之。(《金匮要略·惊悸吐衄下血胸满瘀血病证治》)

【注】心下悸者，未必以本方为主治也。东洞翁定义为治心下悸，喘而呕者。

半夏麻黄丸方

半夏、麻黄各等分。

各为细末，以蜂蜜为丸，一回4克许，一日三回服用。

赤丸之注释

寒气厥逆，赤丸主之。(《金匮要略》)

【注】仅寒气厥逆，不甚明了。东洞翁以本方治心下悸而有痰饮，呕而腹痛，恶寒，

或微厥者为定义。

赤丸方

茯苓、半夏各 8 克，乌头 4 克，细辛 2 克。

上为细末，纳真朱为色，以蜂蜜作丸，一回 4 克许，一日三回，以酒服用。

先辈之论说

《方机》本方主治曰：治厥逆恶寒，而心下悸者。

《类聚方广义》本方条曰：疝家，胁腹挛痛，恶寒，腹中辘辘有声，呕而眩悸，其证缓者，常用此方为佳。若不能酒服者，可以白汤送下。

蜀漆散之注释

疟多寒者，名曰牡疟，蜀漆散主之。（《金匮要略》）

【注】牡疟，为"牝疟"之误。其意疟疾发作时，发热少而恶寒多者，名曰牝疟，即以本方为主治也。

蜀漆散方

蜀漆、云母、龙骨各等分。

上为细末，于发作前，以水和醋少许，顿服 2 克。

先辈之论说

东洞翁本方定义曰：治寒热发作有时，脐下有动者。

《类聚方广义》本方条曰：牝疟七八发或十余发后，病势渐衰者，于未发前一时许（**求真按** 古之一时，即今之二小时也）以酢水等分，或新汲水，服一钱匕（当今之 4 克）则吐水而愈。按"牡"为"牝"之误。

云母之医治效用

《本草备要》曰：云母；甘平，入肺。下气，补中，坚肌，续绝。治劳伤疟癖，疮肿痈疽。

据此说以观，则本药有多少之杀虫杀菌作用矣。

矾石汤之注释

矾石汤，治脚气冲心。(《金匮要略》)

【注】仲景曰：治脚气冲心，只用外治恐不能奏效，为辅佐内治之剂耳。

矾石汤方

矾石 16 克。

上锉细，以水一升二合，醋三合，煎，浸脚。

先辈之论说

东洞翁本方定义曰：治脚气痿弱不仁，及入于上而抢心者。

《古方便览》本方条曰：脚气肿满之类，或脚痛、中风、痛风、或腰痛之类，皆以此汤浸洗其脚，或可为腰汤。

矾石之医治效用

矾石为明矾之别名，有收敛、消炎、催吐、防腐诸作用也明矣。

硝石矾石散之注释

黄家，日晡所发热，而反恶寒，此为女劳得之；膀胱急，少腹满，身尽黄，额上黑，足下热，因作黑疸。其腹胀如水状，大便必黑，时溏，此女劳之病，非水病也。腹满者难治。硝石矾石散主之。(《金匮要略》)

【注】本条《杂病辨要》云：色欲内伤，额上黑，微汗出，手足中热，薄暮即发，膀胱急，小便自利者，名曰女劳疸。其腹胀如水状，大便必黑，时溏者，硝石矾石散主之。

则本方不仅此证已也，全身贫血，腹部膨满，恰如腹水之剧者，而排出黑便，且时时缓下痢者，亦所能治，不可以狭义解也。

硝石矾石散方

硝石、矾石等分。

上为细末，以大麦粥汁，服 4 克许，一日三回服用。

先辈之论说

东洞翁本方定义曰：治一身悉黄，腹胀如水状，大便黑，时溏者。

《类聚方广义》本方条曰：苏恭曰：疗腹满。黄胖病（**求真按** 此即一种之贫血证也），腹满有块，胸膈跳动，短气不能起步者，宜此方加铁粉为丸，亦良。

硝矾散证，痰喘咳嗽，气急息迫，不能卧起，面身有煤黄色者，为极恶之候，宜撰麻杏甘石汤、木防己汤等与此方交互用之，能食者可起。

硝石之医治效用

硝石，不外于硝酸钾，故有消炎、利尿、解凝作用也明矣。

矾石丸之注释

妇人经水闭而不利，脏坚癖不止，中有干血，下白物，矾石丸主之。（《金匮要略》）

【注】沈淋云：脏，即子宫也；"止"字，当作"散"；坚癖不散者，子宫有干血故也；白物，世谓之白带。

甚是。故本条宜作"妇人经水闭而不利，脏坚癖不散，而下白物者，中有干血故也，矾石丸主之。"脏坚癖者，子宫内有坚硬瘀血块也。然本方仅治白带下，不能作用于其原因之干血，故必并用内服药也。

矾石丸方

矾石 5 克，杏仁 5 克。

上为细末，以蜂蜜作球，插入阴道。剧者，日再插之。

先辈之论说

东洞翁本方定义曰：治经水不利而下白物者。

《类聚方广义》本方条曰：矾石丸、蛇床子散二方相合加樟脑，和炼蜜，作小指大，长一寸，更用白粉为衣，盛绵囊内，纳阴中，为良。

求真按 随此法，以炼蜜代柯柯豆脂为阴道球，反便也。

蛇床子散之注释

蛇床子散方，温阴中，为坐药。(《金匮要略》)

蛇床子散方

蛇床子仁。

上为细末，加白粉粉锡、铅粉少量，如前方，为阴道球用，自然温。

先辈之论说

东洞翁本方定义曰：治下白物而阴中痒，或有小疮者。

求真按　此说是也。据此与仲景论，可以运用本方矣。

蛇床子仁之医治效用

《本草备要》曰：蛇床子，辛苦而温。(中略)散寒，祛风，燥湿。治阴痿囊湿，女子阴肿阴痒，子脏虚寒，(中略)带下脱肛，喉痹齿痛，湿癣恶疮，风湿诸病。煎汤而浴，去风痒。

据此说，则本药为温性的收敛的消炎药。

苇茎汤之注释

《千金》苇茎汤：治咳有微热，烦满，胸中甲错，是为肺痈。(《金匮要略》)

【注】烦满者，胸腔内有充满之自觉而烦闷也。

苇茎汤方

苇茎 14.5 克，薏苡仁 11 克，瓜瓣今以冬瓜子代之 8.5 克。

上细锉，先以水六合，煎苇茎成三合，去滓，入余药，煎一合，一日三回分服，再服，当吐如脓。

先辈之论说

《类聚方广义》本方条曰：当以吐脓血臭痰为目的。然非多日多服，则难见效，且每过七日十日，用白散或梅肉丸取吐下为佳。瓜瓣，今用冬瓜子。胸中甲错者，胸膈之肌肤枯蜡，血液不滋也。

《勿误药室方函口诀》本方条曰：此方平淡，而有意外之效。当以微热与胸中甲错为目的。胸中甲错者，有蓄血故也，无蓄血，亦宜有咳血。

苇茎之医治效用

《本草纲目》曰

芦（《释名》苇、葭）茎叶

【气味】甘寒无毒。

【主治】霍乱，呕逆，肺痈烦热，痈疽。（时珍）

治金疮，生肉，灭瘢。（徐之才）

参照上说，则本药为消炎性排脓药也。

当归生姜羊肉汤之注释

寒疝腹中痛，及胁痛里急者，当归生姜羊肉汤主之。（《金匮要略》）

【注】《类聚方广义》本方条曰：老人疝痛，妇人血气痛，属于血燥液枯者，宜此方。与乌头附子剂判然有别，诊时宜注意。

羊肉难得，可代用朝鲜产之朝牛肉。

产后腹中疠痛，当归生姜羊肉汤主之，并治腹中寒疝，虚劳不足。（《金匮要略》）

【注】本方之主治，酷似当归芍药散，唯彼兼有水毒，而此不兼之差耳。

当归生姜羊肉汤方

当归5.5克，生姜9.5克，羊肉或牛肉29克。

上细锉，以水二合五勺，煎一合，去滓，一日分三回，温服。

柏叶汤之注释

吐血不止者，柏叶汤主之。（《金匮要略》）

【注】吐血不止者，服他止血剂，尚不止也。

柏叶汤方

柏叶、干姜各3克，艾6克。

上细锉，以水一合五勺，煎五勺，去滓，顿服。

先辈之论说

《千金方》曰：治吐血内崩，上气，面色如土方（此方，即本方加阿胶也）。

《类聚方广义》本方条曰：治咳血干呕，烦热腹痛，脉微无力者。又能止衄血。

柏叶之医治效用

《本草备要》曰：侧柏叶，苦涩微寒。（中略）最清血分，为补阴之要药，止吐衄崩痢，及一切血证，去冷风湿痹，历节风痛，生肌杀虫。

据此说观之，则本药为收敛性止血药矣。

拾掇篇

此篇名，亦为余所定，诸方概选自东洞翁所著《古方兼用》丸散方者。

巴豆鹧鸪菜丸

巴豆 5 克，大黄 8 克，鹧鸪菜 10 克（必须为霜存性）。

上三味，各别为细末混合之，以米糊为丸，顿服 0.4 ～ 1 克。

【主治】治因蛔虫时时心腹急痛，大便闭者。

疥癣折药

巴豆、大黄、蓖麻子、黑胡麻各等分。

上四味细锉，麻布包，渍热酒，数拍患处，至半时一时许，如麻疹之发于肌表，发则以汤水洗之，不禁。如此六七日许，而浴以汤，则疹尽白而愈。

【主治】疥癣不问新久，拍之必有奇效（面部、两乳及前后阴边，不可拍之）。

前七宝丸

轻粉、牛膝各 10 克，土茯苓 5 克，鸡舌香 2.5 克（鸡舌香，丁子也。丁子难作末，须入白米七八粒同研，即成末矣），大黄 4 克。

上五味，各别为细末，以米糊调匀为丸，如绿豆大，日服 1 ～ 1.5 克，三回分服。

【主治】治疮毒（**求真按** 梅毒也）之骨节疼痛（**求真按** 骨及关节疼痛也）等陈痼之毒。

续七宝丸

水银 3.5 克，矾石、芒硝各 6 克，盐 2 克。

上四味，先碎矾石、芒硝，乃合四味，纳瓦盆中，以茗碗覆之，以泥封之，安架火上，自下烧之。半日许，既而取其所附着于茗碗之霜，以枣肉为细丸，用量同前。

【主治】治用前七宝丸而无功者。

先辈之治验

《建殊录》曰：某商人，患梅毒，瘥后，鼻梁坏陷，殆于两颊等，先生作七宝丸使服之，鼻反肿胀，三倍于常人，及尽二剂，则稍收缩，再见全鼻矣。

《续建殊录》曰：一男子患大头痛，心下坚满，按之则痛，时时欲呕，眼中赤眩，不能见物，舌上有黑苔，不大便十余日，不欲饮食，与大柴胡汤，大便通快，诸证稍退，然头痛如故，后兼用七宝丸而瘥愈。

求真按　因兼用七宝丸而头痛愈观之，则此证为脑梅毒也明矣。

《生生堂治验》曰：某人年三十，患梅毒，两耳聋塞，咽喉赤烂，其会厌左边有一窍，臭脓不绝口。曾治百余方皆不验，亦惟待死而已。会闻师名，不远千里而来，乞治曰："多年误治，至于如是，死固不爱，倘得蒙先生诊治，亦于泉下无悔焉。若万一有生路，感何如之！"先生诊之脉沉实，曰："若非巴豆、轻粉，则不能治。"其人有惧色，故舍于先生之塾中，使视服轻粉而无害，于是以七宝丸如法服之，诸证稍减，复以续七宝丸下之（**求真按**　续七宝丸非下剂，恐为后七宝丸之误，而后七宝丸由巴豆、鸡舌香各 5 克、大黄 8 克而成之丸方也），或以四贤丹洗口内（**求真按**　四贤丹为治汞毒性口内炎之含漱剂也），凡月余而瘥愈。

《霉疮治方论》曰：某妇，初患咽痛肿塞，数日渐快，尔后尚患咽喉烂痛，凡食有盐味者，则痛苦难忍，且不能热饮，虽冬月以冷水沃饭。诸药无效已五年矣，请余诊。乃作七宝丸（每服三分，日二夜一服）服之，凡七日口中腐烂，吐涎数升，更作后丸（**求真按**　后七宝丸之略也），泻下其动摇之毒。出入四十日许，诸患脱然，后食盐酱酢酒及热饮等如常人矣。

生生乳

水银 5 克，砒石 3 克，硝石 16 克，矾石 12 克，绿矾 18 克，云母、食盐各 15 克，青盐 3.5 克。

上各别捣筛为末，以次调和之，纳瓷中密封之，蓄积凡十旬以上，取出烧之，但一烧石之药末，为八十瓦许。烧法、丸法如续七宝丸法，制如胡麻子大，以辰砂为衣，砂糖汤送下，一丸或二丸也。

烧生生乳法，如方药为末，其云母须用中国云母，渍盐水中，晒干为末，七味和合，入于乳钵。其入水银时，吐唾液不止捣研之，则水银易与诸药调和，若不用唾液，梅酢亦可，研至不见星为度。由是移入于烧壶而押实之，置五六十日，诸药气味融和坚硬时烧制之，时候以五六七月为佳。

烧壶者，以泥壶烧成花钵形者，高约鲸尺四寸许，口径三寸五分许，其盖边有指口，中有三孔，缚以铜丝，封以盐泥。待干后掘庭上之土，而倒填其钵，底微露出，置炭其上，约用炭五百两许，掘出，倒壶待冷。然后去土，取盖，其乳如束针之附着，约有十二三两，如细末者，亦有十二三两。卖物所制，将水银增量，以取乳多，所以不甚有效也。（据《方伎杂志》）

译者按 日本尺分为直尺、曲尺二种。直尺，即鲸尺，据各国度量衡比较表，合0.946969部尺。

【**主治**】治肺痿，肺痈，瘰疬，诸疮毒结于胸膈者。

先辈之论说治验

《丛桂亭医事小言》曰：生生乳，不仅治下疳，凡噎嗝，中风，水肿，脚气，劳瘵，血积，寒疝，疾喘，小儿马脾风等，及其他难证，配用之皆有奇验，难以胜数。只与梅毒相违，瞑眩而速，先有发热眩晕等，即用冷水可解其毒，分量约用二三厘许。又有间日入盐梅者。

《霉疮治方论》本药条下曰：坎谨考此方，能破逐沉潜固滞之毒，故传曰：治所谓肺痿，肺痈，或梅疮之坏证及诸瘤毒，或所谓积聚疝，或所谓癞风者。

一人患所谓肺痈，百治无效，请余治。诊之脉沉迟，喘咳上气，日吐脓沫数升，羸瘦特甚。余作生生乳丸使服之，有一医生诘余曰："噫！何不仁之甚耶？此病虽属不治证，命在旦夕，今妄用此剧药，恐徒促其命期耳！且生生乳为治梅家之主药，非治他病之品乎！夫医，仁术也。子徒少年任气，不审因、不察证，妄投刻毒之剂，杀人于刀圭之间，不仁之事，更有大于此乎？"坎虽不敏，笃信古方，深重比语，是故不忍坐视因疾病而致死者，且子以生生乳特为梅毒之要药，何拙乎？夫乳之能也，盖有熔化沉潜固滞之毒耳。故东洞先生曰：治肺痿、肺痈、及诸疮毒之在胸膈者。且《矾石传》曰：活死肌，除胸中热，止消渴，疗心腹积聚，饮食不下，以是可知生生乳之效矣。不仅为湿毒家之主药也，唯熔化沉潜固滞之毒耳。子其察诸，使服之不已，凡十日而停服，作桔梗白散，隔日攻之。出入七十日许，诸证痊愈，今已强健如常矣。

化毒丸，熔化积滞之毒，故治梅疮结毒，坏败之证，兼疗偏枯反胃，一切之瘤毒，腹痛不已，所谓积聚疝瘕等证。

求真按 化毒丸，为山胁东洋《裁酌霉疮秘录》方，由薰陆（三钱），大黄、雄黄、乱发霜（各九钱），生生乳（三钱）而成。生生乳实为其主药，故化毒丸之医治效用，即本药之医治效用也。

《春林轩丸散便览》曰：化毒丸，用此方所以治毒气之强剧者。凡结毒瘤疾，毒气轻者，用端的丸（**求真按** 端的丸由川芎、黄芩、槟榔、大黄、黄柏、槲木、忍冬、土茯苓、荆芥、连翘、乌蛇、苦参、白物、朱砂而成之杂驳丸方也）。疮毒虽云初起，毒气颇剧者，必用此方，或用轻粉剂反骨痛者，皆可用此方。

《栗园杂纂》曰：用化毒丸之目的是病毒凝结将成痼疾，腐败难治者；七宝丸用于其毒散漫成块物等者（**求真按**　块物者，护谟肿之类也），此二方之辨别也。

所谓自膝以下之骨高，有成饭柜形馒头样证，此化毒丸之所治也。

梅肉散

轻粉、巴豆各 1 克，干梅肉、山栀子各 2 克（此二物为霜，则能解恶肉恶血）。

上四味各别为末，合为散。若不能散服者，糊丸亦佳。用法用量同巴豆鹪鸪菜丸。

【**主治**】治恶毒难解者（见一方云：治诸恶疮、结毒及下疳疮者）。

先辈之论说治验

《百疢一贯》曰：先生曰：淋之重证，莫如轻粉。中神（**求真按**　中神，指中神右内也）用梅肉丸云。

《方舆輗》本方条曰：疳疮毒猛痛剧者，宜以此散急峻下之。若有迟疑，恐寇仇深入，不可防御也。惟此剂峻烈，病者不耐或用度失法，则贻意外之害也，其余诸结毒，可运用者甚多。

《春林轩丸散便览》曰：梅肉散，用于诸疮毒连绵不愈者，下是也。凡臁疮或阴疮等而成大疮，连绵不愈者亦用之。如梅毒不愈用此方，翌日必出如砂仁疮而赤者，风毒肿等之余毒脓汁出者及疳疮，亦用之。

一人患梅毒，服五宝丹数剂而瘥，后一年许，固毒再发，再服前剂，诸证渐退。独结喉之左，旋入迎腐烂脓漏，臭不可近已六年矣，请我治。因先作葛根加术附汤，运动其痼毒，别作伯州散，使服之，时时以梅肉散攻之。出入百有余旬而愈，亦不再发。

《栗园杂纂》曰：苦疳疮痛甚，血出不止者，宜贴鸡卵左突（**求真按**　膏药名），以梅肉丸峻下之，不然则生种种之变也。若用粉剂（**求真按**　轻粉剂之略），有余毒，则宜用大剂。

梅肉丸，便毒初起，其人壮实，起胀难者，宜内消诸方。若其毒势猛烈连小腹者，以此方下之，预防后患为佳。

龙葵散

轻粉、巴豆各 3 克，龙葵（为霜）10 克。

上药制法、用法、用量同梅肉散。

【主治】治一身发疮而痒痛或疼痛者。

先辈之治验

《方伎杂志》曰：某儿禀赋脆弱。家人云：五七日以来，不稍饮乳，但甘薯、鸡蛋之类则能食之，是以能保生命。然小儿不能问其所苦，近处医生亦不知为何病，是以请诊何故不能饮乳也。诊之不见何种异状，精思之，想因会厌凝滞，气道开合不能如常之敏捷，故不能饮急咽之乳。甘薯、鸡蛋之类可以缓咽，故能适合会厌之开合也。闻其家人之言，恐小儿不能多服煎药，故用龙葵丸，日日下四五次。本病本肿而不痛，现时其肩凝滞如强急，但过四五日，即已如常矣。

解毒散

川芎、大黄各20克，甘汞4克，金硫黄5克。

上各别为末，混合之，一日三回分服1～1.5克。

【主治】本方为亡师和田先生之创制，治梅毒性诸证有奇效。而此与类方所异者，以其平和稳健，通用于阴阳虚实各证，无汞毒性口内炎等之副作用。

伯州散

反鼻霜、津蟹霜（**求真按** 今以鼹鼠霜代之）、角石霜（**求真按** 今以鹿角霜代之）各等分。

上各为细末，混合之，一日二回乃至三回，服用2～4克许。（但酒客，宜以酒服用）

【主治】治恶毒难以发出者（见一方云：治一切之打身、疟疾、疮毒疼痛、或诸疮内攻者。又见一方曰：治毒肿或有脓者）。

求真按 此散为兴奋性之温药。故内脏有急性炎证者，假令虽有以上之适应证，亦决不可用；若误与之，则反助长炎证也。宜注意之。

先辈之论说治验

《德本遗稿》曰

排脓黑散

鸡（去肠中秽物，肉、骨、腹背之霜，五钱），五八霜（二钱五分），花（二钱五分，以水银、硫黄制者），鹿角霜、鼹鼠霜、蘩蒌草霜（各二钱）。

【主治】宜于诸瘤废疾，梅毒结毒，或恶疮，痔漏，瘰疬，鹤膝风，痘疮黑陷者，内托排脓有神效。

求真按　此散有效于诸证者，本药与有大力焉，以是可想见其作用矣。

排脓散

反鼻、鹿茸、鼹鼠（各黑烧各二钱），土茯苓（五钱）。

上四味为散。

【主治】诸肿毒顽疮，无名恶疮，俱宜排脓散。

求真按　此散所主者，即本药也，以是可知其效用矣。

《松原家藏方》曰：沉香解毒散，治痈肿。一切痈肿，不问脓之已成未成，若与此药则能解毒，消肿，止痛，成脓，生新肉，止腐溃。

求真按　沉香解毒散，为本药加沉香（加沉香者，附与香气为目的），其作用有如是之多，以是可知本药之性能矣。

沉香解毒散，肠痈溃后，小腹胀痛不瘥者主之。

沉香解毒散，痔漏久不瘥，薄脓不止者，及腐牙痈主之。

《方舆輗》曰：超世散（一名黑龙散。**求真按**　此散与沉香解毒散同方），此方于痈，历试历效，妙不可言。又疔疮、痘疮、乳疮、下疳、便毒、脱疽、瘰疬等及一切无名肿毒，皆可用之，有大效。此是本邦上古所传之神方，即大同《类聚方》中所称之伯耆药也。又有常言伯州散者，但诸家所传，仅有津蟹、角石、五八霜三味而无沉香，有沉香者为四味。又有加白芷等为七味者，《泷伯耆守家传》等有传说，皆经验方也。此散吾门试效繁多，比世医所用则更有效，故特名曰超世散。

《百疢一贯》曰：鹤膝风，有以绵包足仍冷者，膝边之上，发肿如肿物然，有宜芍药甘草附子汤，兼用伯州散者。又湿毒后有足趺冷者，亦用上方兼伯州散，湿毒经久，足发肿物，若用伯州散，则溃而愈矣。

伯州散，可兼用于一切之疮疡，已成脓者则溃脓，未成脓者则内消，实可谓外科之圣方也。乳痈、乳岩、瘰疬之类，亦兼用之。

《霉疮治方论》曰：下疳初起，阴头生细疮者，为渐渐变证矣，葛根汤主之。苦于烂痛，或痒者，葛根加大黄汤主之。若脓汁出者，葛根加桔梗汤主之，兼服伯州散。所谓鱼口者，随证与大黄牡丹皮汤或葛根加大黄汤兼用伯州散，时以梅肉散攻之。

《温知堂杂著》曰：所谓外科倒者，本名伯州散也，散药之异称。由疡科肿、烂之故，附其理由而异其称也，至后可了解之。伯州散之名由伯州医学会所称，余兹演述之。本方由四味配合而成，实以反鼻为主药，是以反鼻可谓外科倒之骨髓矣，盖特种之药宜有特种之功用，请申述之。反鼻又称饭匕，疑即现今萨隅地方所称之波布，与反鼻似同音，波布当为反鼻之一种，反鼻亦云饭匕者，取其形似也。本名为蝮蛇，即真虫是也。本品实属奇药，余见识不广，未见中医书籍多载之，惟《本草纲目·蝮蛇条》云：溶化于酒，以治癞疾、诸瘘、心腹痛，又恶疮、瘰疬、皮肤顽麻、半身枯死等证。且载服用法，取活蛇一枚投器中，以醇酒一斗封定，埋于马溺所，周年取开，蛇已消化，酒味犹存。有患诸证者，不过服一升以来，当觉身体习习而愈。然有小毒，不可顿服云。其主治与今所用相合，其心腹痛及瘰疬，麻痹不仁者，余未试（**求真按** 如上证，若为阴虚证，则本药有奇效），如阴虚诸瘘证，反有害也（**求真按** 用本药有害者，因用于有急性炎证者，非药之罪也）。癫疾古来以大枫子配以乌蛇、白蛇，虽为特效药，不如以反鼻为伍也。然余治癫疾无多，故无经验，除此酒制之外，医籍寥寥也。使用本品多而功效广者，实系近世之医师，如吉益东洞、山胁东洋、松原才助等数家（**求真按** 先于此辈者，甲斐之德本已多使用本药矣），皆二百年前人也。就中多用伯州散，名声啧啧者，以东洞翁为最。今摘东洞翁之治验数则于下，以供参考。

　　一人时有左臂痛，俄顷而凸起，甚则痛彻指头，昼夜废寝食，殆不自胜，每发或三日或五日而止，止则凸所亦消散如平人矣，如是数年不已。先生诊之，其色红赤如血瘤，乃作大黄牡丹皮汤及伯州散使饮之，服一百剂而痊愈。此等案其奏效之最著者，并用大黄牡丹皮汤者，东洞派之惯用手段也。虽有一理，不必并用之（**求真按** 若有大黄牡丹皮汤证则并用之，不然则不宜并用之，此东洞翁所熟知也，决非惯用之手段。藤田氏之说极非，不可从之），其奏效实宜归功于反鼻也（**求真按** 反鼻之功虽伟大，其奏效不可尽归其力也）。伯州散为角石、津蟹霜、沉香、反鼻四味等分之散药。其奇效有如是之多，故京师之人惊叹之，谓之东洞之外科倒，于是伯州散之异名为外科倒矣，为日本外治之常用药。余亦多经验之，催脓消散颇效，今之外科疗法虽在精巧时节，然尚信不失倒之之名实。《松原方函》伯州散，名沉香解毒散，治痈肿及一切疮肿，不问脓之已成未成，若与此药，则能解毒消肿，作脓止腐溃云。片仓玄周《霉癞新书》伯州散条云：此方本出于伯耆国民间，旧名黑龙散，主治痈疽、疔肿、瘰疬、乳痈、下疳溃烂难愈及痔漏、脱疽等证。众人屡试有验，故世人泛称为伯耆妙药，而不云其方名，即黑龙之名亦已空矣。余于肿、下疳、痔漏等未之试，或与大脱疽，其人发狂后意觉过敏，谓因此药毒入周身，而不续服，不知宜于酒制，所谓周身觉习习也。其后未遇脱疽，难以再试，惟待将来耳。一医谓伯州散为乳之妙药，其言不虚，诸证皆有速验。癌证余亦未试之。山胁发明再造散与赤小豆汤二方，但二方皆引用汉方而加反鼻，非山胁之新制方也。再造散为郁金、皂角刺、大黄、牵牛子、反鼻五味之散剂，其主治为大风及梅毒，久麻等证。大风者，癞病也。麻余亦未试。今用于肌肤腐烂者有奇效，经久者，反有速验也（**求真按** 经久反有速验者，是急性炎证已去，移行于慢性故也）。赤小豆汤为赤小豆、商陆、麻黄、桂枝、大黄、生姜、反鼻八味之煎剂（**求真按** 用赤小豆汤，不如用麻黄连翘赤小豆汤加反鼻，为佳），治诸疮，尤其是疥癣内攻之水肿，有利水之速效。又余在浅田宗伯之门时，有一患者，其证俗名印金顽癣，蔓延全身，肢体无余，经治数年不愈云。师诊之与活血解毒汤加反鼻（**求真按** 用活血解毒汤者，变则也。用葛根加反鼻大黄汤与桂枝茯苓丸之合方，或以葛根加大黄汤、桂枝茯苓丸之合方兼用伯州散，为正则）使服之，仅五周间而痊愈。

活血解毒汤者，为浅田之家方，用于癫病之药也。一女子十二三岁，周身发如钱之顽癣，兼以头疮，日久不治，上嶋龙冲翁与东洋赤小豆汤，有不日痊愈之事。又《浅田氏治验录》一男子失心狂走，妄语骂詈治后，继发健忘证，神志默默，终日如木偶人。使服反鼻交感丹，不日而痊愈。本方为茯苓、香附子、干姜、反鼻四味之煎剂，其主治为失心健忘，亦为日本之制方，而颇有效之药，是别于外科以外之效用也。

又原南阳之《丛桂亭医事小言》痘疮条云：酿脓以反鼻为最，古书所不载，今加于葛根汤有神验。又治诸恶疮，痈疔，兼用伯州散，胀陷之效极速，因发书于四方友人而报告之，非他药所可及也。

余亦有二三奇验。其人年二十余，右大腿外侧发肿痛，请治于中西医者，殆三十日无少效，反增苦恼，遂求余诊。其人禀质本虚弱不足，加以数日之烦恼，而身体大羸瘦，见贫血证，脉力软弱，且试其患部，腿之外侧颇漫肿，毫无赤色，当深底处觉少有流动，应于指下（**求真按**　流动，波动也），是将成脓之兆，至难证也。然不使脓早泄而迁延之，恐终陷于危险，是以治法催其酿脓外无他策。以补益剂（托里消毒散）加反鼻，使煎服之（**求真按**　宜随证撰方加反鼻，或兼用伯州散，无托里消毒散之必要）。七八日，反于目的不成脓而更肿痛，其他诸证日渐轻快，仅二十余日而痊愈，可谓意外之幸福矣，盖亦反鼻之功也。

未几，又得一相似之患者，一男子年十八，性格虚弱，腰骨部近横腹处发漫肿，焮热疼痛，诸药无效。经二十日许，脉虚数，身热疲劳，舌苔微黄，食味不进，时时恶寒，发热盗汗，肿上稍隆起而痛加甚，殆将成脓之兆。衰弱证而呈此候，颇属危险。偶思前例，出强壮一方（桂芪汤）加反鼻（**求真按**　宜随证撰用适方，无桂芪汤加反鼻之必要）。二三日，肿痛渐减，四五日，发热盗汗亦止，渐渐轻快。十余日仅有肿势耳，故去反鼻，仍与前方。七八日后，患者对余云：“近日毫无消散之效，何也？”余思再加反鼻，又四五日，顺快而愈。余从来之用反鼻，主以催脓为目的，今由此二人之经验，而知有消散肿疡之效焉。

去年夏，又有一患者，年三十余，自右颈部耳下至结喉间，焮热肿痛甚，身亦有热，不想其可能消散也。与伯州散，使不日化脓，数日，于颈动脉前部之最甚处，欲以针破之，但先试压之，筑动至甚，想部位外及脓中无有动脉之理，或受颈动脉之波动乎？但无论如何必有多少之恶影响，是以踌躇下手焉，且皮肤少有皱缩，是脓气未充满也。于是再问其经过，彼云，此前日渐次软低矣。暗想消散亦难测乎？与前方使归而不再来。数日后，其舅送谢礼来云，怖于破针，幸不自溃，未几即消散而不遗瘢痕，诚幸福也。可谓侥幸矣，实亦反鼻之功力也。尔后凡以消散为目的者，无不屡试屡验。大人之腋疡及小儿之股疡，虽属轻证，然可消散，而恐用针者，最便利也。又便毒未呈赤色者，使连用再造散，消散后无少有残害者，既起焮赤者，有催脓之速效也（由求真之经验，横痃未呈赤色者，及已起焮痛者，用葛根加大黄汤，或大黄牡丹皮汤兼用伯州散时，多数不至于化脓而消散，故余否认用再造散之必要）。

又皮肤各部糜烂甚者，亦有效（**求真按** 此证亦可用伯州散也）。有一妇，年三十许，右脚发肿痛，初受余亲友某君治，截割后，大轻快，然其后转医，且闻苦恼事。一日，此妇突来乞膏药，且曰曾经数医治，一旦如有效，未几屡复发，全治之望已绝，且贫困不能继续治疗，已多日放置矣，然颇不快，欲贴附膏药，少免其苦耳，且云发病已年余矣。余深悯之，详为诊视，焮肿已退，而自右膝部至髁骨边，殆全脚腐烂浸淫，脓疮泌出，臭气不可当，少有疼痛，且时搔痒不可忍云。余恳切告之曰："此证余虽不能知其是何毒性，然如是之恶疮，仅洗与贴膏，是必无效。余有一案，曾使服药有效，谢仪可勿忧也。"使服东洋再造散仅十余日，已有应验。其妇亦云此次干处之肤色，与前日大异，而淡薄且甚觉轻快，必为痊愈之兆。仍服前方不息，不过月余，久时之患苦，初觉如忘，尔后亦不再发。其他经验虽不少，然大概相同，故不再赘。

据以上之经验与古人诸说考之，反鼻效用之结果，盖有起死回生之功，诚稀有之良药也，而"外科倒"之名，真不虚矣。因是益欲扩充其功用，然余未治化学，自憾不能尽述，且不能详说之，真有隔靴搔痒之感。以后之发明穷理，是有望于阅者，若能深加研究，而使完全其功用，得救众人之苦厄，实生民之幸福也。

伯州膏

伯州散、黄柏末（各等分），硼酸软膏（适宜）。

上调和为膏药，外用之。

【主治】本方，余新制之，贴用于创伤面及糜烂溃疡部，能现镇痛、止血、排脓等作用，且促进良性肉芽之新生。

雄黄散

雄黄末 0.6 克，乳糖（适宜）。

上分三份，一日三回服用。

【主治】治毒性虫蛇等之咬伤有奇效，其轻微者，外用之亦良。

腋臭折药

轻粉 2 克，炉甘石、矾石各 4 克。

上三味，先将矾石、炉甘石为末，乃合轻粉，涂腋下。

芎黄散（一名应钟散）

大黄 10 克，芎䓖 6 克。

上二味各别为末，合为散。（服法：每服 2.4 ～ 2.8 克，以酒服之，不知加至 4 克，以下为度。又随病证，宜每夕服之）

【主治】治转变不可治者（转变者，病证转变，而不可治者也。又见一方，治疮及头上之毒）。

先辈之论说

《方舆輗》本方条曰：此方出处不明，《杨氏家藏方》有名芎黄圆者，恐即原方也，药品仅二味，而大有妙义。艮山翁（**求真按** 指后藤艮山也）大叹赏此方之组合，凡头痛、赤眼痛、一切头面颈部诸毒，及下疳、便毒、脓淋或打扑之类，用之无不效。或治酒渣鼻、鼻痔、鼻疮等，此方加百草霜（**求真按** 不必加之）十钱，清酒或美淋酒送下，当甚有奇效。上部有毒证，芎黄散之所主也。

《春林轩丸散便览》曰：应钟散，治难治诸证，而上冲不大便者。此方所谓芎黄散也，主治难以确据（**求真按** 此主治，指前记东洞翁之主治也）。此方治诸毒上冲而难治（**求真按** 此上冲似桂枝之上冲而非也），大便不通者。方中之大黄必当酒制而用之，生用者误也（**求真按** 宜生用，不必酒制也）。

承气丸

大黄 4 克，芒硝 6 克。

上二味，各别为末，糊丸（服法：如梧桐子大，每服 3.2 ～ 3.6 克许，以枳实 2.4 克、厚朴 4 克，煎汤服之，即大承气汤也。大黄、芒硝为丸，是使病者易服也，且不仅易服已也，则陈久之病，亦易解矣）。

【主治】治腹中有坚块，而大便不通者（是大黄硝石丸也，又见一方曰治腹满或燥屎不通者。**求真按** 是芒硝与硝石混同也，其非已辨于前，不可从之）。

先辈之论说

《德本遗稿》曰：里证，潮热秘闭，黑苔谵语，发热无寒，胸腹满痛，大渴烦躁，下利臭秽，自汗恶热。

凡脉沉数者，里证也。如若身厥冷而欲除衣者，热入骨髓也。病在里者，无寒时，或腹满按之痛，或大便结，或下利臭秽，或面色如醉，谵语发狂，舌苔黄黑者，是宜顺气丸（**求真按**　此即本方也）与解毒丸（**求真按**　此即黄连解毒丸也），和服之。

三物浮石丸

大黄、浮石（浮石，海中之浮石也。味咸者，真也；不咸者，是火山焦石流出河海也）、桃仁各等分。

上三味，各别为末，糊丸。一回 4 克许，一日三回服用。

【主治】治腹不满，其人言我满者。又治腹中（腹中二字，当作小腹）坚块，脓血者（**求真按**　腹中坚块以下之主治，本为浮石丸（大黄、赤石脂、浮石三味等分）之主治，然亦得为本方之主治，故揭之）。

硝石大圆（一名夹钟圆）

大黄 80 克，芒硝 60 克，甘草、人参各 20 克。

上四味，各别为末，以食醋三合，先煮大黄减二合，纳甘草、人参，更煮如饴状，下火，纳芒硝，搅之为丹。用法用量同前。

【主治】治腹中结痛，心下痞硬者。

人参大黄丸（一名大簇丸）

大黄 10 克，黄芩、人参各 5 克。

上三味，各别为末，糊丸，用法用量同前。

【主治】治心下痞硬，大便难者。

铁砂大黄丸

刚铁砂、荞麦各 6 克，大黄 12 克。

上三味，各别为末，糊丸，用法用量同前。

【主治】治发黄，短气者（**求真按**　发黄，非黄疸，是一种贫血也）。

薏苡仁圆

大黄 5 克，土茯苓 20 克，薏苡仁 10 克。

上三味，各别为末，蜂蜜为丸，用法用量同前。

【主治】治小儿头疮及胎毒诸疮，大人亦可用之（疮毒杨梅，发于头上及于一身者，加轻粉 1.6 克或 2 克，用之数人，有奇效。又小儿头疮胎毒者，加轻粉 0.4 克或 0.8 克而全治之，不可不知）。

平水丸（或名蕤宾丸）

甘遂 1～2 克，芒硝、芫花各 3 克，商陆 4 克，吴茱萸 5 克。

上五味，各别为末，糊丸，顿服 2 克。

【主治】治水肿，小便不利，胸中烦而喘及下疾者（见一方曰：治脚气肿满，不大便者）。

先辈之论说

《春林轩丸散便览》曰：蕤宾丸，治脚气而痛，小便不利，不大便者。此方所谓平水丸，专去脐以下水之药也。故阴囊肿，或足大肿腰重者，皆用之。但用此方，则必腹痛，宜于其先预告之。

滚痰丸（或名南昌丸）

甘遂 2 克，大黄 8 克，黄芩、青礞石各 5 克（烧礞石法：以礞石、芒硝各等分，置于土锅，自下烧之，见黄金星为度。火力当炽，否则效劣。今药铺称金礞石者尤良，《万病回春》称金星礞石者）。

【主治】治胸中苦烦痰喘者。

先辈之论说

《春林轩丸散便览》曰：此方加减所谓滚痰丸之方也（**求真按**　指万病回春之滚痰丸也）。用姑洗丹时，其饮（**求真按**　饮谓水毒也）虽不剧，然凝滞于心下，有痞硬之气味，而不痞硬也。虽凝滞，然无掣痛也，唯以凝拒心下而喘咳者为目的。

控涎丹（或名姑洗丹）

甘遂、大戟、白芥子（各等分）。

上三味，各别为末，蜂蜜和为丹，用法用量同前。

【主治】治痰喘，胸中不了了，或背痛者。

先辈之论说

《春林轩丸散便览》曰：姑洗丹，治有毒在胸膈，喜吐涎沫，咳唾掣痛者。

此药所谓控涎丹，亦去胸膈间有毒之药也。其证喘急，或胸膈间掣痛，或心下硬满，或咽喉如水鸡声，吐涎沫，如反胃者，皆饮所作，故此方亦可用于水肿也。水气多集，则必发喘，故喘者未必皆可主以此方。但用此方之证，必以吐痰为的，则用药有效也。不吐者亦能速吐其痰，最易吐痰而喘或咳为的，故哮喘亦用之。

如神丸（或名仲吕丸）

大黄6克，牵牛子、甘遂各3克。

上三味，各别为末，糊丸，用法用量同前。

【主治】治腹胀水肿，小便不利者。

先辈之论说

《春林轩丸散便览》曰：仲吕丸，治肿满，小便不利，不大便，腰痛者。

此方所谓如神丸也，用于实肿之胀满，腹部有物，二便不通，或有腰痛等证者。普通水肿，多属实肿，腹部有物，大便十日不通者，用此方下之，有功。然腹不痛，不得已急欲拔其水时，先用姑洗，腹痛甚用蕤宾，或用此方亦佳。故妇人转胞，用此方甚佳也。

五物解毒汤

大黄、川芎、桂枝、地黄、甘草各7.2克。

上五味，细锉，以水四合，煮取二合。一半，一日三回分服，一半，浸指（去甘草、川芎，加茯苓、黄芩、桔梗、石膏，能治口舌腐烂或牙齿疼痛者，甚有奇效。或云去大黄，名六物桂枝汤）。

【**主治**】治世俗所谓瘭疽者。

桃花大黄汤

桃花 8 克（宜用今年者，去年者不宜用之），大黄 4 克。

上二味，细锉，以水一合，煎五勺，去滓，顿服。

【**主治**】治水气有停滞，小便不利，身肿胀者。

先辈之治验

《生生堂治验》曰：一男子，年五十余，身体浮肿，短气，小便不通，脉沉有力，与桃花加芒硝汤，泻下如倾。翌日，肿减过半，三十余帖而痊愈。

求真按　桃花加芒硝汤者，不过本方之大黄代以芒硝也，以是可以推想本方之治效矣。

一妇人年七十余，患胀满五年，其硬如石，弹之有声如鼓。师诊之，沉紧，乃与桃花加芒硝汤，下利二十日，满稍平。为俗医所间而停药，五日胀满如故。于是初信师，谨服不已。五六月许，腹皮渐作皱。

一人年三十余，两脚以下发紫斑，一医灸下廉等穴，两脚麻木，紫斑不退，惧而告之，乃谓瞑眩也。灸火益不止，遂不能立。延师治之，与桃花汤三帖，峻泻数行。翌日省之，则已病愈出外矣。

一男子，年三十，病下血旬余，其人常嗜酒，身体尤肥丰。师脉之，颇有力，按其心下悸，乃使服桃花汤一帖，泻三五行而瘥。

求真按　甘遂，主治瘀血已全化水，而凝结于一处也。桃花，主治未全化水，而散漫于全身也。此本方之治下血兼肥胖病之理由，所以不与甘遂也。

石膏黄连甘草汤

石膏 20 克，黄连 4 克，甘草 3.2 克。

上细锉，以水一合五勺，去滓，顿服。

【**主治**】治心烦大渴者。

先辈之治验

《建殊录》曰：一老妇人胸中烦闷，短气而渴，且其脊骨自七椎至十一椎痛不可忍。

众医皆以为虚，作独参汤使饮之，凡六日，无效。先生诊之，作石膏黄连甘草汤使饮之（每帖重三十五钱），一服尽，痛即已。出入五十日许，痊愈。

某男，年三十许，发狂唤叫，妄走不避水火，医生皆尽其术救之，无效。于是闻先生名，详录证候，恳求治方。其略曰："胸膈烦闷，口舌干燥，欲饮水，无休时。"先生乃作石膏黄连甘草汤及滚痰丸赠之，服百余剂而痊愈。

《成绩录》：某妇人胸中热如烙，发作有时，发则如狂，贮水以渍胸，须臾即觉水暖矣。先生诊之，与石膏黄连甘草汤而愈。

蓖麻子之医治效用

《本草纲目》曰

蓖麻　子

【气味】甘辛平，有小毒。

【主治】水癥，以水研二十枚，服之，则吐恶沫。加至三十枚，三日一服，瘥则止；又主风虚寒热，身体疮痒浮肿，尸疰恶气，榨取油涂之。（《唐本》）

研敷疮痍疥癞，涂手足心，催生。（大明）

治瘰疬，取子炒熟，去皮，每卧时嚼服二三枚，渐加至十数枚，有效。（宗奭）

主偏风不遂，口眼㖞斜，头风耳聋，舌胀喉痹，齁喘脚气，毒肿丹瘤，汤火伤，针针入肉，女人胎衣不下，子肠挺出，开通经络关窍，能止诸痛，消肿，追脓，拔毒。（时珍）

本草原料不外于蓖麻子油，有泻下作用也明矣。然由上说观之，则更兼有刺激诱导，杀虫杀菌作用矣。

黑胡麻之医治效用

《本草备要》曰：胡麻，甘平，补肺气，益肾气，润五脏，填精髓，坚筋骨，明耳目，耐饥渴，利大小肠，逐风湿气，凉血解毒。生嚼敷小儿头疮，麻油滑胎，疗疮，熬膏多用之（凉血、止痛、生肌）。皮肉俱黑者，胜。

由上说观之，则本药为强壮性黏滑药，兼有缓下解毒作用，外用之则有消炎治创之能力。

轻粉之医治效用

本药不外于格鲁儿化水银，故有杀虫、杀菌、解凝、驱梅作用也明矣。

牛膝之医治效用

《本草备要》曰：牛膝，苦酸而平。（中略）益肝肾，强筋骨。治腰膝骨痛，足痿筋挛，阴痿失溺，久疟下痢，伤中少气。生用则散恶血，破癥结，心腹诸痛，淋痛尿血，经闭产难，喉痹齿痛，痈肿恶疮，金疮伤折（以上皆散恶血之功）。（中略）然性下行滑窍，梦遗失精及因脾虚下陷，腿膝肿痛者禁用。

由上说观之，则本药为一种之祛瘀血药矣。

土茯苓之医治效用

《本草备要》曰：土茯苓，甘淡而平，为阳明（胃大肠）之主药，健脾胃，去风湿。脾胃健，则营卫从；风湿除，则筋骨利。利小便，止泄泻，治筋骨拘挛，杨梅疮毒，瘰疬疮肿。

由上说观之，则本药为解凝性利尿药矣。

水银之医治效用

本药有杀虫、杀菌、解凝、驱梅作用，无俟辨矣。

砒石及绿矾之医治效用

砒石之主成分，为砒素、绿矾，不外于硫酸铜，宜就《药物学》，可知其作用。

食盐之医治效用

宜参考《药物学》。

梅肉之医治效用

本药之作用与乌梅大同小异，宜参考之。

龙葵之医治效用

《本草纲目》曰

龙葵　苗

【气味】苦，微甘滑，无毒。

【主治】食之解劳，少睡，去虚热肿。（《唐本》）

治风，补益男子元气，妇人败血。（苏颂）

消热，散血。（时珍）

由上说观之，则本药为一种之强壮性消炎药矣。

甘汞及金硫黄之医治效用

二者皆可据《药物学》而知其效用，唯金硫黄，即五硫化安质母尼（Antimony）。砒素与之同属，略与安质母尼（Antimony）之硫化物同效异质，不可不记。

反鼻霜之医治效用

由余之经验，本药为兴奋强壮性之温药，兼有镇痛镇痉，止泻止血，排脓治创等诸作用，应用范围颇广。然本属温药，有炎证助长性，于其外表，暂置之。内脏有急性炎证（有舌苔、发热等候）必须禁用。

鼹鼠及鹿角霜之医治效用

此二药之治效，与反鼻霜虽大同，然其作用比较的缓弱，为小异耳。

雄黄之医治效用

《本草备要》曰：雄黄，辛温有毒。（中略）杀百毒，辟鬼魅，治惊痫痰涎、头痛眩晕、暑疟澼痢、泄泻积聚。又能化血为水，燥湿，杀虫，治劳疳、疮疥、蛇伤。

本药不外于硫化砒素，其作用与砒石虽无大异，然较彼则毒性稍微弱，为小异。而以上记之治效为主者，为其杀虫、杀菌作用之归结也。

炉甘石之医治效用

《本草纲目》曰

炉甘石

【气味】甘温，无毒。

【主治】止血，消肿毒，生肌，明目，去翳，退赤，收湿，除烂，与龙脑同点，去目中一切诸病。（时珍）

由上说观之，则本药为收敛性消炎药矣。

浮石之医治效用

《本草备要》曰：浮石（一名海石），咸润下，寒下火。色白，体轻入肺，清其上源（肺为水之上源），止渴，止嗽，通淋，软坚，除上焦之痰热，消瘿瘤结核。为水沫日久结成。海中者，味咸更良。

由上说观之，则本药为一种之消炎性利尿药矣。

铁砂之医治效用

参考《药物学》可知。

荞麦之医治效用

《本草备要》曰：荞麦，甘寒，降气宽肠，治肠胃沉积，泄痢带浊。（中略）脾胃虚寒人，勿服。

由上说观之，则本药为冷性缓下药矣。

青礞石之医治效用

《本草备要》曰：礞石，甘咸，有毒，体重沉坠，色青入肝。制以硝石，则为平肝、下气、治惊、利痰之圣药。气弱脾虚者禁服。

由上说观之，则本药为沉降性利水药（由消化管）矣。

白芥子之医治效用

《本草备要》曰：白芥子，辛温入肺，通行经络，发汗散寒，温中开胃，利气豁痰，消肿止痛（痰行则肿消，气行则痛止）。治咳嗽反胃，麻木脚气，筋骨诸痛。久嗽肺虚者禁用。

由上说观之，则本药为温性刺激药而兼有利尿作用者。

牵牛子之医治效用

《本草备要》曰：牵牛，辛烈有毒，属火善走，入肺经，泻气分之湿热。（中略）通下焦之郁遏及大肠之风秘、气秘，利大小便，逐水消痰，杀虫坠胎，治水肿喘满，痃癖气块。湿热在血分者及脾胃虚弱之人禁用。

由上说观之，则本药为峻下药（主泻水）兼有利尿作用者。

桃花之医治效用

《本草纲目》曰

桃花

【气味】苦平，无毒。

【主治】杀疰恶鬼，令人好颜色。（《本经》）

悦泽人面，除水气，破石淋，利大小便，下三虫。（《别录》）

治心腹痛及秃疮。（孟诜）

利宿水痰饮积滞，治风狂。研末，敷头上肥疮、手足疡疮。（时珍）

由上说及余之经验观之，则本药为峻下剂（主以泻水）明矣。

引用书目

张仲景著	《伤寒论》	松原闲齐著	《松原家藏方》
同上	《金匮要略》	永富独啸庵著	《漫游杂记》
同上	《玉函经》	同上	《霉疮口诀》
葛洪著	《肘后百一方》	同上	《吐方考》
张子和著	《儒门事亲》	福岛喜又著	《芳翁医谈》
吴有性著	《瘟疫论》	山胁东门著	《东门随笔》
李时珍著	《本草纲目》	同上	《养寿院方极》
徐灵胎著	《兰台轨范》	香月牛山著	《牛山治套》
同上	《医学源流论》	吉益南涯著	《续医断》
汪昂著	《本草备要》	同上	《续建殊录》
陈言著	《三因方》	同上	《成绩录》
陈实功著	《外科正宗》	同上	《医范》
北山友松著	《医方口诀集》	同上	《气血水药征》
吉益东洞著	《医断》	同上	《观证辨疑》
同上	《医事惑问》	吉益嬴齐著	《六名解》
同上	《类聚方》	村井大年著	《续药征》
同上	《方极》	六角重任著	《古方便览》
同上	《方机》	和久田寅叔著	《腹证奇览》
同上	《建殊录》	原南阳著	《丛桂亭医事小言》
同上	《药征》	贺川子玄著	《产论》
同上	《辑光伤寒论》	贺川玄迪著	《产论翼》
同上	《东洞遗稿》	有持桂里著	《方舆锐》
同上	《古书医言》	中神琴溪著	《生生堂医谈》
同上	《东洞家配剂抄》	同上	《生生堂治验》

同上	《生生堂杂话》	著者不明	《餐英馆治疗杂话》
和田东郭著	《蕉窗杂话》	本间玄调著	《疡科秘录》
同上	《方意解》	同上	《续疡科秘录》
同上	《导水琐言》	中川成章著	《证治摘要》
同上	《百疢一贯》	著者不明	《缟庭家秘录》
龟井鲁道戴著	《病因备考》		（百方口诀外传）
华冈青州著	《青州医谈》	山边笃雅著	《产育论》
同上	《青州治谈》	三浦贞固著	《痘疹救逆方》
华冈青州著	《青州治验录》	大仓著	《麻疹一哈》
同上	《疡科琐言》	尾台榕堂著	《类聚方广义》
同上	《丸散便览》	尾台榕堂著	《方伎杂志》
同上	《疡科方筌》	同上	《榕堂翁疗难指示前录》
雨森宗真著	《松荫医谈》	同上	《榕堂翁疗难指示后录》
片仓鹤陵著	《产科发蒙》	同上	《霍乱治略》
同上	《霉疠新书》	同上	《医余》
同上	《静俭堂治验》	著者不明	《自准亭处剂录》
同上	《青囊琐谈》	浅田宗伯著	《伤寒辨要》
荻野元凯著	《荻野家口诀》	同上	《杂病辨要》
同上	《刺络篇》	同上	《伤寒杂病辨证》
天羽友仙编	《二神传》	同上	《勿误药室方函口诀》
丹波元简编	《脉学辑要》	同上	《治瘟编》
同上	《伤寒论辑义》	同上	《医学智环》
同上	《观聚方要补》	同上	《后刍言》
丹波元坚著	《伤寒论述义》	同上	《橘窗书影》
同上	《金匮要略述义》	同上	《栗园杂纂》
加古坎主水著	《吐方撮要》	桑田立齐著	《爱育茶谈》
	附《霉疮治方论》	今村亮著	《三病考》
平田笃胤编	《医宗仲景考》	著者不明	《杏坛漫录》
山田正珍著	《伤寒考》	羽佐间芝瓢著	《老婆新书》
同上	《伤寒论集成》	著者不明	《柚木流眼疗秘传书》
拥鼻老人著	《用方经权》	博济病院编纂	《博济堂脚气提要》
贺川子静著	《产科议要》	和汉医学讲习所辑录	《温知医谈》

藤田谦造著	《温知堂杂著》
齐藤贵编	《德本翁遗方》
小松带刀编	《德本遗稿》
同上	《德本传》
和田启十郎著	《医界之铁椎》
小泉荣次郎编	《和汉药物考》
同上	《黑烧之研究》

月野七五郎、一色直太郎合著

《和汉药物学》

森岛库太著	《药物学》
桂秀马著	《外科总论》

此外书籍犹多，与本书无重大关系者，略之。

中药索引

（按笔画排序）

方剂索引

（按笔画排序）